清·陳夢雷 等編

古今圖書集成

醫部全録

（點校本）

第十二册

總論及其他

（卷五〇一—卷五二〇）

人民衛生出版社

圖書在版編目(CIP)數據

古今圖書集成醫部全録. 第12册. 總論及其他/(清)陳夢雷等編.—北京：人民衛生出版社，1988.10
(2022.12重印)
ISBN 978-7-117-00915-7

Ⅰ. 古… Ⅱ. 陳… Ⅲ. 中國醫藥學-古籍-匯編
Ⅳ. R2-52

中國版本圖書館CIP數據核字(2006)第133994號

古今圖書集成醫部全録(點校本)
第十二册
總論及其他
(卷五〇一—卷五二〇)

編　　者：清·陳夢雷等
出版發行：人民衛生出版社(中繼綫 010-59780011)
地　　址：北京市朝陽區潘家園南里19號
郵　　編：100021
E - mail：pmph @ pmph.com
購書熱綫：010-59787592　010-59787584　010-65264830
印　　刷：三河市宏達印刷有限公司
經　　銷：新華書店
開　　本：787×1092　1/16　印張：34.25
字　　數：510千字
版　　次：1991年7月第1版　2022年12月第1版第13次印刷
標準書號：ISBN 978-7-117-00915-7
定　　價：51.40元

内容提要

本書是《古今圖書集成醫部全録》的最後一部分（原卷次五〇一—五二〇），其内容主要是取材醫學和醫學以外的其他書籍中有關醫學紀事和歷史等問題。計有：總論：是從《易經》、《周禮》及《素問》、《靈樞》等書中收輯某些有關醫學的概論性資料；醫術名流列傳：從史書、地方志及有關醫學著作中收輯清初以前的著名醫學家的傳記，有一二〇〇多則；藝文：是歷代醫藥書籍中的有研究價值的序和醫學家的詩文；紀事：是歷代史書、筆記中有關醫藥的紀事；雜録：是有關書籍中記載的醫學事蹟和寓言等；外編：爲非醫學書籍所記載的有關醫學傳説等。由于本書取材較廣，能帮助讀者從多方面了解祖國醫學的内容和有關的歷史資料，可供中西醫研究中國醫學歷史參考之用。但因此書是古人所輯録，因而書内某些内容的觀點和提法，難免有不當之處，請予批判地接受。

目録

卷五百一

卷五百五
醫術名流列傳……九六

卷五百七

卷五百八

醫術名流列傳……一七八

卷五百九

卷五百十一

醫術名流列傳

卷五百十二

卷五百十三

卷五百十四

卷五百十五

卷五百十六

醫術名流列傳……三九三

卷五百十七

卷五百十八

卷五百十九

卷五百二十

古今圖書集成醫部全録卷五百一

總論

易經

無妄卦

九五，无妄之疾，勿藥有喜。

程傳 人之有疾，則以藥石攻去其邪以養其正。若氣體平和，本無疾病而攻治之，則反害其正矣，故勿藥則有喜也。有喜，謂疾自亡也。

象曰：无妄之藥，不可試也。

程傳 人之有妄，理必修改。既无妄矣，復藥以治之，是反爲妄也，其可用乎？故云不可試也。試，暫用也，猶曰少嘗之也。

本義 既已無妄而復藥之，則反爲妄而生疾矣。大全中溪張氏曰：無妄而疾，又無妄而藥，則反爲妄而起其疾矣。此無妄之藥，所以不可試也。孔子曰：丘未達，不敢嘗。聖人不試无妄之藥如此。

書經

説命上

若藥弗瞑眩，厥疾弗瘳。

孔傳 服藥必瞑眩極，其病乃除。疏《正義》曰：瞑眩者，令人憒悶之意也。《方言》云：凡飲藥而毒，東齊海岱間，或謂之瞑，或謂之眩。郭璞云：瞑眩亦通語也。然則藥之攻病，先使瞑眩憒亂，病乃得瘳。傳言瞑眩極者，言悶極藥乃行也。

禮記

曲禮下

君有疾飲藥，臣先嘗之。親有疾飲藥，子先嘗之。醫不三世，不服其藥。

大全　嚴陵方氏曰：君於平居無事之時，其膳也，膳夫品嘗之，太子親視之，亦以致其謹而已。則於有疾之時，尤所不可忽也。醫之爲術，苟非父祖子孫傳業，則術無自而精。術之不精，其可服其藥乎？周官司徒以世事教能者，良以此也。雖然，經之所言，亦道其常而已。若夫非傳業而或自得於心者，未及三世固在所取也。故周官醫師止以十全爲上，或傳之非其人，雖三世亦所不取也。故孔子言無恒之人，不可以作巫醫。《集説》鄭氏曰：嘗度其所堪，不三世不服其藥，謹物齊也。

孔氏曰：凡人病必服藥，父子相承至三世，則能謹物調齊矣。又説云：三世者，一《黄帝針灸》，二《神農本草》，三《素女脈訣》，不習此三世之書，不得服其藥。

藍田吕氏曰：孔子所慎齊、戰、疾。疾者危事也。危而不謹，取禍之道也，况君親之疾乎？藥弗瞑眩，厥疾弗瘳，則攻疾之藥，未嘗無毒。好惡或失其性，齊量或失其宜，寒熱補瀉或反其用，小則益病，甚則至於喪身。爲人臣子者，不嘗試而用之，不忠不孝莫大焉。此許世子止以不嘗藥之過，所以被弑君之名也。醫至三世，治人多矣，用物熟矣，功已試而無疑，然後服之，亦謹疾之道也。

山陰陸氏曰：三世相傳，意之所不能察者察矣。世云：老醫少卜。

周禮

天官

醫師上士二人，下士四人，府二人，史二人，徒二十人。

訂義　鄭康成曰：醫師，衆醫之長也。陳宏甫曰：人之一身之用，與天地同，有餘則損，不足則補，天之道也。自非達得造化消息盈虛之理，如何會知得人身中氣偏之所在？此真是絲毫不可差，如後世庸醫，安能了得此事，所以成周以士大夫爲之。

薛平仲曰：膳夫自庖人至臘人，既聯事以共其職矣，食醫一官屬焉可也，特别而置諸醫者之列，固人主護養之道。然先王不忍厚己以忘民也，是故先於食醫，則有醫師以掌分治民物之疾病；後於食醫，則疾醫瘍醫獸醫，次第而設焉。蓋仁出於身而加於民，愛乎物，實自夫一飲一食之間推之。

掌醫之政令，聚毒藥以共醫事。

訂義　劉執中曰：醫師掌醫之政令，則聚其毒藥，有州土之宜，有采取之候，有治煉之方，有攻療之製，悉預知之，然後可以共醫事。

凡邦之有疾病者，有疕瘍者造焉，則使醫分而治之，歲終則稽其醫事以制其食，十全爲上，十失一次之，十失二次之，十失三次之，十失四爲下。

訂義　王氏曰：餼廩稱事，然後能者勸而不能者勉。

史氏曰：計其所失，爲之殿最，則爲醫者惟恐其失之矣。

食醫中士二人，掌和王之六食六飲六膳百羞百醬八珍之齊，凡君子之食恒倣焉。

訂義　鄭節卿曰：古者史官樂官，與醫卜之官，皆世其業，不兼官，不貳事，懼其不精也。醫不三世，不服其藥。執技以事上者，惟醫爲難精，惟疾病不可不謹，先王豈敢以一人而兼二三人之能哉？是故食醫之下有疾醫，調飲食不兼於治病；疾醫之下有瘍醫，察内證不兼於外證；瘍醫之下有獸醫，治禽獸者不兼於治人也。必求其精，不敢計其冗，先王之仁也。

疾醫中士八人，掌養萬民之疾病，以五味五穀五藥養其病。

訂義　鄭康成曰：五藥，草、木、蟲、石、穀。養，猶治也。病由氣勝負而生，攻其贏，養其不足也。王氏曰：《素問》曰：形不足，温之以氣；精不足，補之以味。味養精者也，穀養形者也，藥則療病者也。養精爲本，養形爲次，療病爲末。吕氏曰：先以五味五穀，繼以五藥，以藥醫之下也。雖然，豈獨醫哉？

以五氣五聲五色，眂其死生。

訂義　賈氏曰：氣病在内，人所不覩，見其聲色，則知其增劇及簡易也。王氏曰：望其氣，又聽其聲，又觀其色，以眡其死生不過五，以味穀藥養其病亦不過五，則以物之更王更廢，更因更死，不過五故也。

兩之以九竅之變，參之以九藏之動。凡民之有疾病者，分而治之。歲終則各書其所以而入於醫師。

訂義　賈氏曰：以疾醫中士八人，各有能，故使分治之也。

瘍醫下士八人，掌腫瘍潰瘍金瘍折瘍之祝、藥、劀、殺之齊。

訂義　愚考醫之用祝，理或宜然。今世有以氣封瘍而從之者，正祝由之遺法也。祝之不勝，於是用藥；藥或不能去，必劀以刃而去惡血；劀而不愈，必殺之以藥而食其惡肉。凡四法各有深淺之度，故言齊。

春秋四傳

許世子止不嘗藥

《春秋》：昭公十有九年夏五月戊辰，許世子止弑其君買。

《左傳》：許悼公瘧，飲太子止之藥卒。太子奔晉，書曰：弑其君。君子曰：盡心力以事君，舍藥物可也。

胡傳按左氏許悼公瘧，飲世子止之藥卒，書曰：弑其君者，止不嘗藥也。古者醫不三世，不服其藥。夫子之所慎者三，疾居其一。季康子饋藥，曰：丘未達，不敢嘗。君有疾飲藥，臣先嘗之；父有疾飲藥，子先嘗之。蓋言慎也。止不擇醫而輕用其藥，藥不先嘗而誤進於君，是有忽君父之心而不慎矣。

大全　張氏曰：藥劑所以致人之死者，非一端，故以瘧言之。今之治瘧，以砒煆而餌之多愈，然煆不得法，而反殺人者多矣。悼公之死，必此類也。疏曰：按傳許君飲止之藥而卒耳，實非弑而加弑者，責止事父不舍其藥物，言藥當信醫，不須己自爲也。人子之孝，當盡心嘗禱而已，藥物之劑，非所習也。許止身爲國嗣，國非無醫，而輕果進藥，故罪同於弑，蓋爲教之遠防也。

黃帝素問

四氣調神大論篇

聖人不治已病治未病，不治已亂治未亂。夫病已成而後藥之，亂已成而後治之，譬猶渴而穿井，鬬而鑄兵，不亦晚乎？

生氣通天論篇

病久則傳化，上下不并，良醫勿爲。故陽蓄積病死而陽氣當隔，隔者當瀉，不亟正治，粗乃敗之。

金匱真言論篇

善爲脈者，謹察五臟六腑，一逆一從，陰陽表裏雌雄之紀，藏之心意，合心於精，非其人勿教，非其真勿授，是謂得道。

陰陽應象大論篇

治病必求於本。故治不法天之紀，不用地之理，則災害至矣。

故邪風之至，疾如風雨。故善治者治皮毛，其次治肌膚，其次治筋脈，其次治六腑，其次治五臟。治五臟者，半死半生也。

故善用針者，從陰引陽，從陽引陰；以右治左，以左治右；以我知彼，以表知裏，以觀過與不及之理。見微得過，用之不殆。

善診者，察色按脈，先別陰陽，審清濁而知部分，視喘息，聽音聲，而知所苦，觀權衡規矩，而知病所主，按尺寸，觀浮沉滑濇，而知病所生以治，無過以診，則不失矣。

陰陽別論篇

別於陽者，知病處也；別於陰者，知死生之期。別於陽者，知病忌時；別於陰者，知死生之期。

靈蘭秘典論篇

至道在微，變化無窮，孰知其原。窘乎哉，消者瞿瞿，孰知其要，閔閔之當，孰者爲良。恍惚之數，生於毫氂，毫氂之數，起於度量，千之萬之，可以益大，推之大之，其形乃制。黄帝曰：善哉，余聞精光之道，大聖之業，而宣明大道，非齋戒擇吉日，不敢受也。帝乃擇吉日良兆，而藏靈蘭之室，以傳保焉。

五臟別論篇

凡治病必察其下，適其脈，觀其志意與其病也。拘於鬼神者，不可與言至德。惡於針石者，不可與言至巧。病不許治者，病必不治，治之無功矣。

移精變氣論篇

黄帝問曰：余聞古之治病，惟其移精變氣，可祝由而已。今世治病，毒藥治其内，針石治其外，或愈或不愈，何也？岐伯對曰：往古人居禽獸之間，動作以避寒，陰居以避暑，内無眷慕之累，外無伸官之形，此恬憺之世，邪不能深入也。故毒藥不能治其内，針石不能治其外，故可移精祝由而已。當今之世不然，憂患緣其内，苦形傷其外，又失四時之從，逆寒暑之宜，賊風數至，虚邪朝夕，内至五臟骨髓，外傷空竅肌膚，所以小病必甚，大病必死，故祝由不能已也。

帝曰：余欲臨病人觀死生，決嫌疑，欲知其要，如日月光，可得聞乎？岐伯曰：色脈者，上帝之所貴也，先師之所傳也。上古使僦貸季理色脈而通神明，合之金木水火土四時八風六合，不離其常，變化相移，以觀其妙，以知其要。欲知其要，則色脈是矣。色以應日，脈以應月，常求其要，則其要也。夫色之變化，以應四時之脈，此上帝之所貴，以合於神明也。所以遠死而近生，生道以長，命曰聖王。中古之治病，至而治之。湯液十日，以去八風五痹之病。十日不已，治以草蘇草荄之枝，本末爲助。標本已得，邪氣乃服。暮世之治病也則不然。治不本四時，不知日月，不審逆從，病形已成，乃欲微針治其外，湯液治其內，粗工凶凶，以爲可攻，故病未已，新病復起。

帝曰：願聞要道！岐伯曰：治之要極，無失色脈。用之不惑，治之大則。逆從到行，標本不得，亡神失國。去故就新，乃得真人。

帝曰：余聞其要於夫子矣。夫子言不離色脈，此余之所知也。岐伯曰：治之極於一。帝曰：何謂一？岐伯曰：一者因得之。帝曰：奈何？岐伯曰：閉户塞牖，繫之病者，數問其情，以從其意。得神者昌，失神者亡。帝曰：善。

湯液醪醴論篇

帝曰：上古聖人作湯液醪醴，爲而不用，何也？岐伯曰：自古聖人之作湯液醪醴者，以爲備耳。夫上古作湯液，故爲而弗服也。中古之世，道德稍衰，邪氣時至，服之萬全。

帝曰：今之世不必已，何也？岐伯曰：當今之世，必齊毒藥攻其中，鑱石針艾治其外也。

帝曰：形弊血盡而功不立者何？岐伯曰：神不使也。帝曰：何謂神不使？岐伯曰：針石道也。精神不進，志意不治，故病不可愈。

帝曰：夫病之始生也，極微極精，必先入結於皮膚，今良工皆稱曰病成名曰逆，則針石不能治，良藥不能及也。今良工皆得其法，守其數，親戚兄弟遠近音聲日聞於耳，五色日見於目，而病不愈者，亦何暇不早乎？岐伯曰：病爲本，工爲標。標本不得，邪氣不服。此之謂也。

舉痛論篇

黄帝曰：余聞善言天者，必有驗於人；善言古者，必有合於今；善言人者，必有厭於己。如此則道不惑而要數極，所謂明也。

至真要大論篇

岐伯曰：百病之起，有生於本者，有生於標者，有生於中氣者。有取本而得者，有取標而得者，有取中氣而得者，有取標本而得者，有逆取而得者，有從取而得者。逆，正順也；若順，逆也。故曰知標與本，用之不殆。明知逆順，正行無問。此之謂也。不知是者，不足以言診，足以亂經。故大要曰：粗工嘻嘻，以爲可知。言熱未已，寒病復始。同氣異形，迷診亂經。此之謂也。

帝曰：夫百病之生也，皆生於風寒暑濕燥火，以之化之變也。經言盛者瀉之，虚者補之。余錫以方士，而方士用之，尚未能十全。余欲令要道必行，桴鼓相應，猶拔刺雪汙，工巧神聖，可得聞乎？岐伯曰：審察病機，無失氣宜。此之謂也。

著至教論篇

黄帝坐明堂，召雷公而問之曰：子知醫之道乎？雷公對曰：誦而頗能解，解而未能別，別而未能明，明而未能彰，足以治羣僚，不足治侯王。願得受樹天之度，四時陰陽合之，別星辰與日月光，以彰經術，後世益明。

上通神農，著至教，疑於二皇。帝曰：善。無失之。此皆陰陽表裏，上下雌雄，相輸應也。而道上知天文，下知地理，中知人事，可以常久，以教衆庶，亦不疑殆。醫道論篇，可傳後世，可以爲寶。

雷公曰：請受道，諷誦用解！帝曰：子若受傳，不知合至道，以惑師教，語子至道之要，病傷五臟，筋骨以消。子言不明不别，是世主學盡矣。

示從容論篇

黄帝燕坐，召雷公而問之曰：汝受術誦書者，若能覽觀雜學，及於比類，通合道理，爲余言子所長，五臟六腑，膽胃大小腸，脾胞膀胱，腦髓涕唾，哭泣悲哀，水所從行，此皆人之所生，治之過失。子務明之，可以十全。即不能知，爲世所怨。

雷公曰：臣請誦《脈經》上下篇甚衆多矣。别異比類，猶未能以十全，又安足以明之？帝曰：子所能治，知亦衆多，與此病失矣。譬以鴻飛，亦冲於天。夫聖人之治病，循法守度，援物比類，化之冥冥，循上及下，何必守經！

疏五過論篇

黄帝曰：嗚呼遠哉！閔閔乎若視深淵，若迎浮雲。視深淵尚可測，迎浮雲莫知其際。聖人之術，爲萬民式。論裁志意，必有法則。循經守數，按循醫事，爲萬民副。故事有五過四德，汝知之乎？雷公避席再拜曰：臣年幼小，蒙愚以惑，不聞五過與四德，比類形名，虚引其經，心無以對。

帝曰：凡未診病者，必問嘗貴後賤，雖不中邪，病從内生，名曰脱營；嘗富後貧，名曰失精。五氣留連，病有所并，醫工診之，不在臟腑，不變軀形，診之而疑，不知病名。身體日減，氣虚無精，病深無氣，洒洒然時驚。病深者，以其外耗於衛，内奪於榮。良工所失，不知病情。此亦治之一過也。

凡欲診病者，必問飲食居處，暴樂暴苦，始樂後苦，皆傷精氣。精氣竭絶，形體毁沮。暴怒傷陰，暴喜傷陽。厥氣上行，滿脈去形。愚醫治之，不知補瀉，不知病情，精華日脱，邪氣乃并。此治之二過也。

善爲脈者，必以比類奇恒，從容知之。爲工而不知道，此診之不足貴。此治之三過也。

診有三常，必問貴賤，封君敗傷，及欲王侯。故貴脱勢，雖不中邪，精神内傷，身必敗亡。始富後貧，雖不傷邪，皮焦筋屈，痿躄爲攣。醫不能嚴，不能動神，外爲柔弱，亂至失常，病不能移，則醫事不行。此治之四過也。

凡診者，必知終始。有知餘緒，切脈問名，當合男女。離絶菀結，憂恐喜怒，五臟空虚，血氣離守。工不能知，何術之語？嘗富大傷，斬筋絶脈，身體復行，令澤不息，故傷敗結，留薄歸陽，膿積寒炅。粗工治之，亟刺陰陽，身體解散，四肢轉筋，死日有期。醫不能明，不問所發，唯言死日，亦爲粗工。此治之五過也。

凡此五者，皆受術不通，人事不明也。故曰：聖人之治病也，必知天地陰陽，四時經紀，五臟六腑，雌雄表裏。刺灸砭石，毒藥所主。從容人事，以明經道。貴賤貧富，各異品理。問年少長勇怯之理，審於分部，知病本始，八正九候，診必副矣。

治病之道，氣内爲寶。循求其理，求之不得，過在表裏。守數據治，無失俞理。能行此術，終身不殆。不知俞理，五臟菀熱，癰發六腑，診病不審，是謂失常。謹守此治，與經相明。上經下經，揆度陰陽。奇恒五中，決以明堂。察於終始，可以横行。

徵四失論篇

黄帝在明堂，雷公侍坐。黄帝曰：夫子所通書受事衆多矣，試言得失之意。所以得之？所以失之？雷公對曰：循經受業，皆言十全。其時有過失者，請聞其事解也。帝曰：子年少，智未及耶！將言以雜合耶？夫經脈十二，絡脈三百六十五，此皆人之所明知，工之所循用也。所以不十全者，精神不專，志意不理，外内相失，故時疑殆。

診不知陰陽逆從之理，此治之一失也。

受師不卒，妄作雜術，謬言爲道，更名自功，妄用砭石，後遺身咎。此治之二失也。

不適貧富貴賤之居，坐之薄厚，形之寒温，不適飲食之宜，不別人之勇怯，不知比類，足以自亂，不足以自明。此治之三失也。

診病不問其始，憂患飲食之失節，起居之過度，或傷於毒。不先言此，卒持寸口，何病能中？妄言作名，爲粗所窮。此治之四失也。

是以世人之語者，馳千里之外，不明尺寸之論，診無人事。治數之道，從容之葆。坐持寸口，診不中五脈，百病所起，始以自怨，遺師其咎。是故治不能循理，棄術於市。妄治時愈，愚心自得。嗚呼！窈窈冥冥，孰知其道！道之大者，擬於天地，配於四海。汝不知道之諭受，以明爲晦。

方盛衰論篇

帝曰：診有十度，度人脈，度臟，度肉，度筋，度俞度。陰陽氣盡，人病自具。脈動無常，散陰頗陽。脈脫不具，診無常行。診必上下，度民君卿。受師不卒，使術不明。不察逆從，是爲妄行。持雌失雄，棄陽附陰，不知并合，診故不明。傳之後世，反論自章。

至陰虛，天氣絶；至陽盛，地氣不足。

陰陽并交，至人之所行。陰陽并交者，陽氣先至，陰氣後至。

是以聖人持診之道，先後陰陽而持之。奇恒之勢，乃六十首。診微合之事，追陰陽之變，章五中之情，其中之論，取虛實之要，定五度之事，知此乃足以診。

是以切陰不得，陽診消亡。得陽不得陰，守學不湛。知左不知右，知右不知左，知上不知下，知先不知後，故治不久。知醜知善，知病知不病，知高知下，知坐知起，知行知止，用之有紀，診道乃具，萬世不殆。起所有餘，知所不足。

度事上下，脈事因格，是以形弱氣虚死。形氣有餘，脈氣不足，死。脈氣有餘，形氣不足，生。是以診有大方，坐起有常。出入有行，以轉神明。必清必靜，上觀下觀，司八正邪，別五中部，按脈動靜，循尺滑濇寒温之意，視其大小，合之病能，逆從以得，復知病名，診可十全，不失人情。故診之或視息視意，故不失條理。道甚明察，故能長久。不知此道，失經絶理。亡言妄期，此謂失道。

解精微論篇

黄帝在明堂，雷公請曰：臣受業傳之行，教以經論從容，形法陰陽，刺灸湯藥，所資行治，有賢不肖，未必能十全。若先言悲哀喜怒，燥濕寒暑，陰陽婦女，請問其所以然者？卑賤富貴，人之形體，所從羣下，通使臨事，以適道術，謹聞命矣。請問有毚愚仆漏之間，不在經者，欲聞其狀。帝曰：大矣！

靈樞經

邪氣臟腑病形

黄帝問於岐伯曰：余聞之，見其色，知其病，名曰明；按其脈，知其病，命曰神；問其病，知其處，命曰工。余願聞見而知之，按而得之，問而極之，爲之奈何？岐伯答曰：夫色脈與尺之相應也，如桴鼓影響之相應也，不得相失也。此亦本末根葉之出候也。故根死則葉枯矣。色脈形肉，不得相失也。故知一則爲工，知二則爲神，知三則神且明矣。

故善調尺者，不待於寸；善調脈者，不待於色。能參合而行之者，可以爲上工，上工十全九。行二者爲中工，中工十全七。行一者爲下工，下工十全六。

根結

用針之要，在於知調陰與陽。調陰與陽，精氣乃光。合神與氣，使神内藏。故曰上工平氣，中工亂脈，下工絶氣危生。故曰，下工不可不慎也。必審五臟變化之病，五脈之應，經絡之實虚，皮之柔脆，而後取之也。

官針

用針者，不知年之所加，氣之盛衰，虚實之所起，不可以爲工也。

逆順肥瘦

岐伯曰：聖人之爲道者，上合於天，下合於地，中合於人事。必有明法，以起度數。法式檢押，乃後可傳焉。故匠人不能釋尺寸而意短長，廢繩墨而起平水也。工人不能置規而爲圓，去矩而爲方。知用此者，固自然之物，易用之教，逆順之常也。

順氣一日分爲四時

黄帝曰：其時有反者，何也？岐伯曰：是不應四時之氣，臟獨主其病者，是必以臟氣之所不勝時者甚，以其所勝時者起也。黄帝曰：治之奈何？岐伯曰：順天之時，而病可與期。順者爲工，逆者爲粗。

賊風

黄帝曰：其祝而已者，其故何也？岐伯曰：先巫者因知百病之勝，先知其病之所從生者，可祝而已也。

扁鵲難經

十二難

經言五臟脈已絶於内，用針者反實其外；五臟脈已絶於外，用針者反實其内。内外之絶，何以别之？然。五臟脈已絶於内者，腎肝脈已絶於内也，而醫反補其心肺；五臟脈已絶於外者，心肺脈已絶於外也，而醫反補其腎肝。陽絶補陰，陰絶補陽，是謂實實虚虚，損不足，益有餘。如此死者，醫殺之耳。

十三難

經言見其色而不得其脈，反得相勝之脈者，即死；得相生之脈者，病即自已。色之與脈，當參相應，爲之奈何？然。五臟有五色，皆見於面，亦當與寸口尺内相應。假令色青，其脈當弦而急；色赤，其脈浮大而散；色黄，其脈中緩而大；色白，其脈浮濇而短；色黑，其脈沉濡而滑。此所謂五色之與五脈，當參相應也。脈數，尺之皮膚亦數；脈急，尺之皮膚亦急；脈緩，尺之皮膚亦緩；脈濇，尺之皮膚亦濇；脈滑，尺之皮膚亦滑。五臟各有聲色臭味，當與寸口尺内相應，其不應者病也。假令色青，其脈浮濇而短，若大而緩爲相勝；浮大而散，若小而滑爲相生也。經言知一爲下工，知二爲中工，知三爲上工。上工者十全九，中工者十全八，下工者十全六。此之謂也。

六十一難

經言望而知之謂之神，聞而知之謂之聖，問而知之謂之工，切脈而知之謂之巧。何謂也？然。望而知之者，望見其五色以知其病；聞而知之者，聞其五音以别其病；問而知之者，問其所欲五味以知其病所起所在也；切脈而知之者，診其寸口，視其虛實，以知其病在何臟腑也。經言以外知之曰聖，以內知之曰神。此之謂也。

七十七難

經言上工治未病，中工治已病者，何謂也？然。所謂治未病者，見肝之病，則知肝當傳之與脾，故先實其脾氣，無令得受肝之邪，故曰治未病焉。中工治已病者，見肝之病，不曉相傳，但一心治肝，故曰治已病也。

八十一難

經言無實實虛虛，損不足而益有餘，是寸口脈耶？將病自有虛實耶？其損益奈何？然。是病，非謂寸口脈也，謂病自有虛實也。假令肝實而肺虛，肝者木也，肺者金也，金木當更相平，當知金平木。假令肺實而肝虛微少氣，用針不補其肝，而反重實其肺，故曰實實虛虛，損不足而益有餘。此者中工之所害也。

金匱要略 漢·張 機

臟腑經絡先後病脈證

問曰：上工治未病，何也？師曰：夫治未病者，見肝之病，知肝傳脾，當先實脾。四季脾王不受邪，即勿補之。中工不曉相傳，見肝之病，不解實脾，惟治肝也。

褚氏遺書 齊·褚 澄

除 疾

除疾之道，極其候證，詢其嗜好，察致疾之由來，觀時人之所患，則窮其病之始終矣。窮其病矣，外病療内，上病救下。辨病臟之虚實，通病臟之母子，相其老壯，酌其淺深，以制其劑，而十全上工至焉。制劑獨味爲上，二味次之，多品爲下。酸通骨，甘解毒，苦去熱，鹹導下，辛發滯。當驗之藥，未驗切戒急投。大勢旣去，餘勢不宜再藥。修而肥者飲劑豐，羸而弱者受藥減。用藥如用兵，用醫如用將。善用兵者，徒有車之功；善用藥者，薑有桂之效。知其才智以軍付之，用將之道也；知其方伎以生付之，用醫之道也。世無難治之病，有不善治之醫；藥無難代之品，有不善代之人。民中絶命，斷可識矣。

審　微

疾有誤涼而得冷，證有似是而實非。差之毫釐，損其壽命。《浮粟經》二氣篇曰：諸瀉皆爲熱，諸冷皆爲節。熱則先涼臟，冷則先温血。腹疾篇曰：乾痛有時當爲蟲，産餘刺痛皆變腫。傷寒篇曰：傷風時疫，濕暑宿痰，作瘧作疹，俱類傷寒。時人多瘧，宜防爲瘧；時人多疹，宜防作疹。春瘟夏疫，内證先出。中濕中暑，試之苓朮。投之發散劑，吐汗下俱至，此證號宿痰，失導必肢廢。嗟乎！病有微而殺人，勢有重而易治。精微區别，天下之良工哉！

辨　書

尹彦成問曰：居今之世，爲古之工，亦有道乎？曰：師友良醫，因言而識變；觀省舊典，假筌以求魚。博涉知病，多診識脈，屢用達藥，則何愧於古人！

物理論　梁·陽　泉

論　醫

夫醫者，非仁愛之士不可託也，非聰明理達不可任也，非廉潔淳良不可信也。是以古之用醫，必選名姓之後，其德能仁恕博愛，其智能宣暢曲解，能知天地神祇之次，能明性命吉凶之數，處虚實之分，定逆順之節，原疾疹之輕重，而量藥劑之多少，貫微達幽，不失細小，如此乃謂良醫。且道家則尚冷，以草木用冷生；醫家則尚温，以血脈以煗通。徒知其大趣，不達其細理，不知剛柔有輕重，節氣有多少，進退盈縮有節却也。名醫達脈者，求之寸口三候之間，則得之矣。度節氣而候温冷，參脈理而合重輕，量藥石皆相應，此可謂名醫。有有名而不良者，有無名而良者，人主之用醫，必參知而隱括之。

隋　書

經籍志

醫方者，所以除疾疢保性命之術者也。天有陰陽風雨晦明之氣，人有喜怒哀樂愛惡之情，節而行之則和平調理，專壹其情則溺而生疢。是以聖人原血脈之本，因針石之用，假藥物之滋，調中養氣，通滯解結，而反之於素。其善者則原脈以知政，推疾以及國。周官醫師之職，掌聚諸藥物，凡有疾者治之，是其事也。鄙者爲之，則反本傷性。故曰有疾不治，恆得中醫。

千金方　唐·孫思邈

論大醫習業

凡欲爲大醫，必須諳《素問》、《甲乙》、《黄帝針經》、《明堂流注》、十二經脈、三部九候、五臟六腑、表裏孔穴、本草藥對、張仲景、王叔和、阮河南、范東陽、張苗、靳邵等諸部經方；又須妙解陰陽禄命諸家相法，及灼龜五兆，周易六壬，并須精熟，如此乃得爲大醫。若不爾者，如無目夜遊，動致顛殞。次須熟讀此方，尋思妙理，留意鑽研，始可與言於醫道者矣。又須涉獵羣書。何者？若不讀五經，不知有仁義之道；不讀三史，不知有古今之事；不讀諸子百家，則不能默而識之；不讀《内經》，則不知有慈悲喜捨之德；不讀莊老，不能任真體運，則吉凶拘忌，觸塗而生。至於五行休王，七耀天文，并須探賾；若能具而學之，則於醫道無所滯礙，而盡善盡美者矣。

論大醫精誠

張湛曰：夫經方之難精，由來尚矣。今病有内同而外異，亦有内異而外同，故五臟六腑之盈虚，血脈榮衛之通塞，固非耳目之所察，必先診候以審之。而寸口關尺有浮沉弦緊之亂，俞穴流注有高下淺深之差，肌膚筋骨有厚薄剛柔之異，唯用心精微者，始可與言於茲矣。今以至精至微之事，求之於至粗至淺之思，豈不殆哉？若盈而益之，虚而損之，通而徹之，塞而壅之，寒而冷之，熱而温之，是重加其疾，而望其生，吾見其死矣。故醫方卜筮，藝能之難精者也。既非神授，何以得其幽微？世有愚者，讀方三年，便謂天下無病可治，及治病三年，乃知天下無方可用。故學者必須博極醫源，精勤不倦，不得道聽塗説，而言醫道已了，深自悞哉！凡大醫治病，必當安神定志，無欲無求，先發大慈惻隱之心，誓願普救含靈之苦。若有疾厄來求救者，不得問其貴賤貧富，長幼妍媸，怨親善友，華夷愚智，普同一等，皆如至親之想；亦不得瞻前顧後，自慮吉凶，護惜身命。見彼苦惱，若己有之，深心悽愴，勿避嶮巇，晝夜寒暑，飢渴疲勞，一心赴救，無作工夫形迹之心。如此可爲蒼生大醫，反此則是含靈巨賊。自古名賢治病，多用生命以濟危急，雖曰賤畜貴人，至於愛命，人畜一也。損彼益己，物情同患，况於人乎？夫殺生求生，去生更遠。吾今此方，所以不用生命爲藥者，良由此也。其虻蟲水蛭之屬，市有先死者，則市而用之，不在此例。只如鷄卵一物，以其混沌未分，必有大段要急之處，不得已隱忍而用之；能不用者，斯爲大哲，亦所不及也。其有患瘡痍下痢，臭穢不可瞻視，人所惡見者，但發慚愧悽憐憂恤之意，不得起一念蒂芥之心，是吾之志也。夫大醫之體，欲得澄神内視，望之儼然，寬裕汪汪，不皎不昧，省病診疾，至意深心，詳察形候，絲毫勿失，處判針藥，無得參差。雖曰病宜速救，要須臨事不惑，唯當審諦覃思，不得於性命之上，率爾自逞俊快，邀射名譽，甚不仁矣。又到病家，縱綺羅滿目，勿左右顧盼；絲竹湊耳，無得似有所娛；珍羞疊薦，食如無味；醽醁兼陳，看有若無。所以爾者，夫一人向隅，滿堂不樂，而況病人苦楚，不離斯須，而醫者安然歡娛，傲然自得，茲乃人神之所共恥，至人之所不爲，斯蓋醫之本意也。夫爲醫之法，不得多語調笑，談謔諠譁，道説是非，議論人物，衒燿聲名，訾毁諸醫，自矜己德。偶然治瘥一病，則昂頭戴面，而有自許之貌，謂天下無雙，此醫人之膏肓也。老君曰：人行陽德〔一〕，天自報之；人行陰德，鬼神害之。尋此二途，陰陽報施，豈誣也哉？所以醫人不得恃己所長，專心經略財物，但作救苦之心，於冥冥道中，自感多福者耳。又不得以彼富貴，處以珍貴之藥，令彼難求。自衒功能，諒非忠恕之道。志存救濟，故亦曲碎論之。學者不可恥言之鄙俚也！

論治病略例

夫天布五行以植萬類，人禀五常以爲五臟，經絡腑腧，陰陽會通，元冥幽微，變化難極。《易》曰：非天下之至賾，其孰能與於此？觀今之醫，不念思求經旨以演其所知，各承家伎，始終循舊，省病問疾，務在口給，相對斯須，便處湯藥，按寸不及尺，握手不及足，人迎趺陽，三部不參，動數發息，不滿五十，短期未知決診，九候曾無髣髴，明堂闕庭，盡不見察，所謂窺管而已。夫欲視死別生，固亦難矣。此皆醫之深戒，病者可不謹以察之而自防慮也？古來醫人皆相嫉害，扁鵲爲秦太醫令李謐所害，即其事也。一醫處方，不得使別醫和合，脱或私加毒藥，令人增疾，漸以致困。如此者非一，特須慎之。寧可不服其藥以任天真，不得使愚醫相嫉，賊人性命，甚可哀傷。

凡醫診候，固是不易，又問而知之，別病深淺，名曰巧醫。仲景曰：凡欲和湯合藥針灸之法，宜應精思。

註〔一〕陽德　原作陰德，據《千金》卷一序例改。

必通十二經脈，辨三百六十五孔穴，榮衛氣行，知病所在，宜治之法，不可不通。古者上醫相色。色脈與形，不得相失。黑乘赤者死，赤乘青者生。中醫聽聲，聲合五音。火聞水聲，煩悶善驚；木聞金聲，恐畏相刑。脾者土也，生育萬物，迴助四傍，善者不見，死則歸之，太過則四肢不舉，不及則九竅不通，六識閉塞，猶如醉人。四季運轉，終而復始。下醫診脈，知病源由，流轉移動，四時逆順，相害相生，審知臟腑之微，此乃爲妙也。

論診候

古之善爲醫者，上醫醫國，中醫醫人，下醫醫病。又曰：上醫聽聲，中醫察色，下醫診脈。又曰：上醫醫未病之病，中醫醫欲病之病，下醫醫已病之病。若不加心用意，於事混淆，即病者難以救矣。愚醫不通三部九候及四時之經，或用湯藥倒錯，針灸失度，順方治病，更增他疾，遂致滅亡。哀哉烝民，枉死者半，可謂世無良醫，爲其解釋經説，地水火風，和合成人。然愚醫不思脈道，反治其病，使臟中五行，共相剋切，如火熾燃，重加其油，不可不慎。凡四氣合德，四神安和。一氣不調，百病一生；四神動作，四百四病，同時俱發。又云：一百一病，不治自愈；一百一病，須治而愈；一百一病，雖治難愈；一百一病，真死不治。

東坡雜記　宋·蘇軾

求醫診脈

脈之難明，古今所病也。至虚有實候，而大實有羸狀，差之毫釐疑似之間，便有死生禍福之異，此古今所病也。病不可不謁醫，而醫之明脈者，天下蓋一二數。騏驥不時有，天下未嘗徒行；和扁不世出，病者未嘗徒死，亦因其長而護其短耳。士大夫多秘所患而求診，以驗醫之能否，使索病於冥漠之中，辨虚實冷熱於疑似之間，醫不幸而失，終不肯自謂失也，則巧飾遂非，以全其名；至於不救，則曰，是固難治也。間有謹願者，雖或因主人之言，亦復參以所見，兩存而雜治，以故藥不效，此世之通患而莫之悟也。吾平生求醫，蓋於平時默驗其工拙，至於有疾而求療，必先盡告以所患，而後求診。使醫者了然知患之所在也，然後求之診，虛實冷熱，先定於中，則脈之疑似，不能惑也。故雖中醫，治吾疾常愈。吾求疾愈而已，豈以困醫爲事哉？

醫者以意用藥

歐陽文忠公嘗言，有患疾者，醫問其得疾之由，曰：乘船遇風，驚而得之。醫取多年柂牙爲柂工手汗所漬處割末，雜丹砂、茯神之流，飲之而愈。今《本草注》引《藥性論》云：止汗用麻黄根節，及古竹扇爲末服之。文忠因言醫以意用藥多此。比初似兒戲，然或有驗，殆未易致詰也。予因謂：公以筆墨燒灰飲學者，當治昏惰耶？推此而廣之，則飲伯夷之盥水可以療貪，食比幹之餕餘可以已佞，舐樊噲之盾可以治怯，齅西子之珥可以療惡矣。公遂大笑。元祐三年閏八月十七日，舟行入潁州界，坐念二十年前，見文忠公於此，偶記一時談笑之語，聊復識之。

避暑録話 宋·葉夢得

士大夫不可輕信醫

士大夫於天下事，苟聰明自信，無不可爲，惟醫不可强。本朝公卿能醫者，高文莊一人而已，尤長於傷寒，其所從得者，不可知矣。而孫兆、杜壬之徒，始聞其緒餘，尤足名一世。文莊，鄆州人。至今鄆多醫，尤工傷寒，皆本高氏。余崇寧大觀間在京師，見董汲、劉寅輩皆精曉張仲景方術，試之數驗，非江淮以來俗工可比也。子瞻在黄州，蘄州醫龐安常亦善醫傷寒，得仲景意。蜀人巢谷出聖散子方，初不見於前世醫書，自言得之於異人，凡傷寒不問證候如何，一以是治之，無不愈。子瞻奇之，爲作序，比之孫思邈三建散，雖安常不敢非也，乃附其所著《傷寒論》中，天下信以爲然。疾之毫氂不可差，無甚於傷寒，用藥一失其度，則立死者皆是，安有不問證候，而可用者乎？宣和後，此藥盛行於京師，太學諸生信之尤篤，殺人無數。今醫者悟，始廢不用。巢谷本任俠好奇，從陝西將韓存寶出入兵間，不得志，客黄州，子瞻以故與之游，子瞻以谷奇俠而取其方，天下以子瞻文章而信其言。事本不相因，而趨名者又至於忘性命而試其藥，人之惑蓋有至是也。

集方書

士大夫固不可輕言醫，然人疾苟無大故，貧不可得藥，能各隨其證而施之，亦不無小補。蓋疾雖未必死，無藥不能速愈。呻吟無聊者固可憫，其不幸遲延，苟變而生他證，因以致死者多矣。方其急時，有以濟之，雖謂之起死可也。今列郡每夏歲支係省錢二百千，合藥散軍民，韓魏公爲諫官時所請也。爲郡者，類不經意，多爲庸醫盜其直，或有藥而不及貧下人。余在許昌，歲適多疾，使有司修故事，而前五歲皆忘不及舉，可以知其怠也。遂併出千緡市藥材京師，余親督衆醫分治，率幕官輪日給散，蓋不以爲非職而責之。人人皆喜從事，此何憚而不爲乎？自余居此山，常欲歲以私錢百千，行之於一鄉，患無人主其事，余力不能自爲，每求僧或淨人中一二成余志未能也。今年，余家婢多疾，視藥囊常試有驗者，審其證用之，十人而十愈。終幸推此以及鄰里乎？陸宣公在忠州集古方書五十篇。史云，避謗不著書，故事爾。避謗不著書可也，何用集方書哉？或曰：忠州近邊裔，多瘴癘，宣公多疾，蓋將以自治。尤非也！宣公豈以一已爲休戚者乎？是殆援人於疾苦死亡而不得者，猶欲以是見之，在他人不可知，若宣公此志必矣。古之名醫扁鵲和緩之術，世不得知，自張仲景、華佗、胡洽、深師、徐彦伯有名一世者，其方術皆醫之六經，其傳有至於今，皆後之好事者纂集之力也。孫真人爲《千金方》兩部，説者謂凡修道養生者，必以陰功協濟而後可得成仙。思邈爲千金前方時，已百餘歲，固已妙盡古今方書之要，獨傷寒未之盡，似未盡通仲景之言，故不敢深論。後三十年作《千金翼》，論傷寒者居半，蓋始得之，其用志精審不苟如此。今通天下言醫者，皆以二書爲司命也。思邈之爲神仙，固無可疑。然唐人尤記中間有用蝱虫、水蛭之類，諸生物命，不得升舉，天之惡殺物者如是，則欲活人者，豈不知之？況宣公之志乎！

古方施之富貴人多驗，貧下人多不驗；俗方施之貧下人多驗，富貴人多不驗。吾始疑之，乃卒然而悟曰：富貴人平日自護持甚謹，其疾致之必有漸，發於中而見於外，非以古方術求之，不能盡得。貧下人驟得於寒暑燥濕飢飽勞逸之間者，未必皆真疾，不待深求其故，苟一物相對，皆可爲也，而古方節度，或與之不相契。今小人無知，所疾苟無大故，但意所習熟，知某疾服某藥，得百錢鬻之市，人無不愈者。設與之以非其所知，蓋有疑而不肯服者矣。況古方分劑湯液，與今多不同，四方藥物所產，及人之稟賦亦異。《素問》有爲異法方宜立論者，言一病治各不同而皆愈。即此理推之，以俗方治庸俗人，亦不可盡廢也。

玉澗雜書　宋·葉夢得

醫不能起死人

華佗固神醫也，然范曄、陳壽記其治疾，皆言若發結於內，針藥所不能及者，乃先令以酒服麻沸散，既醉無所覺，因刳破腹背，抽割積聚；若在腸胃，則斷裂湔洗，除去疾穢，既而縫合，敷以神膏，四五日創愈，一月之間皆平復。此決無之理。人之所以爲人者以形，而形之所以生者以氣也。佗之藥能使人醉無所覺，可以受其刳割，與能完養使毁者復合，則吾所不能知。然腹背腸胃，既已破裂斷壞，則氣何由舍？安有如是而復生者乎？審佗能此，則凡受支解之刑者，皆可使生，王者之刑，亦無所復施矣。太史公扁鵲傳記虢庶子之論，以爲治病不以湯液醴酒，鑱石撟引，而割皮解肌，抉脈結筋，湔浣腸胃，漱滌五臟者，言古俞跗有是術耳，非謂扁鵲能之也，而世遂以附會於佗。凡人壽夭死生，豈一醫工所能增損？不幸疾未必死，而爲庸醫所殺者，或有之矣。未有不可爲之疾而醫可活也。方書之設，本以備可治之疾，使無至於傷人而已。扁鵲亦自言越人非能生死人也，彼當生者，越人能起之耳。故人與其因循疾病而受欺於庸醫好奇無驗之害，不若稍知治身，攝生於安樂無事之時，以自養其天年也。

夢溪筆談　宋・沈　括

用藥不可不慎

醫之爲術，苟非得之於心，而恃書以爲用者，未見能臻其妙。如朮能動鍾乳，按乳石論曰：服鍾乳，當終身忌朮。五石諸散，用鍾乳爲主，復用朮，理極相反，不知何謂！予以問老醫，皆莫能言其義。按乳石論云：五石性雖温而體本沉重，必待其相蒸薄然後發。如此則服石多者，勢自能相蒸；若更以藥觸之，其發必甚。五石散雜以衆藥，用石殊少，勢不能蒸，須借外物激之令發耳。如火少必因風氣所鼓而後發，火盛則鼓之反爲害，此自然之理也。故孫思邈云：五石散大猛毒，寧食野葛，不服五石，遇此方即須焚之，勿爲含生之害。又曰：人不服石，庶事不佳，石在身中，萬事休泰。唯不可服五石散，蓋以五石散聚其所惡，激而用之，其發暴故也。古人處方，大體如此，非此書所能盡也。况方書仍多僞雜，如《神農本草》最爲舊書，其間差訛尤多，醫不可不知也。

予一族子舊服芎藭，醫鄭叔熊見之云：芎藭不可久服，多令人暴死。後族子果無疾而卒。又予姻家朝十張子通之妻，因病腦風服芎藭甚久，亦一旦暴亡，皆予目見者。又予嘗苦腰重，久坐則弛，距十餘步然後能行，有一將佐見予曰：得無用苦參潔齒否？予時以病齒，用苦參數年矣。曰：此病由也。苦參入齒，其氣傷腎，能使人腰重。後有太常少卿舒昭亮用苦參揩齒，歲久亦病腰。自後悉不用苦參，腰疾皆愈。此皆方書舊不載者。

省心録　宋・林　逋

論　醫

無恒德者，不可以作醫，人命死生之繫。庸人假醫以自誣，其初則要厚利，虚實補瀉，未必適當，幸而不死，則呼需百出，病者甘心以足其欲；不幸而斃，則曰飲食不知禁嗜，欲有所違，非藥之過也。厚載而出，死者何辜焉！世無扁鵲望而知死生，無華佗滌腸以愈疾，輕以性命托庸醫，何如謹致疾之因，固養生之本，以全天年耶？嗚呼悲夫！

外科精要

宋・陳自明

論醫者更易良方

李氏云：嘗見世間醫者，每有妙方秘而不傳，或更改以惑人，誠可惡也。余思西華麥飯石膏，守死不傳，其立心私刻，君子責之矣。昔趙公宣教字季修，來宰龍泉，兼程而進，患鼻衄，日出數升，時家兄教以服藕汁、地黄膏。趙叩諸醫，云：此爲戒服之劑。乃數易醫無效。家兄陰餽前汁，服三日而疾愈。兄曰：此即前所獻之方。趙驚嘆曰：向非醫者譎計以惑我，早信此方，豈久受此困耶？今以屢試屢驗，不可易者。如因熱毒衝心而嘔，用内托散，一名萬金散。因脾胃虚弱而嘔，嘉禾散。熱毒腫痛，麥飯石膏。陰虚作渴，加減八味丸。此四方屢爲醫人眩惑，使人勿用，深憫患者之受苦，故舉趙公之事以例之。

薛己曰：愚竊以爲方者倣也，倣病因以立方，非謂《内經》無方也。若執古方以治今疾，猶拆舊宇以對新宇，其長短大小，豈有舍匠氏之手而能合者乎？設或有合，以爲亘古不易之方，此又先王普濟之神術，奚必秘而私之耶？余嘗觀太無先生治滇南一僧，遠遊江浙，思親成疾，先生惠之以飲食藥餌，復贈金一鎰，以資其歸，此固我醫道之當然也。今之醫者，或泥古，或吝秘，或嗜利以惑人，其得罪於名教多矣。

古今圖書集成醫部全録卷五百二

總論

珍珠囊指掌 元·李杲

用藥法

夫用藥之法，貴乎明變，如風會有古今之異，地氣有南北之分，天時有寒暑之更，稟賦有厚薄之别，受病有新舊之差，年壽有老少之殊，居養有貴賤之辨。用藥之際，勿好奇，勿執一，勿輕妄，勿迅速，須慎重精詳，圓融活變，不妨沉會，以期必妥，藥於是乎功成。惜先賢未有發明，後學因而弗講，其悞世也，不既多乎！

夫病有宜補，以瀉之之道補之。病有宜瀉，以補之之道瀉之。病有宜寒劑者，以熱劑爲嚮導之兵。病有宜熱劑者，以寒劑爲類從之引。病在上者治下，病在下者治上。病同也而藥異，病異也而藥同。其義至微，學者最宜深究。

用藥之忌，在乎欲速。欲速則寒熱温涼行散補瀉，未免過當，功未獲奏，害已隨之。夫藥無次序，如兵無紀律，雖有勇將，適以勇而僨事。又如理絲，緩則可清其緒，急則愈堅其結矣。

此事難知 元·王好古

醫之可法

自伏羲神農黄帝而下，名醫雖多，所可學者有幾人哉？至于華氏之剖腹，王氏之灸針，術非不神也，後人安得而傚之？非若岐伯之聖經，雷公之炮炙，伊贄之湯液，箕子之《洪範》，越人之問難，仲景之傷寒，叔和之《脈訣》，士安之《甲乙》，啓元子之傳註，錢仲陽之論議，皆其活法，所可學者，豈千方萬論印定後人眼目者，所能比哉？其間德高行遠，奇才異士，與夫居縉紳隱草莽者，雖有一法一節之可觀，非百代可行之活法，皆所不取也。豈予好辨哉？欲使學者觀此數聖賢，而知所向慕而已。或有人焉，徒能廣覽泛涉，自以爲多學，而用之無益者，豈爲知本？

衛生寶鑑 元・羅天益

福醫治病

丙辰秋，楚丘縣賈君次子二十七歲，病四肢困倦，躁熱自汗，氣短，飲食減少，欬嗽痰涎，胸膈不利，大便秘，形容羸削，一歲間更數醫不愈。或曰：明醫不如福醫。某處某醫雖不精方書，不明脈候，看證極多，治無不效，人目之曰福醫。諺云：饒你讀得王叔和，不如我見病證多。頗有可信，試命治之。醫至，診其脈曰：此病予飽諳矣，治之必效。於肺腧各灸三七壯，以蠲飲枳實丸消痰導滯，不數服，大便溏泄無度，加腹痛，食不進，愈添困篤。其子謂父曰：病久瘦弱，不任其藥。病劇遂卒。冬予從軍回，其父以告予，予曰：思《内經》云：形氣不足，病氣不足，此陰陽俱不足，瀉之則重不足。此陰陽俱竭，血氣皆盡，五臟空虛，筋骨髓枯，老者絶滅，壯者不復矣。故曰不足補之，此其理也。令嗣久病羸瘦，乃形不足；氣短促，乃氣不足；躁作時嗜臥，四肢困倦，懶言語，乃氣血皆不足也。補之惟恐不及，反以小毒之劑瀉之，虛之愈虛，損之又損，不死何待？賈君嘆息而去。予感其事，略陳其理。夫高醫愈疾，先審歲時太過不及之運，察人之血氣衣食勇怯之殊，病有虛實淺深在經在臟之别，藥有君臣佐使大小奇偶之制，治有緩急因用引用反正之别。孫真人云：凡爲大醫，必須諳《甲乙》、《素問》、《黄帝針經》、《明堂流注》、十二經、三部九候、五臟六腑、表裏孔穴、本草藥性、仲景、叔和諸部經方，又須妙解五行陰陽，精熟《周易》，如此方可爲大醫。不爾則無目夜遊，動致顛隕。正五音者，必取師曠之律吕，而後五音得以正；爲方圓者，必取公輸之規矩，而後方圓得以成。五音方圓特末技耳，尚取精於其事者，况醫者人之司命，列於四科，非五音方圓之比。不精於醫，不通於脈，不觀諸經方本草，乃以命通運達而號爲福醫，病家遂委命於庸人之手，豈不痛哉？噫！醫者之福，福於渠者也。渠之福，安能消病者之患焉？世人不明此理，而委命於福醫，至於傷生喪命，終不能悟，此惑之甚者也，悲夫！

丹溪心法

元·朱震亨

不治已病治未病論

與其救療於有疾之後，不若攝養於無疾之先，蓋疾成而後藥者，徒勞而已。是故已病而後治，所以爲醫家之法；未病而先治，所以明攝生之理。夫如是則思患而預防之者，何患之有哉？此聖人不治已病，治未病之意也。嘗謂備土以防水也，苟不以閉塞其涓涓之流，則滔天之勢不能遏。備水以防火也，若不以撲滅其熒熒之光，則燎原之焰不能止。其水火既盛，尚不能止遏，况病之已成，豈能治歟？故宜夜臥早起於發陳之春，早起夜臥於蕃秀之夏，以之緩形無怒而遂其志，以之食凉食寒而養其陽，聖人春夏治未病者如此。與鷄俱興於平明之秋，必待日光於閉藏之冬，以之斂神匿志而私其意，以之食温食熱而養其陰，聖人秋冬治未病者如此。或曰：見肝之病，先實其脾之虚，則木邪不能傳；見右頰之赤，先瀉其肺經之熱，則金邪不能盛，此乃治未病之法。今以順四時調養神志而爲治未病者，是何意耶？蓋保身長全者，所以爲聖人之道；治病十全者，所以爲上工術。不治已病治未病之説，著於四時調神大論，厥有旨哉！昔黄帝與天師難疑答問之書，未嘗不以攝養爲先，始論乎天真，次論乎調神，既以法於陰陽而繼之以調於四時，既曰飲食有節而又繼之以起居有常，諄諄然以養生爲急務者，意欲治未然之病，無使至於已病難圖也。厥後秦緩達乎此見，晉侯病在膏肓，語之曰：不可爲也。扁鵲明乎此，視齊侯病至骨髓，斷之曰：不可救也，噫！惜齊晉之侯，不知治未病之理。

審察病機無失氣宜論

邪氣各有所屬也，常窮其要於前；治法各有所歸也，當防其差於後。蓋治病之要，以窮其所屬爲先，苟不知法之所歸，未免於無差爾。是故疾病之生，不勝其衆，要其所屬，不出乎五運六氣而已。誠能於此審察而得其機要，然後爲之治，又必使之各應於運氣之宜，而不致有一毫差悞之失，若然，則治病求屬之道，庶乎其無愧矣！至真要大論曰：審察病機，無失氣宜，意蘊諸此。嘗謂醫道有一言而可以盡其要者，運氣是也。天爲陽，地爲陰。陰陽二氣，各分三品，謂之三陰三陽。然天非純陽，而亦有三陰；地非純陰，而亦有三陽。故天地上下，各有風熱火濕燥寒之六氣，其斡旋運動乎兩間者，而又有木火金水之五運。人生其中，臟腑氣穴，亦與天地相爲流通。是知衆疾之作，而所屬之機無出乎是也。然而醫之爲治，當何如哉？惟當察乎此，使無失其宜而後可。若夫諸風掉眩，皆屬肝木；諸痛瘡瘍，皆屬心火；諸濕腫滿，皆屬脾土；諸氣膹鬱，皆屬肺金；諸寒收引，皆屬腎水，此病機屬於五運者也。諸暴强直，皆屬於風；諸嘔吐酸，皆屬於熱；諸躁越狂擾，皆屬於火；諸痙强直，皆屬於濕；諸澀枯涸，皆屬於燥；諸病水液澄澈清冷，皆屬於寒，此病機屬於六氣者也。夫惟病機之察，雖曰既審，而治病之施，亦不可不詳。故必别陰陽於疑似之間，辨標本於隱微之際。有無之殊者，求其有無之所以殊；虛實之異者，責其虛實之所以異。爲汗吐下，投其所當投；寒熱温凉，用其所當用。或逆之以制其微，或從之以導其甚。上焉以遠司氣之犯，中焉以辨歲運之化，下焉以審南北之宜。使大小適中，先後合度，以是爲治。又豈有差殊乖亂之失耶？又考之《内經》曰：治病必求其本。《本草》曰：欲療病者，先察病機。此審病機之意也。六元正紀大論曰：無失天信，無逆氣宜。五常大論曰：必先歲氣，無伐天和。此皆無失氣宜之意也。故《素問》、《靈樞》之經，未嘗不以氣運爲言。既曰：先立其年，以明其氣；復有以戒之曰：治病者必明天道地理陰陽更勝。既曰：不知年之所加，氣之盛衰，虛實之所起，不可以爲工矣。諄諄然若有不能自已者，是豈聖人私憂過計哉？以醫道之要，悉在乎此也。觀乎《原病式》一書，比類物象，深明乎氣運造化之妙，其於病機氣宜之理，不可以有加矣。

能合色脈可以萬全論

欲知其内者，當以觀乎外；診於外者，斯以知其内。蓋有諸内者形諸外。苟不以相參，而斷其病邪之逆順，不可得也。爲工者，深燭厥理，故望其五色以青黄赤白黑，以合五臟之脈，窮其應與不應；切其五脈急大緩嗇沉，以合其五臟之色，順與不順。誠能察其精微之色，診其微妙之脈，内外相參而治之，則萬舉萬全之功，可坐而致矣。《素問》曰：能合色脈，可以萬全。其意如此。原夫道之一氣，判而爲陰陽，散而爲五行，而人之所稟皆備焉。夫五脈者人之真，行血氣，通陰陽，以榮於身；五色者氣之華，應五行，合四時，以彰於面。惟其察色按脈而不偏廢，然後察病之機，斷之以寒熱，歸之以臟腑，隨證而療之，而獲全濟之效者，本於能合色脈而已。假令肝色如翠羽之青，其脈當微弦而急，所以爲生；若浮濇而短，色見如草滋者，豈能生乎？心色如鷄冠之赤，其脈當浮大而散，所以爲順；若沉濡而滑，色見如衃血者，豈能順乎？脾色如蟹腹之黄，其脈當中緩而大，所以爲從；若微弦而急，色見如枳實者，豈能從乎？肺色如豕膏之白，其脈當浮濇而短，所以爲吉；若浮大而散，色見如枯骨者，豈能吉乎？以至腎色見如烏羽之黑，其脈沉濡而滑，所以爲生；或脈來緩而大，色見如煤者死。死生之理，夫惟診視相參，既以如此，則藥證相對，厥疾弗瘳者，未之有也。抑嘗論之：容色所見，左右上下各有其部；脈息所動，寸關尺中皆有其位。左頰者，肝之部以合左手關位，肝膽之分，應於風木，爲初之氣。額爲心之部以合於左手寸口，心與小腸之分，應於君火，爲二之氣。鼻爲脾之部，合於右手關脈，脾胃之分，應於濕土，爲四之氣。右頰肺之部，合於右手寸口，肺與大腸之分，應於燥金，爲五之氣。頤爲腎之部，以合於左手尺中，腎與膀胱之分，應於寒水，爲終之氣。至於相火，爲三之氣，應於右手命門三焦之分也。若夫陰陽五行相生相勝之理，當以合之於色脈而推之也。是故脈要精微論曰：色合五行，脈合陰陽。十三難曰：色之與脈，當參相應。然而治病萬全之功，苟非合於色脈者，莫之能也。五臟生成篇云：心之合脈也，其榮色也。夫脈之大小滑濇沉浮可以指別，五色微診可以目察，繼之以能合色脈，可以萬全。謂夫赤脈之至也喘而堅，白脈之至也喘而浮，青脈之至也長而左右彈，黄脈之至也大而虚，黑脈之至也上堅而大。此先言五色，次言五脈，欲後之學者，望而切之以相合也。厥後扁鵲明乎此，述之曰：望而知之謂之神，切而知之謂之巧，得《内經》之理也。下逮後世，有立方者，目之曰神巧萬全，厥有旨哉！

湯液本草　元·王好古

察病輕重

凡欲療病，先察其源，先候其機，五臟未虚，六腑未竭，血脈未亂，精神未散，服藥必效。若病已成，可得半愈；病勢已過，命將難存。自非明醫，聽聲察色，至於診脈，孰能知未病之病乎？

醫之可法

錢氏、《活人》、王朝奉、王德孚所論皆宋人，易老、守真皆金人，所用之劑，寒熱之不同者，蓋本諸此。讀此數書而用之，亦當以地方世代所宜責之。然莫若取法於潔古，折衷於仲景湯液，則萬世不易之大法也。

醫門羣經辨論　明·吕復

古方論

《内經》、《素問》世稱黄帝岐伯問答之書，及觀其旨意，殆非一時之言，其所撰述，亦非一人之手。劉向指爲諸韓公子所著，程子謂出於戰國之末，而其大略，正如《禮記》之萃於漢儒，而與孔子、子思之言并傳也。蓋靈蘭秘典、五常政、六元正紀等篇，無非闡明陰陽五行生制之理，配象合德，實切於人身，其諸色脈病名，針砭治要，皆推是理以廣之。而皇甫謐之《甲乙》、楊上善之《太素》，亦皆本之於此，而微有異同。醫家之大綱要法，無越是書矣。然按西漢《藝文志》有《内經》十八卷及扁鵲、白氏二《内經》，凡三家，而《素問》之目乃不列；至隋《經籍志》始有《素問》之名，而不指爲《内經》；唐王冰乃以《九靈》九卷牽合漢志之數，而爲之註釋，復以陰陽大論，託爲其師張公所藏，以補其亡逸，而其用心亦勤矣。惜乎朱墨混淆，玉石相亂，訓詁失之於迂疎，引援或至於未切。至宋林億、高若訥等正其誤文，而增其缺義，頗於冰爲有功。今於各篇之内，註意與經相類者，仍斷章摘句，而釋以己意，冀與同志商榷，非敢妄議前修也。《内經》、《靈樞》，漢、隋、唐《藝文志》皆不録，隋有《針經》九卷，唐有《靈寶註》及《黄帝九靈經》十二卷而已。或謂王冰以《九靈》更名爲《靈樞》，又謂《九靈》尤詳於針，故皇甫謐名之爲《針經》，即隋志《針經》九卷。苟一書而二名，不應唐别出《針經》十二卷也。所謂《靈寶註》者，乃扁鵲太元君所箋，世所罕傳。宋季有《靈樞略》一卷，今亦湮没。紹興初，史崧并是書爲十二卷，而復其舊，較之他本頗善，學者當與《素問》并觀，蓋其旨意，互相發明故也。《本草》三卷，舊稱《神農本經》，漢《藝文志》未詳，至梁陶隱居始尊信而表章之，謂此書應與《素問》同類，但後人多更修飾之耳。秦皇所焚，醫方卜術不與，故猶得全録。及遭漢獻之遷徙，晉懷之奔迸，文籍焚爇，千不遺一。今之所存，有此三卷，是其本經，然所出郡縣，乃多後漢時制，疑張仲景、華元化所記。舊經之藥，止三百六十五種，因而註釋，分爲七卷。唐李英公世勣與蘇恭參考得失，又增一百一十四種，分爲二十卷，世謂之《唐本草》。宋劉翰等又附益醫家當用者一百二十種。僞蜀孟昶亦命其臣韓保昇等，以唐本《圖經》參考增廣，世謂之《蜀本草》。至宋掌禹錫等補註，新舊藥合一千八十二種，定以白字爲神農所説，黑字爲名醫所傳，草石之品，可謂大備也。若雷公以下，蔡邕、徐大山、秦承祖、王季璞、鄭虔諸公所撰名《本草》者，凡三十九部，三百五十卷，雖顯晦不齊，無非輔翼舊經焉耳。近代陳衍作《本草折衷》，王好古作《湯液本草》，亦删繁之遺意也。竊意舊記郡縣，古今沿革不同，及一物而根苗異名，或同名異質，而主療互見者，尚須考定，俾歸於一可也。《難經》十三卷，乃秦越人祖述《黃帝內經》，設爲問答之辭，以示學者，所引經言，多非《靈》、《素》本文，蓋古有其書而今亡之耳。隋時有吕博望註本，不傳；宋王惟一集五家之説，而醇疵或有相亂；惟虞氏粗爲可觀。紀齊卿註稍密，乃附辨楊元操、吕廣、王宗正三子之非；周仲立頗加訂異，而考證未明；李子野亦爲句註解，而無所啓發；近代張潔古證後附藥，殊非經意；王少卿演繹其説，目曰重元，亦未足以發前人之蘊。余嘗輯諸家之長，先訓詁而後辭意，竊附鄙説其間，以便後學，未敢以爲是也。《傷寒論》十卷，乃後漢張機仲景用《素問》熱論之説，廣伊尹湯液而爲之。至晉王叔和始因舊説，重爲譔次；而宋成無己復爲之註釋；其後龐安常、朱肱、許叔微、韓祇和、王實之流，固亦互有開發，而大綱大要，無越乎吐汗下温四法而已。蓋一證一藥，萬選萬中，千載之下，如合符節，前修指爲羣方之祖，信矣。所可憾者，審脈時汨王氏之言，三陰率多斷簡；況張經王傳亦往往反復，後先亥豕相雜，自非字字句句熟玩而精思之，未有能造其閫奥者。陳無擇嘗補三陰證藥於《三因論》，其意蓋可見矣。近人徐止善作《傷寒補亡》，恐與先哲之意不合。余因竊舉大要，以補成氏之未備，知醫君子或有所取也。《脈經》十卷，乃西晉太醫令王叔和本諸《內經》、《素問》、《九靈》及扁鵲、仲景元化之説，裒次而成，實醫門之龜鏡，診切之指的，自與近代倣託鈐決者不同。歷歲既深，傳授不一，各秘所藏，互有得失。至宋秘閣林億等始考證謬妄，頗加改易，意其新講《四時經》之類，皆林氏所增入。陳孔固、何大任、毛升、王宗卿輩，皆嘗審訂刊傳，今不多見。近人謝堅白以其所藏善本，刻於豫章，傳者始廣。余嘗摭其精語，并引《內經》之辭，作《診切樞要》二卷，非敢翦其冗復，間亦補其缺漏，且附私語各條之下，以與同志研究爾。《脈訣》一卷，乃六朝高陽生所譔，託以叔和之名，謬以七表八裏九道之目，以惑學者。通真子劉元賓爲之註，且續歌括附其後，辭既鄙俚，意亦滋晦。今代王光國删其舊辭，而益以新語，既不出其畦逕，安能得乎原本？餘如青溪徐裔、甄權、李上交輩，皆自譔著，凡十余家，亦每蹈襲前説，在叔和之所不取，讀者止記入式歌，以馴至乎《脈經》可也。《病原論》五十卷，乃隋大業太醫博士巢元方等，奉勅譔集，原諸病候，而附以養生導引諸法，裒成一家之書，醇疵相混，蓋可見矣。宋之監署，乃用爲課試；元復循襲，列醫門之七經。然附會雜揉，非復當時之舊，具眼者當自見之。吴景賢亦作《病源》一書，近代不傳。《天元玉册元誥》十卷，不知何人所作，歷漢至唐諸《藝文志》俱不載録，其文自與《内經》不類，非戰國時書。其間有天皇真人，昔書其文，若道正無爲，先天有之，太易無名，先於道生等語，皆老氏遺意，意必老氏之徒所著。大要推原五運六氣、上下臨御、主客勝復、政化淫正及三元、九宫、太乙、司政之類，殊爲詳明，深足以羽翼《内經》六微旨、五常政等篇。太元君扁鵲爲之註，猶郭象之於南華，非心學之所易曉。觀其經註一律，似出一人之手。謂扁鵲爲秦越人，則傳中無太元君之號。舊門倣託，率多類此。《元珠密語》十卷，乃啓元子所述，其自序謂得遇元珠子而師事之，與我啓蒙，故自號啓元子，蓋啓問於元珠也。目曰《元珠密語》，乃元珠子密而口授之言也。及考王氏《素問》序乃云辭理秘密，難粗論述者，别譔《元珠》以陳其道，二序政自相類。意者元珠之名，取諸蒙莊子，所謂黄帝遺元珠，使象罔得之之語，則師事元珠子而號啓元者，皆妄也。宋高保衡等較正《内經》，乃云：詳王氏《元珠》世無傳者，今《元珠》乃後人附託之文耳。雖非王氏之書，亦於《素問》九卷二十四卷，頗有發明。余嘗合《素問》觀之，而密語所述，乃六氣之説，與高氏所指諸卷，全不相侔，疑必刊傳者有所誤也。原其所從，蓋攟摭《内經》六微旨及至真要等五篇，洎《天元玉册》要言，而附會雜説，其諸紀運休祥之應，未必可徵，實僞書也。苟啓元别譔，果見於世，又豈止述氣運一端而已？覽者取其長而去其短可也。《中藏經》八卷，少室山鄧處中云：華先生佗游公宜山古洞，值二老人授以療病之法，得石牀上書一函，用以施試，甚驗。余乃先生外孫，因弔先生寢室，夢有所授，獲是書於石函中。其託僞荒誕如此，竟不考傳獄吏焚書之實，其僞不攻自破。按《唐志》有吴普集華氏藥方，别無中藏之名。普其弟子，宜有所集。竊意諸論非普輩不能作，鄧氏特附别方而更今名耳。蓋其方所用太平錢并山藥者，蓋太平乃宋熙陵初年號，薯蕷以避後陵偏諱，而始名山藥。其餘可以類推。然脈要及察聲色形證等説，必出元化遺意，覽者細爲審諦，當自知之。《聖濟經》十卷，宋徽宗所作，大要祖述《内》、《素》而引援六經，旁及老氏之言，以闡軒岐遺旨。政和間，須是經於兩學，辟雍生吴提爲之講義。若達道正紀等篇，皆足以裨益政道，啓迪衆工。餘如孕元立本制字命物二三章，釋諸字義，失於穿鑿，良由不考六書之過，瑕瑜具存，固無害於美玉也。其論諸醫有曰：扁鵲醫如秦鑑燭物，妍媸不隱，又如奕秋遇敵，著著可法，觀者不能察其神機。倉公醫如輪扁斲輪，得心應手，自不能以巧思語人。張長沙如湯武之師，無非王道，其攻守奇正，不以敵之大小皆可制勝。華元化醫如庖丁解牛，揮刃而肯綮無礙，其造詣自當有神，雖欲師之而不可得。孫思邈醫如康成註書，詳於訓詁，其自得之妙，未易以示人，味其膏腴，可以無飢矣。龐安常醫能啓扁鵲之所秘，法元化之可法，使天假之年，其所就當不在古人下。錢仲陽醫如李靖用兵，度越縱舍，卒與法會，其始以《顱顖方》著名於時，蓋因扁鵲之因時所重，而爲之變爾。陳無擇醫如老吏斷案，深於鞫讞，未免移情就法，自當其任則有余，使之代治則繁劇。許叔微醫如顧愷寫神，神氣有餘，特不出形似之外，可模而不可及。張易水醫如濂溪之圖太極，分陰分陽，而包括理氣，其要以古方新病自爲家法；或者失察，欲指圖爲極，則近乎畫蛇添足矣。劉河間醫如橐駝種樹，所在全活，但假冰雪以爲春，利於松柏而不利於蒲柳。張子和醫如老將對敵，或陳兵背水，或濟河焚舟，置之死地而後生，不善效之，非潰則北矣；其六門三法，蓋長沙之緒餘也。李東垣醫如絲絃新絙，一鼓而竽籟并熄，膠柱和之，七絃由是而不諧矣；無他，希聲之妙，非開指所能知也。嚴子禮醫如歐陽詢寫字，善守法度而不尚飄逸，學者易於摹倣，終乏漢晉風度。張公度醫專法仲景，如簡齋賦詩，并有少陵氣韻。王德膚醫如虞人張羅，廣絡原野，而脱兔殊多，詭遇獲禽，無足算者耳。

青巖叢録　明·王禕

論醫

醫家之書，自《内經》以下，藏於有司者，一百七十九家，二百九部，一千二百五十九卷，而後出雜著者不與焉。《内經》謂爲黄帝之書，雖先秦之士，依倣而託之，其言質奥而義宏深，實醫家之宗旨，殆猶吾儒之六經乎？秦越人《八十一難經》繼作，蓋舉黄帝岐伯之要旨而推明之，亞於《内經》者也。漢張仲景本《内經》、《難經》之旨，著《金匱玉函經》及傷寒諸論，其論六氣之所傷，最爲詳備。晉王叔和纂岐伯、華佗等書爲《脈經》，叙陰陽内外，辨三部九候，分人迎氣口，條陳十二經，洎三焦五臟六腑之病，尤爲精密。二氏之書，誠千古不刊之典也。厥後巢元方著《病源候論》，王冰譔《天元玉策》，要皆有所祖述。然元方言風寒二濕而不著濕熱之説，冰推五運六氣之變而患在滯而不通，此其失也。至唐孫思邈出，以絶人之識，篤濟物之仁，其列《千金》方、翼，所以發前言啓後學，有功於醫道深矣。當時王燾有《外臺秘要》，所言方證符禁，灼灸甚詳；然謂針能殺生人，而不能起死人，則一偏之論也。及宋，錢乙、龐安時、許叔微迭興。龐則囿於準繩尺寸之中，許則務在出奇而應變，其術皆本於仲景。惟錢深造仲景之閫奥，建爲五臟之方，各隨所宜用。謂肝有相火則有瀉而無補，腎爲真水則有補而無瀉，可謂啓《内經》之秘。惜其遺書散亡，出於閻孝忠之所集者，非乙之本真也。若大觀間，陳師文、裴元宗輩所制二百九十七方，則欲以一定之方，而應無窮之病，識者固知其昧於變通之道矣。金氏之有中原也，張潔古、劉守真、張子和、李明之四人者作，醫道於是乎中興。潔古以古方新病不能相值，治疾一切不以方，故其書不傳，其學則明之深得之。明之推内外二傷，尤先於治脾土，其爲法專於補，其所著《脾胃論》，誠根本之言也。子和以吐汗下三法，風寒暑濕火燥六門，爲醫之關鍵，其劑多峻厲，其爲法主於攻。守真論風火之病，以《内經》病機氣宜十九條者爲《原病式》，曲盡精微，其治法則與子和相出入者也。張氏一再傳，其後無聞。李氏弟子多在中州，獨劉氏傳之荆山浮圖師，師至江南，傳之宋中人羅知悌，而南方之醫皆宗之。爰及近時，天下之言醫者，非劉、李之學弗道也。劉李之法雖攻補不同，會而通之，隨證而用之，不存其人乎？

比事摘録

醫　孝

北齊李元忠母老多病，元忠專心醫道，研習積年，遂善此技。族弟亦因母病，醫爲治療，不愈，遂自精究針藥，母病乃除。隋。許道幼亦因其母疾患，遍覽經方，得以究極，世號名醫。誡諸子曰：人子當視膳藥，不知方術，豈爲孝乎？由是世相傳授。唐·王勃嘗謂：人子不可不知醫。時長安曹元有秘術，勃從之遊，盡得其要。勃之所見，實同道功。唐有王燾，亦因母病學醫，因以所學作書行世。宋高若訥亦因母病，遂兼通醫書，雖國醫皆屈伏。張仲景傷寒論訣，孫思邈方書及《外臺秘要》久不傳，悉考校訛謬行之世。始知有是名醫，多出衛州，皆本高氏學焉。此以醫爲孝者也。宋·李虛己母喪明，虛己旦日舐睛不懈，二年母目復明。李行簡父患癰極痛，行簡吮其敗膏，不唾於地，疾尋平。此又以孝爲醫者也。

醫先 明·王文禄

論醫

醫者意也，度時致病者意起之，立方醫之，若天時聖教不同也。羅太無見元世風俗奢靡，豐於滋味，濕熱痰火，致病常多，故授朱丹溪以清金降火之法，乃辟《和劑局方》温補之非，矯之過也。夫《局方》熱藥固不可，丹溪專用涼藥亦不可。況今元氣日耗也，用丹溪法治者，多壞脾胃。蓋痰生脾濕，熱生脾虛，必用東垣補脾法爲上。是以醫貴審氣運，察人情，及致病之原。

醫學正傳 明·虞摶

或問

或問：醫學源流自軒岐以來，以醫術鳴世，與夫著書立言，俾後人之可法者，幾何人哉？請明以告我！曰：予嘗閱故學士宋公景濂之文而得其說矣。請陳如左。夫《黄帝内經》雖疑先秦之士依倣而作之，其言深而要，其旨邃以宏，其考辯信而有徵，是當爲醫家之宗。下此則秦越人、和緩。和緩無書可傳，越人所著《八十一難經》，則皆舉《内經》之要而推明者也。又下此則淳于意、華佗。佗之熊經鴟顧固亦導引家之一術，至於刳腹背，湔腸胃而去疾，則涉於神怪矣。意之醫狀，司馬遷備誌之，其所謂迴風沓風者，今人絶不知爲何病也，況復求其治療之深旨乎？又下此，則張機之《金匱玉函經》及傷寒諸論，誠千古不刊之妙典，第詳於六氣所傷，而於嗜慾食飲罷勞之所致者，略而不議，兼之文字錯簡，亦未易以序次求之也。又下此則王叔和。叔和纂岐伯、華佗等書爲《脈經》，叙陰陽内外，辨三部九候，分人迎氣口，條陳十二經絡，洎夫三焦五臟六腑之病，最爲著明，惜乎爲妄男子括以膚陋之脈歌，遂使其本書不盛行於世也。又下此則巢元方。其《病源》後編，似不爲無所見者，但言風寒二氣，而不著濕熱之文，乃其失也。又下此則王冰。冰推五運六氣之變，撰爲《天元玉策》，周詳切密，亦人之所難，苟泥之則局滯而不通矣。又下此，則王燾、孫思邈。思邈以絶人之識，操慈仁惻隱之心，其叙《千金》方、翼，及粗工害人之禍，至爲憤切，後人稍闖其藩垣，亦足以術鳴，但不製傷寒之書，或不能無遺憾也。燾雖闡明《外臺秘要》，所言方證符禁灼灸之詳，頗有所祖述，然謂針能殺生人而不能起死人者，則一偏之見也。又下此則錢乙、龐安時、許叔微。叔微在準繩尺寸之中，而無所發明；安時雖能出奇應變，而終未離於範圍，二人皆得張機之粗者也。惟乙深造機之閫奥，而擷其精華，建爲五臟之方，各隨所宜，謂肝有相火則有瀉而無補，腎爲真水則有補而無瀉，皆啓《内經》之秘，尤知者之所取法也。世概以嬰孺醫目之，何其知乙之淺哉？其遺書散亡，出於閻孝忠所集者，多孝忠之意，初非乙之本真也。又下此則上谷張元素、河間劉完素、睢水張從政。元素之與完素，雖設爲奇夢異人以神其授受，實聞乙之風而興起焉者。若從政則又宗乎完素者也。元素以古方今病决不能相值，治病一切不以方，故其書亦不傳，其有存於今者，皆後來之所附會，其學則東垣李杲深得之。杲推明内外二傷，而多注意於補脾土之説。蓋以土爲一身之主，土平則諸臟平矣。從政以吐汗下三法，風寒暑濕燥火六門，爲醫之關鍵，其治多攻利，不善學者殺人。完素論風火之病，以《内經》病機氣宜一十九條著爲《原病式》，闡奥粹微，有非大觀官局諸醫所可髣髴。究其設施，則亦不越攻補二者之間也。近代名醫，若吳中羅天〔一〕益，滄洲吕復，皆承東垣之餘緒。武林羅知悌、丹溪朱彦修，各挹完素之流風。又若臺之朱佐、越之滑壽，咸有著述，未易枚舉。嗟乎！自有《内經》以來，醫書之藏有司者，凡一百七十九家，二百有九部，一千二百五十九卷，亦不爲不多矣。若夫歷代名醫出處，舉其最者言之耳，豈能悉具於斯乎？

或問：醫學授受之源，既得聞命矣，未審吾子之學，何所適從？傳曰：醫不三世，不服其藥。或謂：祖父相承謂之三世；或謂：善讀三世之書，則爲三世之醫。子讀三世之書歟？爲祖父相承之家學歟？請明言其故可乎？曰：草莽之學，其可云乎？然醫不止於三世，而其書又奚止於三代哉？當取其可法者言之耳。予同邑丹溪朱彦修先生，上承劉、張、李三家之學，而得羅太無爲之依歸，以醫道大鳴於當世，遐邇咸取法焉。予故曾叔祖誠齋府君，幸與丹溪生同世，居同鄉，於是獲沾親炙之化，亦以其術鳴世。故予祖父相承，家傳之學，有所自來。予惟愧夫才疎質鈍，而不能奉揚箕裘之業爲憾耳。奚足道哉！

或問：人之壽夭，各有天命存焉。凡人有生必有死，自古皆然。醫何益乎？曰：夫所謂天命者，天地父母之元氣也。父爲天，母爲地。父精母血，盛衰不同，故人之壽夭亦異。其有生之初，受氣之兩盛者，當得上中之壽；受氣之偏盛者，當得中下之壽；受氣之兩衰者，能保養僅得下壽，不然多夭折。雖然，又不可以常理拘泥論也。或風寒暑濕之感於外，飢飽勞役之傷乎内，豈能一一盡乎所稟之元氣耶？故上古神農氏嘗百草，製醫藥，乃欲扶植乎生民，各得盡乎天年也。今野人有不信醫而信巫枉死者，皆不得盡乎正命，而與巖牆桎梏死者何異焉！或曰：今之推命者，皆以所生日時之天上星辰推算，其生死安危，無不節節應驗。子以父母之元氣爲天命，恐非至當之語。曰：天人之理，盛衰無不脗合，如河出圖，洛出書，聖人取以畫八卦而成《易》書。凡人之一動一静，與夫吉凶消長之理，進退存亡之道，用之以卜筮，毫髮無差。雖然，聖賢諄諄教誨，必使盡人事以副天意，則凶者化吉，亡者得存，未嘗令人委之於天命也。傳曰：修身以俟命而已矣。是故醫者可以通神明而權造化，能使夭者壽而壽者仙。醫道其可廢乎？

註〔一〕天　原脱，據文義補。

或問：古者醫家有禁呪一科，今何不用？曰：禁呪科者，即《素問》祝由科也。立教於龍樹居士，爲移精變氣之術耳，可治小病。或男女入神廟驚惑成病，或山林溪谷衝著惡氣，其證如醉如癡，此爲邪鬼所附，一切心神惶惑之證，可以借呪語，以解惑安和而已。古有龍樹呪法之書行於世，今流而爲師巫、爲降童、爲師婆，而爲扇惑人民哄嚇取財之術。噫！邪術爲邪人用之，知理者勿用也。

明醫雜著

明・王　綸

醫　論

或問：仲景、東垣、河間、丹溪諸書孰優？學之宜何主？曰：宜專主《内經》而博觀乎四子，斯無弊矣。蓋醫之有《内經》，猶儒道之六經，無所不備；四子之説，則猶《學》、《庸》、《語》、《孟》，爲六經之階梯，不可缺一者也。四子之書，初無優劣，但各發明一義耳。仲景見《内經》載傷寒，而其變遷反復之未備也，故著論立方以盡其變。後人宗之，傳用既久，漸失其真，用以通治温暑内傷諸證，遂致誤人，故河間出而始發明治温暑之法，東垣出而始發明治内傷之法。河間之論，即《内經》五運六氣之旨；東垣之説，即《内經》飲食勞倦之義。仲景非不知温暑與内傷也，特其著書未之及。河間、東垣之於傷寒，則遵用仲景而莫敢違矣。至於丹溪出而又集諸醫之大成，發明陰虚發熱類乎外感内傷，及濕熱相火爲病甚多，隨證著論，亦不過闡《内經》之要旨，補前賢之未備耳。故曰：外感法仲景，内傷法東垣，熱病用河間，雜病用丹溪。一以貫之，斯醫道之大全矣。

或問：仲景處方藥品甚少，及東垣用藥多至二十餘味。丹溪云：余每治病，效東垣用藥，效仲景處方，庶品味數少則藥力專。丹溪何以不法東垣而效仲景耶？曰：明察藥性，莫如東垣，蓋所謂聖於醫者也。故在東垣則可多，他人而效其多，斯雜亂矣。東垣如韓信將兵，多多益善。丹溪不過能將十萬，故不敢效其多。

或問：人言東南氣熱，可服寒藥；西北氣寒，可服温藥。然今東南之人，常服胡椒薑桂，不見生病，而西北之人，畏食椒薑辛熱之物，何也？曰：東南雖熱，然地卑多濕，辛熱食藥，亦能劫濕；西北雖寒，然地高多燥，辛熱食藥，却能助燥故耳。治病用藥者，須識此意！

丹溪先生治病不出乎氣血痰，故用藥之要有三：氣用四君子湯，血用四物湯，痰用二陳湯。又云：久病屬鬱，立治鬱之方，曰越鞠丸。蓋氣血痰三病多有兼鬱者，或鬱久而生病，或病久而生鬱，或誤藥雜亂而成鬱，故余每用此方治病時，以鬱法參之。氣病兼鬱，則用四君子加開鬱藥，血病痰病皆然。故四法者，治病用藥之大要也。丹溪又云：近世治病，多不知分氣血，但見虚病便用參芪，屬氣虚者固宜矣，若是血虚，豈不助氣而反耗陰血耶？是謂血病治氣，則血愈虚耗，甚而至於氣血俱虚。故治病用藥，須要分别氣血明白，不可混淆。

昔人有云：我但臥病，即於胸前不時手寫死字，則百般思慮俱息，此心便得安静，勝於服藥。此真無上妙方也。蓋病而不慎，則死必至。達此理者，必能清心克己，凡百謹慎而病可獲痊，否則雖有良藥無救也。世人遇病而猶恣情任性以自戕賊者，是固不知畏死者矣。又有一等明知畏死而怕人知覺，諱而不言，或病已重而猶强作輕淺態度以欺人者，斯又知畏死而反以取死，尤可笑也。

東垣、丹溪治病多自製方，蓋二公深明本草藥性，洞究《内經》處方要法，故能自製。自宋以來，《局方》盛行，人皆遵用，不敢輕率自爲。《局方》論證治病，雖多差謬，丹溪曾辨論之。然方皆名醫所製，其君臣佐使，輕重緩急，大小多寡之法，則不差也。近見東垣、丹溪之書大行，世醫見其不用古方也，率皆效顰治病，輒自製方。然藥性不明，處方之法莫究，鹵莽亂雜，反致生變，甚有變證多端，遂難識治耳。且夫藥之氣味不同，如五味子之味厚，故東垣方少者五六粒，多者十數粒，今世醫或用二三錢。石膏味淡薄，故白虎湯用半兩，今世醫不敢多用。補上治上，濟宜輕小。今不論上下，率用大劑。丸散湯液，各有攸宜。今不論緩急，率用湯煎。如此類者多矣。今之醫者，若不熟讀《本草》，深究《内經》，而輕自製方，鮮不誤人也。

或問：今人有言東垣之法宜用於北，丹溪之法可行於南，如何？曰：東垣，北醫也，羅謙甫傳其法，以聞於江浙。丹溪，南醫也，劉宗厚世其學，以鳴於陝西。果如人言，則《本草》、《内經》，皆神農黄帝岐伯之説，亦止宜施於北方耶？夫五行所生異病，及治之異宜，《内經》異法方宜論、五常政大論，已詳言之矣。又如北方多寒，南方多熱，江湖多濕，嶺南多瘴，謂其得此氣多，故亦多生此病，非謂北病無熱，南病無寒也。至於治寒以熱，治熱以寒，則五方皆同，豈有南北之異耶？但人之臟腑，火各居二，天之六氣，熱居三分又半，故天下之病，熱多而寒少。觀《内經》至真大論病機一篇可見。又濕熱相火，致病甚多，自太僕註文湮没，以致《局方》偏用濕熱之藥，故丹溪出而闡《内經》之旨，辨《局方》之偏，論濕熱相火之病，以補前人之未備耳。後人不識，見其多用芩、連、梔、蘗等苦寒之藥，遂以爲宜於南，淺矣哉！

柏齋三書

治療須法《素問》

凡治病者，必明天道地理，人之强弱；必問起居飲食，暴樂暴苦。病從内而之外者，先治其内，後治其外；病從外而之内者，先治其外，後治其内。内外不相及，則治主病。急則治其標，緩則治其本，先其所因而後其所主。補上治下制以緩，補下治上制以急。大毒治病十去其六，中毒治病十去其七，小毒治病十去其八，無毒治病十去其九。必養必和，俟其來復。此皆《素問》之文，而醫家之所當知也，不能盡録，姑撮其要，以示其概云。

原機啓微　元·倪維德〔一〕

序

醫爲儒者之一事，不知何代而兩途之。父母至親者，有疾而委之他人，俾他人之無親者，反操父母之死生，

註〔一〕元·倪維德　原作無名氏，據本書醫術名流列傳卷五百十倪维德改。按倪氏生於元大德七年（公元1303年），卒於明洪武十年（公元1377年），本書列爲明代醫家，或因取材於《明外史》之故。

一有誤謬，則終身不復。平日以仁推於人者，獨不能以仁推於父母乎？故於仁缺。朋友以義合，故赴其難，難雖水火兵革弗顧；故周其急，急雖金玉粟帛弗吝。或疾則曰素不審，他者曰甲審遂求甲者，渠曰乙審又更乙者，紛紛錯擾，竟不能辨，此徒能周赴於瘡痍，而不能携友於死生也，故於義缺。己身以愛爲主。飲食滋味，必欲美也；衣服玩好，必欲佳也；嗣上續下，不敢輕也。疾至而不識，任之婦人女子也，任之宗戚朋友也，任之狂巫瞽卜也，至危猶不能辨藥誤病焉也，故於知缺。夫五常之中，三缺而不備，故爲儒者不可不兼夫醫也。故曰：醫爲儒者之一事。

醫說 宋·張杲〔一〕

醫藥之難

五經四部，軍國禮服，若講用乖越者，止於事跡非宜耳。至於湯藥一物，少有乖謬，便性命及之。千乘之君，百金之長，可不深思戒慎耶？昔許太子侍藥不嘗，加以弑君之罪；季康子饋藥，仲尼有未達之辭，知其醫藥之不可輕也。晉時才人欲刊正《周易》及諸藥方，先與祖訥共論辯釋經典，縱有異同，不足以傷風教，至於湯藥，小小不達，便致壽夭所由，則後人受弊不少，何可輕以裁斷？祖之此言，可謂仁識，足爲龜鑑矣。

醫通神明

凡爲醫者，須略通古今，粗守仁義，絶馳騖利名之心，專博施救援之志，如此則心識自明，神物來相，又何戚戚沾名齪齪求利也？如不然，則曷止夤撫沾譽之嫐逮，華佗之矜能受戮乎。

註〔一〕宋·張杲　原缺，據本書醫術名流列傳卷五百八張季明補。

醫不貪色

宣和間，有一士人抱病纏年，百治不瘥。有何澄者善醫，其妻請到，引入密室，告之曰：妾以良人抱疾日久，典賣殆盡，無以供醫藥，願以身酬。澄正色曰：娘子何爲出此言！但放心，當爲調治取效，切毋以此相污。不有人誅，必有鬼神譴責。未幾，良人疾愈。何澄一夜夢入神祠，判官語之曰：汝醫藥有功，不於艱急之際，以色欲爲貪，上帝令賜錢五萬貫，官一員。未幾月，東宫疾，國醫不能治，有詔召草澤醫，澄應詔進劑而愈，朝廷賜官賜錢一如夢。

隱醫

醫之爲道，由來尚矣。原百病之痛，本乎黄帝；辨百藥之味，本乎神農；湯液則本乎伊尹。此三聖人者，拯黎元之疾苦，贊天地之化育，其有功於萬世大矣。萬世之下，深於此道者，是亦聖人之徒也。賈誼曰：古之聖人，不居朝廷，必隱於醫卜。孰謂方技之中而無豪傑也哉？

治病委之庸醫比之不慈不孝

夫醫之道大矣！自神農、黄帝、岐伯、雷公而下，無非聖哲開其源，賢知導其流，故能拯黎元之疾苦，贊天地之生育。世道既降，士大夫以此爲技藝，不屑爲之，而畀之凡流。是以至精至微之理，而出於至卑至賤之思，其不能起人之疾，反以夭其命者多矣。此范文正公所以自謂：不爲良相，則爲良醫。伊川先生有云治病而委之庸醫，比之不慈不孝。自昔卓然名家者，如和緩、扁鵲、淳于意、張仲景、孫真人等，其論醫也，莫不以保養爲先，藥石爲輔。至於察形診脈，必致辯於毫芒疑似之末。而深痛夫世之醫者，苟簡虛憍，顧乃以醫之伐病，如將之伐敵，當用背水陣以決勝。是徒見夫華佗之説，時出其間，致於剖臆續筋之法，乃别術所得，非《神農本草》經方條理藥性常道爾。今惟仲景一書，爲衆方之祖，學者當取法云。

續醫説 明·俞 弁[一]

處方貴簡

醫者，識脈方能識病。病與藥對，古人惟用一藥治之，氣純而功愈速。今之人不識病源，不辨脈理，藥品數多，每至十五六味，攻補雜施，弗能專力，故治病難爲功也。韓天爵云：處方正不必多品，但看仲景方何等簡便。丹溪云：東垣用藥如用兵，多多益善者，蓋諱之也。

醫貴權變

王文忠公云：李明之弟子多在中州，獨劉守真之學傳之荆山浮屠師。師至江南，傳之宋中人羅之悌，而南方之醫皆宗之矣。及國朝天下之言醫者，非劉氏之學弗道也。劉李之法，雖攻補不同，會而通之，隨證而用之，不存其人乎？近時吴中稱良醫師，則以能持東垣者謂之王道，持張劉者謂之伯道。噫！堯舜以揖讓，湯武以干戈，苟合道濟世，何必曰同。余常病世之專於攻伐者，邪氣未退而真氣先茶然矣。專於補養者，或致氣道壅塞，爲禍不少，正氣未復而邪氣愈熾矣。古人有云：藥貴合宜，法當應變。泥其常者，人參反以殺人；通其變者，烏頭可以活命。孫真人所謂隨時增損，物無定方。真知言哉！

註[一]明·俞弁 原缺，據文補

古今圖書集成醫部全録卷五百三

總論

吴文定公家藏集

醫僧庸妄治病速死

陳汝中嘗病脾胃鬱火之證，求治於盛用美，診其脈曰：如此治可生，如彼治即死；如此治可以少生，如彼治則致速死。既而治之，汝中遲其效。或以浮屠善醫薦者，汝中惑其説，遂求治，飲其藥，嘔血一升而死。噫！醫以用藥，藥以攻病，病不能去而反以致死，則何以醫藥爲哉？彼浮屠者，乃庸妄人也，目不識醫經，口不辨藥性，指不察脈候，人之虚實，病之新久，一切置之不問，而惟毒藥攻擊，其殺人蓋亦多矣。今予咎汝中之不善擇醫而致速死，特書此以爲世人輕服藥者之戒。

醫學集成　明·傅滋〔一〕

醫學須會羣書之長

醫之爲道，非精不能明其理，非博不能至其約。是故前人立教，必使之先讀儒書，明易理，《素》、《難》、《本草》、《脈經》而不少略者，何也？蓋非四書無以通義理之精微，非《易》無以知陰陽之消長，非《素問》無

註〔一〕明·傅滋　原缺，據文補。

以識病，非《本草》無以識藥，非《脈經》無以從診候而知寒熱虛實之證。故前此數者，缺一不可。且人之生命至重，病之變化無窮，年有老幼，禀有厚薄，治分五方，令别四時，表裏陰陽，寒熱須辨，臟腑經絡，氣血宜分。六氣之交傷，七情之妄發，運氣變遷不常，製方緩急尤異。更復合其色脈，問其起居，證有相似，治實不同。聖賢示人，略舉其端而已。後學必須會羣書之長，參所見而施治之，然後爲可。

九靈山房集　元·戴　良〔一〕

醫儒同道

金華戴叔明曰：醫以活人爲務，與吾儒道最切近。自唐書列之技藝，而吾儒不屑爲之。世之習醫者，不過誦一家之成説，守一定之方，以幸病之偶中，不復深爲探索，上求聖賢之意，以明夫陰陽造化之會歸；又不能博極羣書，採擇衆議，以資論治之權變。甚者至於屏棄古方，附會臆見，展轉以相迷，而其爲患不少矣，是豈聖賢慈惠生民之盛意哉？

大學衍義補　明·邱　濬〔二〕

國設醫學

今世之業醫者，挾技以診療則有之矣，求其從師以講習者，何鮮也？我太祖内設太醫院，外設府州縣學，而以醫學爲名，蓋欲聚其人，以教學既成而試之，然後授以一方衛生之任，由是進之爲國醫，其嘉惠天下生民也至矣。間嘗考成周所以謂之醫師，國朝所以立爲醫學之故，精擇使判以上官，聚天下習醫者，俾其教之養之，

註〔一〕元·戴良　原脱，據文補。
〔二〕明·邱濬　原脱，據文補。

讀軒岐之書，研張李之技，試之通而後授之職，因其長而專其業，稽其事以制其禄，則天下之人，皆無夭閼之患，而躋仁壽之域矣。是以醫爲王政之一端也。

本草衍義 宋·寇宗奭〔一〕

醫有八要

治病有八要，八要不審，病不能去。非病不去，醫無可去之術也。故須辨審八要，庶不有誤。其一曰虚，五虚是也。脈細，皮寒，氣少，前後泄瀉，飲食不進，此爲五虚。二曰實，五實是也。脈盛，皮熱，腹脹，前後不通，悶瞀，此五實也。三曰冷，臟腑受其積冷是也。四曰熱，臟腑受其積熱是也。五曰邪，非臟腑正病也。六曰正，非外邪所中也。七曰内，病不在外也。八曰外，病不在内也。既先審此八要，參之六脈，審度所起之源，繼以望聞問切，何有不可治之疾也！

本草類方 清·年希堯〔二〕

醫不可用孟浪

夫用藥如用刑，誤即便隔死生。然刑有司鞫成然後議定，議定然後書罪。蓋人命一死不可復生，故須如此詳謹。用藥亦然。今醫者至病家，便以所見用藥，若高醫識病，知脈藥相當，如此即應手奏效，或庸下之流，孟浪亂施湯劑，逡巡便至危殆，如此殺人，何太容易！良由病家不善擇醫，平日未嘗留心於醫術也，可不慎哉！

註〔一〕宋·寇宗奭　原脱，據文補。
〔二〕清·年希堯　原脱，據文補。

古今醫統 明·徐春甫

慎疾慎醫

聖人治未病，不治已病，非謂已病而不治，亦非謂已病而不能治也。蓋謂治未病，在謹厥始，防厥微，以治之，則成功多而受害少也。惟治於始微之際，則不至於已著而後治之，亦自無已病而後治也。今人治已病，不治未病，蓋謂病形未著，不加慎防，直待病勢已著，而後求醫以治之，則其微之不謹，以至於著，斯可見矣。聖人起居動履，罔不攝養有方，間有幾微隱晦之疾，必加意以防之，用藥以治之，聖人之治未病，不治已病有如此。《論語》曰：子之所慎，齊戰疾。釋云：齊，所以交神明，誠至而神格；疾爲身之生死所關；戰爲國家存亡所係。然此三慎，誠爲最大，而疾與乎其中，得非以身爲至重耶？康子饋藥，則曰未達不敢嘗，可見聖人慎疾慎醫之心，至且盡矣。世之人非惟不知治未病，及至已病，尚不知謹。始初微略，恣意無忌，釀成大患，方急而求醫，曾不加擇，惟以其風聞，或憑其吹薦，委之狂愚，卒以自壞，皆其平日慢不究心於醫，至於倉卒不暇擇請，殊不知醫藥人人所必用，雖聖人有所不免，顧在平昔講求，稔知某爲明醫，偶有微疾，則速求之以藥，治如反掌。譬能曲突徙薪，豈有焦頭爛額之誚？丹溪論之，固亦詳矣。甫之膚見，尤有未悉之意焉。續貂之誚，誠所不免。有志養生者，擴而充之，亦未必無小補云。

古醫十四科

古醫十四科中有脾胃科，而今亡之矣。《道藏經》中頗有是說。自宋元以來，止用十三科考醫政。其一爲風科，次傷寒科，次大方脈科，次小方脈科，次婦人胎産科，次針灸科，次眼科，次咽喉口齒科，次瘡瘍科，次正骨科，次金鏃科，次養生科，次祝由科。國朝亦惟取十三科而已，其脾胃一科，終莫之續。元李杲著《脾胃論》，極其精詳。但不言十四科之闕，此不知其得舊本而加以已意歟？抑盡爲創著而得上古之同然歟？是誠醫道之大幸也。甫觀今世醫者，多不工於脾胃，只用反治之法，攻擊疾病以治其標，惟知以寒治熱，以熱治寒，以通治塞，以塞治通而已。用寒因寒用，熱因熱用，通因通用，塞因塞用，必伏其所主，而先其所因，所謂從治之法，則漠然無所知也。及致脾胃損傷，猶不加察，元氣一壞，變證多端。如脾虚而氣短不能以續，變而似喘促，醫尚用降氣定喘之藥；如脾虚衛氣不行，變而爲浮腫，醫尚用耗氣利水之藥；如脾虚鬱滯，變而作寒熱，醫尚謂外感，用發散之藥。大段類此，虚而益虚，直以氣盡身亡，始用人參湯、附子湯灌之於殞絶之後，豈有能生之理乎？自今觀之，不足者十常八九，況其時勢競馳驅於名利之塗，勞思傷脾而致病者，居其大半。若體實而偶爲風寒暑濕之邪襲，則惟攻之而即愈者，亦不多見矣。此則中醫治之易成功也。及遇脾胃虚而致風寒暑濕之邪襲，一同體實者而施治之，則大有間然者矣。攻之不已，則曰藥不瞑眩，厥疾弗瘳。必大攻之，脾胃益傷而疾益篤，技窮無措則曰難醫。時弊如斯，曷可勝紀？要皆不知本之故也。經曰：得穀者昌，失穀者亡。又曰：有胃氣者生，無胃氣者死。然則胃氣穀氣，得非人身之本歟？

時　醫

俗云：明醫不如時醫。蓋謂時醫雖不讀書明理，以其有時運造化，亦能僥效。常自云：趁我十年時，有病早來醫。又云：饒你熟讀王叔和，不如我見病證多。里諺有云：左心小腸肝膽腎，時來每日有千錢。所謂明醫不如時醫，良以此也。《衛生寶鑑》所謂福醫，深足爲戒。今之患者，不達此理，委命於時醫，亦猶自暴自棄，甘於溝壑者，何異哉？

巫　醫

以巫而替醫，故曰巫醫也。

《論語》曰：人而無恒，不可以作巫醫。孔子嘆人不可以無恒，而善其言之有理。朱子註云：巫所以交鬼神，醫所以寄死生。岐而二之，似未當也。夫醫之爲道，始於神農，闡於黄帝，按某病用某藥，著有《内經》、《素問》，所謂聖人墳典之書，以援民命，安可與巫覡之流同日而語耶？但學醫者，有精粗不同，故名因之有異。精於醫者曰明醫，善於醫者曰良醫，壽君保相曰國醫，粗工昧理曰庸醫，擊鼓舞趨祈禳疾病曰巫醫。是則巫覡之徒，不知醫藥之理者也。故南人謂之巫醫者，此也。今世謂之端公太保，又稱爲夜行卜士，北方名之師婆，雖是一切虚誕之輩，則亦不可以無恒也，矧他乎？

名　醫

醫爲司命之寄，不可權飾妄造。所以醫不三世，不服其藥；九折臂者，乃成良醫。蓋謂學功精深故也。今之承借者，多恃衒名騰價，不能精心研習，京邑諸人皆尚虚譽，不取實學，聞風競獎，其新學該博而名稱未振，以爲始習，多不信用，委命虚名，良可惜也！

文本中曰：昔越人因魯公扈，志强氣弱，足於謀而寡於斷；趙齊嬰志弱氣强，少於慮而傷於專。乃飲以藥酒，易置二人之心，使俱爲名士。予觀今之求醫者，率以有時名者爲重，初不計其書之讀不讀，脈之明不明，謂之時醫、福醫、名醫，一承權貴所舉，輒憑治療，雖殺其身，委命無怨。故爲醫者，往往奔走權門，謟容卑態以求薦，網利沽名，知者笑議，仁心仁聞，毫蔑有也。安得飲以藥酒而俱易其心乎？

儒　醫

趙從古曰：慶歷中有進士沈常，爲人廉潔方直，性寡合，後進多有推服，未嘗省薦，每自嘆曰：吾潦倒場屋，尚未免窮困，豈非天命也耶？乃入京師，别謀生計。因遊至東華門，偶見數朝士，躍馬揮鞭，從者雄盛，詢之市人，何官位也？人曰：翰林醫官也。常又嘆曰：吾窮孔聖之道，焉得不及知甘草大黄輩也？始有意學醫。次見市廛貨藥者，巧言艱苦，復又恥爲，疑貳不決，與同人共議曰：吾輩學則窮達方書，師必趨事名公，自非常流比也。是時余爲太醫醫師，常輒以長書請見，急迎候之，無敢輕怠。常曰：此來窮蹇之人，因同人相勉，令某學醫，聞君名公也，故來師問。余曰：醫術比之儒術，固其次也。然動關性命，非謂等閒，學者若非性好專志，難臻其妙。足下既言窮蹇，是志未得遂，復却學醫，深恐鬱滯之性，未能精研。常愠色曰：君雖窮蹇，乃自服儒，讀孔孟之書，粗識歷代君臣治國之道，今徒志學技術，豈爲高藝？余曰：恐非淺嘗能也。君未諭上古三皇醫教，姑且勿論，即如漢之張仲景、晉之葛洪、齊之褚澄、梁之陶隱君，非不服儒有才有行。吾聞儒識禮義，醫知損益。禮義之不修，昧孔孟之教，損益之不分，害生民之命，儒與醫豈可輕哉？儒與醫豈可分哉？

五難

宋濂曰：嗚呼！醫其難言矣乎！人之生也，與天地之氣相爲流通，養之得其道，則百順集，百邪去，苟失其養，内傷於七情，外感於六氣而疾生焉。醫者從而治之，必察其根本枝末，其實也從而損之，其虚也從而益之，陰平陽秘，自適厥中。粗工或昧乎此，實實虚虚，損不足而益有餘，病之能起者鮮矣，此其難一也。氣血之運，必有以疏載之，左右手足，各備陰陽者，三陽既有太少矣，而又有陽明者何？取兩陽合明之義也。陰既有太少矣，而又有厥陰者何？取兩陰交盡之義也。何經受病，宜用何劑治之，治之固不難，又當知有引經之藥，能循此法，則無疾弗瘳矣。粗工不辨十二經，而一概施之，譬猶羅雀於江，罾魚於林，萬一或幸而得之，豈理也哉！此其難二也。歲氣各有不同，攻治亦異其宜。曰升降，曰浮沉，吾則順而承之；曰寒熱，曰温涼，吾則逆而反之。庶幾能全其天和，不致顛倒錯謬。粗工則倀倀然，當順則反逆，當逆則反順，如盲人適野，不辨乎東西。此其難三也。病有寒熱，熱者當投涼，寒者宜劑之以温，此恒理也。然寒熱之勢方劇，而遽欲反之，必扞格而難入。熱因熱用，寒因寒用，其始則同，其終則異，庶幾能成其功。粗工則不察而混治之。此其難四也。藥性有陰陽而不專於陰陽，有所謂陽中之陰，陰中之陽，差之毫釐，謬以千里。粗工則不覈重輕而妄投之，此其難五也。

醫喻政

宋吕誨上神宗疏云：臣本無宿疾，偶值醫者用術乖方，殊不知脈候有虛實，陰陽有逆順，治療有標本，用藥有先後，妄投湯劑，率意任情，差之指下，禍延四肢，寖危心腹，雖以身疾喻朝政，深切醫之弊也，業醫者可不爲之戒哉！

論　醫

郁離子曰：治天下其猶醫乎？醫切脈以知證，審證以爲方。證有陰陽虛實，脈有浮沉細大，而方有補瀉鍼灼湯劑之宜。參、苓、薑、桂、硝、黄之藥，隨其人之病而施焉，當則生，不當則死矣。是故知證知脈而不善爲方，非醫也。雖有扁鵲之識，徒嘵嘵而無用，不知證，不知脈，道聽途説以爲方，語人曰：我能醫，是賊天下者也。故治亂，證也；紀綱，脈也；道德刑政，方與法也；人才，藥也。夏之政尚忠，殷乘其弊而救之以質；殷之政尚質，周乘其弊而救之以文。秦用酷刑苛法，以箝天下，天下苦之。而漢乘之以寬大，守之以寧壹，其方與證對，其用藥也無舛，天下之病，有不瘳者鮮矣。又曰：一指之寒弗燠則及於手足，一手足之寒弗燠則困於四體，氣脈之相貫也。忽於微而至大，故疾病之中人也，始於一腠。理之不知，或知而惑之也，遂至於大而不可救以死，不亦悲夫！噫！若郁離子者，可謂深得醫之情矣。

衷方書

陸宣公在忠州衷方書以度日，非特假此以避禍，蓋君子之存心，無所不用其至也。前輩名士，往往能醫，非止衛生，亦可及物，而今人反恥言之。近時士大夫家藏方，或集驗方，流布甚廣，皆仁人之用心。《本事單方》，近已刻於四明本朝諸公文集雜説中。名方尚多，未有見類而傳之者，予屢爲之，恨藏書不廣。倘有能因予言集以傳於人，亦濟物之一端也。

一理貫通

傷寒、内傷、婦女、小兒，皆醫者通習也，不知何代而各科之。今世指某曰專某科，復指某曰兼某科，又指某曰非某科，殊不知古有扁鵲者，過邯鄲，貴婦女，即爲女醫；過雒陽，聞周人愛老人，即爲耳目痹醫；入咸陽，聞秦人愛小兒，即爲小兒醫。隨俗爲變，曾不分異而爲治也。既曰醫藥，則皆一理貫通。又云此長彼短，亦不善於窮理者也。

針灸藥三者備爲醫之良

扁鵲有言，疾在腠理熨焫之所及，疾在血脈針石之所及，其在腸胃酒醪之所及，是針灸藥三者得兼，而後可與言醫。可與言醫者，斯周官之十全者也。曩甫謬以活人之術止於藥，故棄針與灸而莫之講，每遇傷寒熱入血室，閃挫諸疾，非藥餌所能愈，而必俟夫刺者，則束手無策，自愧技窮。因悟治病猶對壘，攻守奇正，量敵而應者將之良，針灸藥因病而施治者醫之良也。

庸醫速報

醫學貴精，不精則害人匪細。間有無知輩，竊世醫之名，抄檢成方，略記《難經》、《脈訣》不過三者盡之，自信醫學無難矣。此外惟修邊幅，飾以衣騎，習以口給，諂媚豪門，巧彰虛譽，摇摇自滿，適以駭俗。一遇識者洞見肺肝，掣肘莫能施其巧，猶面諛而背誹之。又譏同列看書訪學，徒自勞苦。凡有治療，率爾狂誕，妄投藥劑，偶爾僥效，需索百端。凡有誤傷，則曰盡命。俗多習此爲套，而曰醫學無難，豈其然乎？於戲！醫而日相流於弊矣，無怪乎縉紳先生之鄙淺也。欲其有得真醫亦寡矣。幸天道好生而惡殺，速昭其報施，庸醫橫亡，人皆目擊。邇有士人被誤藥而立斃，家人訟之，法司拘審，律不過笞罪，隨釋而馳歸，未踰年，被賊肢解而死，豈非天道之報耶？小説嘲庸醫早亡詩云：不肖誰知假，賢良莫識真。庸醫不早死，誤盡世間人。豈非天道惡之耶？故甫嘗戒諸子弟，醫惟大道之奥，性命存焉。凡業者必要精心研究，以抵於極。毋謂易以欺人，惟圖僥倖。道藝自精，必有知者，總不謀利於人，自有正誼在己。《易》曰：積善積惡，殃慶各以其類至。安得謂不利乎？

醫業不精反爲夭折

相彼天下之人所重者生也，生之所擊者醫也，醫之所原者理也。上古有黄帝、岐伯、扁鵲、華佗蘇死更生醒魂奪命之術，以至三代而降，學是者疏莽聊略，不致精元，時時有賊夫人者，何也？蓋於陰也而體之以陽，陽也而擬之以陰，虚也而推之以實，實也而度之以虚，外也而揣之以内，内也而像之以外，急也而料之以緩，緩也而億之以急，進也而窺之以退，退也而探之以進，孟浪以診其脈，浮淺以察其證，蒼黄以稽其聲，恍惚以徵其色，所以顛倒用矇瞶之工，舛差施聾盲之藥，斬綿綿未艾之年，絶婉婉方增之齒，俾含枉而下世，抱屈而歸泉，天下之夭折者，誠爲庶哉。嗟嗟！醫本活人，學之不精，反爲夭折。

用藥活法

用藥之法，不可辟執古方。當因證輕重，加減藥味，冷熱元微，務合其理。切勿妄施，誤投丸散，頃刻傷殘性命，天理不容，爲醫者可不自慎？如雄黄、牙硝、石英、硼砂、丹砂之類不可火煎，川烏、附子、郁金、南星、半夏不可生用，務須精細依法修製，斯藥無弗效矣。

證治準繩　明·王肯堂

通論

羅謙甫曰：一小兒，五月間因食傷冷粉，腹中作痛，遂於市藥舖中，購得神芎丸服之，臍腹漸加冷痛，時發時止，踰七八年不已。因思古人云，寒者熱之，治寒以熱，良醫不能廢其繩墨而更其道也。據所傷之物寒也，所攻之藥亦寒也，重寒傷胃，其爲冷痛可知矣。凡人之脾胃，喜温而惡冷，況小兒氣血尚弱，不能任其寒，故陽氣潛伏，寒毒留連，久而不除也。治病必先其本，當用和中養氣之藥，以救前失，服之月餘方愈。嗚呼！康子饋藥，孔子拜而受之，以未達不敢嘗，此保生之重者也。奈何常人拱默而令切脈，以謂能知病否。且脈者人之血氣附行經絡之間，熱勝則脈疾，寒勝則脈遲，實則有力，虚則無力。至於所傷何物，豈能別其形象乎？醫者不可不審其病源，而主家亦不可不説其病源。且此子之父，不以病源告醫，而求藥於市鋪中，發藥者亦不審其病，而以藥付之，以致七八年之病，皆昧此理也。孫真人云：未診先問，最爲有準。東坡云：只圖愈疾，不欲困醫。二公之語，其有功於世也大矣。

醫學入門　明·李梴

習醫規格

醫司人命，非質實而無僞，性靜而有恒，真知陰功之趣者，未可輕易以習醫。志既立矣，却可商量用工。每早對先天圖靜坐，玩讀《孝經》、《論語》、《小學》；大有資力者，次及全部四書古易白文，及《書經》、《洪範》、《無逸》、《堯典》。

理會大意，不必强記。

蓋醫出於儒，非讀書明理，終是庸俗昏昧，不能疏通變化。每午將入門大字，從頭至尾，逐段誦讀，必一字不遺，若出諸口。

如欲專小科，則亦不可不讀大科；欲專外科，亦不可不讀内科。蓋因此識彼則有之，未有通於彼而塞於此者。惟經涉淺深生熟，故有分科不同。

熟讀後，潛思默想，究竟其間意義。稍有疑难，檢閱古今名家方書，以廣聞見；或就有德高明之士，委曲請問。陶節菴云：但不與俗人言耳。蓋方藥不外於《本草》、《素》、《難》，及張、劉、李、朱，縱有小方捷法，終不是大家數，慎不可爲其誑惑。入門書既融會貫通，而後可成一小醫。愈加靜坐，玩讀儒書，稍知陰陽消長，以己驗人，由親及疎，自料作車於室，天下合轍，然後可以應人之求。及其行持，尤不可無定規。每五鼓清心靜坐，及早起仍玩儒書一二，以雪心源。

時時不失平旦之氣爲妙。

及其爲人診視，先問證起何日。從頭至足，照依傷寒初證雜證及内外傷辨法，逐一詳問。證雖重而門類明白者，不須診脈，亦可議方。證雖輕而題目未定者，必須仔細察脈。

男必先左後右，女必先右後左，所以順陰陽升降也。

先單看，以知各經隱曲。次總看，以决虚實死生。既診後，對病家言必以實，或虚或實，可治易治難治，説出幾分證候，以驗自己精神。如有察未及者，值令説明，不可牽强文飾。務宜從容擬議，不可急迫激切，以至恐嚇。如診婦女，須託其至親先問證色與舌，及所飲食；然後隨其所便，或證重而就牀隔帳診之，或證輕而就門隔帷診之，亦必以薄紗罩手。

貧家不便，醫者自袖薄紗。

寡婦室女，愈加敬謹，此非小節。及其論病，須明白開論辨析，斷其爲内傷外感，或屬雜病，或屬陰虚，或内傷而兼外感幾分，或外感而兼内傷幾分，論方據脈，指下所定，不可少有隱秘。依古成法，參酌時宜年紀，與所處順逆，及曾服某藥否。

女人經水胎産，男子房室勞逸。

雖本於古而不泥於古，真如見其臟腑，然後此心無疑，於人亦不枉誤。用藥之際，尤宜仔細。

某經病以某藥爲君，某爲監製，某爲引使。

凡劑料本當出自醫家，庶乎新陳炮炙，一一合則，況緊急丸散，豈病家所卒辦？但有病家必欲自製者，聽其意向，須依本草註下古法修合，不可逞巧以傷藥力。病機稍有疑滯，而藥不甚效者，姑待五鼓靜坐，潛心推究其源，再爲診察改方，必無不愈。治病既愈，亦醫家分内事也。縱守清素，借此治生，亦不可過取重索，但當聽其所酬。如病家赤貧，一毫不取，尤見其仁且廉也。蓋人不能報，天必報之。如是而立心，而術有不明不行者哉！

或問一言爲約，曰：不欺而已矣。讀入門書而不從頭至尾，零星熟得一方一論，而便謂醫者，欺也；熟讀而不思悟，融會貫通者，欺也；悟後而不早起，靜坐調息，以爲診視之地者，欺也；診脈而不以實告者，欺也；論方用藥，潦草而不精詳者，欺也；病愈後而希望貪求，不脱市井風味者，欺也。

蓋不患醫之無利，特患醫之不明耳。

屢用屢驗而心有所得，不纂集以補報天地，公於人人者，亦欺也。欺則天良日以蔽塞而醫道終失，不欺則良知日益發揚而醫道愈昌，欺不欺之間，非人之所能與也。

萬病回春　明·龔廷賢

醫家十要

一存仁心，乃是良箴；博施濟衆，惠澤斯深。二通儒道，儒醫世寶；道理貴明，羣書當考。三精脈理，宜分表裏；指下既明，沉疴可起。四識病原，生死敢言；醫家至此，始稱專門。五知氣運，以明歲序；補瀉温涼，按時處治。六明經絡，認病不錯；臟腑洞然，今之扁鵲。七識藥性，立方應病；不辨温涼，恐傷性病。八會炮製，火候詳細；太過不及，安危所係。九莫嫉妒，因人好惡；天理昭然，速當悔悟。十勿重利，當存仁義；貧富雖殊，藥施無二。

病家十要

一擇明醫，於病有裨；不可不慎，生死相隨。二肯服藥，諸病可却；有等愚人，自家担閣。三宜早治，始則容易；履霜不謹，堅冰即至。四絶空房，自然無疾；倘若犯之，神醫無術。五戒惱怒，必須省悟；怒則火起，難以救護。六息妄想，須當靜養；念慮一除，精神自爽。七節飲食，調理有則；過則傷神，太飽難剋。八慎起居，交際當祛；稍若勞役，元氣愈虚。九莫信邪，信之則差；異端誑誘，惑亂人家。十勿惜費，惜之何謂！請問君家，命財孰貴？

醫家病家通病

一、南方人有患病者，每延醫至家，診視後，止索一方，命人購藥於市，不論藥之真僞，有無炮製，輒用服之。不效，不責己之非，惟責醫之庸，明日遂易一醫，如是者數日，致使病證愈增，而醫人亦惑亂，莫知其所以悞也。吁！此由病家之過歟？亦醫家之不明歟？

一、北方人有患病者，每延醫至家，不論病之輕重，乃授一二金而索一方劑，刻時奏效，否則即復他求，朝秦暮楚。殊不知人稟有虚實，病感有淺深。且夫感冒腠理之疾，一二劑可愈；至於内傷勞瘵之證，豈投一二劑可愈哉？此習俗之弊，悞於人者多矣，惟智者辨之！

一、醫道，古稱仙道也，原爲活人。今世之醫，多不知此義，每於富者用心，貧者忽略，此固醫者之恒情，殆非仁術也。以余論之，醫乃生死所寄，責任匪輕，豈可因其貧富而我爲厚薄哉？告我同志者，當以太上好生之德爲心，慎勿論貧富，均是活人，是亦陰功也。

一、凡病家延醫，乃寄之以生死，理當敬重，慎勿輕藐，貧富不在論財，自盡其誠，稍褻之則非重命者耳。更有一等背義之徒，本得醫人之力，病愈思財，假言昨作何福，易某人藥，所爲吝財之計，不歸功於一人。吁！使不得其利，又不得其名，此輩之心，亦不仁之甚。

一、常見今時之人，每求醫治，令患者卧於暗室帷帳之中，并不告以所患，止令切脈，至於婦人多不之見，豈能察其聲色？更以錦帕之類護其手，而醫者又不便褻於問，縱使問之亦不説，此非欲求愈病，將以難醫。殊不知古之神醫，尚且以望聞問切，四者缺一不可，況今之醫未必如古之神，安得以一切脈而洞知臟腑也耶？余書此奉告世之患者，延醫至家，罄告所患，令醫者對證切脈，了然無疑，則用藥無不效矣。昔東坡云：吾求愈疾而已，豈以困醫爲事哉？

一、吾道中有等無行之徒，專一誇己之長，形人之短，每至病家，不問疾痾，惟毁前醫之過以駭患者。設使前醫用藥盡是，何復他求？蓋爲一時或有所偏，未能奏效，豈可概將前藥爲庸耶？夫醫乃仁道，況授受相傳，原係一體，同道雖有毫末之差，彼此亦當護庇，慎勿訾毁，斯不失忠厚之心也，戒之戒之！

外科正宗　明·陳實功

醫家五戒十要

一戒：凡病家大小貧富人等，請觀者便可往之，勿得遲延厭棄，欲往而不往，不爲平易；藥金毋論輕重有無，當盡力一例施與，自然陰隲日增，無傷方寸。

二戒：凡視婦女及孀婦尼僧人等，必候侍者在傍，然後入房診視，倘傍無伴，不可自看。假有不便之患，更宜真誠窺覩，雖對內人不可談，此因閨閫故也。

三戒：不得出脱病家珠珀珍貴等送家合藥，以虛存假换。如果該用，令彼自製入之，倘服不效，自無疑謗。亦不得稱讚彼家物色之好。凡此等非君子也。

四戒：凡救世者，不可行樂登山，携酒遊玩；又不可非時離去家中。凡有抱病至者，必當親視，用意發藥，又要依經寫出藥帖。必不可杜撰藥方，受人駁問。

五戒：凡娼妓及私伙家請看，亦當正己視如良家子女，不可他意見戲，以取不正，視畢便回。貧窘者藥金可壁，看回只可與藥，不可再去，以希邪淫之報。

一要：先知儒理，然後方知醫理，或內或外，勤讀先古明醫確論之書，須旦夕手不釋卷，一一參明，融化機變，印之在心，慧之於目，凡臨證時自無差謬矣。

二要：選買藥品，必遵雷公炮炙。藥有依方修合者，又有因病隨時加減者。湯散宜近備，丸丹須預製。常藥愈久愈靈，綫藥越陳越異。藥不吝珍，終久必濟。

三要：凡鄉井同道之士，不可生輕侮傲慢之心，切要謙和謹慎。年尊者恭敬之，有學者師事之，驕傲者遜讓之，不及者薦拔之。如此自無謗怨，信和爲貴也。

四要：治家與治病同。人之不惜元氣，斲喪太過，百病生焉，輕則支離身體，重則喪命。治家若不固根本而奢華，費用太過，輕則無積，重則貧窘。

五要：人之受命於天，不可負天之命。凡欲進取，當知彼心順否，體認天道順逆。凡順取，人緣相慶；逆取，子孫不吉。爲人何不輕利遠害，以防還報之業也?

六要：凡里中親友人情，除婚喪疾病慶賀外，其餘家務，至於饋送來往之禮，不可求奇好勝。凡飧只可一魚一菜，一則省費，二則惜禄，謂廣求不如儉用。

七要：貧窮之家及遊食僧道衙門差役人等，凡來看病，不可要他藥錢，只當奉藥。再遇貧難者，當量力微贈，方爲仁術。不然有藥而無火食者，命亦難保也。

八要：凡有所蓄，隨其大小，便當置買産業以爲根本。不可收買玩器及不緊物件，浪費錢財。又不可做銀會酒會，有妨生意。必當一例禁之，自絶謗怨。

九要：凡室中所用各樣物具，俱要精備齊整，不得臨時缺少。又古今前賢書籍，及近時明公新刊醫理詞説，必尋參看，以資學問。此誠爲醫家之本務也。

十要：凡奉官衙所請，必要速去，無得怠緩。要誠意恭敬，告明病源，開俱方藥。病愈之後，不得圖求扁禮，亦不得言説民情，至生罪戾。閒不近公，自當守法。

小兒衛生總微論方

宋・撰人不詳

醫工論

凡爲醫之道，必先正己，然後正物。正己者，謂能明理以盡術也。正物者，謂能用藥以對病也。如此，然後事必濟而功必著矣。若不能正己，豈能正物？不能正物，豈能愈疾？今冠於篇首，以勸學者。

凡爲醫者，性存温雅，志必謙恭，動須禮節，舉乃和柔，無自妄尊，不可矯飾。廣收方論，博通義理，明運氣，曉陰陽，善診切，精察視，辨真僞，分寒熱，審標本，識輕重。疾小不可言大，事易不可云難。貧富用心皆一，貴賤使藥無别。苟能如此，於道幾希。反是者，爲生靈之巨寇。

凡爲醫者，遇有請召，不擇高下，遠近必赴。如到其家，須先問曾請醫未曾？又問曾進是何湯藥？已未經下？乃可得知虚實也。如已曾經下即虚矣。更可消息參詳，則可無悮。又治小兒之法，必明南北稟受之殊，必察土地寒温之異，不可一同施治，古人最爲慎耳。

醫宗必讀　明・李中梓

不失人情論

嘗讀《内經》至方盛衰論而殿之曰：不失人情。未嘗不瞿然起，喟然嘆軒岐之入人深也。夫不失人情，醫家所甚急，然戛戛乎難之矣。大約人情之類有三：一曰病人之情，二曰傍人之情，三曰醫人之情。

所謂病人之情者：五臟各有所偏，七情各有所勝，陽臟者宜涼，陰臟者宜熱，耐毒者緩劑無功，不耐毒者峻劑有害，此臟氣之不同也。動静各有欣厭，飲食各有愛憎；性好吉者危言見非，意多憂者慰安云僞；未信者忠告難行，善疑者深言則忌，此好惡之不同也。富者多任性而禁戒勿遵，貴者多自尊而驕恣悖理，此交際之不同也。貧者衣食不周，况乎藥餌？賤者焦勞不適，懷抱可知，此調治之不同也。有良言甫信，謬説更新，多岐亡羊，終成畫餅，此無主之爲害也。有最畏出奇，惟求穩當，車薪杯水，難免敗亡，此過慎之爲害也。有境緣不偶，營求未遂，深情牽掛，良藥難醫，此得失之爲害也。有性急者遭遲病，更醫而致雜投；有性緩者遭急病，濡滯而成難挽，此緩急之爲害也。有參、朮沾唇懼補，心先痞塞；硝、黄入口畏攻，神即飄揚，此成心之爲害也。有諱疾不言，有隱情難告，甚而故隱病狀，試醫以脈，不知自古神聖，未有舍望聞問而獨憑一脈者；且如氣口脈盛則知傷食，至於何日受傷，所傷何物，豈能以脈知哉？此皆病人之情，不可不察者也。

所謂傍人之情者：或執有據之論，而病情未必相符；或興無本之言，而醫理何曾夢見。或操是非之柄，同我者是之，異己者非之，而真是真非莫辨；或執膚淺之見，頭痛者救頭，脚痛者救脚，而孰標孰本誰知？或尊貴執言難抗，或密戚偏見難回。又若薦醫動關生死，有意氣之私厚而薦者，有庸淺之偶效而薦者，有信其利口而薦者，有貪其酬報而薦者，甚至薰蕕不辨，妄肆品評，譽之則跖可爲舜，毁之則鳳可作鴞，致懷奇之士，拂衣而去，使深危之病，坐而待亡。此皆傍人之情，不可不察者也。

所謂醫人之情者：或巧語誑人，或甘言悦聽，或强辨相欺，或危言相恐，此便佞之流也。或結納親知，或修好僮僕，或營求卜薦，或不邀自赴，此阿諂之流也。有腹無藏墨，詭言神授，目不識丁，假託秘傳，此欺詐之流也。有望聞問切，漫不關心，枳朴歸苓，到手便撮，妄謂人愚我明，人生我熟，此孟浪之流也。有嫉妒性成，排擠爲事，陽若同心，陰爲浸潤，是非顛倒，朱紫混淆，此讒妒之流也。有貪得無知，輕忽人命，如病在危疑，良醫難必，極其詳慎，猶冀回春，若輩貪功，妄輕投劑，至於敗壞，嫁謗自文，此貪倖之流也。有意見各持，異同不決，曲高者和寡，道高者謗多，一齊之傅幾何，衆楚之咻易亂，此庸淺之流也。有素所相知，苟且圖功；有素不相識，偶延辨證。病家既不識醫，則倏趙倏錢，醫家莫肯任怨，則惟苓惟梗。或延醫衆多，互相觀望；或利害攸係，彼此避嫌。惟求免怨，誠然得矣。坐失機宜，誰之咎乎？此由知醫不真而任醫不專也。

凡若此者，孰非人情？而人情之詳，尚多難盡。聖人以不失人情爲戒，欲令學者思之慎之，勿爲陋習所中耳。雖然，必期不失，未免遷就，但遷就既礙於病情，不遷就又礙於人情，有必不可遷就之病情，而復有不得不遷就之人情，且奈之何哉！故曰：戛戛乎難之矣。

行方智圓心小膽大論

孫思邈之祝醫者曰：行欲方而智欲圓，心欲小而膽欲大。嗟乎！醫之神良，盡乎此矣。宅心醇謹，舉動安和，言無輕吐，目無亂觀，忌心勿起，貪念罔生，毋忽貧賤，毋憚疲勞，檢醫典而精求，對疾苦而悲憫，如是者謂之行方。稟賦有厚薄，年歲有老少，身形有肥瘦，性情有緩急，境地有貴賤，風氣有柔强，天時有寒熱，晝夜有輕重，氣色有吉凶，聲音有高下，受病有久新，運氣有太過不及，知常知變，能神能明，如是者謂之智圓。望聞問切宜詳，補瀉寒熱須辨，嘗思人命至重，冥報難逃，一旦差訛，永劫莫懺，烏容不慎？如是者謂之心小。補即補而瀉即瀉，熱斯熱而寒斯寒，抵當承氣，時用回春，薑附理中，恒投起死，析理詳明，勿持兩可，如是者謂之膽大。四者似分而實合也。世未有詳謹之士，執成法以傷人，靈變之人，敗名節以損己。行方者智必圓也，心小則惟懼或失，膽大則藥知其證。或大攻，或小補，似乎膽大，不知不如是則病不解，是膽大適所以行其小心也。故心小膽大者合而成智圓，心小膽大智圓者合而成行方也。世皆疑方則有礙乎圓，小則有妨乎大，故表而出之。

本草經疏　明·繆希雍

祝醫五則

凡人疾病，皆由不惜衆生身命，竭用人財，好殺禽獸昆蟲，好箠楚下賤，甚則枉用毒刑，加諸無罪，種種業因，感此苦報。業作醫師，爲人司命，見諸苦惱，當興悲憫，詳檢方書，精求醫道，諦察深思，務期協中。常自思惟，藥不對病，病不對機，二旨或乖，則下咽不返。人命至重，冥報難逃，勿爲一時衣食，自貽莫懺之罪於千百劫，戒之哉！宜懼不宜喜也。

凡爲醫師，當先讀書；凡欲讀書，當先識字。字者，文之始也。不識字義，寧解文理？文理不通，動成窒礙。雖詩書滿目，於神不染，觸途成滯，何由省入？譬諸面牆，亦同木偶，望其拯生民之疾苦，顧不難哉？故昔稱太醫，今曰儒醫。太醫者讀書窮理，本之身心，驗之事物，戰戰兢兢，求中於道，造次之際，罔敢或肆者也。外此則俗工耳，不可以言醫矣。

凡爲醫師，先當識藥。藥之所產，方隅不同則精粗頓異，收采不時則力用全乖；又或市肆飾僞，足以混真。苟非确認形質，精嘗氣味，鮮有不爲其誤者。譬諸將不知兵，立功何自？醫之於藥，亦猶是耳。既識藥矣，宜習修事。雷公炮炙固爲大法，或有未盡，可以意通，必期躬親，勿圖苟且。譬諸飲食，烹調失度，尚不益人，反能增害，何况藥物關於軀命者也？可不慎諸！

凡作醫師，宜先虛懷，靈知空洞，本無一物。苟執我見，便與物對，我見堅固，勢必輕人。我是人非，與境角立，一靈空竅，動爲所塞。雖日親至人，終不獲益，白首故吾，良可悲已。執而不化，害加於人，清夜深思，宜生媿恥。況人之才識，自非生知，必假問學。問學之益，廣博難量，脱不虚懷，何由納受？不恥無學，而恥下問，師心自聖，於道何益！苟非至愚，能不儆省乎？

醫師不患道術不精，而患取金不多。舍其本業，專事旁求，假寵貴人，冀其口賂，以希世重，縱得多金，無拔苦力，念當來世，豈不酬償？作是思惟，是苦非樂，故當勤求道術，以濟物命，縱有功效，任其自酬，勿責厚報，等心施治，勿輕貧賤，如此則德植厥躬，鬼神幽贊矣。

上來所祝五條，皆關切醫師，才品道術，利濟功過。仰願來學，俯從吾祝，則進乎道而不囿於技矣。詎非生人之至幸，斯道之大光也哉！

醫門法律

清・喻　昌

治　病

昌按春秋時左氏譚醫理甚悉，漢儒已不習醫。太史公作倉公等列傳鮮所發明，況其他乎！其後如華元化傳，寖涉妖妄，醫脈之斷，實儒者先斷之也。有唐列方技，無足怪矣。《九靈山房集》所論醫者當博極羣書，求聖賢之意旨，明造化之會歸，其屬望顧不大歟！

醫之爲道，非精不能明其理，非博不能至其約。是故前人立教，必使之先讀儒書，明《易》理、《素問》，雖《本草》、《脈經》而不少略者何？蓋非四書無以通義理之精微，非《易》無以知陰陽之消長，非《素問》無以識病，非《本草》無以識藥，非《脈經》無從診候而知寒熱虚實之證。聖賢示人，略舉其端而已。後學必須會羣書之長，參所見而施治之，然後爲可。

病有六大失：失於不審，失於不信，失於過時，失於不擇醫，失於不知病，失於不知藥。又《史記》云：驕恣不倫於理，一不治；輕身重財，二不治；衣食不能適，三不治；陰陽幷臟氣不定，四不治；形羸不能服藥，五不治；信巫不信醫，六不治。今時病家，此其通弊矣。

孫思邈曰：世間多有病人親友故舊交游來問疾，其人曾不經事，未讀方書，自騁了了，詐作明能，譚説異端，或言是虚，或道是實，或云是風，或云是氣，紛紛謬説，種種不同，破壞病人心意，不知孰是，遷延未就，時不待人，欻然至禍，各自散走，此種情態，今時尤甚。是須好人及好名醫，識病深淺，探賾方書，博覽古今，方可倚任，不爾大誤人事。

寓意草　清·喻　昌

先議病後議藥

從上古以至今時，一代有一代之醫，雖神聖賢明，分量不同，然必不能舍規矩準繩以爲方圓平直也。故治病必先識病，識病然後講藥。藥者所以勝病者也。識病則千百藥中，任舉一二種用之且通神；不識病則歧多而用眩。凡藥皆可傷人，況於性最偏駁者乎？邇來習醫者衆，醫學愈荒，遂成一議藥不議病之世界，其夭枉不可勝悼。或以爲殺運使然，不知天道豈好殺惡生耶？每見仕宦家，診畢即令定方，以示慎重，初不論病從何起，藥以何應，致醫師以模稜迎合之術，妄爲議論。迨藥之不效，諉於無藥，非無藥也，可以勝病之藥，以不識病情而未敢議用也。厄哉！《靈樞》、《素問》、《難經》、《甲乙》無方之書，全不考究，而後來一切有方之書，奉爲靈寶。如朱丹溪一家之言，其《脈因證治》一書，先論脈，次因，次證，後乃論治，其書反不行；而《心法》一書，羣方錯雜，則共宗之。又《本草》止述藥性之功能，人不加嗜，及繆氏《經疏》，兼述藥性之過劣，則必懸之肘後。不知草木之性，亦取其偏，以適人之用，其過劣不必言也，言之而棄置者衆矣。曷不將《本草》諸藥盡行刪抹，獨留無過之藥五七十種而用之乎？其於《周禮》令醫人採毒藥以供醫事之旨，及歷代帝王恐本草爲未備，而博採增益之意，不大剌謬乎？欲破此惑，無如議病精詳。病經議明，則有是病即有是藥，病千變藥亦千變。且勿論造化生心之妙，即某病之以某藥爲良，某藥爲刼者，至是始有定名。若不論病，則藥之良毒善惡，何從定之哉？可見藥性所謂良毒善惡，與病體所謂良毒善惡不同也。而不知者，必欲執藥性爲去取，何其陋耶？故昌之議病，非得已也。昔人登壇指顧，後效不爽前言；聚米如山，先事已饒碩畫。醫雖小道，何獨不然？昌即不能變俗，實欲借此榜樣，闡發病機，其能用不能用何計焉？

議病式

某年某月某地某人，年紀若干，形之肥瘦長短若何，色之黑白枯潤若何，聲之清濁長短若何，人之形志苦樂若何；病始何日，初服何藥，次後再服何藥，某藥稍效，某藥不效；時下晝夜孰重，寒熱孰多；飲食喜惡多寡，二便滑澀有無；脈之三部九候何候獨異，二十四脈中何脈獨見，何脈兼見；其證或内傷，或外感，或兼内外，或不内外；依經斷爲何病，其標本先後何在，汗吐下和寒瀉温補何施，其藥宜用七方中何方，十劑中何劑，五氣中何氣，五味中何味，以何湯名爲加減和合，其效驗定於何時。一一詳明，務令纖毫不爽。起衆信從，允爲醫門矜式，不必演文可也。

某年者，年上之干支，治病先明運氣也。某月者，治病必本四時也。某地者，辨高卑燥濕，五方異宜也。某齡某形某聲某氣者，用之合脈，圖萬全也。形志苦樂者，驗七情勞逸也。始於何日者，察久近傳變也。歷問病證藥物驗否者，以之斟酌已見也。晝夜寒熱者，辨氣分血分也。飲食二便者，察腸胃乖和也。三部九候何候獨異者，推十二經脈受病之所也。二十四脈見何脈者，審陰陽表裏，無差忒也。依經斷爲何病者，名正則言順，事成如律度也。標本先後何在者，識輕重次第也。汗吐下和寒温補瀉何施者，求一定不差之法也。七方，大小緩急奇偶復，乃藥之製，不敢濫也。十劑，宣通補泄輕重滑澀燥濕，乃藥之宜，不敢泛也。五氣中何氣，五味中何味者，用藥最上之法，寒熱温涼平，合之酸辛甘苦鹹也。引湯名爲加減者，循古不自用也。刻效於何時者，逐段辨之不差，以病之新久，五行定痊期也。若是則醫案之在人者，工拙自定，積之數十年，治千萬人而不爽也。

日知録 清·顧炎武

論醫

古之時，庸醫殺人；今之時，庸醫不殺人，亦不活人，使其人在不死不活之間，其病日深而卒至於死。夫藥有君臣，人有强弱。有君臣則用有多少，有强弱則劑有半倍。多則專，專則其效速；倍則厚，厚則其力深。今之用藥者，大抵泛雜而均停，既見之不明，而又治之不勇，病所以不能愈也。而世但以不殺人爲賢，豈知古之上醫，不能無失。《周禮》醫師歲終稽其醫事以制其食，十全爲上，十失一次之，十失二次之，十失三次之，十失四爲下。是十失三四，古人猶用之。而淳于意之對孝文，尚謂時時失之，臣意不能全也。《易》曰：裕父之蠱往見吝。奈何獨取夫裕蠱者？以爲其人雖死而不出於我之爲。嗚呼！此張禹之所以亡漢，李林甫之所以亡唐也。

《唐書》許引宗言：古之上醫，惟是别脈；脈既精别，然後識病。夫病之與藥，有正相當者，惟須單用一味，直攻彼病，藥力既純，病即立愈。今人不能别脈，莫識病源，以情臆度，多安藥味，譬之於獵，未知兔所，多發人馬，空地遮圍，冀有一人獲之，術亦疎矣。假令一藥，偶然當病，他味相制，氣勢不行，所以難差，諒由於此。《後漢書》華佗精於方藥，處劑不過數種。夫師之六五，任九二則吉，參以三四則凶。是故官多則亂，將多則敗，天下之事亦猶此矣。

古今圖書集成醫部全録卷五百四

醫術名流列傳

上古

僦貸季

按《素問》：岐伯曰：色脈者，上帝之所貴也，先師之所傳也。上古使僦貸季理色脈而通神明，合之金木水火土，四時八風六合，不離其常，變化相移，以觀其妙，以知其要。欲知其要，則色脈是矣。色以應日，脈以應月，常求其要，則其要也。夫色之變化，以應四時之脈，此上帝之所貴以合於神明也。所以遠死而近生，生道以長，命曰聖王。

按《路史》：神農命僦貸季理色脈，對察和齊摩踵，誂告以利天下而人得以繕其生。註僦貸季，岐伯祖之師也。天師岐伯對黄帝云：我於僦貸季理色脈，已二世矣。

按《古今醫統》：僦貸季，黄帝時人，岐伯師也。岐伯相爲問答，著爲《内經》云。

岐伯

按古《三墳》：皇曰：岐伯天師，爾司日月星辰，陰陽歷數，爾正爾考，無有差貸疑作忒，先時者殺，不及時者殺，爾惟戒哉！

按《靈樞經》：黄帝問於岐伯曰：余子萬民，養百姓而收其租税，余哀其不給而屬有疾病，余欲勿使被毒藥，無用砭石，欲以微針通其經脈，調其血氣，榮其逆順出入之會，令可傳於後世，必明爲之法，令終而不滅，久而不絶，易用難忘，爲之經紀，異其章，别其表裏，爲之終始，令各有形，先立《針經》。願聞其情？岐伯答曰：臣請推而次之，令有綱紀，始於一終於九焉。

按皇甫謐《甲乙經》序：黄帝咨訪岐伯、伯高、少俞之徒，内考五臟六腑，外綜經絡，血氣色候，參之天地，驗之人物，本之性命，窮神極變而針道生焉。

按《帝王世紀》：岐伯，黄帝臣也。帝使伯嘗味草木，典主醫病經方，《本草》、《素問》之書咸出焉。

按《通志》三皇紀：帝察五運六氣，乃著岐伯之問，是爲《内經》。或言《内經》後人所作，而本於黄帝。

按《外紀》：帝以人之生也，負陰而抱陽，食味而被色，寒暑盪之於外，喜怒攻之於内，夭昏凶札，君民代有，乃上窮下際，察五氣，立五運，洞性命，紀陰陽，咨於岐伯而作《内經》，復命俞跗、岐伯、雷公察明堂，究息脈，巫彭、桐君處方餌，而人得以盡年。釋義五氣，謂五行之氣，即所謂濕涼寒燥温也。五運，謂甲己土、乙庚金、丙辛水、丁壬木、戊癸火也。

按《路史》：黄帝極咨於岐、雷而《内經》作，謹候其時，著之玉版，以藏靈蘭之室。演倉穀，推賊曹，命俞跗、岐伯、雷公察明堂，究息脈，謹候其時，則可萬全。註《道基經》云：倉穀者，名之穀仙，行之不休可長久。王莽篡位，種五粱禾於殿中，各順色置其方面，云此黄帝穀仙之術。《黄帝元辰經》云：血忌陰陽精氣之辰，天上中節之位，亦名天之賊曹，尤忌針灸。《素問》云：謹候其時，氣乃與期，能合色脈，可以萬全矣。帝使岐伯嘗味百藥，主典醫病。故《家語》云：黄帝嘗味草木。

按《内經》序：岐伯爲黄帝之臣，帝師之問醫，著爲《素問》、《靈樞》，總爲《内經》十八卷，唐太僕王冰次註，爲醫之祖書。脈理病機治法針經運氣，靡不詳盡，真天生聖人以贊化育之書也。今行世。

雷公

按《素問》：黄帝坐明堂，召雷公而問之曰：子知醫之道乎？雷公對曰：誦而頗能解，解而未能别，别而未能明，明而未能彰，足以治羣僚，不足以至侯王。願得受樹天之度，四時陰陽合之，別星辰與日月光，以彰經術，後世益明，上通神農，著至教，疑於二皇。帝曰：善！無失之。此皆陰陽表裏，上下雌雄，相輸應也。而道上知天文，下知地理，中知人事，可以常久，以教衆庶，亦不疑殆。醫道論篇，可傳後世，可以爲寶。雷公曰：請受道諷誦用解。帝曰：汝受術誦書，若能覽觀雜學，及於比類，通合道理，子務明之，可以十全。即不能知，爲世所怨。雷公曰：臣請誦《脈經》上下篇甚衆多矣。別異比類，猶未能以十全，又安足以明之？黄帝曰：嗚呼遠哉！閔閔乎若視深淵，若迎浮雲。視深淵尚可測，迎浮雲莫知其際。聖人之術，爲萬民式。論裁志意，必有法則，循經守數，按循醫事，爲萬民副。故事有五過四德，汝知之乎？雷公避席再拜曰：臣年幼小，蒙愚以惑，不聞五過與四德，比類形名，虚引其經，心無所對。黄帝在明堂，雷公請曰：臣授業傳之行，教以經論從容，形法陰陽，刺灸湯藥，所滋行治，有賢不肖，未必能十全。若先言悲哀喜怒，燥濕寒暑，陰陽婦女，請問其所以然者？卑賤富貴，人之形體，所從羣下，通使臨事，以適道術，謹聞命矣。請問有毚愚仆漏之問，不在經者，欲聞其狀。帝曰：大矣。

按《靈樞經》：雷公問於黄帝曰：細子得受業，通於九針六十篇，旦暮勤服之，近者編絶，久者簡垢，然尚諷誦弗置，未盡解於意矣。外揣言渾束爲一，未知所謂也。夫大則無外，小則無内。大小無極，高下無度，束之奈何？士之才力，或有厚薄，智慮褊淺，不能博大深奥，自强於學若細子。細子恐其散於後世，絶於子孫，敢問約之奈何？黄帝曰：善乎哉問也！此先師之所禁坐，私傳之也，割臂歃血之盟也。子若欲得之，何不齋乎？雷公再拜而起曰：請聞命於是矣！乃齋宿三日而請曰：敢問今日正陽，細子願以受盟。黄帝乃與俱入齋堂，割臂歃血。黄帝親祝曰：今日正陽，歃血傳方，敢有背此言者，反受其殃！雷公再拜曰：細子受之。黄帝乃左握其手，右授之書，曰：慎之慎之！吾爲子言之！凡刺之理，經脈爲始，營其所行，知其度量，内刺五臟，外刺六腑，審察衛氣，爲百病母，調其虚實，虚實乃止，瀉其血絡，血盡不殆矣。雷公曰：此皆細子之所以通，未知其所約也。黄帝曰：夫約方者，猶約囊也。囊滿而弗約則輸泄，方成弗約則神與弗俱。雷公曰：願爲下材者，弗滿而約之。黄帝曰：未滿而知約之以爲工，不可以爲天下師。

按《古今醫統》：雷公爲黄帝臣，姓雷名斅，善醫，有《至教論》、《藥性炮製》二册行世。

俞跗

按《史記》扁鵲傳：上古之時，醫有俞跗，治病不以湯液醴灑，鑱石撟引，案杌毒熨，一撥見病之應，因五臟之輸，及割皮解肌，訣脈結筋，搦髓腦，揲荒爪幕，湔浣腸胃，漱滌五臟，練精易形。

按《説苑》：中古之爲醫者曰俞柎。俞柎之爲醫也，搦腦髓，束盲莫，炊灼九竅而定經絡，死人復爲生人，故曰俞柎。

按《韓詩外傳》：踰跗之爲醫也，搦木爲腦，芷草爲軀，吹竅定腦，死者復生。

少俞

按《古今醫統》：少俞，黄帝臣，俞跗弟也。醫術多與其兄同。

巫彭

按《路史》：黄帝命巫彭桐君處方，盄餌湔澣刺治，而人得以盡年。

桐君

按陶宏景《本草》序：桐君有《採藥録》，説其花葉形色；《藥性》四卷，論其佐使相須。

按《古今醫統》：少師桐君，爲黄帝臣，識草木金石性味，定三品藥物，以爲君臣佐使，撰《藥性》四卷，及《採藥録》，紀其花葉形色，論其相須相反，及立方處治寒熱之宜，至今傳之不泯。

按《歷代醫方考》：《採藥對》、《採藥别録》，桐君所著。

伯高氏〔一〕

按《古今醫統》：伯高氏，黄帝臣，未詳其姓。佐帝論脈經，窮究義理，附《素問》中。

馬師皇

按《古今醫統》：馬師皇，黄帝時醫也，善識馬形氣生死，治之即愈。有龍下向之，垂耳張口，師皇曰：此龍有病，我能醫之。乃針其脣及口中，以甘草湯飲之而愈。又數有龍出其陂，師造而治之。一旦爲龍負之而去，莫知所之。

鬼臾區

按王冰《素問》註：鬼臾區十世祖，當神農之世，説《太始天元玉册》，今按文有十二篇。

按《古今醫統》：鬼臾區，黄帝臣，未詳其姓，佐帝發明五行，詳論脈經，有問對《難經》，究盡義理，以爲經論，民到於今賴之。

苗父

按《説苑》：上古之爲醫者曰苗父。苗父之爲醫也，以管爲席，以芻爲狗，北面而祝，發十言耳，諸扶而來者，輿而來者，皆平復如故。按《韓詩外傳》：苗父作弟父。

按《古今醫統》：苗父上古神醫，古祝由科，此其由也。

註〔一〕氏　原本脱，據人民衛生出版社排印本補。

巫　妨

按《千金方》：中古有巫妨者，立《小兒顱顖經》，以占夭壽，判疾病死生，世相傳授，始有小兒方焉。按巢氏：巫妨作巫方。

陶唐氏

巫　咸

按《世本》：巫咸，堯帝時臣，以鴻術爲堯之醫，能祝延人之福，愈人之病。祝樹樹枯，祝鳥鳥墜。

商

伊　尹

按皇甫謐《甲乙經》序：伊尹，亞聖之才，撰用《神農本草》以爲湯液。

按《通鑑》：伊尹佐湯伐桀，放太甲於桐宫，閔生民之疾苦，作《湯液本草》，明寒熱温涼之性，酸苦辛甘鹹淡之味，輕清重濁，陰陽升降，走十二經絡表裏之宜。今醫言藥性，皆祖伊尹。著有《湯液本草》，今行世。

周

巫　彭

按《古今醫統》：巫彭初作周醫官，謂人惟五穀五藥養其病，五聲五色視其生，觀之以九竅之變，參之以五臓之動，遂用五毒攻之，以藥療之。

醫　緩

按《左傳》：晉侯夢大厲被髮及地，搏膺而踊曰：殺余孫不義，余得請於帝矣。壞大門及寢門而入，公懼，入於室，又壞户。公覺召桑田巫，巫言如夢。公曰：何如？曰：不食新矣。公疾病，求醫於秦。秦伯使醫緩爲之，未至，公夢疾爲二豎子，曰：彼良醫也，懼傷我，焉逃之？其一曰：居肓之上，膏之下，若我何？醫至，曰：疾不可爲也，在肓之上，膏之下，攻之不可，達之不及，藥不至焉，不可爲也。公曰：良醫也！厚爲之禮而歸之。六月丙午，晉侯欲麥，使甸人獻麥，饋人爲之，召桑田巫示而殺之。將食，張如廁，陷而卒。小臣有晨夢負公以登天，及日中，負晉侯出諸廁，遂以爲殉。

按《搜神記》：昔晉侯有疾漸重，無能治者。晉與秦國親姻之故，聞秦有良醫，發使往請。秦王乃命緩速赴晉。醫緩將至晉國，晉君夜夢二鬼相謂曰：秦使醫緩來，我等何逃？若往必當有殺，若去亦獲其死，二途何適？一鬼答曰：此事何憂乎！我等二人，但居膏之上，肓之下，若我何？一鬼又問：何者爲膏肓而免此難？答曰：心上爲膏，心下爲肓，此處針灸不能及，湯藥不能至。二鬼相喜，各居其處。旬日醫至，察其容，候其脈，良久歎曰：此病不可療也！其疾在膏肓，藥餌不可及，針灸不能至。晉侯聞之，嗟曰：此良醫也！今古罕有。遂與百金令還本國。晉侯不逾十日而薨矣。

醫　和

按《左傳》：晉侯有疾，求醫於秦。秦伯使醫和視之，曰：疾不可爲也，是謂近女室。疾如蠱，非鬼非食，惑以喪志，良臣將死，天命不祐。公曰：女人可近乎？對曰：節之。先王之樂，所以節百事也。故有五節，遲速本末以相及，中聲以降，五降之後，不容彈矣。於是有煩手淫聲，慆堙心耳，乃忘平和，君子弗聽也。物亦如之。至於煩，乃舍也已，無以生疾。君子之近琴瑟以儀節也，非以慆心也。天有六氣，降生五味，發爲五色，徵爲五聲，淫生六疾。六氣曰陰陽風雨晦明也。分爲四時，序爲五節，過則爲菑。陰淫寒疾，陽淫熱疾，風淫末疾，雨淫腹疾，晦淫惑疾，明淫心疾。女陽物而晦時，淫則生内熱惑蠱之疾。今君不節不時，能無及此乎？出告趙孟，趙孟曰：誰當良臣？對曰：主是謂矣。主相晉國，於今八年，晉國無亂，諸侯無闕，可謂良矣。和聞之，國之大臣，榮其寵禄，任其大節，有菑禍興而無改焉，必受其咎。今君至於淫以生疾，將不能圖恤社稷，禍孰大焉？主不能御，是吾以云也。趙孟曰：何謂蠱？對曰：淫溺惑亂之所生也。於文，皿蟲爲蠱。穀之飛亦爲蠱。在《周易》，女惑男風落山謂之蠱。皆同物也。趙孟曰：良醫也！厚其禮而歸之。

按《國語》：平公有疾，秦景公使醫和視之，出曰：疾不可爲也，是謂遠男而近女，惑以生蠱，非鬼非食，惑以喪志，良臣不生，天命不祐。若君不死，必失諸侯。趙文子聞之曰：武從二三子以佐君，爲諸侯盟主，於今八年矣。内無苛慝，諸侯不二，子胡曰良臣不生，天命不祐？對曰：自今之謂，和聞之曰：直不輔曲，明不規闇，榣木不生危，松柏不生埤。吾子不能諫惑，使至於生疾，又不自退而寵其政，八年之謂多矣，何以能久？文子曰：醫及國家乎？對曰：上醫醫國，其次醫人，固醫官也。文子曰：子稱蠱，何實生之？對曰：蠱之慝，穀之飛，實生之。物莫伏於蠱，莫嘉於穀，穀興蠱伏而章明者也。故食穀者，晝選男德，以象穀明；宵靜女德，以伏蠱慝。今君一之，是不饗穀而食蠱也，是不昭穀明而皿蠱也。夫文，蟲皿爲蠱，吾是以云。文子曰：君其幾何？對曰：若諸侯服不過三年，不服不過十年，過是晉之殃也。是歲，趙文子卒，諸侯叛晉；十年，平公薨。

按《通志》列傳：或曰：緩即和也，音訛耳。

醫竘

按《尸子》：醫竘，未詳其姓，春秋時人，秦良醫。有張子求療背疾，謂之曰：非吾背，任君治之。竘醫之即愈。必有所委，然後能有所任也。

范蠡

按《古今醫統》：范蠡，春秋時越王勾踐之臣，佐越王滅吴，遂退身遨遊五湖。有服餌之法，可以度世，并授孔安國等皆成地仙，數百歲面如童顏。醫藥濟人不取利，所居處不二年致富，棄其所積，遷徙別居，逾年而富，人咸稱爲陶朱公。問聚財之法，惟曰：種五穀，蓄五牸而已。

盧氏 矯氏 俞氏

按《列子》力命篇：楊朱之友曰季梁，季梁得疾，七日大漸，其子環而泣之，請醫。季梁謂楊朱曰：吾子不肖如此之甚，汝奚不爲我歌以曉之？楊朱歌曰：天其弗識，人胡能覺。匪祐自天，弗孽由人。我乎汝乎！其弗知乎？醫乎巫乎！其和之乎？其子弗曉，終謁三醫，一曰矯氏，二曰俞氏，三曰盧氏。診其所疾，矯氏謂季梁曰：汝寒温不節，虚實失度，病由饑飽色欲，精慮煩散，非天非鬼，雖漸可攻也。季梁曰：衆醫也，亟屏之！俞氏曰：女始則胎氣不足，乳湩有餘，病非一朝一夕之故，其所由來漸矣，弗可已也。季梁曰：良醫也！且食之。盧氏曰：汝疾不由天，亦不由人，亦不由鬼，禀生受形，既有制之者矣，亦有知之者矣，藥石其如汝何？季梁曰：神醫也！重貺遣之。俄而季梁之疾自瘳。

長桑君

按《史記》扁鵲傳：扁鵲少時爲人舍長，舍客長桑君過，扁鵲獨奇之，常謹遇之。長桑君亦知扁鵲非常人也，出入十餘年，乃呼扁鵲私坐，間與語曰：我有禁方，年老欲傳與公，公毋泄！扁鵲曰：敬諾。乃出其懷中藥予扁鵲，飲是以上池之水，三十日當知物矣。乃悉取其禁方書，盡與扁鵲，忽然不見，殆非人也。扁鵲以其言飲藥三十日，視見垣一方人，以此視病，盡見五臟癥結，特以診脈爲名耳。

扁鵲

按《戰國策》：醫扁鵲見秦武王，武王示之病，扁鵲請除左右曰：君之病在耳之前，目之下，除之未必已也，將使耳不聽，目不明。君以告左右，扁鵲怒而投其石曰：君與知之者謀之，而與不知者敗之，使此知秦國之政也，則君一舉而亡國矣。

按《史記》本傳：扁鵲者，勃海郡鄭人也，姓秦氏，名越人。少時爲人舍長，舍客長桑君過，扁鵲獨奇之，常謹遇之。長桑君亦知扁鵲非常人也，出入十餘年，乃呼扁鵲私坐，間與語曰：我有禁方，年老欲傳與公，公毋泄！扁鵲曰：敬諾。乃出其懷中藥予扁鵲，飲是以上池之水，三十日當知物矣。乃悉取其禁方書，盡與扁鵲，忽然不見，殆非人也。扁鵲以其言飲藥三十日，視見垣一方人，以此視病，盡見五臟癥結，特以診脈爲名耳。爲醫或在齊，或在趙。在趙者名扁鵲。當晉昭公時，諸大夫强而公族弱。趙簡子爲大夫，專國事。簡子疾，五日不知人，大夫皆懼，於是召扁鵲。扁鵲入視病出，董安於問扁鵲，扁鵲曰：血脈治也，而何怪。昔秦穆公嘗如此，七日而寤，寤之日，告公孫支與子輿曰：我之帝所甚樂。吾所以久者，適有所學也。帝告我晉國且大亂，五世不安，其後將霸，未老而死。霸者之子，且令而國男女無別。公孫支書而藏之，秦策於是出。夫獻公之亂，文公之霸，而襄公敗秦師於殽而歸縱淫，此子之所聞。今主君之病與之同，不出三日必間，間必有言也。居二日半，簡子寤，語諸大夫曰：我之帝所甚樂，與百神遊於鈞天，廣樂九奏萬舞，不類三代之樂，其聲動心。有一熊欲援我，帝命我射之，中熊，熊死；有羆來，我又射之，中羆，羆死。帝甚喜，賜我二笥，皆有副。吾見兒在帝側，帝屬我一翟犬，曰：及而子之壯也以賜之。帝告我晉國且世衰，七世而亡。嬴姓將大，敗周人於範魁之西，而亦不能有也。董安於受言，書而藏之，以扁鵲言告簡子。簡子賜扁鵲田四萬畝。其後扁鵲過虢，虢太子死，扁鵲至虢宮門下，問中庶子喜方者曰：太子何病？國中治穰過於衆事。中庶子曰：太子病血氣不時，交錯而不得泄，暴發於外，則爲中害，精神不能止邪氣，邪氣畜積而不得泄，是以陽緩而陰急，故暴蹶而死。

扁鵲曰：其死何如時？曰：鷄鳴至今。曰：收乎？曰：未也。其死未能半日也。言：臣齊勃海秦越人也，家在於鄭，未嘗得望精光，侍謁於前也。聞太子不幸而死，臣能生之。中庶子曰：先生得無誕之乎？何以言太子可生也？臣聞上古之時，醫有俞跗，治病不以湯液醴酒，鑱石撟引，案杬毒熨，一撥見病之應，因五臟之輸，乃割皮解肌，訣脈結筋，搦髓腦，揲荒爪幕，湔浣腸胃，漱滌五臟，練精易形。先生之方能若是，則太子可生也。不能若是而欲生之，曾不可以告孩嬰之兒。終日，扁鵲仰天嘆曰：夫子之爲方也，若以管窺天，以郄視文。越人之爲方也，不待切脈望色聽聲寫形，言病之所在，聞病之陽，論得其陰，聞病之陰，論得其陽，病應見於大表，不出千里，決者至衆，不可曲止也。子以吾言爲不誠，試入診太子，當聞其耳鳴而鼻張，循其兩股以至於陰，當尚温也。中庶子聞扁鵲言，目眩然而不瞚，舌撟然而不下，乃以扁鵲言入報虢君。虢君聞之大驚，出見扁鵲於中闕曰：竊聞高義之日久矣，然未嘗得拜謁於前也。先生過小國，幸而舉之，偏國寡臣幸甚！有先生則活，無先生則棄捐填溝壑，長終而不得反。言未卒，因噓唏服臆，魂精泄横，流涕長潸，忽忽承睞，悲不能自止，容貌變更。扁鵲曰：若太子病，所謂尸蹶者也。夫以陽入陰，中動胃繵，緣中經維絡，別下於三焦膀胱，是以陽脈下遂，陰脈上爭，會氣閉而不通，陰上而陽内行，下内鼓而不起，上外絶而不爲使，上有絶陽之絡，下有破陰之紐，破陰絶陽之色已廢，脈亂故形静如死狀，太子未死也。夫以陽入陰支蘭藏者生，以陰入陽支蘭藏者死。凡此數事，皆五臟蹶中之時暴作也。良工取之，拙者疑殆。扁鵲乃使弟子子陽厲針砥石，以取外三陽五會。有間，太子蘇。乃使子豹爲五方之熨，以八減之齊和煮之，以更熨兩脅下，太子起坐。更適陰陽，但服湯二旬而復故。故天下盡以扁鵲爲能生死人。扁鵲曰：越人非能生死人也。此自當生者，越人能使之起耳。扁鵲過齊，齊桓侯客之，入朝見曰：君有疾在腠理，不治將深。桓侯曰：寡人無疾。扁鵲出，桓侯謂左右曰：醫之好利也，欲以不疾者爲功。後五日，扁鵲復見曰：君有疾在血脈，不治恐深。桓侯曰：寡人無疾。扁鵲出，桓侯不悦。後五日，扁鵲復見曰：君有疾在腸胃間，不治將深。桓侯不應。扁鵲出，桓侯不悦。後五日，扁鵲復見，望見桓侯而退走。桓侯使人問其故，扁鵲曰：疾之居腠理也，湯熨之所及也；在血脈，針石之所及也；

其在腸胃，酒醪之所及也；其在骨髓，雖司命無奈之何。今在骨髓，臣是以無請也。後五日，桓侯體病，使人召扁鵲，扁鵲已逃去，桓侯遂死。使聖人預知微，能使良醫得早從事，則疾可已，身可活也。人之所病病疾多，而醫之所病病道少。故病有六不治：驕恣不論於理，一不治也；輕身重財，二不治也；衣食不能適，三不治也；陰陽并藏氣不定，四不治也；形羸不能服藥，五不治也；信巫不信醫，六不治也。有此一者，則重難治也。扁鵲名聞天下，過邯鄲，聞貴婦人即爲帶下醫；過雒陽，聞周人愛老人，即爲耳目痺醫；來入咸陽，聞秦人愛小兒，即爲小兒醫，隨俗爲變。秦太醫令李醯自知伎不如扁鵲也，使人刺殺之。至今天下言脈者，由扁鵲也。

按《列子》湯問篇：魯公扈、趙齊嬰二人有疾，同請扁鵲求治。扁鵲治之，既同愈。謂公扈、齊嬰曰：汝曩之所疾，自外而干腑臟者，固藥石之所已。今有偕生之疾，與體偕長，今爲汝攻之何如？二人曰：願先聞其驗。扁鵲謂公扈曰：汝志彊而氣弱，故足於謀而寡於斷；齊嬰志弱而氣强，故少於慮而傷於專。若換汝之心，則均於善矣。扁鵲遂飲二人毒酒，迷死三日，剖胷探心，易而置之，投以神藥，既悟如初，二人辭歸。於是公扈反齊嬰之室而有其妻子，妻子弗識；齊嬰亦反公扈之室有其妻子，妻子亦弗識。二室因相與訟，求辨於扁鵲。扁鵲辨其所由，訟乃已。

按《説苑》：扁鵲過趙，趙太子暴疾而死，鵲造宫門曰：吾聞國中卒有壤土之事，得無有急乎？中庶子之好方者，應之曰：然。王太子暴疾而死。扁鵲曰：入言鄭醫秦越人能活太子。中庶子難之曰：吾聞上古之爲醫者曰苗父。苗父之爲醫也，以管爲席，以芻爲狗，北面而祝，發十言耳，諸扶而來者，舆而來者，皆平復如故。子之方能如此乎？扁鵲曰：不能。又曰：吾聞中古之爲醫者曰俞柎，俞柎之爲醫也，搦腦髓，束肓莫，炊灼九竅而定經絡，死人復爲生人，故曰俞柎。子之方能若是乎？扁鵲曰：不能。中庶子曰：子之方如此，譬若以管窺天，以錐刺地，所窺者甚大，所見者甚少。鈞若子之方，豈足以變駭童子哉？扁鵲曰：不然。物故有昧揥而中蛟頭，掩目而别白黑者。太子之疾，所謂尸蹶者也。以爲不然，入診之，太子股陰當溫，耳中焦焦如有嘯者聲然者，皆可治也。中庶子入報趙王，趙王跣而趨出門曰：先生遠辱，幸臨寡人！先生幸而有之，則糞土之息，得蒙天履地，而長爲人矣。先生不有之，則先犬馬填溝壑矣。言未已，涕泣沾襟。扁鵲遂爲診之。先造軒光之竈，八成之湯，砥針礪石，取三陽五輸。子容擣藥，子明吹耳，陽儀反神，子越扶形，子遊矯摩，太子遂得復生。天下聞之，皆曰：扁鵲能生死人。鵲辭曰：予非能生死人也，特使夫當生者活耳。夫死者猶不可藥而生也，悲夫亂君之治不可藥而息也。詩曰：多將熇熇，不可救藥。甚之之辭也。

子陽

按《古今醫統》：子陽，扁鵲弟子。虢太子死，扁鵲使子陽用厲針砭石，以取三陽五會，有間，太子遂甦。

子豹

按《古今醫統》：子豹，扁鵲弟子。虢太子疾死，鵲使子豹爲五分之熨，八減之劑和煮之，以熨兩脅下，遂能起坐。

子容 子明 陽儀 子越 子游

按《説苑》：趙太子暴病而死，扁鵲爲診，先造軒光之竈，八成之湯，砥針礪石，取三陽五輸，子容擣藥，子明吹耳，陽儀反神，子越反形，子游矯摩，太子遂得復生。

按《韓詩外傳》：扁鵲過虢，侯世子暴病而死，扁鵲入，砥針礪石，取三陽五輸，爲光軒之竈，八拭之湯，子容藥，子明灸，子游按摩，子儀反神，子越扶形，於是世子復生。

鳳綱

按《神仙傳》：鳳綱者，戰國時漁陽人。常採百草花，水漬之，瓮盛泥封，自正月始迄九月末；又取瓮埋之百日，煎九火。卒死者，以藥納口中，皆立活。綱常服此藥，至數百歲不老，後入地肺山中仙去。

文摰

按《吕氏春秋》：齊閔王疾，使人之宋迎文摰。文摰診王疾，謂太子曰：非怒則王疾不可治，怒王則文摰死。太子曰：苟已王疾，臣與母以死爭之，願先生勿患也！文摰曰：諾。與太子期而往。不當者三，齊王固已怒矣。文摰至，不解履，登牀履王衣問疾。王怒不與言，文摰因出陋辭以重怒王，王吐而起，遂乃疾已。王不悦，果以鼎生烹文摰，太子與母合爭之不得。夫忠於平世易，忠於濁世難也。

按《古今醫統》：文摰，戰國時宋之良臣，洞明醫道，兼能異術。龍叔子有疾，文摰令背明而立，從後視之曰：吾見子之心，方寸之地虚矣。治之遂愈。

沈羲

按《神仙傳》：沈羲者，吴郡人，學道於蜀中，能消災治病，救濟百姓，功德感天，天神識之。一日，羲與妻賈共載，逢白鹿車、青龍車、白虎車各一乘，從者皆數十騎。朱衣伏劍問羲曰：君是沈羲否？羲愕然。騎人曰：君有功於民，心不忘道，自少小以來，履行無過，壽命不長，年壽將盡，黄老令遣仙官來迎。侍郎薄延之，乘白鹿車是也；度世君司馬生，乘青龍車是也；迎使者徐福，乘白虎車是也。須臾，三仙以白玉簡、青玉介、丹玉字授羲，遂載羲昇天。道間人皆見。斯須大霧，霧解失其所在，但見羲車牛在田食苗。羲家恐是邪鬼，將藏山谷間，乃分求，不得。後四百餘年，忽還鄉里，推求得數世孫懷喜曰：聞先人説，家有先人，仙去久不歸也。留數十日，説上天時事。老君令玉女持金案玉杯來賜曰：此是神丹，飲者不死。夫妻各一杯，壽萬歲。後將棗二枚，大如鷄子，脯五寸，遺羲曰：可暫還人間，治百姓疾病。如欲上來，書此符懸之竿杪，吾當迎汝。乃以一符及仙方一首賜羲。羲奄忽如寐，已在地上也。

秦

安期生

按《列仙傳》：安期生，瑯邪人，嘗賣藥東海，海濱人皆言千歲。秦始皇東遊請見，與居凡三日夜，賜金璧萬數，出阜鄉亭，皆置而去，乃留書與玉舄一雙爲報，曰：後千歲求我於蓬萊山下。始皇遣使入海求仙藥，未至蓬萊山，風阻而還。

按《高士傳》：安期生，受學河上丈人，老而不仕，時人謂之千歲公。及秦敗，安期生與其友蒯通交往，項羽欲封之，卒不肯受。

崔文子

按《列仙傳》：崔文子，泰山人，世好黄老，自言三百歲。賣藥都市，後作黄散赤丸。民間疫氣死者萬計，凡經文子與散，飲之即活。後至蜀中賣藥，蜀人望之如神仙云。

漢

公孫光 楊中倩

按《史記》淳于意傳：菑川唐里公孫光，善爲古傳方。意往謁之，得見事之，受方化陰陽及傳語法，意悉受書之。意欲盡受他精方，公孫光曰：吾方盡矣，不爲愛公所，吾身已衰，無所復事之，是吾年少所受妙方也，悉與公，毋以教人！意曰：得見事侍公前，悉得禁方，幸甚！意死不敢妄傳人。居有閒，公孫光閒處，意深論方，見言百世爲之精也。光喜曰：公必爲國工！吾有所善者皆疏，同産處臨菑，善爲方，吾不若。其方甚奇，非世之所聞也。吾年中時，嘗欲受其方，楊中倩不肯，曰：若非其人。胥與公往見之，當知公喜方也。其人亦老矣，其家給富。時者未往，會慶子男殷來獻馬，因光奏馬王所，意以故得與殷善。光又屬意於殷曰：意好數，公必謹遇之。其人聖儒，即爲書以意屬陽慶，以故知慶。意事慶謹，以故愛意。

陽　慶

按《史記》淳于意傳：意喜醫，師臨菑元里公乘陽慶，慶年七十餘，意得見事之，謂意曰：盡去而方書，非是也。慶有古先道遺傳黄帝扁鵲之脈書，五色診病，知人生死，決嫌疑，定可治，及藥論書甚精。我家給富，心愛公，欲盡以我禁方書悉教公。意即曰：幸甚！非意之所敢望也。意即避席再拜謁，受其脈書上下經、五色診奇咳術、揆度陰陽外變、藥論石神、接陰陽禁書，受讀解驗之。慶家富善醫，不肯爲人治病，以故不聞。慶告意曰：慎毋令我子孫知若學我方也！慶子男殷，意與善。

淳于意

按《史記》本傳：太倉公者，齊太倉長，臨菑人也，姓淳于氏，名意。少而喜醫方術，高后八年，更受師同郡元里公乘陽慶。慶年七十餘，無子，使意盡去其故方，更悉以禁方予之，傳黄帝扁鵲之脈書，五色診病，知人死生，決嫌疑，定可治，及藥論甚精。受之三年，爲人治病，決死生，多驗。然左右行遊諸侯，不以家爲家，或不爲人治病，病家多怨之者。文帝四年，中人上書言意以刑罪，當傳西之長安。意有五女隨而泣，意怒罵曰：生子不生男，緩急無可使者！於是少女緹縈傷父之言，乃隨父西上書曰：妾父爲吏，齊中稱其廉平。今坐法當刑，妾切痛死者不可復生，而刑者不可復續，雖欲改過自新，其道莫由，終不可得。妾願入身爲官婢，以贖父刑罪，使得改行自新也。書聞，上悲其意，此歲中亦除肉刑法。意家居，詔召問所爲治病死生驗者幾何人？主名爲誰？詔問故太倉長臣意方伎所長，及所能治病者，有其書無有？皆安受學，受學幾何歲？嘗有所驗，何縣里人也？何病？醫藥已其病之狀皆何如？俱悉而對。臣意對曰：自意少時喜醫藥，醫藥方，試之多不驗者。至高后八年，得見師臨菑元里公乘陽慶，慶年七十餘，意得見事之，謂意曰：盡去而方書，非是也。慶有古先道遺傳黄帝扁鵲之脈書，五色診病，知人生死，決嫌疑，定可治，及藥論書甚精。我家給富，心愛公，欲盡以我禁方書悉教公。臣意即曰：幸甚！非意之所敢望也。臣意即避席再拜謁，受其脈書上下經、五色診奇咳術、揆度陰陽外變、藥論石神、接陰陽禁書，受讀解驗之。可一年所，明歲即驗之，有驗，然尚未精也。要事之三年所，即嘗已爲人治診病，決死生，有驗精良。今慶已死十年所，臣意年盡三年，年三十九歲也。齊侍御史成，自言病頭痛，臣意診其脈，告曰：君之病惡，不可言也。即出，獨告成弟昌曰：此病疽也，内發於腸胃之間，後五日當癰腫，後八日嘔膿死。成之病得之飲酒且内。成即如期死。所以知成之病者，臣意切其脈得肝氣，肝氣濁而静，此内關之病也。脈法曰：脈長而弦，不得代四時者，其病主在於肝。和即經主病也，代則絡脈有過。經主病和者，其病得之筋髓裏；其代絶而脈賁者，病得之酒且内。所以知其後五日而癰腫，八日嘔膿死者，切其脈時少陽初代，代者經病，病去過人，人則去。絡脈主病，當其時少陽初關一分，故中熱而膿未發也；及五分，則至少陽之界；及八日，則嘔膿死。故上二分而膿發，至界而癰腫盡泄而死。熱上則熏陽明，爛流絡；流絡動則脈結發，脈結發則爛解，故絡交；熱氣已上行至頭而動，故頭痛。齊王中子諸嬰兒小子病，召臣意，診切其脈，告曰：氣鬲病，病使人煩懣，食不下，時嘔沫，病得之少憂數忔食飲。臣意即爲之作下氣湯以飲之，一日氣下，二日能食，三日即病愈。所以知小子之病者，診其脈，心氣也；濁躁而經也，此絡陽病也。脈法曰：脈來數，病去難而不一者，病主在心。周身熱，脈盛者爲重陽，重陽者逷心主，故煩懣食不下，則絡脈有過，絡脈有過則血上出，血上出者死，此悲心所生也，病得之憂也。齊郎中令循病，衆醫皆以爲蹶，人中而刺之。臣意診之曰：涌疝也，令人不得前後溲。循曰：不得前後溲三日矣。臣意飲以火齊湯，一飲得前溲，再飲大溲，三飲而疾愈。病得之内。所以知循病者，切其脈時，左口氣急，脈無五臟氣；右口脈大而數，數者中下熱而涌。

左爲下，右爲上，皆無五臟應，故曰涌疝。中熱，故溺赤也。齊中御府長信病，臣意入診其脈，告曰：熱病氣也。然暑汗脈少衰不死。曰：此病得之當浴流水而寒甚，已則熱。信曰：唯然。往冬時爲王使於楚，至莒縣陽周水，而莒橋梁頗壞，信則擥車轅，未欲渡也，馬驚即墮，信身入水中，幾死。吏即來，救信出之水中，衣盡濡，有間而身寒，已熱如火，至今不可以見寒。臣意即爲之液湯火齊逐熱，一飲汗盡，再飲熱去，三飲病已。即使服藥，出入二十日身無病者。所以知信之病者，切其脈時幷陰。脈法曰：熱病陰陽交者死。切之不交，幷陰。幷陰者，脈順清而愈。其熱雖未盡，猶活也。腎氣有時間濁，在太陰脈口而希，是水氣也。腎固主水，故以此知之。失治一時，即轉爲寒熱。齊王太后病，召臣意入診脈，曰：風癉客脬，難於大小溲溺赤。臣意飲以火齊湯，一飲即前後溲，再飲病已，溺如故。病得之流汗出滫，滫者去衣而汗晞也。所以知齊王太后病者，臣意診其脈，切其太陰之口，濕熱，風氣也。脈法曰：沉之而大堅，浮之而大緊者，病主在腎。腎切之而相反也。脈大而躁，大者膀胱氣也。躁者中有熱而溺赤。齊章武里曹山跗病，臣意診其脈，曰：肺消癉也。加以寒熱，即告其人曰：死不治。適其共養，此不當醫。治法曰：後三日而當狂，妄起行欲走，後五日死。即如期死。山跗病得之盛怒而以接内。所以知山跗之病者，臣意切其脈，肺氣熱也。脈法曰：不平不鼓形弊，此五臟高之遠數以經病也，故切之時不平而代。不平者血不居其處；代者時參擊幷至，乍躁乍大也。此兩絡脈絶，故死不治。所以加寒熱者，言其人尸奪。尸奪者形弊，形弊者不當關灸鑱石，及飲毒藥也。臣意未往診時，齊太醫先診山跗病，灸其足少陽脈口，而飲之半夏丸，病者即泄注，腹中虛，又灸其少陰脈，是壞肝剛絶深。如是重損病者氣，以故加寒熱。所以後三日而當狂者，肝一絡連屬，結絶乳下陽明，故絡絶，開陽明脈，陽明脈傷即當狂走。後五日死者，肝與心相去五分，故曰五日盡，盡即死矣。齊中尉潘滿如病少腹痛，臣意診其脈，曰：遺積瘕也。臣意即謂齊太僕臣饒、内史臣繇曰：中尉不復自止於内，則三十日死。後二十餘日溲血死。病得之酒且内。所以知潘滿如病者，臣意切其脈深小弱，其卒然合合也，是脾氣也。右脈口氣至緊小，見瘕氣也。以次相乘，故三十日死。三陰俱搏者如法，不俱搏者決在急期，一搏一代者近也。故其三陰搏溲血如前止。陽虚侯相趙章病，召臣意。衆醫皆以爲寒中，臣意診其脈，曰：迵風。迵風者，飲食下嗌而輒出不留。法曰：五日死，而後十日乃死，病得之酒。所以知趙章之病者，臣意切其脈，脈來滑，是内風氣也。飲食下嗌而輒出不留者，法五日死，皆爲前分界法。後十日乃死，所以過期者，其人嗜粥，故中藏實，中藏實故過期。師言曰：安穀者過期，不安穀者不及期。濟北王病，召臣意診其脈，曰：風蹶胷滿，即爲藥酒，盡三石，病已。得之汗出伏地。所以知濟北王病者，臣意切其脈時，風氣也。心脈濁病，法過入其陽，陽氣盡而陰氣入，陰氣入張，則寒氣上而熱氣下，故胷滿。汗出伏地者，切其脈氣陰，陰氣者，病必入中出，及瀺水也。齊北宫司空命婦出於病，衆醫皆以爲風入中，病主在肺，刺其足少陰脈。臣意診其脈，曰：病氣疝客於膀胱，難於前後溲而溺赤，病見寒氣則遺溺，使人腹腫，出於病。得之欲溺不得，因以接内。所以知出於病者，切其脈大而實，其來難，是蹶陰之動也。脈來難者，疝氣之客於膀胱也。腹之所以腫者，言蹶陰之絡結小腹也。蹶陰有過則脈結動，動則腹腫。臣意即灸其足蹶陰之脈，左右各一所，即不遺溺而溲清，小腹痛止；即更爲火齊湯以飲之，三日而疝氣散，即愈。故濟北王阿母自言足熱而懣，臣意告曰：熱蹶也。則刺其足心各三所，案之無出血，病旋已。病得之飲酒大醉。濟北王召意診脈諸女子侍者，至女子豎，豎無病。臣意告永巷長曰：豎傷脾，不可勞，法當春嘔血死。臣意言王曰：才人女子豎何能？王曰：是好爲方，多伎能。爲所是案法新，往年市之民所，四百七十萬，曹偶四人。王曰：得毋有病乎？臣意對曰：豎病重，在死法中。王召視之，其顔色不變，以爲不然，不賣諸侯所。至春，豎奉劒從王之厠，王去豎後，王令人召之，即仆於厠，嘔血死。病得之流汗。流汗者同法，病内重，毛髮而色澤，脈不衰，此亦内關之病也。齊中大夫病齲齒，臣意灸其左太陽明脈，即爲苦參湯，日嗽三升，出入五六日，病已。得之風，及卧開口食而不嗽。菑川王美人懷子而不乳，來召臣意。臣意往，飲以莨碭藥一撮，以酒飲之，旋乳。臣意復診其脈而脈躁，躁者有餘病，即飲以消石一劑，出血，血如豆比五六枚。齊丞相舍人奴從朝入宫，臣意見之食閨門外，望其色，有病氣。臣意即告宦者平。平好爲脈，學臣意所。臣意即示之舍人奴病，告之曰：此傷脾氣也。當至春，鬲塞不通，不能食飲，法至夏泄血死。宦者平，即往告相曰：君之舍人奴有病，病重，死期有日。相君曰：卿何以知之？曰：君朝時入宮，君之舍人奴盡食閨門外，平與倉公立，即示平曰：病如是者死。相即召舍人奴而謂之曰：公奴有病不？舍人曰：奴無病，身無痛者。至春果病，至四月泄血死。所以知奴病者，脾氣周乘五臟，傷部而交，故傷脾之色也，望之殺然黃，察之如死青之茲。衆醫不知，以爲大蟲，不知傷脾，所以至春死。病者胃氣黃，黃者土氣也，土不勝木，故至春死。所以至夏死者，脈法曰：病重而脈順清者曰内關。内關之病，人不知其所痛，心急然無苦，若加以一病，死中春，一愈順，及一時。其所以四月死者，診其人時愈順，愈順者，人尚肥也。奴之病，得之流汗數出，灸於火而以出見大風也。菑川王病，召臣意診脈，曰：蹶上爲重頭痛，身熱，使人煩懣。臣意即以寒水拊其頭，刺足陽明脈左右各三所，病旋已。病得之沐髮未乾而卧。診如前，所以蹶，頭熱至肩。齊王黄姬兄黄長卿家，有酒召客，召臣意。諸客坐，未上食，臣意望見王后弟宋建，告曰：君有病，往四五日，君要脅痛，不可俛仰，又不得小溲。不亟治，病即入濡腎。及其未舍五臟，急治之。病方今客腎濡，此所謂腎痺也。宋建曰：然。建故有腰脊痛。往四五日，天雨，黄氏諸倩見建家京下方石即弄之，建亦欲效之，效之不能起，即復置之。暮，腰脊痛，不得溺，至今不愈。建病得之好持重。所以知建病者，臣意見其色，太陽色乾，腎部上及界腰以下者，枯四分所，故以往四五日，知其發也。臣意即爲柔湯，使服之，十八日所而病愈。濟北王侍者韓女病腰背痛寒熱，衆醫皆以爲寒熱也，臣意診脈曰：内寒，月事不下也。即竄以藥，旋下病已。病得之欲男子而不可得也。所以知韓女之病者，診其脈時，切之腎脈也，嗇而不屬。嗇而不屬者，其來難堅，故曰月事不下。肝脈弦出左口，故曰欲男子不可得也。臨菑氾里女子薄吾病甚，衆醫皆以爲寒熱篤，當死不治。臣意診其脈曰：蟯瘕。蟯瘕爲病，腹大，上膚黄粗，循之戚戚然。臣意飲以芫華一撮，即出蟯可數升，病已，三十日如故。病蟯得之於寒濕。寒濕氣宛，篤不發，化爲蟲。臣意所以知薄吾病者，切其脈，循其尺，其尺索刺粗而毛美奉髮，是蟲氣也。其色澤者，中藏無邪氣及重病。齊淳于司馬病，臣意切其脈，告曰：當病迵風。迵風之狀，飲食下嗌輒後之。病得之飽食而疾走。淳于司馬曰：我之王家食馬肝，食飽甚，見酒來即走去，驅疾至舍，即泄數十出。臣意告曰：爲火劑米汁飲之，七八日而當愈。

時醫秦信在旁，臣意去，信謂左右閣都尉曰：意以淳于司馬病爲何？曰：以爲迵風，可治。信即笑曰：是不知也。淳于司馬病，法當後九日死。即後九日不死，其家復召臣意，臣意往問之，盡如意診。臣即爲三火劑米汁使服之，七八日病已。所以知之者，診其脈時，切之盡如法，其病順，故不死。齊中郎破石病，臣意診其脈，告曰：肺傷不治，當後十日丁亥溲血死。即後十一日溲血而死。破石之病，得之墮馬僵石上。所以知破石之病者，切其脈，得肺陰氣，其來散，數道至而不一也，色又乘之。所以知其墮馬者，切之得番陰脈，番陰脈入虛里，乘肺脈，肺脈散者，固色變也。乘之所以不中期死者，師言曰：病者安穀即過期，不安穀則不及期。其人嗜黍，黍主肺，故過期。所以溲血者，診脈法曰：病喜養陰處者順死，喜養陽處者逆死。其人喜自靜不躁，又久安坐，伏幾而寐，故血下泄。齊王侍醫遂病，自練五石服之。臣意往過之，遂謂意曰：不肖有病，幸診遂也。臣意即診之，告曰：公病中熱。論曰，中熱不溲者，不可服五石。石之爲藥精悍，公服之不得數溲，亟勿服，色將發癰。遂曰：扁鵲曰：陰石以治陰病，陽石以治陽病。夫藥石者，有陰陽水火之齊，故中熱即爲陰石柔劑治之，中寒即爲陽石剛齊治之。臣意曰：公所論遠矣。扁鵲雖言若是，然必審診，起度量，立規矩，稱權衡，合色脈，表裏有餘不足順逆之法，參其人動靜與息相應，乃可以論。論曰：陽疾處内，陰形應外者，不加悍藥及鑱石。夫悍藥入中則邪氣辟矣，而宛氣愈深。診法曰：二陰應外，一陽接内者，不可以剛藥，剛藥入則動陽，陰病益衰，陽病益著，邪氣流行，爲重困於俞，忿發爲疽。意告之後，百餘日果爲疽，發乳上，入缺盆死。此謂論之大體也，必有經記，拙工有一不習，文理陰陽失矣。齊王故爲陽虛侯時，病甚，衆醫皆以爲蹶。臣意診脈以爲痺，根在右脅下，大如覆杯，令人喘，逆氣，不能食。臣意即以火劑粥且飲，六日氣下；即令更服丸藥，出入六日病已。病得之内。診之時不能識其經解，大識其病所在。臣意常診安陽武都里成開方，開方自言以爲不病，臣意謂之病苦沓風，三歲，四肢不能自用，使人瘖，瘖即死。今聞其四肢不能用，瘖而未死也，病得之數飲酒以見大風氣。所以知成開方病者，診之其脈法奇咳，言曰：藏氣相反者死，切之得腎反肺，法曰：三歲死也。安陵阪里公乘項處病，臣意診脈曰：牡疝。牡疝在膈下，上連肺，病得之内。臣意謂之慎毋爲勞力事，爲勞力事則必嘔血死。處後蹶踘，要蹶寒，汗出多，即嘔血。臣意復診之曰：當旦日日夕死。即死。病得之內。所以知項處病者，切其脈得番陽，番陽入虛裏處，旦日死。一番一絡者，牡疝也。臣意曰：他所診期決死生，及所治已病衆多，久頗忘之，不能盡識，不敢以對。問臣意所診治病，病名多同而診異，或死或不死，何也？對曰：病名多相類，不可知，故古聖人爲之脈法，以起度量，立規矩，縣權衡，案繩墨，調陰陽，別人之脈各名之，與天地相應，參合於人，故乃別百病以異之。有數者皆異之，無數者同之。然脈法不可勝驗，診疾人以度異之，乃可別同名，命病，主在所居。今臣意所診者，皆有診籍。所以別之者，臣意所受師方適成，師死以故表籍所診，期決死生，觀所失所得者，合脈法，以故至今知之。問臣意曰：所期病，決死生，或不應期，何故？對曰：此皆飲食喜怒不節，或不當飲藥，或不當針灸，以故不中期死也。問臣意，意方能知病死生，論藥用所宜。諸侯王大臣有嘗問意者，不及。文王病時，不求意診治，何故？對曰：趙王、膠西王、濟南王、吴王，皆使人來召臣意，臣意不敢往。文王病時，臣意家貧，欲爲人治病，誠恐吏以除拘臣意也，故移名數左右，不修家生，出行游國中。問善爲方數者，事之久矣。見事數師，悉受其要事，盡其方書意，及解論之。身居陽虛侯國，因事侯，侯入朝，臣意從之長安，以故得診安陵項處等病也。問臣意知文王所以得病不起之狀。臣意對曰：不見文王病，然竊聞文王病喘，頭痛，目不明。臣意心論之，以爲非病也，以爲肥而蓄精，身體不得摇，骨肉不相任，故喘，不當醫治。脈法曰：年二十脈氣當趨，年三十當疾步，年四十當安坐，年五十當安卧，年六十以上氣當大董。文王年未滿二十，方脈氣之趨也，而徐之，不應天道四時，後聞醫灸之即篤，此論病之過也。臣意論之，以爲神氣爭而邪氣入，非年少所能復之也，以故死。所謂氣者，當調飲食，擇晏日，車步廣志，以適筋骨肉血脈，以瀉氣。故年二十，是謂易貿，法不當砭灸，砭灸至氣逐。問臣意師慶安受之？聞於齊諸侯不？對曰：不知慶所師受。慶家富，善爲醫，不肯爲人治病，當以此故不聞。慶又告臣意曰：慎毋令我子孫知若學我方也！問臣意師慶何見於意而愛意，欲悉教意方？對曰：臣意不聞師慶爲方善也。意所以知慶者，意少時好諸方事，臣意試其方，皆多驗，精良。臣意聞菑川唐里公孫光善爲古傳方，臣意即往謁之，得見事之，受方化陰陽及傳語法，臣意悉受書之。臣意欲盡受他精方，公孫光曰：吾方盡矣。不爲愛公所，吾身已衰，無所復事之，是吾年少所受妙方也，悉與公，毋以教人！臣意曰：得見事侍公前，悉得禁方，幸甚！意死不敢妄傳人。居有閒，公孫光閒處，臣意深論方，見言百世爲之精也。師光喜曰：公必爲國工！吾有所善者皆疏，同産處臨菑，善爲方，吾不若。其方甚奇，非世之所聞也。吾年中時，嘗欲受其方，楊中倩不肯，曰：若非其人也。胥與公往見之，當知公喜方也。其人亦老矣，其家給富。時者未往，會慶子男殷來獻馬，因師光奏馬王所，意以故得與殷善。光又屬意於殷曰：意好數，公必謹遇之。其人聖儒，即爲書，以意屬陽慶，以故知慶。臣意事慶謹，以故愛意也。問臣意曰：吏民嘗有事學意方，及畢，盡得意方不？何縣里人？對曰：臨菑人宋邑，邑學，臣意教以五診。歲餘，濟北王遣太醫高期、王禹學，臣意教以經脈高下，及奇絡結，當論俞所居，及氣當上下出入邪正逆順，以宜鑱石，定砭灸處。歲餘，菑川王時遣太倉馬長馮信學方，臣意教以案法逆順，論藥法，定五味，及和齊湯法。高永侯家杜信喜脈來學，臣意教以上下經脈五診。二歲餘，臨菑召里唐安來學，臣意教以五診上下經脈，奇咳四時，應陰陽重，未成，除爲齊王侍醫。問臣意：診病決死生，能全無失乎？臣意對曰：意治病人，必先切其脈，乃治之，敗逆者不可治，其順者乃治之。心不精脈，所期死生，視可治，時時失之，臣意不能全也。

按《瑯嬛記》：倉公夢遊蓬萊山，見宮室崔嵬，金碧璀璨，光輝射目。忽一童子以杯水進，倉公飲畢，五内寒徹，仰首見殿榜曰：上池仙館，始知所飲乃上池水也。由是神於診脈。

秦信

按《古今醫統》：秦信，不知何郡人，少敏，有量，好經方本草及黄帝扁鵲之書，爲當代良醫令。

宋邑

按《古今醫統》：宋邑，臨淄人，至性愛人，酷尚醫術，就齊太倉公淳于意學五診脈論之術，爲當世良醫。

高期 王禹

按《太平御覽》：高期、王禹仕濟北王爲太醫，王遣就倉公淳于意學經脈高下及奇絡結當論俞所居，及氣當上下出入邪正逆順，以宜鑱石，定砭灸之法。歲餘，亦頗通之。

按《古今醫統》：高期、王禹仕濟北王太醫令，王以期、禹術未精，令就淳于意學經脈及奇絡結俞穴所在，定鑱石刺灸之法。歲餘盡通，以此知名。

馮信

按《太平御覽》：馮信，臨淄人，爲淄川王太倉馬長，好醫。淄川王令就淳于意學方，意教以案法逆順，論藥法，定五味，及和劑湯法。信受之，擅名漢世。

杜信

按《太平御覽》：杜信，高永侯家丞，自知身病，乃專治學醫。倉公甚憐之，教以上下經脈五診之法。

唐安

按《太平御覽》：唐安，臨淄召里人也。性好醫，學於倉公淳于意。意教以五診上下經脈奇咳四時應陰陽之法，除爲齊王侍醫。

蘇耽

按《列仙傳》：蘇耽，桂陽人也，漢文帝時得道，人稱蘇仙。公早喪所怙，鄉里以仁孝著聞。宅在郡城東北，距縣治百餘里。公與母共食，母曰：無鮓。公即輟箸起身取錢而去，須臾以鮓至。母曰：何所得來？公曰：縣市。母曰：去縣道往返百餘里，頃刻而至，汝欺我也。公曰：買鮓時，見舅氏，約明日至。次日，舅果至。一日，云間儀衛降宅，公語母曰：某受命仙籙，當違色養。母曰：我何存活？公以兩盤留。母需飲食扣小盤，需錢帛扣大盤，所需皆立至。又語母日：明年天下疾疫，庭中井水橘樹，患疫者，與井水一升，橘葉一枚，飲之立愈。後果然。求水葉者，遠至千里，應手而愈。

劉　安

按《漢書》本傳：淮南王安爲人好書鼓琴，招致賓客方術之士數千人，作爲《内書》二十一篇，《外書》甚衆；又有《中篇》八卷，言神仙黄白之術，亦二十餘萬言。安入朝獻所作《内篇》，每宴見談説方技賦頌，昏暮然後罷。

按《古今醫統》：淮南子劉安資性天成，窮格事物之極，博覽羣書，善醫藥，謂神農嘗百草，日遇七十毒。王安道謂：淮南子多寓言，夫豈不信？

王　遂

按《古今醫統》：王遂，不知何郡人，習經方，工於治療，學業精博，爲齊王侍御醫。

樓　護

按《漢書》本傳：樓護，字君卿，齊人，父世醫也。護少隨父爲醫長安，出入貴戚家。護誦醫經本草方術數十萬言，長者咸愛重之，共謂曰：以君卿之材，何不宦學乎？由是辭其父，學經傳，以薦爲廣漢太守。

元俗

按《古今醫統》：元俗，河間人，餌巴豆賣藥都市。河間王病瘕，服元俗藥，下蛇數十餘頭而愈。王見元俗於日中無影，以女配之，元俗夜逃去，隱於常山下。

李少君

按《神仙傳》：李少君與議郎董仲舒相親，見仲舒宿有痼疾，體枯氣少，少君乃與以成藥二劑，并有用戊己之草後土胎黄良獸沉肪先義之根，百草華釀，亥月上旬，合煎銅鼎中，童男沐浴潔淨，調其湯火，合成如鷄子三劑，齒落更生；服盡五劑，命不復傾。

安丘望之

按《高士傳》：安丘望之者，京兆長陵人也。少治老子經，恬静不求進宦，號曰安丘丈人。成帝聞欲見之，望之辭不肯見。上以其道德深重，常宗師焉。望之不以見敬爲高，愈日損退，爲巫醫於民間，著《老子章句》，故老氏有安丘之學。扶風耿況、王汲等皆師事之，從受老子，終身不仕，道家宗焉。

涪翁 程高

按《太平御覽》：廣漢人郭玉，見有老父，不知何出，常漁釣於涪水，因號涪翁，乞食人間，見有疾者，時下針石，輒應時而見效，乃著《針經診脈法》傳於代。弟子程高，尋求積年，翁乃授之。高亦隱跡不仕。玉少師事高，學方診六徵之技，陰陽不測之術。

古今圖書集成醫部全録卷五百五

醫術名流列傳

後漢

郭玉 程高

按《後漢書》方術傳：郭玉者，廣漢雒人也。初有老父，不知何出，常漁釣於涪水，因號涪翁，乞食人間，見有疾者，時下針石，輒應時而效。乃著《針經診脈法》傳於世。弟子程高尋求積年，翁乃授之。高亦隱蹟不仕。玉少師事高，學方診六徵之技，陰陽不測之術，和帝時爲太醫丞，多有效應。帝奇之，仍試令嬖臣美手腕者，與女子雜處帷中，使玉各診一手，問所疾苦。玉曰：左陰右陽，脈有男女，狀若異人，臣疑其故。帝歎息稱善。玉仁愛不矜，雖貧賤廝養，必盡其心力，而醫療貴人，時或不愈。帝乃令貴人羸服變處，一針即差。召玉詰問其狀，對曰：醫之爲言意也。腠理至微，隨氣用巧，針石之間，毫芒即乖，神存於心手之際，可得解而不可得言也。夫貴者處尊高以臨臣，臣懷怖懾以承之，其爲療也，有四難焉：自用意而不任臣，一難也；將身不謹，二難也；骨節不彊，不能使藥，三難也；好逸惡勞，四難也。針有分寸，時有破漏，重以恐懼之心，加以裁慎之志，臣意且猶不盡，何有於病哉？此其所爲不愈也。帝善其對，年老卒官。

李助

按《梓潼士女志》：李助，字翁君，涪人也。通名方，校醫術，作《經方頌説》，名齊郭玉。

韓康

按《後漢書》本傳：韓康，字伯休，京兆霸陵人也。常採藥名山，賣於長安市，口不二價，三十餘年。時有女子從康買藥，康守價不移，女子怒曰：公是韓伯休耶？乃不二價乎？康歎曰：我本欲避名，今小女子皆知有我焉，何用藥爲？乃遯入霸陵山中。博士公車，連徵不至，桓帝乃備元纁之禮，以安車聘之，康因道逃遯，以壽終。

張伯祖

按《古今醫統》：張伯祖，南陽人，性志沉簡，篤好方書，精明脈證，療病十全，當時所重，張仲景從而師之。

張仲景

按《何顒別傳》：同郡張仲景總角造顒，謂曰：君用思精而韻不高，後將爲名醫。卒如其言。顒先識獨覺，言無虛發。仲景之方術，今傳於世。

按皇甫謐《甲乙經》序：漢有張仲景，奇方異治，施世者多不能盡記其本末。見侍中王仲宣，時年二十餘，謂曰：君有病，四十當眉落，眉落半年而死。令服五石湯可免。仲宣嫌其言忤，受湯勿服。居三日，見仲宣謂曰：服湯否？仲宣曰：已服。仲景曰：色候固非服湯之診，君何輕命也？仲宣猶不言。後二十年果眉落，後一百八十七日而死，終如其言。仲景論廣伊尹爲數十卷，用之多驗。

按《襄陽府志》：張機，字仲景，南陽棘陽人，學醫於同郡張伯祖，盡得其傳。靈帝時，舉孝廉，官至長沙太守。少時與同郡何顒，客遊洛陽。顒謂人曰：仲景之術，精於伯祖。仲景宗族二百餘口，自建安以來，未及十稔，死者三之二，而傷寒居其七，乃著《傷寒論》十卷行於世。華佗讀而喜曰：此真活人書也。又著《金匱玉函要略》三卷。漢魏迄今，家肄户習，論者推爲醫中亞聖，而范蔚宗《後漢書》不爲仲景立傳，君子有遺憾焉。

杜度

按《古今醫統》：杜度，不知何郡人，仲景弟子。識見宏敏，器宇沖深，淡於矯矜，尚於救濟，得仲景禁方，名著當時。

衛沈 一作汎〔一〕

按《古今醫統》：衛沈，仲景弟子，好醫術，有才識，疏撰《四逆三部厥經》、《婦人胎藏經》、《小兒顱顖經》行世，名著當時。

李常在

按《神仙傳》：李常在者，蜀郡人也。少治道術，百姓累世奉事，計其年已四五百歲而不老，常如五十許人。治病困者三日，微者一日愈，人世世見之如故，故號曰常在。

葛越

按《神仙傳》：黄盧子，姓葛，名越，甚能治病，千里寄姓名與治之皆愈，不必見病人身也。善氣禁之道，年二百八十歲。一旦與親故別，乘龍而去，遂不復還。

王遥

按《神仙傳》：王遥者，字伯遼，鄱陽人也。頗能治病，病無不愈者。亦不祭祀，不用符水針藥，其治病，

註〔一〕一作汎　原本脱，據人民衛生出版社排印本補。

但以八尺布帊，敷坐於地，不飲不食，須臾病愈，便起去。其有邪魅作禍者，遥畫地作獄，因召呼之，皆見其形入在獄中，或狐狸鼉蛇之類，乃斬而燔燒之，病者即愈。

沈　建

按《神仙傳》：沈建，丹陽人也。父爲長史。建獨好道，不肯仕宦，學導引服食之術，還年却老之法。又能治病，病無輕重，治之即愈。奉事之者數百家，如此三百餘年，後不知所之。

壺　翁　費長房

按《後漢書》本傳：費長房者，汝南人也，曾爲市掾。市中有老翁賣藥，懸一壺於肆頭，及市罷輒跳入壺中，市人莫之見。惟長房於樓上覩之，異焉，因往再拜，奉酒脯。翁知長房之意其神也，謂之曰：子明日可更來。長房旦日復詣翁，翁乃與俱入壺中，惟見玉堂嚴麗，旨酒甘殽，盈衍其中，共飲畢而出。後長房欲求道，隨從入山，翁撫之曰：子可教也。遂能醫療衆病，鞭笞百鬼，乃驅使社公。後失其符，爲衆鬼所殺。

按《神仙傳》：壺公者，不知其姓名也。今世所有《召軍符》、《召鬼神治病玉府符》，凡二十余卷，皆出自公，故總名壺公符。時費長房見公從遠方來，入市賣藥，人莫之識，賣藥口不二價，治病皆愈。每語人曰：服此藥必吐某物，某日當愈。言無不效。常懸一空壺於屋上。日入跳入壺中。長房知非常人，乃日掃公座前地，及供饌物，公受不辭。積久，長房不少懈，亦不敢有求。公知長房篤信，謂曰：暮更來。長房如其言，公爲傳封符一卷，付之曰：帶此可主諸鬼神常稱使者，可以治病消災。長房乃行符收鬼，治病無不愈者。

華　佗

按《後漢書》方術傳：華佗，字元化，沛國譙人也。一名旉。遊學徐土，兼通數經，曉養性之術，年且百歲而猶有壯容，時人以爲仙。沛相陳珪舉孝廉，太尉黄琬辟皆不就。精於方藥，處齊不過數種，心識分銖，不假秤量，針灸不過數處。若疾發結於内，針藥所不能及者，乃令先以酒服麻沸散，既醉無所覺，因刳破腹背，抽割聚積；若在腸胃，則斷截湔洗，除去疾穢，既而縫合，敷以神膏，四五日創愈，一月之間皆平復。佗嘗行道，見有病咽塞者，因語之曰：向來道隅有賣餅人，萍虀甚酸，可取三升飲之，病自當去。即如佗言，立吐一蛇，乃懸於車而候佗。時佗小兒戲於門中，逆見自相謂曰：客車邊有物，必是逢我翁也。及客進，顧視壁北懸蛇以十數，乃知其奇。又有一郡守篤病久，佗以爲盛怒則差，乃多受其貨而不加功。無何棄去，又留書駡之。太守果大怒，令人追殺佗不及，因瞋恚，吐黑血數升而愈。又有疾者詣佗求療，佗曰：君病根深，應當剖破腹，然君壽亦不過十年，病不能相殺也。病者不堪其苦，必欲除之。佗遂下療，應時愈。十年竟死。廣陵太守陳登忽患胷中煩懣，面赤不食，佗脈之曰：府君胃中有蟲，欲成内疽，腥物所爲也。即作湯二升再服，須臾吐出三升許蟲，頭赤而動，半身猶是生魚膾，所苦便愈。佗曰：此病後三期當發，遇良醫可救。登至期疾動，時佗不在，遂死。曹操聞而召佗，常在左右。操積苦頭風眩，佗針隨手而差。有李將軍者，妻病呼佗視脈。佗曰：傷身而胎不去。將軍言：間實傷身胎已去矣。佗曰：案脈胎未去也。將軍以爲不然。妻稍差，百餘日復動，更呼佗。佗曰：脈理如前，是兩胎，先生者去血多，故後兒不得出也。胎既已死，血脈不復歸，必燥著母脊。乃爲下針，并令進湯。婦因欲産而不通，佗曰：死胎枯燥，勢不自生。使人探之，果得死胎，人形可識，但其色已黑。佗之絶技，皆此類也。爲人性惡難得意，且恥以醫見業。又去家思歸，乃就操求還取方，因託妻疾，數期不反。操累書呼之，又勑郡縣發遣。佗恃能厭事，猶不肯至。操大怒，使人廉之，知妻詐疾，乃收付獄訊考驗，首服。荀彧請曰：佗方術實工，人命所懸，宜加全宥。操不從，竟殺之。佗臨死，出一卷書與獄吏曰：此可以活人。吏畏法不敢受，佗亦不彊，索火燒之。初軍吏李成苦欬，晝夜不寐，佗以爲腸癰，與散兩錢，服之即吐二升膿血，自此漸愈。乃戒之曰：後十八歲當疾發動，若不得此藥，不可差也。復分散與之。後五六歲，有里人如成先病，請藥甚急，成愍而與之，乃故往譙，更從佗求，適值見收，意不忍言。後十八年，成病發，無藥而死。廣陵吳普、彭城樊阿，皆從佗學。普依準佗療，多所全濟。佗語普曰：人體欲得勞動，但不當使極耳。動搖則穀氣得銷，血脈流通，病不得生，譬如户樞，終不朽也。是以古之仙者，爲導引之事，熊經鴟顧，引挽腰體，動諸關節，以求難老。我有一術，名五禽之戲，一曰虎，二曰鹿，三曰熊，四曰猿，五曰鳥，亦以除疾，兼利蹏足，以當導引。體有不快，起作一禽之戲，怡而汗出，因以著粉，身體輕便而欲食。普施行之，年九十餘，耳目聰明，齒牙完堅。阿善針術。凡醫咸言背及胷臟之間，不可妄針，針之不可過四分。而阿針背入一二寸，巨闕胷臟乃五六寸，而病皆瘳。阿從佗求方，可服食益於人者。佗授以漆葉青黏散，漆葉屑一斗，青黏十四兩，以是爲率，言久服去三蟲，利五臟，輕體，使人頭不白。阿從其言，壽百餘歲。漆葉處所而有，青黏生於豐沛彭城及朝歌間。漢世異術之士甚衆，雖云不經，而亦有不可誣，故簡其美者，列於傳末。冷壽光、唐虞、魯女生三人者，皆與華佗同時。壽光年可百五六十歲，行容成公御婦人法，常屈頸鷮息，鬚髮盡白，而色理如三四十時，死於江陵。唐虞道赤眉張步家居里落，若與相及，死於鄉里不其縣。魯女生數説顯宗時事甚明了，議者疑其時人也。董卓亂後，莫知所在。

按《三國志》本傳：鹽瀆嚴昕與數人共候佗，適至，佗謂昕曰：君身中佳否？昕曰：自如常。佗曰：君有急疾見於面，莫多飲酒。坐畢歸，行數里，昕卒頭眩墮車，人扶將還，載歸家中，宿死。故督郵頓子獻得病已差，詣佗視脈曰：尚虛未得復，勿爲勞事，御内即死。臨死當吐舌數寸。其妻聞其病除，從百餘里來省之，止宿交接。中間三日，發病一如佗言。督郵徐毅得病，佗往省之，毅謂佗曰：昨使醫曹吏劉租針胃管訖，便苦欬嗽，欲臥不安。佗曰：刺不得胃管，誤中肝也。食當日減，五日不救。遂如佗言。東陽陳叔山小男二歲得疾，下利常先啼，日以羸困。問佗，佗曰：其母懷軀，陽氣内養，乳中虛冷，兒得母寒，故令不時愈。佗與四物女宛丸，十日即除。彭城夫人夜之廁，蠆螫其手，呻呼無賴。佗令温湯近熱，漬手其中，卒可得寐。但旁人數爲易湯，湯令煖之，其旦即愈。軍吏梅平得病，除名還家，家居廣陵，未至二百里，止親人舍。有頃，佗偶至主人許，主人令佗視平，佗謂平曰：君早見我，可不至此。今疾已結，促去，可得與家相見。五日卒。應時歸，如佗所刻。佗本作士人，以醫見業，意常自悔。後太祖親理，得病篤重，使佗專視。佗曰：此近難濟，恒事攻治，可延歲月。佗久遠家思歸，因曰：當得家書，方欲暫還耳。到家辭以妻病，數乞期不反。太祖累書呼，又勑郡縣發遣，佗恃能厭食事，猶不上道。太祖大怒，使人往檢：若妻信病，賜小豆四十斛，寬假限日；若其虚詐，便收送之。於是傳付許獄，考驗首服。荀彧謂曰：佗術實工，人命所縣，宜含宥之。太祖曰：不憂，天下當無此鼠輩邪？遂考究佗。佗死後，太祖頭風未除，太祖曰：佗能愈此小人養吾病，欲以自重，然吾不殺此子，終當不爲吾斷此根原耳。及後，愛子倉舒病困，太祖歎曰：吾悔殺華佗，令此兒彊死也。

按《佗别傳》：人有見山陽太守廣陵劉景宗説，數見華佗，見其療病平脈之候，其驗若神。琅邪劉勳爲河内太守，有女年幾二十，左脚膝里上有瘡，癢而不痛，瘡發數十日愈，愈已復發，如此七八年，迎佗使視。佗曰：易療之。當得稻糠色犬一頭，好馬三匹，以繩繫犬頸，使走馬牽犬，馬極輒易，計馬走犬三十餘里，犬不能行，復令步人拖曳，計向五十餘里。乃以藥飲女，女即安臥不知人，因取犬斷腹，近後脚之前，所斷之處，向瘡口令去二三寸停之。須臾，有若蛇者從瘡中出，便以鐵錐貫蛇頭，蛇在皮中摇動良久，須臾不動，牽出長三尺許，純是蛇，但有眼處而無瞳子，又逆鱗耳。以膏散著瘡中，七日愈。又有人苦頭眩，頭不得舉，目不得視。積年，佗使悉解衣倒懸，令頭去地一二寸，濡布拭身體，令周匝，候視諸脈盡出五色。佗令弟子數人，以鈹刀決脈，五色血盡，視赤血出乃下，以膏摩被覆，汗出周匝，飲以葶藶犬血散，立愈。又有婦人長病經年，世謂寒熱注病者也。冬十一月中，佗令坐石槽中，且用寒水汲灌，云當滿百。始七八灌，戰欲死，灌者懼，欲止。佗令滿數。至將八十灌，熱氣乃蒸出，囂囂高二三尺。滿百灌，佗乃燃火温牀，厚覆，良久汗洽出，著粉汗糝便愈。又有人病腹中半切痛，十餘日中，鬚眉墮落。佗曰：是脾半腐，可刳腹養療也。佗便飲藥令臥，破腹視脾半腐壞，刮去惡肉，以膏敷創，飲之藥，百日平復也。又有人病脚躄不能行，佗切脈便使解衣，點背數十處，相去一寸或五寸，從邪不相當，言灸此各七壯，灸創愈即行也。後灸愈。灸處夾脊一寸上下行，端直均調如引繩也。吴普從佗學，微得其方，魏明帝呼之，使爲禽戲。普以年老手足不能相及，粗以其法語諸醫。普今年將九十，耳不聾，目不冥，牙齒完堅，飲食無損。青黏者，一名地節，一名黃芝，主理五臟，益精氣，本出於迷入山者，見仙人服之以告佗。佗以爲佳，語阿，阿又秘之。近者人見阿之壽而氣力强盛，怪之，遂責所服食。因醉亂誤道之。法一施，人多服者，皆有大驗。本字書無黏字，相傳音女廉反。然今人無識此者，甚可恨惜。

按《魏志》：故甘陵相夫人，有身六月，腹痛不安。佗視脈曰：胎已死。使人手摸知所在，在左則男，在右則女。人云在左，於是爲湯下之，果下男形，即愈。縣吏尹世苦四肢煩，口中乾，不欲聞人聲，小便不利。佗曰：試作熱食，得汗即愈；不汗，後三日死。即作熱食而汗不出。佗曰：臟氣已絶於內，當啼泣而絶。果如佗言。府吏倪尋、李延俱頭痛身熱，所苦正同。佗曰：尋當下之，延當發汗。或難其異，佗曰：尋外實，延內實，故療之宜殊。即各與藥，明旦并起。

按鄧處中《中藏經》序：華先生諱佗，字元化。性好恬淡，喜味方書，多遊名山幽洞，往往有所遇。一日，因酒息於公宜山古洞前，忽聞人論療病之法。先生訝其異，潛逼洞竊听。須臾，有人云：華生在邇，術可付焉。復有一人曰：此生性貪，不憫生靈，安得付也？先生不覺愈駭，躍入洞，見二老人，衣木皮，頂草冠。先生躬趨左右而拜曰：適聞賢者論方術，遂乃忘歸。況濟人之道，素所好爲，所恨者，未遇一法可以施驗，徒自不足耳。願賢者少察愚誠，乞與開悟，終身不負恩。首坐先生云：術亦不惜，恐異日與子爲累。若無高下，無貧富，無貴賤，不務財賄，不憚勞苦，矜老恤幼爲急，然後可脱子禍。先生再拜謝曰：賢聖之語，一一不敢忘，俱能從之。二老笑指東洞云：石牀上有書一函，子自取之，速出吾居！勿示俗流！宜秘密之。先生時得書，回首已不見老人。先生懾怯離洞，忽然不見，雲奔雨瀉，石洞摧塌。既覽其方，論多奇怪，從兹施試，無不神效。先生未六旬，果爲魏所戮，老人之言，預有斯驗。余乃先生外孫也，因弔先生寢室，夢先生引余坐，語：《中藏經》，真活人法也，子可取之，勿傳非人！余覺驚怖不定，遂討先生舊物，獲石函一具，開之得書一帙，乃《中藏經》也。予性拙於用，復授次子思，因以志其實。甲寅秋九月序。

按皇甫謐《甲乙經》序：漢有華佗，奇方異治，施世者多不能盡記其本末。若知直祭酒劉季琰病發於畏惡，治之而瘥，云：後九年季琰病應發，發當有感，仍本於畏惡，病動必死。終如其言。佗性惡矜技，終以戮死。

按《獨異志》：魏華佗善醫。嘗有郡守病甚，佗過之，郡守令佗診候，佗退，謂其子曰：使君病有異於常，積瘀血在腹中，當極怒嘔血，即能去疾，不爾無生矣。子宜盡言使君之愆，我疏而責之。其子曰：若獲愈，何謂不言！於是具以父從來所爲乖誤者，盡示佗，佗留書責罵之。父大怒，發吏捕佗，佗不至，遂嘔黑血升餘，其疾乃平。又有女子極美麗，過時不嫁，以右膝常患一瘡，膿水不絶，華佗過其父，問之，佗曰：使人乘馬牽一栗色狗走三十里，歸而熱截右足，拄瘡上，俄有一赤蛇從瘡出而入犬足中，其疾遂平。

按《志怪》：後漢末，有得心腹瘕病，晝夜切痛，臨終，勑其子曰：我氣絶後，可剖視之。其子不忍違言，剖之得一銅鎗，容數合許。後華佗聞其病而解之，因出巾箱中藥以投鎗，鎗即成酒焉。

按《襄陽府志》：華佗洞曉醫方，年百餘歲，貌有壯容。關羽鎮襄陽，與曹仁相拒，中流矢，矢鏃入骨，佗爲之刮骨去毒。後爲曹操所殺。

李當之

按《古今醫統》：李當之，華佗弟子，少通醫經，得佗之傳，尤爲精工。

吴普

按《後漢書》華佗傳：廣陵吴普從佗學，依準佗療，多所全濟。佗語普曰：人體欲得勞動，但不當使極耳。動摇則穀氣得消，血脈流通，病不得生，譬如户樞，終不朽也。是以古之仙者，爲導引之事，熊經鴟顧，引挽腰體，動諸關節，以求難老。吾有一術，名五禽之戲，一曰虎，二曰鹿，三曰熊，四曰猿，五曰鳥，亦以除疾，兼利蹏足以當引導。體有不快，起作一禽之戲，怡而汗出，因以著粉，身體輕便而欲食。普施行之，年九十餘，耳目聰明，齒牙完堅。

按《佗别傳》：吴普從佗學，微得其方。魏明帝呼之使爲禽戲，普以年老，手足不能相及，粗以其法語諸醫。普年將九十，耳不聾，目不冥，牙齒完堅，飲食無損。

樊阿

按《後漢書》華佗傳：彭城樊阿從佗學，善針術。凡醫咸言背及胷臓之間，不可妄針，針之不可過四分。而阿針背入一二寸，巨闕胷臓乃五六寸，而病皆瘳。阿從佗求方，可服食益於人者，佗授以漆葉青黏散，漆葉屑一斗，青黏十四兩，以是爲率。言久服去三蟲，利五臓，輕體，使人頭不白。阿從其言，壽百餘歲。漆葉處所而有，青黏生於豐沛彭城及朝歌間。

魏

句驪客

按《酉陽雜俎》：魏時有句驪客善用針，取寸髪斬爲十餘段，以針貫取之，言髪中虚也。其妙如此。

封君達

按《神仙傳》：封君達，年百餘歲，往來鄉里，視之年三十許人，常騎青牛行。聞有疾病死者，識與不識，遇便以藥治之，應手皆愈。不以姓字語人，能乘青牛，故號青牛道士。

按《古今醫統》：封君達，隴西人，號青牛道士。服黄連五十餘年，又入鳥鼠山服汞，百歲如童。常騎青牛，有病殆死者，藥之即活。以衛矛之術授魏武，入陣不傷。後入丘山仙去云。

吴

董奉

按《三國志》士燮傳注：燮嘗病死已三日，仙人董奉以丸藥與服，以水含之，捧其頤摇消之，食頃，即開目動手，顔色漸復，半日能起坐，四日復能語，遂復常。奉字君異，候官人也。

按《神仙傳》：董奉者，字君異，候官人也。吴先主時，有少年爲奉本縣長，見奉年四十餘，不知其道，罷官去。後五十餘年，復爲他職行經候官，諸故吏人皆老，而奉顔貌一如往日，問言：君得道邪？吾昔見君如此，吾今已皓首，而君轉少何也？奉曰：偶然耳。又士燮爲交州刺史，得毒病死，死已三日。奉時在彼，乃往與藥三丸，内在口中，以水灌之，使人捧舉其頭，摇而消之。須臾手足似動，顔色漸還，半日乃能起坐，後四日乃能語，云：死時奄忽如夢，見有十數烏衣人，來收燮上車去，入大赤門，徑以付獄，獄各一户，户纔容一人，以燮内一户中，乃以土從外封塞之，不復見外光，恍忽聞户外人言云，太乙遣使來召士燮，又聞除其户土，良久引出，見有車馬赤蓋，三人共坐車上，一人持節呼燮上車，將還至門而覺。燮遂活。因起謝曰：某蒙大恩，何以報效？乃爲奉起樓於庭中。奉不食他物，唯啖脯棗，飲少酒，燮一日三度設之。奉每來飲食，或如飛鳥騰空來坐，食了飛去，人每不覺。如是一年餘，辭燮去。燮涕泣留之不住。燮問：欲何所之？莫要大船否？奉曰：不用船，唯要一棺器耳。燮即爲具之。至明日日中時，奉死，燮以其棺殯埋之。七日後，有人從容昌來奉見囑云：爲謝燮加自愛理。燮聞之，乃起殯，發棺視之，唯存一帛，一面畫作人形，一面丹書作符。後還豫章，廬山下居，有一人中有癘疾垂死，載以詣奉，叩頭求哀之。奉使病人坐一房中，以五重布巾蓋之，使勿動。病者云：初聞一物來舐身，痛不可忍，無處不咂，量此舌廣一尺許，氣息如牛，不知何物也。良久物去，奉乃使往池中，以水浴之，遣去，告云：不久當愈，勿當風！十數日，病者身赤無皮，甚痛，得水浴，痛即止；二十日皮生即愈，身如凝脂。後忽大旱，縣令丁士彦議曰：聞董君有道，當能致雨。乃自齎酒脯見奉，陳大旱之意，奉曰：雨易得耳。因視屋曰：貧道屋皆見天，恐雨至何堪？令解其意，曰：先生但致雨，當爲立架好屋。明日，士彦自將人吏百餘輩，運竹木起屋立成，方聚土作泥，擬數里取水，奉曰：不須爾，暮當大雨。乃止。至暮即大雨，高下皆平，方民大悦。奉居山不種田，日爲人治病，亦不取錢。重病愈者，使栽杏五株，輕者一株，如此數年，得十萬餘株，鬱然成林。乃使山中百禽羣獸游戲其下，卒不生草，常如芸治也。後杏子大熟，於林中作一草倉，示時人曰：欲買杏者，不須報奉，但將穀一器置倉中，即自往取一器杏去。常有人置穀來少而取杏去多者，林中羣虎出吼逐之，大怖，急挈杏走路傍，傾覆，至家量杏，一如穀多少。或有人偷杏者，虎逐之到家，嚙至死。家人知其偷杏，乃送還奉，叩頭謝過，乃却使活。奉每年貨杏得穀，旋以賑救貧乏，供給行旅不逮者，歲二萬餘人。解縣令有女爲精邪所魅，醫療不效，乃投奉治之，若得女愈，當以侍巾櫛。奉然之，即召得一白鼉，長數丈，陸行詣病者門，奉使侍者斬之，女病即愈。奉遂納女爲妻。久無兒息，奉每出行，妻不能獨住，乃乞一女養之，年十餘歲。奉一日聳身入雲中去，妻與女猶存其宅，賣杏取給，有欺之者，虎還逐之。奉在人間三百餘年乃去，顏狀易覺也。又有《明堂孔穴針灸治要》，皆黄帝岐伯選事也。

按《南康府志》：董奉，字君異，候官人。有道術，隱廬山爲人治病，不受謝，惟令種杏一株，數年成林。杏熟易穀，以濟貧民。永嘉中仙去。今廬山杏林，乃其遺蹟。

負局先生

按《列仙傳》：負局先生者，莫知姓名，負磨鏡局。循吴中磨鏡，遇人輒問得無有疾苦乎？有，即出紫丸赤丸與之，病無不差。如此數年後，吴有大疫，先生家至户到與藥，活數萬人。後上吴山絶頂，與人語曰：吾還蓬萊山，爲汝曹下神水愈病。既去，一日，崖頭有水，色白，從石間流下，病者服之，果驗。

呂博　按《攖寧集》又名廣，未知孰是，故并録俟考〔一〕

按《玉匱經》序：呂博少以醫術知名，善診脈論疾，多所著述。吴赤烏二年，爲太醫令。撰《玉匱針經》及註《八十一難經》，大行於代。

按《攖寧集》：呂廣，吴太醫令，著《難經註解》。

葛仙公　鄭隱　鮑元

按《晉書》葛洪傳：洪從祖元吴時學道得仙，號曰葛仙公。以其煉丹秘術，授弟子鄭隱。洪就隱學，悉得其法焉。後以師事南海太守上黨鮑元，元亦内學，逆占將來。見洪深重之。洪傳元業，兼綜練醫術。

晉

王叔和

按皇甫謐《甲乙經》序：漢張仲景論廣伊尹湯液爲數十卷，用之多驗。近代太醫令王叔和撰次仲景選論甚精，指事施用。按《七略》藝文志：《黄帝内經》十八卷。今有《針經》九卷，《素問》九卷，二九十八卷，即《内經》也。亦有所亡失，其論遐遠，然稱述多而切事少，有不編次。比按倉公傳其學皆出於《素問》，論病精微。九卷是原本經脈，其義深奥，不易覺也。又有《明堂孔穴針灸治要》，皆黄帝岐伯選事也。

按高湛《養生論》：王叔和，性沉靜，好著述，考覈遺文，採摭羣論，撰成《脈經》十卷；編次張仲景方論，編爲三十六卷，大行於世。

註〔一〕按《攖寧集》……故并録俟考　原本脱，據光緒本補。

按甘伯宗《名醫傳》：晉王叔和，高平人，爲太醫令。性度沉静，通經史，窮研方脈，精意診切，洞識修養之道，撰《脈經》十卷，《脈訣》四卷，《脈賦》一卷。仲景作《傷寒論》錯簡，迨叔和撰次成序，得成全書。

皇甫謐

按《晉書》本傳：皇甫謐，字士安，幼名静，安定朝那人。居貧，躬自稼穡，帶經而農，遂博綜典籍百家之言。沉静寡欲，始有高尚之志，以著述爲務，自號元晏先生，著禮樂聖真之論。後得風痺疾，猶手不輟卷，究賓主之論，以解難者，名曰釋勸。曰：若黄帝創制於九經，岐伯剖腹以蠲腸，扁鵲造號而尸起，文摯徇命於齊王，醫和顯術於秦晉，倉公發秘於漢皇，華佗存精於獨識，仲景垂妙於定方，徒恨生不逢乎若人，故乞命訴乎明王。武帝頻下詔，敦逼不已，并不應。太康三年卒，時年六十八。所著詩賦誄頌論難甚多。又撰《帝王世紀》、《年歷》、《高士》、《逸士》、《列女》等傳，元晏春秋，并重於世。

按謐自序《甲乙經》：按《黄帝内經》十八卷，今《針經》九卷，《素問》九卷，其義深奥；又有《明堂孔穴針灸治要》，三部同歸，文多重復，錯互非一。甘露中，吾病風加苦聾百日，方治要皆淺近，乃撰三部，使事類相從，删其浮辭，去其重復，論其精要，至爲十二卷。《易》曰：觀其所聚，而天地之情事見矣。況物理乎！事類相從，聚之義也。夫受先人之體，有八尺之軀，而不知醫事，此所謂遊魂耳。若不精通於醫道，雖有忠孝之心，仁慈之性，君父危困，赤子塗地，無以濟之。此固聖賢所以精思極論盡其理也。由此言之，焉可忽乎？其本論其文有理，雖不切於近事，不甚删也。若必精要，俟某閒暇，當撰覈以爲教經云爾。

按《古今醫統》：皇甫謐得風痺疾，因而學醫，集覽經方，手不釋卷，遂盡其妙。所著《甲乙經》及《針經》行世。

李子豫

按《搜神記》：李子豫，不知何許人，少善醫方，當代稱其通神。時許永爲豫州刺史，其弟患心腹痛十餘年，殆死。忽一日夜間，自屏風後有鬼謂腹中鬼曰：何不速殺之？明日，李子豫從此過，以赤丸殺汝，汝其死矣！腹中鬼對曰：我不畏之。於是使人候子豫。子豫至，未入門，患者自聞腹中有呻吟聲。及子豫入視，曰：鬼病也。遂出八毒赤丸與服。須臾，腹中雷鳴疏轉，大利數行，遂愈。今八毒赤丸是也。

程　據

按《古今醫統》：程據，不知何郡人，志性沉毅，雅有度量，少以醫術知名，爲太醫令。

張　華

按《古今醫統》：張華，字茂先，范陽方城人。學業優博，辭藻温麗，精於經方本草診論，工奇理療多效。

裴　頠

按《晉書》裴秀傳：秀子頠，字逸民，宏雅有遠識，博學稽古，兼明醫術。荀勖之修律度也，檢得古尺，短世所用四分有餘。頠上言宜改諸度量，若未能悉革，可先改太醫權衡，此若差違，遂失神農岐伯之正，藥物輕重，分兩乖互，所可傷夭，爲害尤深。古壽考而今短折者，未必不由此也。卒不能用。

按《古今醫統》：裴頠，河東人，多學術，善醫經診處，通明方藥，精富於時，名臣碩學，咸敬服之。官至尚書僕射。

支法存[一]

按《千金方》序：支法存，嶺表僧人，少以聰慧入道，長以醫術擅名。自永嘉南渡，晉朝士夫，不習水土，

註〔一〕支法存　查《千金》序言中無支法存之記載。按《千金》卷七風毒脚氣論風毒狀云：考諸經方往往有脚弱之論，而古人少有此疾。自永嘉南度，衣纓士人多有遭者。嶺表江東有支法存、仰道人等，并留意經方，偏善斯術，晉朝仕望，多獲全濟，莫不由此二公。

所患皆軟脚之疾，染者無不斃踣，惟法存能拯濟之，天下知名。

阮　侃

按《古今醫統》：阮侃，字德如，陳留尉氏人，以秀才爲郎，博學方技，無不通會，於本草經方治療之法，尤所耽尚。官至河内太守。

張　苗

按《古今醫統》：張苗，不知何郡人，雅好醫術，善消息診脈，爲時所重。陳廩丘得疾，連服藥，特發汗不出。或曰汗不出者死。苗教以燒地加桃葉於上蒸之，即得大汗而愈。

于法開

按《紹興府志》：于法開，好仙釋，從支遁避居剡，更學醫，醫術明解。嘗旅行，暮投主人，其家妻臨産而兒積日不墮。法開曰：此易治耳。殺一肥羊，食十餘臠而針之，須臾兒下，羊膋裹兒出。

蔡　謨

按《古今醫統》：蔡謨，字道明，陳留考城人也。以儒道自達，吏治知名，有道風。性尚醫學，常覽本草方書，手不釋卷。授揚州刺史。

殷　浩

按《醫學入門》：殷浩，妙解經脈，著方書。

范汪

按《古今醫統》：范汪，字元平，潁陽人。少孤，依外家新野庾氏，廬於園中，布衣蔬食，燃薪寫書，寫畢，誦讀亦遍，遂博通百家之言。性仁愛，善醫術，嘗以診恤爲事，凡有疾，不以貴賤皆治之，所活十愈八九。撰方書百餘卷。

宫泰

按《古今醫統》：宫泰，不知何郡人，好醫術，有一藝長於己者，必千里求之。善診諸病，療上氣尤奇異。製三物散方，治喘欬氣逆最效，世所貴云。

劉德

按《古今醫統》：劉德，彭城人，少以醫方自達，長以才術知名，切治衆疾，隨手而愈。官至太醫院校尉。

史脱

按《古今醫統》：史脱，不知何郡人，氣性沉毅，志行敦簡，善診候，明消息，多辨論，治疸證爲最高。官拜太醫院校尉。

鄞邵

按《古今醫統》：鄞邵，不知何郡人，性聰明，有才術，本草經方，誦覽無不通究，裁方治療，有出衆見。製五石散、礬石散等方，晉朝士大夫，無不敬服。

殷仲堪

按《晉書》本傳：殷仲堪，陳郡人也。父師驃騎諮議參軍晉陵太守沙陽男。仲堪能清言，善屬文，每云：三日不讀道德經，便覺舌本間强。其談理與韓伯康齊名，士咸愛慕之。父病積年，仲堪衣不解帶，躬學醫術，究其精妙，執藥揮淚，遂眇一目，居喪哀毁，以孝聞。服闋，孝武帝召爲太子中庶子，甚相親愛。仲堪父嘗患耳聰，聞牀下蟻動，謂之牛斗，帝素聞之，而不知其人，至是從容問仲堪曰：患此者爲誰？仲堪流涕而起曰：臣進退維谷。帝有愧焉，授仲堪都督荆益寧三州軍事，振威將軍荆州刺史假節鎮江陵，後爲桓元兵所逼，令自殺。仲堪少奉天師道，又精心事神，不吝財賄，而怠行仁義，嗇於周急，及元來攻，猶勤請禱，然善取人情，病者自爲診脈分藥，而用計倚伏煩密，少於鑒略，以至於敗。

葛洪

按《晉書》本傳：葛洪，字稚川，丹陽句容人也。好神仙導養之法，從祖元吴時學道得仙，號曰葛仙公，以其煉丹秘術，授弟子鄭隱。洪就隱學，悉得其法焉。後以師事南海太守上黨鮑元，元亦内學，逆占將來，見洪深重之。洪傳元業，兼綜練醫術。凡所著撰，皆精覈是非，而才章富贍。洪見天下已亂，禮辟皆不赴，以年老欲煉丹以祈遐壽，聞交阯出丹，求爲句漏令。帝以洪資高不許，洪曰：非欲爲榮，以有丹耳。帝從之，洪遂將子姪俱行，乃止羅浮山煉丹。著《金匱藥方》一百卷，《肘後備急方》四卷。

按《古今醫統》：葛洪，字稚川，丹陽人，自號抱朴子。廣覽羣書諸子百家之言，下至雜文，誦記萬卷。好神仙導引之法，煉丹以期遐年。所著有《神仙傳》，史集五經諸史百家之言，《金匱方》、《肘後方》百卷。年八十餘，人言尸解仙去。

許　遜

按《古今醫統》：許遜，字敬之，爲旌陽縣令。時郡民患疫，十死八九，敬之以神方拯濟，符呪所及，皆登時愈。至於沉痾，亦無不愈者。傳聞於他郡，有疾者連路而求療，日以千計。敬之於是標竹於郭外十里之江，置符於中，令飲皆愈。老稚羸憊之不能至者，汲水歸以飲之，皆獲痊愈。積功成道，白日飛昇。

宋

徐　熙

按《南史》張邵傳：東海徐熙，濮陽太守，好黄老，隱於秦望山。有道士過求飲，留一瓠𤬪與之曰：君子孫宜以道術救世，當得二千石。熙開之，乃《扁鵲鏡經》一卷，因精心學之，遂名震海内。

蘇　家

按《千金方》：中古巫妨《小兒顱顖經》。小兒方逮於晉宋江左，推諸蘇家，傳習有驗，流於人間。

徐秋夫

按《南史》張邵傳：徐熙生子秋夫，彌工其術，仕至射陽令。嘗夜有鬼呻聲，甚悽愴，秋夫問何須？答言：姓某，家在東陽，患腰痛死，雖爲鬼，痛猶難忍，請療之。秋夫曰：云何厝法？鬼請爲芻人，按孔穴針之。秋夫如言，爲灸四處，又針肩井三處，設祭埋之。明日，見一人謝恩，忽然不見。當世服其通靈。

按《江南通志》：徐秋夫工醫善針，鹽城人，爲射陽令。夜聞鬼聲，呻吟甚苦，叱問之曰：身是斛律斯，雖死患腰痛，聞君善醫，求拯拔。徐曰：汝鬼也，術何從施？曰：以草束形，呼我名治之。如其言，下二針。里人夜聞鬼來謝云：疾已愈。時謂其術能通神。

徐道度 徐叔嚮

按《南史》張邵傳：徐秋夫生道度、叔嚮，皆能精其業。道度有脚疾不能行，宋文帝令乘小輿入殿，爲諸皇子療疾，無不絶驗。位蘭陵太守。宋文帝云：天下有五絶而皆出錢唐，謂杜道鞠彈棋，范悦詩，褚欣遠模書，褚引圍棋，徐道度療疾也。

羊欣

按《宋書》本傳：羊欣，字敬元，素好黄老，嘗自書章，有病不服藥，飲符水而已。兼善醫術，撰《藥方》十卷。

按《古今醫統》：羊昕，字敬元，好文藝，敦方藥，莅事詳審，治疾尤精，能以拯濟奇功。累遷中散大夫義興太守。

薛伯宗

按《南史》張邵傳：時薛伯宗善徙癰疽。公孫泰患背，伯宗爲氣封之，徙置齋前柳樹上，明旦癰消，樹邊便起一瘤如拳大，稍稍長二十餘日，瘤大膿爛，出黄赤汁斗餘，樹爲之痿損。

僧深〔一〕

按《千金方》序：僧深，宋齊間人，少以醫術鳴，善療脚軟之疾，當時所服。撰録支法存等書諸家舊方三

註〔一〕僧深 查《千金》序言中無僧深之記載。按《千金》卷七風毒脚氣論風毒狀云：又宋齊之間有釋門深師，師道人述法存等諸家舊方爲三十卷，其脚弱一方，近百餘首。

十餘卷，經用多效，時人號曰深公方云。

秦承祖

按《古今醫統》：秦承祖，不知何郡人，性耿介而精於方藥，不分貴賤，咸治療之如一。

劉涓子

按《古今醫統》：劉涓子，不知何郡人。晉末於丹陽郊外射獵，忽有物高二丈許，因射而中之，走如電激，聲如風雨，夜不敢追。明日，率弟子數十人尋其蹤跡。至山下，見一小兒云：主人昨夜爲劉涓子所射，取水以洗瘡。因問小兒主人爲誰？答曰：是黄老鬼。乃窺小兒還。將至，聞擣藥聲，遥見三人，一人卧，一人閲書，一人擣藥。即齊聲呼突而前，三人并走，止遺一帙癰疽方，并一臼藥，涓子得之。從宋武帝北征，有被金瘡者，以藥塗之，隨手而愈。論者謂聖人作事，天必助之，天以此方授武帝也。演爲十卷，號曰《鬼遺方》云。

南齊

褚澄

按《南齊書》褚淵傳：淵弟澄，字彦道。初湛之尚始安公主，薨，納側室郭氏，生淵；後尚吴郡公主，生澄。淵事主孝謹，主愛之。湛之亡，主表淵爲嫡。澄尚宋文帝女廬江公主，拜駙馬都尉，歷官清顯，善醫術，建元中爲吴郡太守。豫章王感疾，太祖召澄爲治，立愈，尋遷左民尚書。淵薨，澄以錢萬一千，就招提寺，贖太祖所賜淵白貂坐褥，壞作裘及纓；又贖淵介幘犀帶，及淵常所乘黄牛。永明元年，爲御史中丞袁彖所奏，免官禁錮，見原遷侍中，領右軍將軍，以勤謹見知，其年卒。澄女爲東昏皇后。永元元年，追贈金紫光禄大夫。

按《南史》本傳：褚澄爲吴郡太守，百姓李道念以公事到，澄見謂曰：汝有重疾。答曰：舊有冷疾，至今五年，衆醫不差。澄爲診脈，謂曰：汝病非冷非熱，當是食白瀹鷄子過多所致。令取蘇一升煮服之。始一服，乃吐得一物如升，涎裹之動，開看是鷄雛，羽翅爪距具足，能行走。澄曰：此未盡。更服所餘藥，又吐得如向者鷄十三頭而病都差，當時稱妙。

按《河南通志》：褚澄，陽翟人，所著醫論十篇，世稱《褚氏遺書》。

按《古今醫統》：《褚氏遺書》，謂女人脈反男子，以心肺候兩尺。此其妄謬，疑後人托名以欺人，學者審之！

徐文伯

按《南史》張邵傳：徐道度生文伯，叔嚮生嗣伯。文伯亦精其業，兼有學行，倜儻不屈意於公卿，不以醫自業。融謂文伯、嗣伯曰：昔王微嵇叔夜并學而不能，殷仲堪之徒，故所不論，得之者由神明洞徹，然後可至，故非吾徒所及。且褚侍中澄當貴，亦能救人疾，卿此更成不達。答曰：惟達者知此可崇，不達者多以爲深累。既鄙之，何能不恥之！文伯爲效，與嗣伯相埒。宋孝武路太后病，衆醫不識。文伯診之曰：此石搏小腸耳。乃爲水劑消石湯，病即愈。除鄱陽王常侍，遺以千金，旬日恩意隆重。宋明帝宫人患腰痛牽心，每至輒氣欲絶，衆醫以爲肉癥。文伯曰：此髪癥。以油投之，即吐得物如髪，稍引之長三尺，頭已成蛇，能動，挂門上，適盡，一髪而已。病都差。宋後廢帝出樂遊苑門，逢一婦人有娠，帝亦善診之，曰：此腹是女也。問文伯，曰：腹有兩子，一男一女。男左邊青黑，形小於女。帝性急，便欲使剖。文伯惻然曰：若刀斧恐其變異，請針之，立落。便瀉足太陰，補手陽明，胎便應針而落，兩兒相續出，如其言。

徐嗣伯

按《南齊書》褚淵傳：時東陽徐嗣妙醫術，有一傖父冷病積年，重茵累褥，牀下設爐火猶不差。嗣爲作治，盛冬月令傖父祼身坐石上，以百瓶水從頭自灌，初與數十瓶，寒戰垂死，其子弟相守垂泣；嗣令滿數，得七八十瓶後，舉體出氣如雲蒸；嗣令徹牀去被，明日立能起行。云，此大熱病也。又春月出南籬門戲，聞笪屋中有呻吟聲，嗣曰：此病甚重，更二日不治必死。乃往視，一姥稱舉體痛，而處處有黭黑無數。嗣還煮升餘湯，送令服之。姥服竟，痛愈甚，跳投牀者無數。須臾，所黭處皆拔出長寸許，乃以膏塗諸瘡口，三日而復。云此名釘疽也。事驗甚多，過於澄矣。

按《南史》張邵傳：徐嗣伯，字叔紹，有孝行，善清言，位正員郎諸府佐，彌爲臨川王映所重。時直閤將軍房伯玉服五石散十許劑無益，更患冷，夏日常覆衣，嗣伯爲診之曰：卿伏熱，應須以水發之，非冬月不可。至十一月，冰雪大盛，令二人夾捉伯玉，解衣坐石，取冷水從頭澆之，盡二十斛。伯玉口噤氣絶，家人啼哭請止。嗣伯遣人執杖防閑，敢有諫者撾之。又盡水百斛，伯玉始能動，而見背上彭彭有氣，俄而起坐曰：熱不可忍，乞冷飲。嗣伯以水與之，一飲一升，病都差。自爾恒發熱，冬月猶單褌衫，體更肥壯。常有嫗人患滯冷，積年不差，嗣伯爲診之曰：此尸注也，當取死人枕煮服之乃愈。於是往古冢中取枕，枕已一邊腐缺，服之即差。後秣陵人張景年十五，腹脹面黃，衆醫不能療，以問嗣伯。嗣伯曰：此石蛔耳，極難療，當死人枕煮服之。依語煮枕，以湯投之，得大利，并蛔蟲頭堅如石五升，病即差。後沈僧翼患眼痛，又多見鬼物，以問嗣伯。嗣伯曰：邪氣入肝，可覓死人枕，煮服之竟，可埋枕於故處。如其言又愈。王晏問之曰：三病不同，而皆用死人枕而俱差，何也？答曰：尸注者，鬼氣伏而未起，故令人沉滯，得死人枕投之，魂氣飛越，不得附體，故尸注可差。石蛔者，久蛔也，醫療既僻，蛔中轉堅，世間藥不能遣，所以須鬼物驅之，然後可散，故令煮死人枕也。夫邪氣入肝，故使眼痛而見魍魎，須邪物以鉤之，故用死人枕也；氣因枕去，故令埋於冢間也。又春月，出南籬間戲，聞笪屋中有呻聲，嗣伯曰：此病甚重，更二日不療必死。乃往視，見一老姥稱體痛而處處有黭黑無數。嗣伯還煮斗餘湯，送令服之。服訖，痛勢愈甚，跳投牀者無數，須臾，所黭處皆拔出釘長寸許，以膏塗諸瘡口，三日而復。云此名釘疽也。

徐雄

按《南史》張邵傳：徐文伯，子雄，亦傳家業，尤工診察，位奉朝請，能清言，多爲貴遊所善。事母孝謹，母終，毁瘠幾至自滅。俄而兄亡，扶杖臨喪，撫膺一慟，遂以哀卒。

顧歡

按《吴均齊春秋》：顧歡，字元平，吴都人也。隱於會稽山陰白石村。歡宿性仁愛，素有道風。其濟人也，或以禳厭而多全護。有病者造之，歡問君家有書乎？答曰：惟有《孝經》三篇。歡曰：取置病人枕邊，恭敬之當自瘥。如言果愈。後問其故，歡曰：善禳禍，正勝邪故爾。

脚腫醫

按《齊諧録》：有范光禄者，得病，兩脚并腫，不能飲食。忽有一人，不自通名，徑入齋中，坐於光禄之側。光禄謂曰：先不識君，那得見詣？答云：佛使我來理君病也。光禄遂發衣示之，因以刀針腫上，倏忽之間，頓針兩脚及膀胱百餘下，出黄膿水三升許而去。至明日，并無針傷而患漸愈。

徐玉

按《千金方》：齊有徐玉者，有《小兒方》三卷，故今之學者，頗得傳授。然徐氏位望隆重，詳其方意，不甚深細。

梁

許道幼

按《隋書》許智藏傳：智藏祖道幼，嘗以母疾，遂覽醫方，因而究極，世號名醫。戒其諸子曰：爲人子者，嘗膳視藥，不知方術，豈謂孝乎？由是世相傳授。仕梁官至散騎員外侍郎。

古今圖書集成醫部全録卷五百六

醫術名流列傳

北魏

徐謇

按《魏書》本傳：徐謇，字成伯，丹陽人。家本東莞，與兄文伯等皆善醫藥。謇因至青州，慕容白曜平東陽獲之，表送京師。顯祖欲驗其所能，乃置諸病人於幕中，使謇隔而脈之，深得病形，兼知色候，遂被寵遇，爲中散，稍遷内侍長。文明太后時問治方，而不及李修之見任用也。謇合和藥劑，攻救之驗，精妙於修，而性甚秘忌，承奉不得其意者，雖貴爲王公，不爲措療也。高祖後知其能，及遷洛，稍加眷幸，體小不平，及所寵馮昭儀有疾，皆令處治。又除中散大夫，轉右軍將軍侍御師。謇欲爲高祖合金丹，致延年之法，乃入居崧高，採營其物，歷歲無所成，遂罷。二十二年，高祖幸懸瓠，其疾大漸，乃馳驛召謇，令水路赴行所，一日一夜行數百里。至診省下治，果有大驗。高祖體少瘳，内外稱慶。九月，車駕發豫州，次於汝濱，乃大爲謇設大官珍膳，因集百官，特坐謇於上席，遍陳餚觴於前，命左右宣謇救攝危篤振濟之功，宜加酬賚。乃下詔曰：夫神出無方，形稟有礙，憂喜乖適，理必傷生。朕覽萬機，長鍾革運，思芒芒而無怠，身忽忽以興勞。仲秋動痾，心容頓竭，氣體羸瘠，玉几在慮。侍御師右軍將軍徐成伯，馳輪太室，進療汝蕃，方窮丹英，藥盡芝石，誠術兩輪，忠妙俱至，乃令沉痾勝愈，篤瘵克痊，論勤語效，實宜褒録。昔晉武暴疾，程知應增封，辛疢數朝，錢爵大墜。況疾深於曩辰，業難於疇日，得不重加陟賞乎？宜順羣望，錫以山河。且其舊逕高秩，中暫解退，比雖銓用，猶未闕二字準舊量今，事合顯進，可鴻臚卿金鄉縣開國伯，食邑五百户，賜錢一萬貫。又詔曰：錢府未充，須以雜物絹二千匹，雜物一百匹，四十匹出御府，穀二千斛，奴婢十口，馬十匹，一匹出驊騮，牛十頭。所賜雜物奴婢牛馬，皆經内呈。諸親王咸陽王禧等各有別賚，幷至千匹。從行至鄴，高祖猶自發動，謇日夕左右。明年，從詣馬圈，高祖疾勢遂甚，戚戚不怡。每加切誚，又欲加之鞭捶，幸而獲免。高祖崩，謇隨梓宮還洛。謇常有藥餌，及吞服道符，年垂八十，鬢髮不白，力未多衰。正始元年，以老爲光禄大夫，加平北將軍，卒延昌。初贈安東將軍齊州刺史，謚曰靖。

王　顯

按《魏書》本傳：王顯，字世榮，陽平樂平人。自言本東海郯人，王朗之後也。祖父延和中南奔，居於魯郊，又居彭城。伯父安上，劉義隆時板行館陶縣。世祖南討，安上棄縣歸，命與父母俱徙平城，例叙陽都子，除廣寧太守。顯父安道，少與李亮同師，俱學醫業，粗究其術而不及亮也。安上還家樂平，頗參士流。顯少歷本州從事，雖以醫術自通，而明敏有決斷才用。初，文昭太后之懷世宗也，夢爲日所逐，化而爲龍而繞后，后寤而驚悸，遂成心疾。文明太后敕召徐謇及顯等爲后診脈。謇云：是微風入臟，宜進湯加針。顯云：按三部脈非有心疾，將是懷孕生男之象。果如顯言。久之，召補侍御師尚書儀曹郎，號稱幹事。世宗自幼有微疾，久未差愈，顯攝療有效，因是稍蒙盼識。又罷六輔之初，顯爲領軍千烈，間通規策，頗有密功，累遷遊擊將軍，拜廷尉少卿，仍在侍御營進御藥，出入禁内。乞臨本州，世宗曾許之，積年未授，因是聲聞傳於遠近。顯每與人言，時旨已決，必爲刺史，遂除平北將軍相州刺史。尋詔馳驛還京，復掌藥，又遣還州。元愉作逆，顯討之不利，入除太府卿御史中尉。顯前後歷職，所在著稱，糾折庶獄，究其姦回，出内惜慎，憂國如家，及領憲臺，多所彈劾，百寮肅然。又以中尉屬官，不悉稱職，諷求更換，詔委改選，務盡才能。而顯所舉或有請屬，未皆得人，於是衆口諠譁，聲望致損。後世宗詔顯撰藥方三十五卷，頒佈天下，以療諸疾。東宮既建，以爲太子詹事，委任甚厚。世宗每幸東宮，顯常近侍，出入禁中，仍奉醫藥，賞賜累加，爲立館宇，寵振當時。延昌二年秋，以營療之功，封衛南伯。四年正月世宗夜崩，肅宗踐阼，顯參奉璽策，隨從臨哭，微爲憂懼。顯既蒙任遇，兼爲法官，恃勢使威，爲時所疾。朝宰託以侍療無效，執之禁中，詔削爵位。臨執呼冤，直閤以刀鐶撞其腋下，傷中吐血，至右衛府一宿死。始顯布衣爲諸生，有沙門相顯後當富貴，誡其勿爲吏官，吏官必敗，由是世宗時或欲令其遂攝吏部，每殷勤避之。及世宗崩，肅宗夜即位，受璽册，於儀須兼太尉及吏部，倉卒百官不具，以顯兼吏部行事矣。

周澹

按《魏書》本傳：周澹，京兆鄠人也。爲人多方術，尤善醫藥，爲太醫令。太宗嘗苦風頭眩，澹治得愈，由此見寵，位至特進，賜爵成德侯。神瑞二年，京師飢，朝議將遷都於鄴，澹與博士祭酒崔浩進計，論不可之意，太宗大然之曰：惟此二人，與朕意同也。詔賜澹、浩妾各一人，御衣一襲，絹五十匹，綿五十觔。泰常四年卒，謚曰恭。時有河南人陰貞家世爲醫，與澹同受封爵。清河李潭，亦以善針見知。子驢駒襲傳術，延興中，位至散令。

李亮 李元孫　李修

按《魏書》本傳：李修，字思祖，本陽平館陶人。父亮，少學醫術，未能精究。世祖時，奔劉義隆於彭城，又就沙門僧坦研習衆方，略盡其術，針灸授藥，莫不有效。徐兗之間，多所救恤。四方疾苦，不遠千里，竟往從之。亮大爲廳事，以舍病人，停車輿於下。時有死者，則就而棺殯，親往弔視，其仁厚若此。累遷府參軍督護。本郡士門宿官，咸相交昵，車馬金帛，酬賚無貲。修兄元孫，隨畢衆敬赴平城，亦遵父業而不及，以功賜爵義平子，拜奉朝請。修略與兄同，晚入代京，歷位中散令，以功賜爵下蔡子，遷給事中。太和中，常在禁內，高祖文明太后時有不豫，修侍針藥，治多有效，賞賜累加，車服第宅號爲鮮麗，集諸學士及工書者百餘人，在東宮撰諸藥方百餘卷，皆行於世。先是咸陽公高允，雖年且百歲，而氣力尚康，高祖文明太后，時令修診視之，一旦奏言，允脈竭氣微，大命無遠，未幾果亡。遷洛爲前軍將軍，領太醫令。後數年卒。贈威遠將軍青州刺史。子天授襲汶陽令，醫術又不逮父。

崔　彧　崔景哲

按《魏書》本傳：崔彧，字文若，清河東武城人。父勳之，字寧國，位大司馬外兵郎，贈通直郎。彧與兄相如俱自南入國。相如以才學知名，早卒。彧少嘗詣青州，逢隱逸沙門，教以《素問》九卷及《甲乙》，遂善醫術。中山王英子略曾病，王顯等不能療，彧針之，抽針即愈。後位冀州別駕，累遷寧遠將軍。性仁恕，見疾苦，好與治之。廣教門生，令多救療。其弟子清河趙約、渤海郝文法之徒，咸亦有名。彧子景哲豪率，亦以醫術知名，爲大中大夫，司徒長史。

張遠遊

按《古今醫統》：張遠遊，齊人，以醫道知名。尋有詔征，令與術士同合九轉金丹，丹成，顯祖置之玉匣曰：貪人間之樂，不能上天，待我臨死方可服。

北齊

崔季舒

按《北齊書》本傳：崔季舒，字叔正，博陵安平人。少孤，性明敏，涉獵經史，長於尺牘。武成居藩曾病，文宣令季舒療病，備盡心力。季舒大好醫術，天保中於徒所無事，更鋭意研精，遂爲名手，多所全濟，雖位望轉高，未曾懈怠，縱貧賤厮養，亦爲之療。

祖　珽

按《古今醫統》：祖珽，字孝徵，范陽人。博學善文，尤長於醫，當時稱良。

鄧宣文

按《古今醫統》：鄧宣文，不知何郡人。少以醫術名，性方直。除太醫尚藥典御。

馬嗣明

按《北齊書》本傳：馬嗣明，河内人。少明醫術，博綜經方，《甲乙》、《素問》、《明堂》、《本草》，莫不咸誦。爲人診候，一年前知其生死。邢邵子大寶患傷寒，嗣明爲之診，候脈，退告楊愔云：邢公子傷寒不治自差。然脈候不出一年便死，覺之晚，不可治。後數日，楊邢并侍讌内殿，顯祖云：子才兒，我欲乞其隨近一郡，勿以卿子年少未合剖符。讌罷，奏云：馬嗣明稱大寶脈惡，一年内恐死，若其出郡，醫藥難求。遂寢。大寶未期而卒。楊令患背腫，嗣明以煉石塗之便差。作煉石法：以粗黄色石鵝鴨卵大，猛火燒令赤，内淳醋中自屑，頻燒至石盡，取石屑曝乾，擣下簁和醋，以塗腫上無不愈。後遷通直散騎常侍。針灸孔穴，往往與《明堂》不同。從駕往晉陽，至遼陽山中數處，見牓云：有人家女病，若有能治差者，購錢十萬。諸名醫多尋牓至，問病狀，不敢下手，惟嗣明獨治之。其病由云：曾以手將一麥穗，即見一赤物長三寸，似蛇，入其手指中，因驚怖倒地，即覺手臂疼腫，漸及半身俱腫，痛不可忍，呻吟晝夜不絶。嗣明爲處方服湯，比嗣明從駕還，女平復。嗣明隋初卒。

按《北史》本傳：嘗有一家二奴，俱患身體遍青，漸虚羸不能食，訪諸醫無識者。嗣明爲灸兩足趺上各三七壯便愈。嗣明藝術精妙，然性自矜大，輕諸醫人，自徐之才、崔叔鸞以還，俱爲其所輕。

張子信

按《北齊書》本傳：張子信，河内人也。性清淨，頗涉文學。少以醫術知名，恒隱於白鹿山。時遊京邑，甚爲魏收崔季舒等所禮，有贈答子信詩數篇。後魏以大中大夫徵之，聽其時還山，不常在鄴。又善易卜風角。武衛奚永洛與子信對坐，有鵲鳴於庭樹，鬬而墮焉。子信曰：鵲言不善。向夕若有風從西南來，歷此樹拂堂角，則有口舌事。今後有人喚，必不得往，雖勑亦以病辭。子信去後，果有風如其言。是夜，瑯琊王五使切召永洛，且云：勑喚永洛欲起，其妻苦留之，稱墜馬腰折，詰朝而難作。子信卒，齊亡。

按《北史》本傳：張子信，大寧中徵爲尚藥典御。

李元忠　李密

按《北齊書》本傳：李元忠，趙郡柏人人也。以母老多患，乃專心醫藥，研習積年，遂善於方技。性仁恕，見有疾者，不問貴賤，皆爲救療。元忠族弟密，字希，邕平棘人也。性方直，有行檢。因母患積年，得名醫治療不愈，乃精習經方，洞曉針藥，母疾得除。當世皆服其明解，由是亦以醫術知名。

徐之才

按《北齊書》本傳：徐之才，丹陽人也。父雄，事南齊，位蘭陵太守，以醫術爲江左所稱。之才幼而儁發，五歲誦《孝經》，八歲略通義旨。曾與從兄康造梁太子詹，事汝南周舍宅聽老子，舍爲設食，乃戲之曰：徐郎不用心思義而但事食乎？之才答曰：蓋聞聖人虚其心而實其腹。舍嗟賞之。年十三，召爲太學生，粗通《禮》、《易》。

彭城劉孝綽、河東裴子野、吴郡張嵊等，每共論《周易》及喪服儀，酬應如響。咸共歎曰：此神童也！孝綽又云：徐郎燕頷，有斑定遠之相。陳郡袁昂領丹陽尹，辟爲主簿，人務事宜皆被顧訪。郡廨遭火，之才起望，夜中不著衣，披紅服帕出户，映光爲昂所見，功曹白請免職，昂重其才術，仍特原之。豫章王綜出鎮江都，復除豫章王國右常侍，又轉綜鎮北主簿。及綜入魏，三軍散走，之才退至吕梁，橋斷路絶，遂爲魏統軍石茂孫所止。綜入魏旬月，位至司空。魏聽綜收斂寮屬，乃訪知之才在彭泗，啓魏帝云：之才大善醫術，兼有機辯。詔徵之才。孝昌二年至洛，勅居南館，禮遇甚優。從祖謇子踐啓求之才還宅，之才藥石多效。又閲涉經史，發言辯捷，朝賢競相要引爲之延譽。武帝時，封昌安縣侯。天平中，齊神武徵赴晉陽，常在内館禮遇頗厚。武定四年，自散騎常侍轉秘書監。文宣作相，普加黜陟。楊愔以其南土之人，不堪典秘書，轉授金紫光禄大夫，以魏收代領之，之才甚怏怏不平。之才少解天文兼圖讖之學，共館宗景業参校吉凶，知午年必有革易，因高德政啓之，文宣聞而大悦。時自婁太后及勳貴臣咸云：關西既是勍敵，恐其有挾天子令諸侯之辭，不可先行禪代事。之才獨云：千人逐兎，一人得之，諸人咸息。須定大業，何容翻欲學人？又援引證據，備有條目。帝從之，登祚後彌見親密。之才非惟醫術自進，亦爲首唱禪代，又戲謔滑稽，言無不至，於是大被狎昵，尋除侍中，封池陽縣伯。見文宣政令轉嚴，求出除趙州刺史，竟不獲述職，猶爲弄臣。皇建二年，除西兗州刺史，未之官。武明皇太后不豫，之才療之，應手便愈，孝昭賜彩帛千段，錦四百匹。之才既善醫術，雖有外授，頃即徵還。既博識多聞，由是於方術尤妙。大寧二年春，武明太后又病，之才弟之範爲尚藥典御，勅令診候。内史皆令呼太后爲石婆，蓋有俗忌，故改名以厭制之。之範出，告之才曰：童謡云，周里跂求伽，豹祠嫁石婆，斬冢作媒人，惟得一量紫綖靴。今太后忽改名，私所致怪。之才曰：跂求伽，胡言去已；豹祠嫁石婆，豈有好事？斬冢作媒人，但令合葬自斬冢。惟得紫綖靴者，得至四月。何者？紫之爲字，此下系；綖者熟，當在四月之中。之範問：靴是何義？之才曰：靴者革旁化，寧是久物。至四月一日，后果崩。有人患脚跟腫痛，諸醫莫能識。之才曰：蛤精疾也。由乘船入海，垂脚水中。疾者曰：實曾如此。之才爲剖得蛤子二，大如榆莢。又有以骨爲刀子靶者，五色斑爛，之才曰：此人瘤也。問得處，云：於古冢見髑髏額骨長數寸，試削視有文理，故用之。其明悟多通如此。天統四年，累遷尚書左僕射，俄除兗州刺史，特給鐃吹一部。之才醫術最高，偏被命召。武成酒色過度，怳惚不恆，曾病發，自云：初見空中有五色物，稍近變成一美婦人，去地數丈，亭亭而立，食頃，變爲觀世音。之才云：此色欲多，大虚所致。即處湯方，服一劑便覺稍遠；又服，還變成五色物；數劑湯，疾竟愈。帝每發動，暫遣騎追之，針藥所加，應時必效，故頻有端執之舉。入秋，武成小定，更不發動。和士開欲依次轉進，以之才附籍兗州，即是本屬，遂奏附除刺史，以胡長仁爲右僕射。及十月，帝又病動，語士開云：恨用之才外任，使我辛苦。其月八日，勑驛追之才。帝以十日崩，之才十一日方到。既無所及，復還赴州，在職無所侵暴，但不甚閑法理，頗亦疎慢，用捨自由。五年冬，后主徵之才，尋左僕射闕，之才曰：自可復禹之績。武平九年，重除尚書左僕射。之才於和士開、陸令萱母子，曲盡卑狎，二家苦疾，救護百端，由是遷尚書令，封西陽郡王。祖珽執政，除之才侍中太子太師。之才恨曰：子野沙汰我！珽目疾，故以師曠比之。之才聰辯强識，有兼人之敏，尤好劇談謔語，公私言聚，多相嘲戲。鄭道育常戲之才爲師公，之才曰：既爲汝師，又爲汝公，在三之義，頓居其兩。又嘲王昕姓云：有言則誑，近犬便狂，加頸足而爲馬，施角尾而爲羊。盧元明因戲之才云：卿姓是未入人，名是字之誤。即答云：卿姓在亡爲虐，在丘爲虚，生男則爲虜，配馬則爲驢。又嘗與朝士出遊，遥望羣犬競走，諸人試令目之，之才即應聲云：爲是宋鵲，爲是韓盧，爲逐李斯東走，爲負帝女南徂。李諧於廣坐，因稱其父名曰：卿嗜熊白生否？之才曰：平平耳。又曰：卿此言於理平否？諧遽出避之，道逢其甥高德正。德正曰：舅顏色何不悦？諧告之故。德正逕造坐席，連索熊白。之才謂坐者曰：個人諱底羣莫知。之才曰：生不爲人所知，死不爲人所諱，此何足問！唐邕白建方貴，時人言云：并州赫赫唐與白。之才蔑之。元日，對邕爲諸令史祝曰：見卿等位當作唐白。又以小史好嚼筆，故嘗執管就元文遥口曰：借君齒。其不遜如此。歷事諸帝，以戲狎得寵。武成生齻牙，問諸醫，尚藥典御鄧宣文以實對，武成怒而撻之。後以問之才，拜賀曰：此是智牙。生智牙者，聰明長壽。武成悦而賞之。爲僕射時，語人曰：我在江東見徐勉作僕射，朝士莫不佞之。今我亦是徐僕射，無一人佞我，何由可活！之才妻，魏廣陽王妹，之才從文襄求得爲妻，和士開知之，乃淫其妻。之才遇見而避之，退曰：妨少年戲笑。其寬縱如此。年八十卒，贈司徒公，録尚書事，謚曰文明。長子林，字少卿，太尉司馬。次子同卿，太子庶子。之才以其無學術，每歎云：終恐同廣陵散矣。弟之範，亦醫術見知，位太常卿，特聽襲之才爵。西陽王入周，授儀同大將軍。開皇中卒。

徐之範

按《古今醫統》：徐之範，之才之弟，儀同大將軍，亦以醫名，至襲兄爵爲西陽王。齊滅，入周。

徐敏齊

按《古今醫統》：徐敏齊，太常卿，之範之子，工醫，博覽多藝。開皇中，贈朝散大夫。

北　周

姚僧垣

按《周書》本傳：姚僧垣，字法衞，吴興武康人，吴太常信之八世孫也。曾祖郢，宋員外散騎常侍、五城侯。父菩提，梁高平令，嘗嬰疾歷年，乃留心醫藥。梁武帝性又好之，每召菩提，討論方術，言多會意，由是頗禮之。僧垣幼通洽，居喪盡禮，年二十四，即傳家業。梁武帝召入禁中，面加討試，僧垣酬對無滯，梁武帝甚奇之。大通六年解褐，臨川嗣王國左常侍。大同五年，除驃騎廬陵王府田曹參軍；九年還領殿中醫師。時武陵王所生葛修華宿患積，時方術莫效，梁武帝乃令僧垣視之，還具説其狀，并記增損時候。梁武帝歎曰：卿用意綿密，乃至於此，以此候疾，何疾可逃！朕常以前代名人，多好此術，是以每恒留情，頗識治體，今聞卿説，益開人意。十一年，轉領大醫正，加文德主帥直閤將軍。梁武帝嘗因發熱，欲服大黄，僧垣曰：大黄乃是快藥，然至尊年高，不宜輕用。帝弗從，遂至危篤。梁簡文帝在東宫甚禮之，四時伏臘，每有賞賜。太清元年，轉鎮西湘東王府中記室參軍。僧垣少好文史，不留意於章句，時商略今古，則爲學者所稱。及侯景圍建業，僧垣乃棄妻子赴難，梁武帝嘉之，授戎昭將軍、湘東王府記室參軍。及宫城陷，百官逃散。僧垣假道歸至吴興，謁郡守張嵊，嵊見僧垣流涕曰：吾過荷朝恩，今報之以死。君是此邦大族，又朝廷舊臣，今日得君，吾事辦矣。俄而景兵大至，攻戰累日，郡城遂陷，僧垣竄避久之，乃被拘執。景將侯子鑒素聞其名，深相器遇，因此獲免。及梁簡文嗣位，僧垣還建業，以本官兼中書舍人。子鑒尋鎮廣陵，僧垣又隨至江北。梁元帝平侯景，召僧垣赴荆州，改授晉安王府諮議，其時雖剋平大亂，而任用非才，朝政混淆，無復綱紀，僧垣每深憂之，謂故人曰：吾觀此形勢，禍敗不久。今時上策，莫若近關。聞者皆掩口竊笑。梁元帝嘗有心腹疾，乃召諸醫議治療之方，咸謂：至尊至貴，不可輕脱，宜用平藥，可漸宣通。僧垣曰：脉洪而實，此有宿食，非用大黄，必無差理。梁元帝從之，進湯訖，果下宿食，因而疾愈。梁元帝大喜，時初鑄錢一當十，乃賜十萬，實百萬也。及大軍剋荆州，僧垣猶侍梁元帝不離左右，爲軍人所止，方泣涕而去。尋而中山公護使人求僧垣，僧垣至其營。復爲燕公於謹所召，大相禮接。太祖又遣使馳驛征僧垣，謹故留不遣，謂使人曰：吾年時衰暮，疹疾嬰沉，今得此人，望與之偕老。太祖以謹勳德隆重，乃止焉。明年，隨謹至長安。武成元年，授小畿伯下大夫。金州刺史伊婁穆以疾還京，請僧垣省疾，乃云：自腰至臍，似有三縛，兩脚緩縱，不復自持。僧垣爲診脉，處湯三劑。穆初服一劑，上縛即解；次服一劑，中縛復解；又服一劑，下縛悉除。而兩脚疼痺，猶自攣弱，更爲合散一劑，稍得屈伸。僧垣曰：終待霜降，此患當愈。及至九月，遂能起行。大將軍襄樂公賀蘭隆先有氣疾，加以水腫，喘息奔急，坐臥不安。或有勸其服決命大散者，其家疑未能決，乃問僧垣。僧垣曰：意謂此患，不與大散相當。若欲自服，不煩賜問。因而委去。其子殷勤拜請曰：多時抑屈，今日始來，竟不可治，意實未盡。僧垣知其可差，即爲處方，勸使急服，便即氣通，更服一劑，諸患悉愈。天和元年，加授車騎大將軍儀同三司。大將軍樂平公實集暴感風疾，精神瞀亂，無所覺知，諸醫先視者，皆云已不可救。僧垣後至曰：困則困矣，終當不死。若專以見付，相爲治之。其家欣然，請受方術。僧垣爲合湯散，所患即瘳。大將軍永世公叱伏列椿苦利，積時而不廢，朝謁燕公謹，嘗問僧垣曰：樂平永世，俱有痼疾，若如僕意，永世差輕。對曰：夫患有深淺，時有剋殺。樂平雖困，終當保全。永世雖輕，必不免死。謹曰：君言必死，當在何時？對曰：不出四月。果如其言，謹歎異之。六年，遷遂伯中大夫。建德三年，文宣太后寢疾，醫巫雜説，各有異同。高祖御内殿，引僧垣同坐曰：太后患勢不輕，諸醫幷云無慮。朕人子之情，可以意得，君臣之義，言在無隱，公爲何如？對曰：臣無聽聲視色之妙，特以經事已多，準之常人，竊以憂懼。帝泣曰：公既決之矣，知復何言。尋而太后崩。其後復因召見，帝問僧垣曰：姚公爲儀同幾年？對曰：臣忝朝恩，於兹九載。帝曰：勤勞有日，朝命宜隆。乃授驃騎大將軍，開府儀同三司。又勑曰：公年過縣車，可停朝謁，若非别勑，不勞入見。四年，高祖親戎，東討至河陰，遇疾，口不能言，瞼垂復目，不復瞻視，一足短縮，又不得行。僧垣以爲諸藏俱病，不可并治，軍中之要，莫先於語，乃處方進藥，帝遂得言。次又治目，目疾便愈。末乃治足，足疾亦瘳。比至華州，帝已痊復，即除華州刺史，仍詔隨入京，不令在鎮。宣政元年，表請致仕，優詔許之。是歲，高祖行幸雲陽，遂寢疾，乃召僧垣赴行在所内。史柳昇私問曰：至尊貶膳日久，脈候何如？對曰：天子上應天心，或當非愚所及，若凡庶如此，萬無一全。尋而帝崩。宣帝初在東宫，常苦心痛，乃令僧垣治之，其疾即愈。帝甚悦，及即位，恩禮彌隆。常從容謂僧垣曰：常聞先帝呼公爲姚公有之乎？對曰：臣曲荷殊私，實如聖旨。帝曰：此是尚齒之辭，非爲貴爵之號，朕當爲公建國開家，爲子孫永業，乃對長壽縣公，邑一千户。册命之日，又賜以金帶及衣服等。大象二年，除太醫下大夫。帝尋有疾，至於大漸，僧垣宿直侍，帝謂隋公曰：今日性命，惟委此人。僧垣知帝證候危殆，必不全濟，乃對曰：臣荷恩既重，思在效力，但恐庸短不逮，敢不盡心。帝頷之。及静帝嗣位，遷上開府儀同大將軍。隋開皇初，進爵北絳郡公。三年卒，時年八十五。遺誡衣白帢入棺，朝服勿歛，靈上惟置香奩，每日設清水而已。贈本官，加荊湖二州刺史。僧垣醫術高妙，爲當世所推，前後效驗，不可勝記，聲譽既盛，遠聞邊服。至於諸蕃外域，咸請託之。僧垣乃搜採奇異，參校徵效者，爲《集驗方》十二卷，又撰《行記》三卷行於世。長子察在江南。

褚　該

按《周書》列傳：褚該，字孝通，河南陽翟人也。晉末，遷居江左。祖長樂，齊竟陵王録事參軍。父義昌，梁鄱陽王中記室。該幼而謹厚，有譽鄉曲，尤善醫術，見稱於時。仕梁，歷武陵王府參軍，隨府西上。後與蕭撝同歸國，授平東將軍左銀青光禄大夫，轉驃騎將軍右光禄大夫。武成元年，除醫正上士。自許奭死後，該稍爲時人所重，賓客迎候，亞於姚僧垣。天和初，遷縣伯下大夫。五年，進授車騎大將軍儀同三司。該性淹和，不自矜尚，但有請之者，皆爲盡其藝術，時論稱其長者焉。後以疾卒。子士則亦傳其家業。

隋

許智藏　許奭　許澄

按《隋書》本傳：許智藏，高陽人也。祖道幼嘗，以母疾，遂覽醫方，因而究極，世號名醫。誡其諸子曰：爲人子者，嘗膳視藥，不知方術，豈謂孝乎？由是世相傳授。仕梁，官至員外散騎侍郎。父景，武陵王諮議參軍。智藏少以醫術自達，仕陳爲散騎侍郎。及陳滅，高祖以爲員外散騎侍郎，使詣揚州。會秦孝王俊有疾，上馳召之，俊夜中夢其亡妃崔氏泣曰：本來相迎，比聞許智藏將至，其人若到，當必相苦，爲之奈何？明夜，俊又夢崔氏曰：妾得計矣，當入靈府中以避之。及智藏至，爲俊診脈曰：疾已入心，即當發癇，不可救也。果如言，俊數日而薨。上奇其妙，賚物百段。煬帝即位，智藏時致仕於家，帝每有所苦，輒令中使就詢訪，或以輿迎入殿，扶登御牀，智藏爲方奏之，用無不效。年八十，卒於家。宗人許澄，亦以醫術顯。父奭，仕梁太常丞中軍長史，隨柳仲禮入長安，與姚僧垣齊名，拜上儀同三司。澄有學識，傳父業尤盡其妙，歷尚藥典御諫議大夫，封賀川縣伯。父子俱以藝術名重於周隋二代。史失事，故附見云。

莫君錫

按《古今醫統》：莫君錫，不知何郡人，大業中爲太醫。煬帝晚年，尤迷於色，方士進大丹，帝服之而陽過盛，日飲水百杯而渴不止，君錫奏爲置冰於帝前，日夕望之而渴遂止。

巢元方

按《古今醫統》：巢元方，不知何郡人，大業中爲太醫博士，奉詔撰《諸病源候論》五十卷，罔不該集。今行世爲《巢氏病源》。

楊上善

按《古今醫統》：楊上善，不知何郡人。大業中爲太醫侍御，名著當代，稱神，診療出奇，能起沉疴篤疾，不拘局方，述《内經》爲《太素》，知休咎，今世之云太素脈皆宗之，鮮有得其妙者。

全元起

按《古今醫統》：全元起，以醫鳴隋，其實不在巢、楊之下，一時縉紳慕之如神，患者仰之，得則生，舍則死。其醫悉祖《内經》，所著《内經訓解》行世。

北山黄公

按《中説》：北山黄公善醫，先寢食而後針藥。

唐

許引宗

按《舊唐書》本傳：許引宗，常州義興人也。初事陳，爲新蔡王外兵參軍。時柳太后病風不言，名醫治皆不愈，脈益沉而噤，引宗曰：口不可下藥，宜以湯氣熏之，令藥入腠理周理即差。乃造黄耆防風湯數十斛，置於牀下，氣如煙霧，其夜便得語，由是超拜義興太守。陳亡，入隋，歷尚藥奉御。武德初，累授散騎侍郎。時關中多骨蒸病，得之必死，遞相連染，諸醫無能療者，引宗每療無不愈。或謂曰：公醫術若神，何不著書以貽將來？引宗曰：醫者意也，在人思慮。又脈候幽微，苦其難別，意之所解，口莫能宣。且古之名手，唯是別脈，脈既精別，然後識病。夫病之於藥，有正相當者，唯須單用一味，直攻彼病，藥力既純，病即立愈。今人不能別脈，莫識病源，以情臆度，多安藥味，譬之於獵，未知兎所，多發人馬，空地遮圍，或冀一人偶然逢也。如此療疾，不亦疎乎？假令一藥偶然當病，復共他味相和，君臣相制，其勢不行，所以難差，諒由於此。脈之深趣，既不可言，虚設經方，豈加於舊？我思之久矣，故不能著述耳。年九十餘卒。

宋俠者

按《舊唐書》本傳：宋俠者，洺州清漳人，北齊東平王文學孝王之子也，亦以醫術著名。官至朝散大夫藥藏監，撰《經心録》十卷行於代。

李洞元

按《齊東野語》：唐長孫后懷高宗，數日不能分娩，詔醫博士李洞元候脈，奏云：緣子以手執母心，所以不産。

太宗問曰：當何如？洞元曰：留子母不全，母全子必死。后曰：留子，帝業永昌。遂隔腹針之，透心至手。后崩，太子即誕。後至天陰，手中有瘢。

李世勣

按《古今醫統》：李世勣，以醫鳴唐，註《本草藥性》，爲有功。

于志寧

按《醫學入門》：于志寧，字仲謐，唐太傅。與李世勣修本草并圖，合五十四篇，其書大行。

甘伯宗

按《醫學入門》：甘伯宗，撰歷代名醫姓氏，自伏羲至唐，凡一百二十人。

甄權

按《舊唐書》本傳：甄權，許州扶溝人也。嘗以母病，與弟立言專醫方，得其旨趣。隋開皇初爲秘書省正字，後稱疾免。隋魯州刺史庫狄嶔苦風患，手不得引弓，諸醫莫能療，權謂曰：但將弓箭向垜，一針可以射矣。針其肩隅一穴，應時即射。權之療疾，多此類也。貞觀十七年，權年一百三歲。太宗幸其家，視其飲食，訪以藥性，因授朝散大夫，賜几杖衣服。其年卒。撰《脈經》、《針方》、《明堂人形圖》各一卷。

甄立言

按《舊唐書》甄權傳：權弟立言，武德中累遷太常丞禦史大夫。杜淹患風毒發腫，太宗令立言視之，既而奏曰：從今更十一日午時必死。果如其言。時有尼明律年六十余，患心腹鼓脹，身體羸瘦，已經二年，立言診脈曰：其腹内有蟲，當是誤食髮爲之耳。因令服雄黄，須臾吐出一蛇，如人手小指，唯無眼，燒之猶有髮氣，其疾乃愈。立言尋卒。撰《本草音義》七卷，《古今録驗方》五十卷。

張寶藏

按《續前定録》：貞觀中，張寶藏爲金吾長，嘗因下直歸櫟陽，路逢少年畋獵，割鮮野食。倚樹嘆曰：張寶藏身年七十，未嘗得一食酒肉，如此者可悲哉。傍一僧指曰：張寶藏六十日内，官登三品，何足嘆也？言訖不見。寶藏異之，即時還京師。太宗苦於氣痢，衆醫不效，即下詔問殿庭左右，有能治此疾者，當重賞之。寶藏嘗困是疾，即具疏以乳煎蓽撥方進，上服立差，宣下宰臣與五品官。魏徵難之，逾月不進擬。上疾復，問左右曰：吾前飲乳煎蓽撥有效。復命進之，一啜又平復。因思曰：嘗令與進方人五品官，不見除授，何也？徵懼曰：奉詔之際，未知文武二吏。上怒曰：治得宰相，不妨已授三品官，我天子也，豈不及汝耶？乃厲聲曰：與三品文官，授鴻臚卿。時已六十日矣。

孫迴璞

按《曹州志》：孫迴璞，濟陰人，殿中侍御醫。貞觀十三年，從駕幸九成宫三善谷，與魏太師徵鄰。夜二鼓，璞聞喚孫侍御，心疑太師命，出視，見二人曰：官喚。璞曰：我不能行。即取馬乘之以隨，光明如晝，璞怪訝而不敢言。行六七里，至苜蓿谷，見兩人持韓鳳方以行，語引璞二人曰：我所得是，汝錯也，宜放之！二人即放璞。璞循路而還，了了不異平日行處。既至門，繫馬，見婢當户眠，喚之不應；入户，見身與婦并眠，欲就之不得，但見屋内甚明，壁角蜘蛛網二繩及架上所著藥物。不得就牀，自知是死，倚壁久之，忽驚覺，身已臥牀上，而屋内黑闇無所見。喚婦起燃燈，而璞方大汗，視蜘蛛網等處，歷然不殊。馬亦大汗，急遣人覘鳳方，果是夜暴死。至十七年，璞奉勅往療齊王佑疾，還至洛州孝義驛，忽然見一人問曰：君是孫迴璞否？我鬼也。魏太師有文書追君。璞視之，則鄭公徵署也。璞驚曰：鄭公未死，何有此？鬼曰：已死矣。今爲太陽都録太監，故令召君耳。璞引坐共食甚歡，請曰：待還京奏事畢，然後應命可也。鬼許之。於是晝夜相隨，至閿鄉，鬼辭曰：吾度關待君。及璞度關，而鬼已先至，復同行至滋水，又與璞别曰：待君奏事訖相見也，可弗食葷辛。既奏事畢，出訪鄭公已薨，校其薨日，則孝義驛之前日也。璞自擬必死，與家人訣别。可六七日，夜夢前鬼來召，引璞上高山，山巔有大宮殿，入見衆君子迎謂曰：此人有修福，不可留也。即推璞墮山，乃驚悟。

孫思邈

按《唐書》本傳：孫思邈，京兆華原人，通百家説，善言老子莊周。周洛州總管獨孤信，見其少，異之曰：聖童也，顧器大難爲用耳。及長，居太白山，隋文帝輔政，以國子博士召，不拜，密語人曰：後五十年有聖人出，吾且助之。太宗初，召詣京師，年已老而聽視了。帝嘆曰：有道者！欲官之，不受。顯慶中，復召見拜諫議大夫，固辭。上元元年，稱疾還山，高宗賜良馬，假鄱陽公主邑可以居之。思邈於陰陽推步醫藥無不善，孟詵、盧照鄰等師事之。照鄰有惡疾，不可爲，感而問曰：高醫愈疾奈何？答曰：天有四時五行，寒暑迭居，和爲雨，怒爲風，凝爲雪霜，張爲虹蜺，天常數也。人之四肢五臟，一覺一寐，吐納往來，流爲榮衛，章爲氣色，發爲音聲，人常數也。陽用其形，陰用其精，天人所同也。失則蒸生熱，否生寒，結爲瘤贅，陷爲癰疽，奔則喘乏，竭則燋槁，發乎面，動乎形，天地亦然。五緯縮贏，孛彗飛流，其危診也。寒暑不時，其蒸否也。石立土踊，是其瘤贅。山崩土陷，是其癰疽。奔風暴雨，其喘乏。川瀆竭涸，其燋槁。高醫導以藥石，救以砭劑。聖人和以至德，輔以人事。故體有可愈之疾，天有可振之災。照鄰曰：人事奈何？曰：心爲之君，君尚恭，故欲小。《詩曰》：如臨深淵，如履薄冰。小之謂也。膽爲之將，以果決爲務，故欲大。《詩》曰：赳赳武夫，公侯干城。大之謂也。仁者静，地之象，故欲方。傳曰：不爲利回，不爲義疚。方之謂也。智者動，天之象，故欲圓。《易》曰：見機而作，不俟終日。圓之謂也。復問養性之要，答曰：天有盈虚，人有屯危，不自慎，不能濟也，故養性必先知自慎也。慎以畏爲本，故士無畏則簡仁義，農無畏則惰稼穡，工無畏則慢規矩，商無畏則貨不殖，子無畏則忘孝，父無畏則廢慈，臣無畏則勳不立，君無畏則亂不治。是以太上畏道，其次畏物，其次畏人，其次畏身。憂於身者，不拘於人；畏於己者，不制於彼；慎於小者，不懼於大；戒於近者，不侮於遠。知此則人事畢矣。初，魏徵等修齊、梁、陳、周、隋等五家史，屢咨所遺，其傳最詳。永淳初卒，年百餘歲，遺令薄葬，不藏明器，祭去牲牢。孫處約常以諸子見，思邈曰：俊先顯，侑晚貴，佺禍在執兵，後皆驗。太子詹事盧齊卿之少也，思邈曰：後五十年位方伯，吾孫爲之吏，願自愛。時思邈之孫溥尚未生，及溥爲蕭丞，而齊卿徐州刺史。

按《舊唐書》本傳：孫思邈，京兆華原人也。七歲就學，日誦千餘言；弱冠善談莊老及百家之説，兼好釋典。洛州總管獨孤信，見而嘆曰：此聖童也！但恨其器大而難爲用也。周宣帝時，思邈以王室多故，乃隱居太白山。隋文帝輔政，徵爲國子博士，稱疾不起。常謂所親曰：過五十年，當有聖人出，吾方助之以濟人。及太宗即位，召詣京師，嗟其容色甚少，謂曰：故知有道者，誠可尊重，羨門廣成，豈虚言哉！將授以爵位，固辭不受。顯慶四年，高宗召見，拜諫議大夫，又固辭不受。上元元年，辭疾請歸，特賜良馬及鄱陽公主邑司以居焉。當時知名之士，宋令文、孟詵、盧照鄰等執師資之禮以事焉。思邈嘗從幸九成宫，照鄰留在其宅，時庭前有病梨樹，照鄰爲賦，其序曰：癸酉之歲，余臥疾長安光德坊之官舍，父老云是鄱陽公主邑司，昔公主未嫁而卒，故其邑廢。時有孫思邈處士居之，邈道合古今，學殫數術，高談正一則古之蒙莊子，深入不二則今之維摩詰，及其推步甲乙，度量乾坤，則洛下閎安期先生之儔也。照鄰有惡疾，醫所不能愈，乃問思邈：名醫愈疾，其道何如？思邈曰：我聞善言天者必質之於人，善言人者亦本之於天。天有四時五行，寒暑迭代。其轉運也，和而爲雨，怒而爲風，凝而爲霜雪，張而爲虹霓，此天地之常數也。人有四肢五臟，一覺一寢，呼吸吐納，精氣往來，流而爲榮衛，彰而爲氣色，發而爲音聲，此人之常數也。陽用其形，陰用其精，天人之所同也。及其失也，蒸則生熱，否則生寒，結而爲瘤贅，陷而爲癰疽，奔而爲喘乏，竭而爲燋枯。診發乎面，變動乎形，推此以及天地亦知之。故五緯盈縮，星辰錯行，日月薄蝕，孛彗飛流，天地之危診也。寒暑不時，天地之蒸否也。石立土踊，天地之瘤贅也。山崩土陷，天地之癰疽也。奔風暴雨，天地之喘乏也。川瀆竭涸，天地之燋枯也。良醫導之以藥石，救之以針劑，聖人和之以至德，輔之以人事，故形體有可愈之疾，天地有可消之災。又曰：膽欲大而心欲小，智欲圓而行欲方。詩曰：如臨深淵，如履薄冰，謂心小也；赳赳武夫，公侯干城，謂膽大也；不爲利回，不爲義疚，行之方也；見機而作，不俟終日，智之圓也。思邈自云：開皇辛酉歲生，至今年九十三矣。詢之鄉里，咸云數百歲人，話周齊間事，歷歷如眼見，以此參之，不啻百歲人矣。然猶視聽不衰，神彩甚茂，可謂古之聰明博達不死者也。初，魏徵等受詔，修齊梁陳周隋五代史，恐有遺漏，屢訪之，思邈口以傳授，有如目觀。東台侍郎孫處約將其五子侹、儆、俊、佑、佺以謁思邈，思邈曰：俊當先貴，佑當晚達，佺最名重，禍在執兵。後皆如其言。太子詹事盧齊卿童幼時，請問人倫之事，思邈曰：汝後五十年，位登方伯，吾孫當爲屬吏，可自保也。後齊卿爲徐州刺史，思邈孫溥果爲徐州蕭縣丞。思邈初謂齊卿之時，溥猶未生，而預知其事。凡諸異迹，多此類也。永淳元年卒。遺令薄葬，不藏冥器，祭祀無牲牢。經月餘，顔貌不改，舉尸就木，猶若空衣，時人異之。自注《老子》、《莊子》，撰《千金方》三十卷行於代。又撰《福禄論》三卷，《攝生真録》及《枕中素書》、《會三教論》各一卷。子行，天授中爲鳳閣侍郎。

按《獨異志》：唐天後朝，處士孫思邈居於嵩山修道。時大旱，有敕選洛陽德行僧徒數千百人於天宫寺，講人王經以祈雨澤。有二人在衆中，鬚眉皓白，講僧曇林遣人謂二老人曰：罷後可過小院。既至，問其所來，二老人曰：某伊洛二水龍也，聞至言，當得改化。林曰：講經祈雨，二聖知之乎？答曰：安得不知？然雨者須天符乃能致之，居常何敢自施也？林曰：爲之奈何？二老曰：有修道人以章疏聞天，因而滂沱，某可力爲之。林乃入啓，則天發使嵩陽召思邈，内殿飛章，其夕天雨大降。思邈亦不自明，退詣講席，語林曰：吾修心五十年，不爲天知，何也？因請問二老。二老答曰：非利濟生人，豈得昇仙？於是思邈歸蜀青城山，撰《千金方》三十卷，既成而白日衝天。

按《酉陽雜俎》：孫思邈嘗隱終南山，與宣律和尚相接，每來往互參宗旨。時大旱，西域僧請於昆明池結壇祈雨，詔有司備香燈凡七日，縮水數尺。忽有老人夜詣宣律和尚求救曰：弟子昆明池龍也，無雨久，非由弟子，胡僧利弟子腦將爲藥，欺天子言祈雨，命在旦夕，乞和尚法力加護！宣公辭曰：貧道持律而已，可求孫先生。老人因至思邈石室求救，孫謂曰：我知昆明龍宫，有仙方三千首，爾傳與予，予將救汝。老人曰：此方上帝不許妄傳，今急矣，固無所悋。有頃，捧方而至。孫曰：爾特還，無慮胡僧也。自是池水忽漲，數日溢岸。胡僧羞恚而死。孫復著《千金方》三十卷，每卷入一方，人不得曉。

按《譚賓録》：唐鄧王元裕，高祖第十八子也。好學，善談名理，與典籤盧照鄰爲布衣之交，常稱曰：寡人之相如也。照鄰，范陽人，爲新都尉，因染惡疾，居於陽翟之具茨山，著《釋疾文》及五悲雅有騷人之風，竟自沉於潁水而死。照鄰寓居於京城鄱陽公主之廢府。顯慶三年，詔徵太白山隱士孫思邈，亦居此府。思邈，華原人，年九十餘而視聽不衰。照鄰自傷年纔彊仕，沉疾困憊，乃作蒺藜樹賦，以傷其稟受之不同，詞甚美麗。思邈既有推步導養之術，照鄰與當時知名之士，宋令文、孟詵皆執師資之禮。照鄰問養性之道，其要何也？思邈曰：天道有盈缺，人事多屯厄，苟不自慎而能濟於厄者，未之有也。故養性之士，先知自慎。自慎者，恒以憂畏爲本。經曰：人不畏威，天威至矣。憂畏者，死生之門，存亡之由，禍福之本，吉凶之源。故士無憂畏則仁義不立，農無憂畏則稼穡不滋，工無憂畏則規矩不設，商無憂畏則貨殖不盈，子無憂畏則孝敬不篤，父無憂畏則慈愛不著，臣無憂畏則勳庸不建，君無憂畏則社稷不安。故養性者失其憂畏，則心亂而不理，形躁而不寧，神散而氣越，志蕩而意昏，應生者死，應存者亡，應成者敗，應吉者凶。夫憂畏者，其猶水火不可暫忘也。人無憂畏，子弟爲勍敵，妻妾爲寇讎。是故太上畏道，其次畏天，其次畏物，其次畏人，其次畏身。憂於身者，不拘於人；畏於己者，不制於彼；慎於小者，不懼於大；戒於近者，不懼於遠。能知此者，水行蛟龍不能害，陸行虎兕不能傷，五兵不能及，疫癘不能染，讒賊不能謗，毒螫不加害，知此則人事畢矣。思邈尋授承務郎，直尚藥局。以永淳初卒。遺令薄葬，不設冥器，祭祀無牲牢。死經月餘，顔色不變，舉尸就木，如空衣焉。撰《千金方》三十卷行於代。

秦鳴鶴

按《譚賓録》：唐高宗苦風眩頭，目不能視，召侍醫秦鳴鶴診之，秦曰：風毒上攻，若刺頭出少血愈矣。天后自簾中怒曰：此可斬也！天子頭上，豈是出血處邪？鳴鶴叩頭請命。上曰：醫人議病，理不加罪。且我頭重悶，殆不能忍，出血未必不佳，朕意決矣。命刺之。鳴鶴刺百會及腦户出血。上曰：我眼明矣。言未畢，后自簾中頂禮以謝之曰：此天賜我師也！躬負繒寶以遺之。

曹元 王勃

按《唐書》王勃傳：勃嘗謂人子不可不知醫。時長安曹元有秘術，勃從之遊，盡得其要。

按王勃《黄帝八十一難經》序：《黄帝八十一難經》，是醫經之秘録也。昔者岐伯以授黄帝，黄帝歷九師以授伊尹，伊尹以授湯，湯歷六師以授太公，太公授文王，文王歷九師以授醫和，醫和歷六師以授秦越人，秦越人始定立章句，歷九師以授華佗，華佗歷六師以授黄公，黄公以授曹夫子。夫子諱元，字真道，自云京兆人也。蓋受黄公之術，洞明醫道，至能遥望氣色，徹視腑臟，流腸刳胷之術，往往行焉。浮沉人間，莫有知者。勃養於慈父之手，每承過庭之訓，曰：人子不知醫，古人以爲不孝。因竊求良師，陰訪其道。以大唐龍朔元年歲次庚申冬至後甲子，予遇夫子於長安，撫勃曰：無欲也。勃再拜稽首，遂歸心焉。雖伯父伯兄，不能知也。蓋授《周易》章句及黄帝《素問》、《難經》，乃知三才六甲之事，明堂玉匱之數。十五月而畢，將别，謂勃曰：陰陽之道，不可妄宣也。針石之道，不可妄傳也。無猖狂以自彰，當陰沉以自深也。勃受命伏習，五年於兹矣，有升堂覩奥之心焉。近復鑽仰太虚，導引元氣，覺滓穢都絶，精明相保，方欲坐守神仙，棄置流俗。噫！蒼生可以救耶？斯文可以存耶？昔太上有立德，其次有立功，其次有立言，非以徇名也，將以濟人也。謹録師訓，編附聖經，庶將來君子，有以得其用心也。

王燾

按《攖寧集》：唐有王燾，精醫，著《外臺秘要》。

按《比事摘録》：唐有王燾，因母病學醫，因以所學作書行世。

古今圖書集成醫部全録卷五百七

醫術名流列傳

唐

張文仲 李虔縱

按《舊唐書》本傳：張文仲，洛州洛陽人也，少與鄉人李虔縱、京兆人韋慈藏，并以醫術知名。則天初爲侍御醫。時特進蘇良嗣於殿庭，因拜跪便絶倒，則天令文仲、慈藏隨至宅候之。文仲曰：此因憂憤，邪氣激也。若痛衝脅則劇，難救。自朝候未及食時，即苦衝脅絞痛。文仲曰：若入心即不可療。俄頃，心痛不復下藥，日旰而卒。文仲尤善療風疾。其後則天令文仲集當時各醫，共撰療風氣諸方，仍令麟臺監王方慶監其修撰。文仲奏曰：風有一百二十四種，氣有八十種，大體醫藥雖同，人性各異，庸醫不達藥之性，使冬夏失節，因此殺人。唯脚氣頭風上氣，嘗須服藥不絶，自餘則隨其發動，臨時消息之。但有風氣之人，春末夏初及秋暮，要得通泄即不困劇。於是撰四時常服及輕重大小諸方十八首，表上之。文仲久視年終於尚藥奉御，撰《隨身備急方》三卷行於代。虔縱官至侍御醫，慈藏景龍中光禄卿。自則天中宗已後，諸醫咸推文仲等三人爲首。

按《朝野僉載》，洛州有士人患應病，語即喉中應之，以問善醫張文仲。張經夜思之，乃得一法，即取《本草》令讀之，皆應，至其所畏者，即不言。文仲乃録取藥，合和爲丸服之，應時而止。一云問醫蘇澄云。

韋慈藏

按《舊唐書》張文仲傳：韋慈藏，京兆人，以醫術知名，則天初爲侍御醫，景龍中光禄卿。

按《古今醫統》：韋訊，道號慈藏，善醫術，常帶黑犬隨行，施藥濟人。元宗重之，擢官不受。世仰爲藥王，醫家多祀之。

郝公景

按《朝野僉載》：郝公景，於泰山採藥，經市過，有患見鬼者，怪羣鬼見公景皆走避之，遂向公景取藥。爲和殺鬼丸，患者服之差。

狄仁傑

按《集異記》：狄梁公性閑醫藥，尤妙針術。顯慶中應制入關，路由華州闤闠之北，稠人廣衆，聚觀如堵。狄梁公引轡遥望，有巨牌大字云：能療此兒，酬絹千匹。即就觀之，有富室兒年可十四五，臥牌下，鼻端生贅，大如拳石，根蒂綴鼻，纔如食箸，或觸之，酸痛刻骨，於是兩眼爲贅所繩，目睛翻白，痛楚危極，頃刻將絶。惻然久之，乃曰：吾能爲也。其父母洎親屬叩顙祈請，即輦千絹寘於坐側。公因令扶起，即於腦後下針寸許，仍詢病者曰：針氣已達病處乎？病人頷之。公遽抽針，而疣贅應手而落，雙目登亦如初，曾無病痛。其父母親眷且泣且拜，則以縑物奉焉。公笑曰：吾哀爾命之危逼，吾蓋急病行志耳，吾非鬻伎者也。不顧而去焉。

則天時醫人

按《朝野僉載》：則天時，鳳閣侍郎周允元，朝罷入閣。太平公主喚一醫人自光政門入，見一鬼捉允元頭，二鬼持棒隨其後，直出景運門。醫白公主，公主奏之，上令給使覘問。在閣無事，食訖還房，午如厠，長參典怪其久，往候之，見允元踣面於厠上，目直視不語，口中涎落。給使奏之，上問醫曰：此可得幾時？對曰：緩者三日，急者一日。上與錦被覆之，并牀舁送宅，至夜半而卒。

李聽

按《唐書》本傳：李聽爲河中晉絳慈隰節度使，好方書，擇其驗者題於帷籥，牆屋皆滿。

孟詵

按《舊唐書》本傳：孟詵，汝州梁人也，舉進士；垂拱初，累遷鳳閣舍人。詵少好方術，嘗於鳳閣侍郎劉禕之家，見其勅賜金，謂禕之曰：此藥金也，若燒火其上，當有五色氣。試之果然。則天聞而不悅，因事出爲臺州司馬，後累遷春官侍郎。睿宗在藩，召充侍讀，長安中爲同州刺史，加銀青光禄大夫。神龍初，致仕歸伊陽之山，第以藥餌爲事。詵年雖晚暮，志力如壯。嘗謂所親曰：若能保身養性者，常須善言莫離口，良藥莫離手。睿宗即位，召赴京師，將加任用，固辭衰老。景雲二年，優詔賜物一百段；又令每歲春秋二時，特給羊酒糜粥。開元初，河南尹畢構，以詵有古人之風，改其所居爲子平里。尋卒，年九十三。詵所居官，好勾剥爲政，雖繁而理。撰《家祭禮》各一卷，《喪服要》二卷，《補養方》、《必效方》各三卷。

王方慶

按《古今醫統》：王方慶，太原人，博學多文，雅有才度，篤好經方，精於醫藥。

紀朋

按《古今醫統》：紀朋，唐元宗時人，能觀顔色笑談，便知人病深淺。

周廣

按《明皇雜録》：開元中有名醫紀明者，吴人也，嘗授秘訣於隱士周廣，觀人顔色談笑，便知疾深淺，言之精詳，不待診候。上聞其名，徵至京師，令於掖庭中召有疾者，俾周驗焉。有宮人每日昃則笑歌啼號，若中狂疾，而有足不能及地。周視之曰：此必因食且飽，而大促力倦，復仆於地而然也。周乃飲以雲母湯，既已，令熟寐，寐覺乃失所苦。問之，乃言：嘗因太華公主誕日，宮中大陳歌吹，某乃主謳者，懼其聲不能清，飲劑且嘗食豘蹄美，遂飽而當筵歌數曲，曲罷，覺胷中甚熱，戲於砌臺，乘高而下，未及其半，復爲後來者所激，因仆於地，久而方蘇，而病狂，因茲足不能及地也。上大異之。有黄門奉使自交廣而至，拜舞於殿下。周顧謂曰：此人腹中有蛟龍，明日當産一子，則不可活也。上驚問黄門曰：卿有疾否？乃曰：臣馳馬大庾嶺，時當大熱，既困且渴，因於路傍飲野水，遂腹中堅痞如石。周即以硝石、雄黄煮而飲之，立吐一物，不數寸，其大如指，細視之，鱗甲備具，投之以火，俄頃長數尺。周遽以苦酒沃之，復如故形，以器覆之。明日，器中已生一龍矣。上深加禮焉，欲授以官爵，周固請還吴中，上不違其意，遂令還鄉。水部員外劉復爲周作傳，叙述甚詳。

陳藏器

按《醫學入門》：陳藏器，唐三原尹，撰《神農本草經》，曰《本草拾遺》。

按《鄞縣志》，陳藏器與日華子二人，皆開元時人。藏器爲京兆府三原縣尉，以《神農本草》遺逸尚多，因別爲《本草》十卷中言人肉可療羸疾，故後之孝子多行之。

日華子

按《古今醫統》：日華子，北齊鴈門人，深察藥性，極辨其微，本草經方，多由註疏，至今賴之。

按《鄞縣志》：日華子，姓大，名明，集諸家本草近世所用藥，各以寒温、性味、華實、蟲獸爲類，其言近，其功用甚悉，凡二十卷。明正統間，三山鄭珞守寧，見《延祐志》，因標云：陳藏器與日華子俱四明人，志逸其名，今補之。

元珠先生

按《古今醫統》：元珠先生不知何郡人，洞明《素問》，極究微奥。時太僕令王冰識其爲異人，乃師事之，遂以妙旨授冰，冰由是大註《素問》，今行世。

王冰

按《古今醫統》：王冰，寶應中爲太僕令，號啓元子，篤好醫方，得先師所藏《太素》，及全元起書，大爲編次，註《素問》答八十一篇，二十四卷；又著《元珠》十卷，《昭明隱旨》三卷。

劉大師

按《江南通志》：劉大師，憲宗時騎白馬行村落中，不知其所從來，人有病，與藥輒愈。一日，從鄉人鄭氏乞地爲室，未許，俄入林中，趺足而逝。人異之，即其地爲寺，今東香院是也。

李祐

按《獨異志》：李祐爲淮西將，元和十三年，送款歸國。裴度破吴元濟，入其城，官軍有剥婦人衣至裸體者。祐有新婦姜氏，懷孕五月矣，爲亂卒所刼，以刀劃其腹，姜氏氣絶踣地。祐歸見之，腹開尺餘，因脱衣襦裹之，一夕復蘇，敷以神藥而平滿，十月産一子。朝廷以祐歸國功，授一子官。子曰行修，年三十餘，爲南海節度。罷歸，卒於道。

宋清

按《國史補》：宋清賣藥於長安西市，朝官出入移貶，清輒賣藥送迎之。貧士請藥，常多折券。人有急難，傾財救之。歲計所入，利亦百倍。長安言：人有義聲，賣藥宋清。

按《柳宗元集》：宋清，長安西部藥市人也。居善藥，有自山澤來者，必歸宋清氏，清優主之。長安醫工得清藥，輔其方，輒易售，咸譽清。疾病疕瘍者，亦皆樂就清求藥，冀速已。清皆樂然響應。雖不持錢者，皆與善藥。積券如山，未嘗詣取直。或不識，遥與券，清不爲辭。歲終度不能報，輒焚券，終不復言。市人以其異，皆笑之曰：清蚩妄人也。或者曰：清其有道者歟！清聞之曰：清逐利以活妻子耳，非有道也。然謂我蚩妄者亦謬。清居藥四十年，所焚券者百數十人；或至大官，或連數州受俸博，其餽遺清者，相屬於户，雖不能立報，而以賒死者千百，不害清之爲富也。清之取利遠，遠故大，豈若小市人哉？一不得直則怫然怒，再則罵而仇耳。彼之爲利，不亦翦翦乎？吾見蚩之有在也，清誠以是得大利；又不爲妄，執其道不廢，卒以富。求者益衆，其應益廣。或斥棄沉廢，親與交，視之落然者，清不以怠遇其人，必與善藥如故，一旦復柄，用益厚報清。其遠取利皆類此。吾觀今之交乎人者，炎而附，寒而棄，鮮有能類清之爲者。世之言徒曰市道交。嗚呼！清，市人也。今之交者，有能望報如清之遠者乎？幸而庶幾，則天下之窮困廢辱，得不死亡者衆矣。市道交豈可少耶？或曰：清非市道人也。柳先生曰：清居市不爲市之道，然而居朝廷，居官府，居庠塾鄉黨，以士大夫自名者，反爭爲之不已，悲夫！然則清非獨異於市人也。

劉禹錫

按《古今醫統》：劉禹錫，字夢得，彭城人，唐貞元間舉進士，篤好醫方，濟人甚衆。詔修《本草經方集》，有《傳信方》行世。

梁　革

按《續異録》：金吾騎曹梁革，得和扁之術，太和中爲宛陵巡官，按察使於敖有青衣曰蓮子，念之甚厚，一旦以笑語獲罪，斥出貨焉。市吏定直曰七百緡。從事御史崔某者，聞而召焉，請革評其脈。革診其臂曰：二十春，無疾之人也。崔喜留之，送其直與敖。敖以常深念，一怒而逐之，售於不識者斯已矣，聞崔寵之，不悅，形於顔色，然已去之，難復召矣，常貯於懷。未一年，蓮子暴死。革方有外郵之事，迴至城門，逢柩車，崔人有執紼者，問其所葬，曰蓮子也。呼載歸，而奔告崔曰：蓮子非死，蓋尸蹶耳。向者，革入郭遇其柩，載歸而請蘇之。崔怒革之初言，悲蓮子之遽夭，勃然曰：匹夫也！妄惑諸侯，遂齒簪裾之列。汝謂二十春無疾者，一年而死。今既葬矣，召其柩而歸，脫不能生，何以相見？革曰：此固非死，蓋尸蹶耳。苟不能生之，是革術不神於天下，何如就死以謝過！崔乃令破棺出之，遂刺其心及臍下各數處，鑿去一齒，以藥一刀圭於口中，衣以單衣，臥空牀上，以素練縛其手足，安微火於牀下，曰：此火衰，蓮子生矣！且戒其徒煮葱粥伺焉。其氣通若狂者，慎勿令起，逡巡自定，定而困，困即解其縛，以葱粥灌之，遂活矣。正狂令起，非吾之所知也。言竟復入府，謂崔曰：蓮子即生矣。崔大釋其怒，留坐廳事。俄而蓮子起坐言笑。候吏報敖，敖飛牘於崔曰：蓮子復生矣。仍與革偕歸，入門則蓮子來迎矣。敖大奇之；且云：蓮子事崔，已非素意，因勸以與革。崔亦惡其無齒，又重敖言，遂與革。革得之，以神藥敷齒，未踰月而齒生如故。太和壬子歲，調金吾騎曹，與蓮子偕在輦下。其年秋高損之。以其元舅爲天官，即日與相聞，故熟其事而言之。

梁　新 趙　鄂

按《北夢瑣言》：唐崔鉉鎮渚宮，有富商船居，中夜暴亡，待曉氣猶未絶。鄰房有武陵醫工梁新聞之，乃與診視曰：此乃食毒也。三兩日，非外食耶？僕夫曰：主翁少出船，亦不食於他人。梁新曰：尋常嗜食何物？僕夫曰：好食竹鷄，每年不下數百只。近買竹鷄，并將充饌。梁新曰：竹鷄吃半夏，必是半夏毒也。命擣薑捩汁，抉齒而灌，由是方蘇。崔聞而異之，召至安慰稱奬，資以僕馬錢帛，入京致書於朝士，聲名大振，仕至尚藥奉御。有一朝士詣之，梁曰：何不早見示？風疾已深矣！請速歸，處置家事，委順而已。朝士聞而惶遽告退，策馬而歸。時有鄜州馬醫趙鄂者，新到京都，於通衢自牓姓名，云攻醫術。此朝士下馬告之，趙鄂亦言疾危，與梁生之説同，謂曰：只有一法，請官人儘吃消梨，不限多少，時咀齕不及，捩汁而飲，或希萬一。此朝士又策馬而歸，以書筒質消梨，馬上旋齕，行到家，旬日唯吃消梨，頓覺爽朗，其恙不作。却訪趙生感謝，又訪梁奉御，具言得趙生所教。梁公驚異，且曰：大國必有一人相繼者。遂召趙生，資以僕馬錢帛，廣爲延譽，官至太僕卿。

按《聞奇録》：省郎張廷之有疾，詣趙鄂，才診脈，説其疾宜服生薑酒一盞，地黄酒一杯。仍詣梁新，所説并同，皆言過此即卒。自飲此酒後，所疾尋平。他日爲時相，堅虐一杯，辭之不及，其夕乃卒。時論謂之二妙。

王　超

按《景陵縣志》：王超，復州醫人，善用針，病無不差。文宗太和五年，於日午，忽無病死，經宿而蘇。言夢至一處，城壁臺殿如王者居，見一人臥，召前，袒視左髆，有腫大如杯，令超治之，即爲針，出膿升餘。顧黄衣吏曰：可領畢也。超隨入一門，門署曰畢院，庭中有人眼數千，聚成山，視肉迭瞬明滅。黄衣曰：此即畢也。俄有二人，形甚奇偉，分處左右，鼓巨箑吹激，眼聚扇而起，或飛或走，或爲人者，頃刻而盡。超訪其故，黄衣吏曰：有生之類，先死而畢。言次忽活。

張仕政

按《湖廣通志》：張仕政，荆州外科，善治傷折。唐王潛在荆州，有軍人損脛，求張治之。張飲以藥酒，破肉取碎骨一片，大如兩指，塗膏封之，數日如舊。二年餘，脛忽痛，問張。張曰：前日所出骨寒則痛，可遽往覓也。果獲於牀下，以湯洗貯於絮中，其痛即止。

陳仕良

按《錢塘縣志》：唐乾寧時，有陳仕良者，以醫名於時，詔修《聖惠方》，官藥局奉御。

京城醫者

按《北夢瑣言》：唐時京城有醫者，忘其姓，名元頏。中表間有一婦從夫南中，曾誤食一蟲，常疑之，由是成疾，頻療不損，請看之。醫者知其所患，乃請主人姨妳中謹密者一人，預戒之曰：今以藥吐瀉，但以盤盂盛之，當吐之時，但言有一小蝦蟆走去，然切不得令病者知，是誑紿也。其妳僕遵之，此疾永除。

趙卿

按《北夢瑣言》：有一少年，眼中常見一小鏡子，俾醫工趙卿診之，與少年期，來晨以魚鱠奉候。少年及期赴之。延於閤内，且令從容，候客退後，方得攀接。俄而設臺子，止施一甌芥醋，更無他味，卿亦未出。迨日中久候不至，少年飢甚，且聞醋香，不免輕啜之，巡逡又啜之，覺胷中豁然，眼花不見，因竭甌啜之。趙卿知之，方出。少年以啜醋慚謝。卿曰：郎君先因吃鱠太多，醬醋不快，又有魚鱗在胷中，所以眼花。適來所備醬醋，只欲郎君因飢以啜之，果愈此疾，烹鮮之會，乃權誑也。請退謀朝餐。他妙多斯類，非庸醫所及。

沈應善

按《南昌府志》：沈應善，字嘉言，梁休文後裔，其六世祖仕豫章，因家焉。事親至孝，親歿，廬墓三年，閭裏稱之。屢試，不售於有司。一夕，夢神人示曰：上帝命汝活千萬人，豈可守一编以自負乎？既寤，遂決志學醫，遇蜀之韓隱菴，師事焉。初授《素問》、《内經》諸書，研究不輟，徐進以導引之術，及秘藏諸方。三年，韓别去曰：九九之際遲我於峨眉之麓。自是名益振。凡士大夫無不與之遊，投以劑，罔弗驗者。歲厲則損貲貯藥，濟人靡倦。居旁構一舍曰來安堂，諸藥餌飲食，無不具備。年八十一，忽語家人曰：韓先生招以緘，我將逝矣。尋沐浴而卒。著《素問箋釋》二卷行世。子長庚，以經業補邑博士弟子員，能世其學。

紫極宫道士

按《稽神録》：廣陵有木工，因病手足皆拳縮，不能復執斧斤，匍匐行乞，至后土廟前，遇一道士，長而黑色，神彩甚異，呼問其疾，因與藥數丸曰：餌此當愈。旦日平明，復會於此。木工辭曰：某不能行，家去此遠，明日雖晚，尚未能至也。道士曰：爾無憂，但早至此。遂别去。木工既歸，餌其藥，頃之手足痛甚，中夜乃止，因即得寐，五更而寤，覺手足甚輕，因下牀，趨走如故。即馳詣后土廟前，久之，乃見道士倚杖而立，再拜陳謝。道士曰：我授爾方，救人疾苦，無爲木匠耳。遂再拜受之。因問其名曰：吾在紫極宫，有事可訪我也。遂去。木匠得方用以治疾，無不愈者。至紫極宫訪之，竟不復見。後有婦人久疾，亦遇一道士與藥而差，言其容貌，亦木工所見也。廣陵尋亂，木工，竟不知所之。

陳　寨

按《稽神録》：陳寨，泉州晉江巫也，善禁祝之術，爲人治疾多愈者。有漳州逆旅蘇猛，其子病狂，人莫能療，乃往請陳。陳至，蘇氏子見之，戟手大罵。寨曰：此疾入心矣。乃立壇於堂中，戒人無得竊視。至夜，乃取蘇氏子劈爲兩片，懸堂之東壁，其心懸北簷下。寨方在堂中作法，所懸之心，遂爲犬食。寨求之不得，驚懼，乃持刀宛轉於地，出門而去。主人弗知，謂其作法耳。食頃，乃持心而入，納於病者之腹，被髮連叱，其腹遂合。蘇氏子既悟，但連呼遞鋪遞鋪，家人莫之測。乃其日去家數里，有驛吏手持官文書，死於道傍。初，南中驛路，二十里置一遞鋪，驛吏持符牒，以次傳授，欲近前鋪，輒連呼以警之。乃寨取驛吏之心而活蘇氏，蘇遂愈如故。

拂菻醫

按《唐書》西域傳：拂菻有善醫，能開腦出蟲，以愈目眚。

譚簡

按《因話録》：相國崔公慎，由廉察浙西，左目眥生贅如息肉，欲蔽瞳人，視物極礙，諸醫方無驗。一日，淮南判官楊員外牧，自吴中越職，饌召於中堂，因話揚州有穆中善醫眼，來請遺書崔相國鉉，令致之。崔公許諾，後數日得書云：穆生性粗疎，恐不可信。有譚簡者，用心精審，勝穆遠甚，遂致以來。既見，白崔公曰：此立可去，但能安神不撓，獨斷於中，則必效矣。崔公曰：如約，雖妻子必不使知。譚簡又曰：須用九日晴明亭午於静處療之，若其日果能遂，心更無憂矣。是時月初也，至六七日間，忽陰雨甚，譚生極有憂色。至八日，大開霽。問崔公飲酒多少，崔公曰：量雖至小，亦可引滿。譚生大喜。初公將決意用譚之醫，惟語大將中善醫者沈師象，師象贊成其事。是日引譚生於北樓，惟師象與一小豎隨行左右，更無人知者。譚生請公飲酒數杯，端坐無思，俄而譚生以手微捫所患曰：殊小事耳。初覺似拔之，雖痛亦忍。又聞動剪刀聲。白公曰：此地稍暗，請移往中庭。師象與小豎扶公至於庭，坐既定，聞櫛焉有聲。先是譚生請好綿數兩，染絳，至是以絳綿拭病處，兼敷以藥，遂不甚痛。譚生請公開眼，看所贅肉，大如小指，豎如乾箸，遂命投之江中，方遣報夫人及子弟。譚生立以狀報淮南崔相國，復書云：自發醫後，憂疑頗甚，及聞痊愈，神思方安。後數日而徵詔至。嗟夫！向日若楊君不遇，譚生不至，公心不斷，九日不晴，徵詔遽來，歸期是切，礙其目疾，位當廢矣，安得秉鈞入輔，爲帝股肱？此數事足驗元助。而公作相之後，譚生已逝，又何命之太薄也！

釘鉸匠

按《玉堂閑話》：近朝中書舍人于遘，嘗中蠱毒，醫治無門，遂長告，欲遠適尋醫。一日，策杖坐於中門之外，忽有釘鉸匠見之，問曰：何苦而羸茶如是？于即爲陳之。匠曰：某亦曾中此，遇良工爲某鈐出一蛇而愈，某亦傳得其術。遘欣然，且祈之。彼曰：此細事耳。來早請勿食，某當至矣。翊日果至，請遘於舍簷下，向明張口，執鈐俟之。及欲夾之，差跌而失，則又約以來日。經宿復至，定意伺之，一夾而中。其蛇已及二寸許，赤色，粗如釵股矣。遽命火焚之。遘遂愈，得累除官至紫微而卒。其匠亦不受贈遺，但云某有誓救人，唯引數觴而别。

市　醫

按《玉堂閑話》：京城及諸州郡闤闠中，有醫人能出蠱毒者，目前之驗甚多，人皆惑之，以爲一時幻術，膏肓之患即不可去。郎中顔燧者，家有一女使抱此疾，常覺心肝有物唼食，痛苦不可忍，累年後瘦瘁，皮骨相連，脛如枯木。偶聞有善醫者，於市中聚衆甚多，看療此病，顔試召之。醫生見曰：此是蛇蠱也，立可出之。於是先令熾炭一二十斤，然後以藥餌之。良久，醫工秉小鈐子於傍，於是覺咽喉間有物動者，死而復蘇。少頃，令開口，鈐出一蛇子長五七寸，急投於熾炭中燔之，其蛇屈曲，移時而成燼，其臭氣徹於親鄰，自是疾平，永無齧心之苦耳。則知越人起虢子之死，老眒肉徐甲之骨，信不虚矣。

張萬福

按《酉陽雜俎》：柳芳爲郎中，子登疾重。時名醫張萬福初除泗州，與芳故舊，芳賀之，具言子病，惟恃故人一顧也。張詰旦候芳，芳遽引視登，遥見登頂曰：有此頂骨何憂也？因診脈五六息，復曰：不錯，壽且踰八十。乃留方數十字，謂登曰：不服此，亦得。登後爲庶子，年至九十而卒。

王彦伯

按《酉陽雜俎》：荆州道士王彦伯，天性善醫，尤精别脈，斷人生死壽夭，百不差一。裴胄尚書有子忽暴中病，衆醫拱手，或説彦伯，遽迎使視。脈之良久，曰：都無疾。乃煮散數味，入口而愈。裴問其狀，彦伯曰：中無腮鯉魚毒也。其子實因膾得病，裴初不信，乃膾鯉魚無腮者，令左右食之，其疾悉同，始大驚異焉。

按《國史補》：王彦伯自言醫道將盛行，乃列三四竈，煮藥於庭，老幼塞門而請。彦伯指曰：熱者飲此，寒者飲此，風者飲此，氣者飲此。皆飲之而去。翊日，各負錢帛來酬，無不效者。

申光遜

按《玉堂閑話》：近代曹州觀察判官申光遜，言本家桂林。有官人孫仲敖，寓居於桂，交廣人也。申往謁之，延於臥内，冠簪相見曰：非慵於巾櫛也，蓋患腦痛爾。申即命醇酒升餘，以辛辣物洎胡椒、乾薑等屑僅半杯以温酒調，又於枕函中取一黑漆筩，如今之笙項，安於鼻竅，吸之至盡，方就枕，有汗出表，其疾立愈。蓋鼻飲之類也。

揚州醫生

按《玉堂閑話》：江淮州郡，火令最嚴，犯者無赦。蓋多竹屋，或不慎之，動則千百間立成煨燼。高駢鎮維揚之歲，有術士之家，延火燒數千户，主者録之，即付於法，臨刃謂監刑者曰：某之愆尤，一死何以塞責？然某有薄技，可以傳授一人，俾其救濟後人，死無所恨矣。時駢延待方術之士，恒如飢渴，監刑者即緩之，馳白於駢。駢召入，親問之，曰：某無他術，惟善醫大風。駢曰：何以覈之？對曰：但於福田院選一最劇者可以試之。遂如言，乃置患者於隙室中，飲以乳香酒數升，則懵然無知，以利刀開其腦縫，挑出蟲可盈掬，長僅二寸，然後以膏藥封其瘡，别與藥服之，而更節其飲食動息之候，旬餘瘡盡愈，才一月眉鬚已生，肌肉光淨，如不患者。駢遂禮術士爲上客。

五代

唐慎微

按《古今醫統》：唐慎微，字審元，成都華陽人，好醫，求治者不論貴賤必往。每於經史中得一方一論，必録之。時尚書左丞蒲公執政，擢與一官，不受。著有《經史類證備用本草》數十卷。

孟昶

按《古今醫統》：蜀主孟昶，心性慈孝，好方藥，母后病，屢更太醫不效，自製方餌進之，遂愈。羣臣有疾，親召診視，醫官服其神。宋太祖伐蜀，孟不忍生民就戮，遂走汴，降闕下，太祖厚封之。

韓保昇

按《古今醫統》：韓保昇，蜀人，精醫，不拘局方，詳察藥品，釋本草甚明切，所以深知藥性，施藥輒神效。

李譔

按《古今醫統》：李譔，字欽仲，梓潼涪人，通五經諸子，博學，篤好醫方，官僕射中散大夫。

蕭炳

按《嶧縣志》：蕭炳，蘭陵人，精岐黄，於書無所不讀。取本草藥名，每以上一字定《四聲本草》五卷，以便討閲，蓋前人所未有者。終身隱居不仕。

李雲卿

按《古今醫統》：李雲卿，不知何郡人，博通經史，善醫，隱廬山，以濟人爲心，千里之外，來求療病者如市。後唐同光二年八月，白日飛昇。

顯德中道士

按《洞微志》：顯德中，齊州有人病狂，每唱歌曰：踏陽春，人間二月雨和塵，陽春踏盡秋風起，腸斷人間白髪人。又歌曰：五雲華蓋曉玲瓏，天府由來汝腑中，惆悵此情言不盡，一丸蘿蔔火吾宫。後遇一道士欲治，病者云：每夢一紅衣女子，引入宫殿，有小姑歌云云。道士曰：此正犯大麥毒，女子心神，小姑脾神也。按醫經蘿蔔治麵毒，故曰火吾宫。則以藥兼蘿蔔食之，疾遂愈。

吴廷紹

按《南唐書》本傳：吴廷紹爲太醫令，不甚知名。烈祖喉中癢澀，進藥無驗，廷紹進楮實湯，服之頓愈。宰相馮延巳嘗病腦痛，醫工旁午累日不痊。紹至，先詰其家人曰：相公酷嗜何物？對曰：每食山鷄、鷓鴣。廷紹進蕫豆湯，一服立差。羣醫默志其方，他日以楮實治喉癢，以蕫豆治腦痛，皆無效。或問其故？廷紹曰：烈祖常服餌金石，吾故以木之陽實勝之，木王則金絶矣。馮公嗜山鷄、鷓鴣，二鳥皆食烏頭、半夏，蕫豆乃解其

毒爾。羣醫大服。按董豆湯，查《江南通志》、《江寧府志》、《上元縣志》，俱作甘豆湯，未知孰是

虞　洮

按宋何光遠《鑑戒録》：虞少卿洮，蜀之醫也。長興祖初佐蜀，董太尉璋久患渴疾，遣押衙李彦求醫孟蜀，祖遣虞少卿往。虞少卿既至，董公曰：璋之所患，經百名醫而無微瘥者，何也？虞少卿對曰：君之疾，非唯渴漿，而似渴士，得其多士，不勞藥石而自愈矣。董公大悦。時董公有南面之志，虞少卿故以此言譏之。又曰：洮聞天有六氣，降爲六淫，淫生六疾。害於六腑者，陰陽風雨晦明也，是以六淫隨焉。六疾者，寒熱入腹感心也，是以六腑病焉。故心爲離宫，腎爲水臟，晦明勞役，百疾生焉。大凡視聽至煩，皆有所損。心煩則亂，事煩則變，機煩則失，兵煩則反，五音煩而損耳，五色煩而損目，滋味煩而生疾，男女煩而減壽，古者男子莫不戒之。君今日有萬思，時有萬機，樂淫於外，女淫於内，渴之難療，其由此乎？

遼

直魯古

按《遼史》本傳：直魯古，吐谷渾人。初太祖破吐谷渾，一騎士棄橐反射，不中而去。及追兵開橐視之，中得一嬰兒，即直魯古也。因所俘者，問其故，乃知射橐者，嬰之父也。世善醫，雖馬上視疾，亦知標本，意不欲子爲人所得，欲殺之耳。由是進於太祖淳欽皇后收養之。長亦能醫，專事針灸。太宗時以太醫給侍，嘗撰脈諸針灸書行於世，年九十卒。

耶律敵魯

按《遼史》本傳：耶律敵魯，字撒不椀，其先本五院之族，始置官分隶焉。敵魯精於醫，察形色即知病源，

雖不診候，有十全功。統和初爲大丞相韓德讓所薦，官至節度使。初樞密使耶律斜軫妻有沉痾，易數醫不能治，敵魯視之曰：心有蓄熱，非藥石所及，當以意療。因其聵聒之使狂，用泄其毒則可。乃令大擊鉦鼓於前。翌日，果狂叫呼怒罵，力極而止，遂愈。治法多此類，人莫能測。年八十卒。

迭里特

按《遼史》本傳：迭里特，字海鄰，有膂力，善馳射，馬躓不仆，尤精於醫，視人疾苦，隔紗覩物，莫不悉見。太祖在潛，已加眷遇，及即位，拜迭剌部夷離堇。會帝患心痛，召迭里特視之，迭里特曰：膏肓有瘀血如彈丸，然藥不能及，必針而後愈。帝從之，嘔出瘀血，痛止。帝以其親，每加賜賚，然知其爲人，未嘗任以職。後從剌葛亂，與其父轄底，俱縊殺之。

耶律庶成

按《遼史》本傳：初契丹醫人，鮮知切脈審藥，上命耶律庶成譯方脈書行之，自是人皆通習，雖諸部族，亦知醫事。

宋

劉翰

按《古今醫統》：劉翰，滄州臨津人，世習醫業，初攝護國軍節度巡官，後周顯德初詣闕，獻經用方書三十卷，體集治世論二十卷，世宗嘉之。宋太宗詔詳定本草，翰與道士馬志，醫官翟煦、張景、吳复珪、王光祐、陳昭遇等同修集上之。

陳昭遇

按《廣東通志》：陳昭遇，南海人，世爲名醫。開寶初，至京師，爲所知者薦爲醫官，遂留家開封。初爲醫官，領温水主簿，後加光禄寺丞賜金紫。初，太宗在藩邸，暇日多留意醫術，藏名方千餘首，皆有驗。及即位，召翰林醫官，各具家傳驗方以獻，又萬餘首。命昭遇與王懷隱等參對編類，成一百卷，御制序，名曰《太平聖惠方》，鏤板頒行天下。又嘗被召，與醫官劉翰、道士馬志等詳定本草，既成書，新舊藥凡九百八十三種，併目録二十一卷上之。昭遇於藥術無所不究，著述精博可傳。往來公卿家，診脈對證，多奇驗。性謙慎，以此被寵眷不衰。

按《古今醫統》：陳昭遇，嶺南人，善醫，太宗時爲翰林醫官，治療多效。

王懷隱

按《河南通志》：王懷隱，睢陽人，初爲道士，居汴之建隆觀，善醫診。太平興國初，詔歸俗，命爲尚藥奉御，三遷至翰林醫官使。初，太宗在藩邸時，暇日多留意醫術，藏名方千餘首，皆嘗有驗者。至是詔翰林醫官，各具家傳經驗方以獻，又萬餘首。命懷隱與副使王祐、鄭奇等編類，每證以隋太醫令巢元方《病源候論》冠其首，而方藥次之，成百卷，太宗御製序，名曰《太平聖惠方》。

王光祐

按《古今醫統》：王光祐，太平興國間爲太醫，奉詔同修本草，裒集方書，廣心醫學。

僧道廣

按《古今醫統》：僧道廣，西蜀人，好醫，得不傳之秘。乾德中，有人病肌瘦如勞，唯好食米，闕之則口吐清水，食米則快，諸醫不辨。道廣以鷄屎及白米各半合炒末，以水調頓服，良久吐出如米形，遂愈。《病源》謂米瘕者是也。

吴復珪

按《古今醫統》：吴復珪，淳化間爲太宗侍御醫，與劉翰齊鳴。太宗召修本草及《太平聖惠方》行世，書中多其所集。

馬　志

按《古今醫統》：馬志，初爲道士，得海上方，深察藥性，治療輒效。太宗時奉詔同修本草，爲御醫，名著當代。

釋洪藴 按《江西通志》法堅傳中載有法藴。疑洪當作法，藴當作蘊，未知是否，今姑合之以俟參考〔一〕

按《古今醫統》：釋洪藴，潭州人，初出家，集方技之書，遊京師以醫鳴。太祖召見，賜紫袍，號廣利大師。後太宗召講醫方，藴録秘方以獻。

按《江西通志》：釋法藴，以善醫，工診切，每先歲時，言人生死多中。賜紫方袍，號廣濟大師，一時稱藥王再現云。

趙自化

按《古今醫統》：趙自化，德州人，徙洛陽，業醫。淳化中，從兄自正遊京師，以醫鳴，俱授醫官，累遷翰林醫副。

註按《江西通志》……今姑合之以俟參考　原本脱，據光緒本補。

按《濟南府志》：趙自化，武定人，高祖時以醫鳴世，診治有奇效，累遷至正使，所著有《四時養頤録》，及《漢沔諸集》五卷。

馮文智

按《古今醫統》：馮文智，并州人，以方技爲業，太宗召爲醫官。咸平三年，太后不豫，文智侍藥，既愈，遷尚藥御醫，賜金紫衣，遷翰林醫正。

蘇　澄

按《古今醫統》：蘇澄，宋良醫。人病應聲者求療，澄云古無此方，惟以本草藥名盡呼之，每呼一聲，腹中輒應，惟一藥即不應，再三呼之無聲，即以此藥爲主治之，愈。

劉難經

按《王氏談録》：昔東郡有一醫者姓劉，其術甚異，通《黄帝八十一難經》，病註者失其旨，乃自爲解，獻於闕下，仍爲人講説，自號曰劉難經。其治疾察脈，無隱不知。肘後有二藥奩，止藥末數品而已。每視人病，旋取諸末，合和加減，分爲劑料。日服不盡其數，病未愈，他日再至，曰：此藥服不如數耳，所餘當有幾？人不能欺。後以老終。

李　寧

按《宋史》柴通元傳：敷水處士李寧，精於藥術，老而不衰，常以藥施人，人以金帛爲報，輒拒之。景德中，萬安太后不豫，驛召寧赴闕，未至而后崩。大中祥符四年，賜號正晦先生，上作詩爲賜，加以藥茶繒帛。

史載之

按《括異志》：朱師，古眉州人，年三十時，得疾不能食，聞葷腥即嘔，用火鐺旋煮湯，沃淡飯，數數食之，醫莫能治。史載之曰：俗輩不讀醫經而妄欲療人，可歎也！君之疾，正在《素問》經中，名食掛。凡人肺六葉，舒張如蓋，下覆於脾，子母氣和則進食，一或有戾，則肺不能舒，脾爲之蔽，故不嗜食。《素問》曰：肺葉焦熱掛。遂授一方，買藥服之。三日，聞人食肉甚香，取而啖之，遂愈。

按《古今醫統》：史載之著有《指南方》三卷，分爲三十二門。

張　炳

按《建寧府志》：張炳，字明叔，浦城人。少有奇疾，在太學師事蜀士史載之，極醫之妙。及歸，推心究物，無問貴賤，有謁必往視之，全活甚多。嗜學能文，老而不倦。同郡魏掞之稱爲太古遺民。歷任蘄州簿豐州録事參軍，卒年九十一。

劉元賓

按《安福縣志》：劉元賓，連魁於鄉，歷任潭州司理，通陰陽醫藥術數，真宗試之驗，賜名通真子。所著有《集正歷》、《横天卦圖》、《神巧萬全方》，註解叔和《脈訣》、《傷寒論》、《洞天針灸經》。

釋法堅

按《江西通志》：釋法堅，廬山僧，以醫名。宋太祖召見，賜紫方袍，號廣濟大師。景德二年，雍王元份久被疾，召赴闕，至則元份已薨。法堅還山，卒。

按《避暑漫抄》：臨安僧法堅，言有歙客經於潛山中，見一蛇，其腹脹甚，蜿蜒草中，徐遇一草，便嚙破，以腹就磨，頃之，脹消如故。蛇去，客念此草必消脹毒之藥，取置篋中。夜宿旅邸，鄰房有過客呻吟牀第間，客就詢之，云爲腹脹所苦，即取藥就釜煎一杯湯飲之。頃不復聞聲，意謂良已。將曉，但聞鄰房滴水聲，呼其人不復應，即起燭燈視之，則其人血肉俱化爲水，獨遺骸臥牀，急挈裝而逃。至明，主人視之，乃不測其何爲至此。乃潔釜炊飯，則釜通體成金，乃密瘞其骸，既久經赦。客至邸，語其事，方傳外人也。

甄棲真

按《宋史》本傳：甄棲真，字道淵，單州單父人，博涉經典，長於詩賦。一應進士舉，不中第，歎曰：勞神敝精以追虚名，無益也。遂棄其業，讀道家書以自樂。初訪道於牢山華蓋先生，久之出遊京師，因入建隆觀爲道士。周歷四方，以藥術濟人，不取其報。祥符中，寓居晉州，性和静，無所好惡，晉人愛之，以爲紫極宫主。年七十有五，遇人或以爲許元陽，語之曰：汝風神秀異，有如李筌，雖老矣，尚可仙也。因授鍊形養元之訣，且曰：得道如反掌，第行之維艱，汝勉之！棲真行之二三年，漸反童顔，攀高躡危，輕若飛舉。乾興元年，謂其徒曰：此歲之暮，吾當逝矣。即宫西北隅，自甃殯室，室成，不食一月，與平居所知叙别，以十二月二日，衣紙衣，臥磚榻卒，人未之奇也。及歲久，形如生，衆始驚，傳以爲尸解。棲真自號神光子，與隱人海蟾子者，以詩往還，論養生秘術，目曰《還金篇》，凡兩卷。

高若訥

按《宋史》本傳：高若訥，字敏之，本并州榆次人，徙家衛州，進士及第。皇祐五年，爲觀文殿學士。若訥彊學善記，自秦漢以來，諸傳記無不該通，尤喜申韓管子之書，頗明歷學。因母病，遂兼通醫書，雖國醫皆屈伏。張仲景《傷寒論》訣、孫思邈方及《外臺秘要》久不傳，悉考校訛謬行之，世始知有是書。名醫多出衛州，皆本高氏學焉。

譚仁顯

按《茅亭客話》：譚居士，名仁顯，成都人也。以醫爲事，居郡城東南隅，所居庭廡籬落間，遍植草藥。年高而精神愈壯，無喜怒，故毀譽不動其心。手持數珠，常誦佛經於閭巷聚落中。治病所得錢帛，隨即分授於貧者，竟以不言，但行陰施默益之道。每行藥，至午方歸，則閉户靠壁，瞑目而坐。大中祥符乙卯冬，無疾端坐而逝。時齒一百。未化前，人問居士有長生法，對曰：至於導養得理，以盡性命，百年猶厭其多，況久生之苦乎？

許希

按《宋史》本傳：許希，開封人，以醫爲業，補翰林醫學。景祐元年，仁宗不豫，侍醫數進藥不效，人心憂恐。冀國大長公主薦希，希診曰：針心下包絡之間可亟愈。左右爭以爲不可。諸黄門祈以身試，試之無所害，遂以針進而帝疾愈。命爲翰林屬官，賜緋衣銀魚及器幣。希拜謝已，又西向拜。帝問其故，對曰：扁鵲，臣師也。今者非臣之功，殆臣師之賜，安敢忘師乎？乃請以所得金，興扁鵲廟。帝爲筑廟於城西隅，封靈應侯。其後廟益完，學醫者歸趨之，因立太醫局於其旁。希至殿中省尚藥奉御，卒。著《神應鍼經要訣》行於世。録其子宗道爲内殿崇班。

嘉祐時針醫

按《畫墁録》：嘉祐初，仁宗寢疾，藥未驗，下召草澤，始用針自腦後刺入，針方出，開眼曰：好惺惺。翼日，聖體良已。自爾以其穴目爲惺惺穴。針經初無此名，或曰即風府也。

王　纂

按《古今醫統》：王纂，海陵人，習覽經方，尤工針石，遠近知其名，所療多效。初，嘉祐中有女人被妖惑，纂爲針，妖狐即從女衾中逃竄，女病遂愈。

閻士安

按《開封府志》：閻士安，陳州人，以醫術爲助教，工畫墨竹，筆力老勁，名著當時。每爲大卷，高壁爲不盡景，或爲風勢，甚有意趣。復愛作墨蟹蒲藻等，咸爲人所重。

李明甫

按《嘉興府志》：李明甫，東陽人，善醫，尤精針法。義烏令病心痛垂死，明甫視之曰：有蟲在肺下，藥所不及，惟砭乃可，然非易也。紿謂於背上點穴，密取水以噀之，令方驚而針已入，曰：蟲已死矣。既而腹大痛，下黑水數升，蟲亦去，遂愈。

曾若虚

按《西齋話記》：龍圖閣待制李行簡，言隴州道士曾若虚者，善醫，尤得針砭之妙術。里有寡婦再適人，遘疾且卒，經日而心間尚暖，家人因奔詣若虚，哀祈一往，庶幾可救。若虚既至，熟視之，且止其家哭泣，引針針之，即時而蘇。良久，乃能語，曰：始者若夢，遇故夫相隨出郭外，遠歷郊野橋梁，復入叢林草莽，展轉不相舍，俄而故夫爲一物刺中其足，不能履步，由是獨步，忽若夢覺耳。郡人竟詣若虚詢之，若虚曰：向之所針，乃黄帝針八邪穴也。若虚即今奉尚御藥姚可久之師耳。

曹居白

按《齊東野語》：李行簡外甥女，適葛氏而寡，次嫁朱訓，忽得疾如中風狀，山人曹居白視之曰：此邪疾也。乃出針刺其足外踝上二寸許，至一茶久，婦人醒曰：疾平矣。始言每疾作時，夢故夫引行山林中，今早如前，而故夫爲棘刺刺足脛間，不可脱，惶懼宛轉，乘間乃得歸。曹笑曰：適所刺者，八邪穴也。此事雖涉神怪，余按《千金翼》有刺百邪所病十三穴，一曰鬼宫，二曰鬼信，三曰鬼壘，四曰鬼心，五曰鬼路，六曰鬼枕，七曰鬼牀，八曰鬼市，九曰鬼病，十曰鬼堂，十一曰鬼藏，十二曰鬼臣，十三曰鬼封。然則居白所施正此耳。今世針法不傳，庸醫野老，道聽塗説，勇於嘗試，非惟無益也。按此條與前曾若虚本一事，但姓名不同，詳略有異，故并存備考

屠光遠

按《齊東野語》：屠光遠，治番禺酒官之妻將産，數日不能分娩。屠云：緣子以手掛母腸，所以不産。乃隔腹針之，遂産。古者針砭之妙，真有起死之功。蓋脈絡之會，湯所不及者，中其俞穴，其效如神。方書傳記所載不一。若唐李洞元，本朝龐安時，近復有屠光遠。醫者，意也，一時從權，有出於六百四十九穴之外者，其妙如此。

僧智緣

按《古今醫統》：僧智緣，徐州人。嘉祐中召至京師，診父母脈，能知子之吉凶。時王安石、王珪俱在翰林，珪疑古無此，安石曰：昔醫和診晉侯而知其良臣將死，視父知子，又何足怪哉？

郝允 申受　郝懷質　趙宗古

按《聞見前録》：康節先公曰，昔居衛之共城，有趙及諫議者，自三司副使以疾乞，知衛州多名醫故也。有

申受者，善醫，自言得術於高若訥參政，得脈於郝氏老。其説謂參政醫學甚高，既貴，診脈少，故不及郝老，非郝老不可治。趙如其言，郝氏至，診其脈曰：有沉積當下。趙服其藥，暴下不止，已垂殆。郝老乃坐趙於大盆中，用碗覆其頭項，以湯沃之，遂甦。趙呼申受，罪之曰：君謬舉郝老者！申受曰：某之術不及郝老遠甚。公病當下，但氣虛，藥劑苦，大不能禁，然宿疾良已，可賀。又曰：郝老之脈通神，公舉家之人在帳中，俾遍診脈，其老少男女，已未嫁娶，無不知者。趙試其説，信然，始加禮之。自此疾平復，入爲三司副使。申受朝廷用爲太醫丞。郝老本河朔人，既死，張峋子堅誌其墓，載其平生所治甚異。曰：士人之妻孕，診其脈曰，六脈皆絶，反用子氣資養，故未死，子生母即死矣。已而果然。郝老平時不合藥末，諸藥遇病品量增減之，服者無不驗。人從其學者皆名醫云。

按《聞見後録》：郝翁者，名允，博陵人，少代其兄長征河朔，不堪其役，遁去，月夜行山間，憊甚，憩一樹下，忽若大羽禽飛止其上，熟視之，一黄衣道士也。允拜手乞憐，道士曰：汝郝允乎？因授以醫術。晚遷鄭圃，世以神醫名之。遠近之人，賴以活者，四十餘年，非病者能盡可活也。蓋其術精良可信，不幸而不治，必先語之，雖死亦無恨於脈。非獨知已病，能前知未病與死。近者頃刻，遠者累年，至其日時，皆無失。歲常候測天地六元五運，考四方之病，前以告人亦無失。皇祐年，翁死，張峋子堅誌其墓云：夏英公病泄，太醫皆謂中虚。翁曰：風客於胃則泄，殆藁本湯證也。英公駭曰：吾服金石等物無數，泄不止，其敢飲藁本乎？翁强進之，泄止。太常博士楊日宣病寒，翁曰：君脈首震而尾息，尾震而首息，在法爲魚遊蝦戲，不可治。不數日死。州監軍病悲思，翁告其子曰：法當甚悸即愈。時通守李宋卿御史嚴甚，監軍内所憚也。翁與其子請於宋卿一造問，因責其過失，監軍皇怖汗出，病乃已。殿中丞姚程腰脊痛不可俛仰，翁曰：穀，濁氣也。當食發怒，四肢受病傳於大小絡中，痛而無傷，法不當用藥，以藥攻之則益痛。須一年能偃仰，二年能坐，三年則愈矣。後三年而愈。里婦二：一夜中口噤如死狀，翁曰：血脈滯也，不用藥，聞鷄聲自愈。一行蹀踔輒踣，翁曰：脈厥也，當治筋，以藥熨之自快。皆驗。士陳堯遵妻病，衆醫以爲勞傷，翁曰：亟屏藥，是爲娠證，且賀君得男子矣。

已而果然。又一婦人娠，一咽嘿不能言，翁曰：兒胞大經壅，兒生經行則言矣，不可毒以藥。既免，母子俱全。一極壯健，翁偶診其脈曰：母氣已死，所以生者，反恃兒氣耳。如期子生母死。翁所治病半天下，神異不可勝記。如上所記，特鄭圃之人共知者也。翁有子名懷質，能盡傳其學。懷質嘗自診其脈，語人曰：我當暴死。不數年，果暴死。翁讀《黄帝内經》，患王冰之傳多失義指，間以朱墨箋其下，世尚未見。懷質死，其書亦亡。獨太醫趙宗古得六元五運之法於翁，嘗圖以上朝廷，今行於世云。

虞　鹿

按《攖寧集》：虞鹿，宋治平間陵陽人，著《難經註》。

孫用和

按《古今醫統》：孫用和，不知何郡人，性識明敏，通經學，精醫方，得歧黄之秘，治平間爲奉御太醫令。

高保衡

按《古今醫統》：高保衡，熙寧間爲國子博士，校正醫書，深明方藥病機。神宗詔修《内經》有功，賜緋魚加上騎都尉。

林　億

按《古今醫統》：林億，熙寧間爲光禄卿直秘閣，同高保衡校正《内經》，醫名大著。

錢　乙

按《宋史》本傳：錢乙，字仲陽，本吴越王俶支屬，祖從北遷，遂爲鄆州人。父穎善醫，然嗜酒喜遊，一旦東之海上不反，乙方三歲，母前死，姑嫁吕氏，哀而收養之。長誨之醫，乃告以家世，即泣請往迹尋，凡八九反，積數歲，遂迎父以歸，時已三十年矣。鄉人感慨，賦詩詠之。其事吕如事父，吕没無嗣，爲收葬行服。乙始以《顱顖方》著名，至京師，視長公主女疾，授翰林醫學。皇子病瘈瘲，乙進黄土湯而愈。神宗召問黄土所以愈疾狀，對曰：以土勝水，水得其平，則風自止。帝悦，擢太醫丞，賜金紫，由是公卿宗戚家，延致無虚日。廣親宗子病，診之曰：此可毋藥而愈。其幼在傍，指之曰：是且暴疾驚人，後三日過午可無恙。其家恚不答。明日，幼果發癇，甚急，召乙治之，三日愈。問其故？曰：火色直視，心與肝俱受邪。過午者，所用時當更也。王子病嘔泄，他醫與剛劑，加喘焉。乙曰：是本中熱，脾且傷，奈何復燥之？將不得前後溲，與之石膏湯。王不信，謝去。信宿寖劇，竟如言而效。士病欬，面青而光，氣硬。乙曰：肝乘肺，此逆候也。若秋得之可治，今春不可治。其人哀祈，强予藥。明日曰：吾藥再瀉肝而不少却，三補肺而益虚，又加唇白，法當三日死，今尚能粥，當過期。居五日而絶。孕婦病，醫言胎且墮。乙曰：娠者五臟傳養，率六旬乃更，誠能候其月，偏補之，何必墮！已而母子皆得全。又乳婦因悸而病，既愈，目張不得瞑。乙曰：煮郁李酒飲之使醉，即愈。所以然者，目系内連肝膽，恐則氣結，膽衡不下，郁李能去結，隨酒入膽，結去膽下，則目能瞑矣。飲之果驗。乙本有羸疾，每自以意治之而後甚，歎曰：此所謂周痹也。入臟者死，吾其已夫。既而曰：吾能移之使在末。因自製藥，日夜飲之，左手足忽攣不能用，喜曰：可矣。所親登東山，得茯苓大踰斗，以法噉之盡，由是雖偏廢而風骨悍堅如全人，以病免歸，不復出。乙爲方不名一師，於書無不闚，不靳靳守古法，時度越縱舍，卒與法會，尤邃本草諸書，辨正闕誤，或得異藥，問之必爲言生出本末物色名貌差别之詳，退而考之皆合。末年，攣痹寖劇，知不可爲，召親戚訣别，易衣待盡，遂卒。年八十二。

按《古今醫統》：錢乙著有《傷寒指微》、《嬰孩論》若干卷。

按《醫學入門》：乙建爲五臟之方，各隨所宜。謂肝有相火，有瀉而無補；腎有真水，有補而無瀉，皆啓《内經》之秘。厥後張元素、劉守真、張從政盡皆取法。

僧奉真 元覺 法琮 了初

按《夢溪筆談》：四明僧奉真善醫，熙寧中名聞東都，其診視妙，不差銖分。天章閣待制許元爲江淮發運使，奏課京師，時欲入對，而其子疾亟，瞑而不食，惙惙欲死逾宿矣。使奉真視之，曰：脾已絶，不可治，死在明日。元曰：固然。今方有事，須陛對，能延數日否？奉真曰：此可爲也。諸臟已衰，唯肝臟獨過，脾爲肝勝，其氣先絶，絶則死。若急瀉肝氣令衰，則脾少緩，可延三日，過此無術也。乃投之藥，至晚遂能張目，稍稍啜粥，明日漸蘇能食。元極喜，奉真笑曰：此不足喜，肝氣暫舒耳，無能爲也。越三日果卒。

按《鄞縣志》：僧奉真傳之元覺，元覺傳之法琮及了初，皆能續其術焉。

黄冠道人

按《曹州志》：黄冠道人，姓名不傳。熙寧間，曾見於楚丘棗堌村，黄冠青衣。以醫名，一方有疾者往求，一與之語，不藥而愈。居數月，忽不見，人皆神之，疑爲扁鵲，立祠祀焉。

杜嬰

按《儀真縣志》：杜嬰，字大醇，性能讀書，其言近莊，爲人曠達而廉清。自託於醫，無貧富貴賤，請之輒往，與之財，非義輒謝而不受，時時窮空，幾不能自存，而未嘗有不足之色。善言性命之理，其心廓然無累於物，故多爲賢士夫所知。王安石謂予嘗與之語，久而不厭。

張騤

按《襄垣縣志》：張騤，字公度，潞州人。家世業醫，而騤尤精方脈，意在活人，不責其報。翰林院學士黄魯直母安康郡君太夫人病秘結，諸醫不能治，駿投餌即愈，魯直感謝，厚贈之，却不受，飄然而去。

鄭　榮

按《宋史》趙自然傳：大中祥符中有鄭榮者，本禁軍，戍壁州還，夜遇神人謂：汝有道氣，勿火食。因授以醫術，救人。七年，賜名自清，度爲道士，居上清宫。所傳藥能愈大風疾，民多求之，皆刺臂血和餅給焉。

龐安時

按《宋史》本傳：龐安時，字安常，蘄州蘄水人。兒時能讀書，過目輒記。父世醫也，授以脈訣，安時曰：是不足爲也。獨取黄帝、扁鵲之脈書治之。未久，已能通其説，時出新意，辨詰不可屈，父大驚。時年猶未冠，已而病聵，乃益讀《靈樞》、《太素》、《甲乙》諸秘書。凡經傳百家之涉其道者，靡不通貫。嘗曰：世所謂醫書，予皆見之，惟扁鵲之言深矣。蓋所謂《難經》者，扁鵲寓術於其書，而言之不詳，意者使後人自求之歟？予之術蓋出於此，以之視淺深，決死生，若合符節。且察脈之要，莫急於人迎寸口，是二脈陰陽相應，如兩引繩，陰陽均，則繩之大小等，故定陰陽於喉手，配覆溢於尺寸，寓九候於浮沉，分四温於傷寒。此皆扁鵲略開其端，而予參以《内經》諸書，考究而得其説，審而用之，順而治之，病不得逃矣。又欲以術告後世，故著《難經辨》數萬言；觀草木之性，與五臟之宜，秩其職任，官其寒熱，班其奇偶，以療百疾，著《主對集》一卷；古今異宜，方術脱遺，備陰陽之變，補仲景論；藥有後出，古所未知，今不能辨，嘗試有功，不可遺也，作《本草補遺》。爲人治病，率十愈八九。踵門求診者，爲辟邸舍居之，親視飦粥藥物，必愈而後遣；其不可爲者，必實告之，不復爲治。活人無數。病家持金帛來謝，不盡取也。嘗詣舒之桐城，有民家婦孕將産七日而子不下，百術無所效。安時之弟子李百全適在旁舍，邀安時往視之，才見即連呼不死，令其家人以湯温其腰腹，自爲上下拊摩，孕者覺腸胃微痛，呻吟間生一男子，其家驚喜而不知所以然。安時曰：兒已出胞，而一手誤執母腸，不復能脱，故非符藥所能爲。吾隔腹捫兒手所在，針其虎口，既痛即縮手，所以遽生，無他術也。取兒視之，右手虎口針痕存焉。其妙如此。有問以華佗之事者，曰：術若是，非人所能爲也，其史之妄乎？年五十八而疾作，門人請自視脈，笑曰：吾察之審矣，且出入息亦脈也，今胃氣已絶，死矣！遂屏却藥餌，後數日，與客坐語而卒。

按《續明道雜志》：蘄水縣，有高醫龐安時者，治疾無不愈，其處方用意，幾似古人，自言心解，初不從人授也。蘄有富家子竊出游，偶鄰人有鬬者，排動屋壁，富人子方驚懼，疾走出，惶惑突入市，市方陳刑尸，富人子走仆尸上，因大驚，到家發狂，性理遂錯，醫巫百方不能已。龐爲劑藥，求得絞囚繩，燒爲灰以調藥，一劑而愈。龐得他人藥，嘗之入口，即知此何物及其多少，不差也。

按《東坡雜記》：蘄州龐安常，善醫而聵，與人語，書在紙，始能答。東坡笑曰：吾與君皆異人也，吾以手爲口，君以眼爲耳，非異人而何？

按《書蕉》：龐安常，名安時，蘄水人，宋神哲間名醫也。於書無所不讀，而尤精於傷寒，妙得長沙遺旨。性豪侈，每應人延請，必駕四巨舟，一聲伎，一廚傳，一賓客，一雜色工藝之人，日費不貲。

按《仇池筆記》：龐安常爲醫，不志於利，得善書古畫，喜輒不自勝。九江胡道士頗得其術，與予用藥，無以酬之，爲作行草數紙而已，且告之曰：此安常故事，不可廢也。參寥子病，求醫於胡，自度無錢，且不善書畫，求予甚急，予戲之曰：子粲可皎徹之徒，何不下轉語作兩首詩乎？龐胡二君與吾輩遊，不日索我於枯魚之肆矣。

按《澹山雜識》：龐安時，蘄州蘄水人也。隱於醫，四方之請者，日滿其門。安時亦饒於田産，不汲汲於利，故其聲益高。余嘗見其還自金陵，過池陽，先君命余往謁之，隨行四五大官舟，行李之盛，侔部使者。一舟所載聲樂也，一舟輜重也，一舟廚傳也，一舟諸色技藝人，無不有也。然其人自適，不肯入京。醫之妙，亦近世所無也。

單驤

按《仇池筆記》：蜀人單驤者，舉進士不第，顧以醫聞。其術雖本於《難經》、《素問》，而別出新意，往往巧發奇中，然未能十全也。仁宗皇帝不豫，詔孫兆與驤入侍，有間，賞賚不貲。已而大漸，二子皆坐誅，賴皇太后仁聖，察其非罪，坐廢數年，今驤爲朝官而兆已死矣。予來黄州，鄰邑人龐安常者，亦以醫聞，其術大類驤，而加之以針術絶妙，然患聾，自不能愈，而愈人之病如神。驤、安常皆不以賄謝爲急，又頗博通古今，此所以過人也。元豐五年三月，予偶患左手腫，安常一針而愈，聊爲記之。

孫兆

按《醫學入門》：孫兆，宋尚藥奉御丞。有顯官耳鳴，公診之曰：心脈大盛，腎脈不能歸耳。以藥涼心，腎脈復歸，耳鳴立愈。

張立德子

按《東坡雜記》：眉山有潁臣者，長七尺，健飲啖，倜儻人也。忽得消渴疾，日飲水數斗，食倍常而數溺，服消渴藥而逾年疾日甚，自度必死，治棺衾，囑其子於人。蜀有良醫張立德之子，不記其名，爲診脈，笑曰：君幾誤死矣！取麝香當門子以酒濡之，作十許丸，取枳枸子爲湯飲之，遂愈。問其故。張生言消渴、消中皆脾衰而腎敗，土不能勝水，腎液不上泝，乃成此疾。今診潁臣脈熱而腎且衰，當由果酒食過度，虚熱在脾，故飲食兼人而多飲水，水既多不得不多溺也，非消渴也。麝香能敗酒，瓜果近輒不實。而枳枸亦能勝酒，屋外有此木，屋中釀酒不熟；以其木爲屋，其下亦不可釀酒。故以此二物爲藥，以去酒果之毒也。

仇鼎 張君宜

按《東坡志林》：近世醫官仇鼎，療癰腫爲當時第一，鼎死未有繼者。今張君宜所能，殆不減鼎，然鼎性行不甚純淑，世或畏之。今張君用心平和，專以救人爲事，殆過於鼎遠矣。元豐七年四月七日。

黄州僧

按《談圃》：子瞻在黄州，術士多從之游。有僧相見數日，不交一言，將去，懷中取藥兩貼，如蓮蕊而黑色，曰：此燒煉藥也，有緩急服之。子瞻在京師爲公言，至今收之，後謫海島無恙，疑得此藥之力。

蕭氏

按《杭州府志》：蕭氏，失其名，錢塘人，好施予。嘗有一僧來謁，蕭待之良厚，久而不衰。僧一日拈筆畫牡丹遺之。蕭初不甚珍重，藏旣久，發視之，花瓣中皆有字，隱隱可見，蓋古方，大異之。令婿郭某，按方試之，療人皆奇效。後又令聚藥煉爲丹，俄見爐上有花，絢燦若牡丹狀，丹成如黍珠，用以活人，雖瀕死皆甦。自是蕭、郭之醫，傾動一時。

郭照乾 馮氏 郭敬仲

按《錢塘縣志》：郭照乾，字汝端，汾陽王裔。祖遠授宋建隆二年節斡，世稱大人節斡。照乾自祥符初，由汴徙杭州，多隱德，施予未嘗生倦容。有異人乞齋，郭膳之，潛遺牡丹花三朵，覆几上而去。追詢之，曰：若累世陰德，全活人，故來相報。花上書婦人證十三方，君子孫世世用之，當無窮乏。如法試之，無不奇驗，遂爲婦人醫。郭氏之以醫名，自照乾始。

按《海寧縣志》：郭昭乾，號文勝。元符三年，由汴南渡，放情山水間，遇道人授以鉢，黄封甚固，覆几上，且戒曰：公家累世積德，以此報，必一月後乃開。道人去十三日，公弟比部郎昭度，以道人之紿之也，爲開視，則鉢中有牡丹花一朶，見花瓣中有字皆醫方，一瓣俱一方，凡十三瓣，其餘瓣字跡，隱隱難明，亟録方罷而花亦隨落，大異之。遂按方療疾，無不奇驗。後又煉藥爲丹，見爐上有花若牡丹狀，丹成如黍珠，用以活人，瀕死者皆起。傳三世有敬仲者，建炎中孟太后遘疾不起，高宗性至孝，下令遍徵起太后疾者，敬仲因母馮氏參究診法，引入宫進藥物，食頃而甦，三服乃起。高宗封馮氏爲安國夫人，敬仲爲光禄大夫；兼賜父傑西山葬地，賜姓趙，故所居里有趙郭之號。

張擴

按《歙縣志》：張擴，字子充，少好醫。從蘄水龐安時遊，同學六十人，安時獨喜擴。後聞蜀有王樸，善脈，又能以太素知人貴賤禍福，從之期年，得衣領中所藏素書，盡其訣，乃辭去。南陵有富人子傷寒不知人，氣息僅存，擴視之曰：此嗜臥證也。後三日當蘇，蘇則欲飲，欲飲與此藥，必熟睡，覺當得汗。已而果然。當塗郭詳正子，患嗽，肌骨如削，醫多以爲勞。擴曰：是不足憂。就坐飲以藥，忽大吐，使視涎沫中得魚骨，宿疾皆愈。在建業，有婦人叩門求醫者，擴不在，其弟揮爲診之。及歸，揮俱言其狀。擴曰：弟與藥如是且瘳矣。此其脈當嫠居三年，左乳下有痣也。驗之信然。嘗有調官都下者，擴診之謂曰：鰕游脈見，不出七日當死。後五日，得通判齊州，喜曰：張擴妄言耳。我適得官何謂死哉！又二日，晨起進盥，臥地即死。建中靖國初，范純仁方召而疾作，問曰：吾此去幾何？擴曰：公脈氣不出半年。范曰：使某得生至京師，則子之賜也。遂與偕行至京師，奏補擴假承務郎。未幾，公以不起。聞崇寧中黄誥待淮西提刑，擴謂曰：大夫食禄不在淮西，行且還朝矣。然非今日宰相，所謂宰相者，尤未起，起則有召命，不滿歲當三遷。又曰：大夫不病而細君病憂在九月。及蔡京當國，誥被召還，歲中自户部吏部遷左司郎中而妻劉亦適以九月卒。尚書蹇序辰知應天府，擴謂曰：尚書無官脈，旦夕當有謫。俄被旨放歸田里。復見之曰：當得州。果得杭州。汪丞相微時，祁門宰陳孺使遍視在學諸生，次至公曰：君位至宰相，然南人得北脈，名宦當由北方起。未幾登第，調北京大名主簿，不出北京，積官至中奉大夫，中興遂爲上相。擴後以罪謫永州，至洪州，晨起見帥曰：擴今日時加午當死，後事以累公。帥曰：何至是？擴曰：吾察之，血已入心矣。退使人伺之，及期卒。

章　迪

按《無爲州志》：米芾章吉老墓表云：神農有熊氏咸以救民爲道。上聖神靈，生而知之，簡易無爲。後世聖賢相師，或口授若心得，其至也，雖千年若合符契。故孔氏謂安知來者之不如今，又曰聖人有所不能知。夫陰陽儲精，神而明之，可不妙哉？無爲章氏迪，字吉老，洞精醫書，而得針刺之術於《素問》、《内經》之間，以其道救人，壽至七十九。莫不刺膚透膽，隨針病已，華佗氏不能過也。又以其道授子濟，濟誓救三千人，因不復針。又以父道付子權。吾聞士大夫多道濟、權，起病如神，逮得守符，親所嚐試。會濟請言吾友周元章撰理誌，不復多得，願表墓道，遂直書其事。吾不及識君，觀其子孫廉介自守，不以藝取人，知君隱施。夫行符藥，除病救人，除害物者，上清有籙，許氏旌陽，鷄犬亦仙去。後之人勿替其志，來於墓下，讀吾文者勉之。大觀元年，歲在丁亥丙午朔丙戌日，男濟立石。

章　濟

按《無爲州志》：章濟，吉老子也，傳父業，尤精九針之法，得書之所不傳者，洞視五臟，不失毫髮，立仆起僵，效難殫述。詳見周紳墓誌。子權亦與父齊名。

古今圖書集成醫部全録卷五百八

醫術名流列傳

宋

宋道方

按《揮麈餘話》：宋道方毅叔，以醫名天下，居南京，然不肯赴請，病者扶携以就求脈。政和初，田登守郡，母病危甚，呼之不至。登怒曰：使吾母死，亦以憂去，殺此人不過斥責。即遣人禽至廷下，呵之云：三日之内不痊，則吾當誅汝以徇衆。毅叔曰：容爲診之。既而曰：尚可活。處以丹劑遂愈。田喜甚，云：吾一時相困辱，然豈可不刷前恥乎？用太守之車從妓樂，酬以千緡，俾羣卒負於前，增以綵釀，導引還其家。旬日後，田母病復作，呼之則全家遁去，田母遂殂。蓋其疾先已在膏肓，宋姑以良藥遲其死耳。

陳　言

按《處州府志》：陳言，字無擇，青田人，敏悟絶人，長於方脈，治病立效。有不可救者，則預告以期，晷刻無爽。作《三因方論》，研窮受病之源，用藥之等，醫者宗之。其徒王碩爲《簡易方》并三論行於世。

都　嚮

按《陵川縣志》：都嚮進士，博學通醫。徽宗時，官修議郎，掌太醫院事。遠邇求診，應手而愈，能以其術嗚。

裴宗元

按《古今醫統》：裴宗元以醫名越，專用成方。及丹溪出而悟曰：操古方以治今病，其勢不能以盡合。故其方書遂不盛行也。

陳師文

按《古今醫統》：陳師文，爲越名醫，與裴宗元一時齊著，其用方亦大同，所定《大觀二百九十七方》。

靳　豪　靳從謙　靳起蛟

按《杭州府志》：靳豪，其先本三晉人。唐時有靳恒者，知開封府，居官有能名，民愛之，因家焉。後世有豪者，北宋時居東京之顯仁坊，隱居市藥，每日設漿於肆，以濟行者。宣和間，有二道者，日飲於靳氏，靳氏事之，歲餘不懈，因曰：吾試若耳。若長者，子孫當有厚報。因書數語授之，言訖不見。視其所授，則秘方也。試之小兒，奇驗。高宗南渡，扈蹕至武林，遂世爲太醫。數傳至從謙，爲御直翰林醫官，賜勅特晉三階，出内府百子圖賜之，命以所居巷爲百子圖巷。靳氏之有百子圖，自南宋紹興三年始也。靳之後有起蛟字霖六者，著有《本草會編》。起蛟之子鴻緒，字若霖，著有《内經纂要》，其業尤精。子咸字以虛，吉字允菴，謙字仁若，皆諸生，而吉尤知名當世。

楊大均

按《避暑録話》：道士楊大均，蔡州人，善醫，能默誦《素問》、《本草》及兩部《千金方》，四書不遺一字。

與人治病，診脈不出藥，但云此病若何，當服何藥，是在《千金》某部第幾卷，即取紙書授之，分兩不少差。余在蔡州親見其事，類若此。余嘗問：《素問》，有記性者或能誦，《本草》則固難矣；若《千金》俱藥名與分兩劑料，此有何義而可記乎？大均言：古之處方，皆因病用藥，精深微妙，苟通其意，其文理有甚於章句偶儷，一見何可忘也！大均本染家子，事父孝，醫不受賕謝，積其齊施之餘，葬内外親三十八喪。方宣和間道教盛行，自匿名迹，惟恐人知。蔡魯公聞之，親手書以延致，使者數十返，不得已一往，留數日即歸，不受一錢。余在南京，嘗許余避難來山中，未及行而魯陷蔡州。後聞魯知其名，厚禮之，與之俱去，今不知存亡。使其果來，雖未可遽爲司馬子微，此亦一勝士也。因論余慶事，悵然懷之。

何澄

按《醫説》：宣和間有一士人，抱病纏年，百治不瘥。有何澄者善醫，其妻請到，引入密室，告之曰：妾以良人抱病日久，典賣殆盡，無以供醫藥，願以身酬。澄正色曰：娘子何爲出此言？但放心，當爲調治取效，切毋以此相污，不有人誅，必有鬼神譴責。未幾，士人病愈。何澄一夕夢入神祠，判官語之曰：汝醫藥有功，不於艱急之際，以色欲爲貪，上帝令賜錢五萬貫，官一員。未幾月，東宫疾，國醫不能治，有詔召草澤醫，澄應詔進劑而愈。朝廷賜官賜錢，一如其夢。

臧中立

按《寧波府志》：臧中立，字定民，毘陵人。元豐間客鄞湖南，時抱病求療者，日數十人，診治如神。崇寧中，徽宗后病甚，詔求良醫，中立應詔，以布衣麻履見。上命之入診，出問何證。中立對曰：脾脈極虚，殆嘔泄之疾作楚，和藥以進；且曰：服此得睡爲效。至夜半，果思粥食，不一月獲安。賜歸，詔出官帑，市地築室湖南以居焉，因名迎鳳坊。

王　況

按《揮麈余話》：王況，字子亨，本士人，爲南京宋毅叔壻。毅叔既以醫名擅南北，況初傳其學未精，薄遊京師，甚悽然。會鹽法忽變，有大賈覩揭示，失驚吐舌，遂不能復入，經旬食不下咽，尩羸日甚。國醫不能療，其家憂懼，牓於市曰：有治之者，當以千萬爲謝。況利其所售之厚，姑往應其求。既見賈之狀，忽發笑不能制，心以謂未易措手也。其家人怪而詰之，況謬爲大言答之曰：所笑者，輦轂之大如此，乃無人治此小疾耳。語主人家曰：試取《針經》來！況謾檢之，偶有穴與其疾似是者，況曰：爾家當勒狀與我，萬一不能活，則勿尤我當爲若針之，可立效。主病者，不得已亦從之。急針舌之底，抽針之際，其人若委頓狀，頃刻舌遂伸縮如平時矣。其家大喜。謝之如約，又爲之延譽，自是翕然名動京師。既小康，始得盡心肘後之書，卒有聞於世。事之偶然有如此者。況後以醫得幸，宣和中爲朝請大夫，著《全生指迷論》一書，醫者多用之。

楊　介

按《古今醫統》：楊介，號吉老，泗州人，世醫，名聞四方。有郡守病喉癰成流注，久不愈，召介治。知其嗜食所致，惟與生薑一味啖之，食至一斤，始知辛辣而癰愈。守異而問之，答曰：公好食鷓鴣，鷓鴣好食半夏，遺毒於喉間，非薑無以釋半夏之毒，用之遂愈。宋徽宗嘗苦脾疾，諸醫用理中湯不效，介以冰煎服而愈。著《傷寒論脈訣》。

按《春渚紀聞》：有名士爲泗倅者，臥病既久，其子不慧。郡有太醫生楊介，名醫也，適自都下還，衆令其子謁之，且約介就居第診視。介亦謙退，謂之曰：聞尊君服藥，且更數醫矣，豈小人能盡其藝耶？其子曰：大人疾勢雖淹久，幸左右一顧，且作死馬醫也。聞者無不絶倒。

鄧仲霄

按《永豐縣志》：鄧仲霄，西門葛溪橋人，原係河南開封祥符籍。宋宣和年間及第，授翰林，陞太子贊善，通醫術，治太子宫妃疾，皆有效驗。勅授太醫院使，俾統天下郡州縣市村鎮之醫。文天祥贊曰：董氏業醫一偏，鄧氏儒醫兩全。本來仁心一點，便是太極一丸。噫！肇統先哲，垂範後賢。種德皆春意，休説杏林仙。後從隆佑孟后，由贛過永豐，始居此焉。

金湯二嬰女

按《永豐縣志》：宋宣和二年正月甲子，長安金湯二姓，皆産一嬰女，五日能言，七日能書，手録《女科醫方》一卷，時以爲異。聞於朝，欽宗皇帝召至宫中，問其故，嬰女對曰：世人之疾，莫甚於婦人；婦人之疾，莫甚於産厄。上帝不忍，命我救之，故編醫方，以傳於世。帝嘆悦，録其方授孟太后，厚賜而遣之。踰七月，二女俱亡，事聞復厚恤其家。及靖康改元，欽宗北狩，孟太后間關避難，出其方以濟人，無不效驗。時湯執中、金吉甫皆以醫官扈駕，遂家永豐。今豐邑金湯二姓女科，蓋本於此。周必大虞集皆有題跋其卷。

張明德

按《山西通志》：張明德，字顯道，襄陵道者，性不喜華麗，精於醫，常施於人，而尤急窮困，故遠邇求者無虚。太原提刑種師道來求醫，隨診授藥即愈。師道悦，遂以朝廷所降妙應大師勅旨與之，以酬其勞。

朱　肱

按《古今醫統》：朱肱，號無求子，吴興人，善醫，尤邃於傷寒，潛心數十年，窮經義之要，成《活人書》

奏進道君，朝授奉議郎醫學博士。

按《醫學入門》：無求子，官奉議，深於傷寒，著《活人書》。治南陽太守疾，時醫用小柴胡散，連進三服，胷滿。公曰：宜煎汁，乃能入經絡，攻病取快。今爲散，滯膈上，宜乎作滿。因煮二劑與之，頓安。

任元受

按《老學菴筆記》：任盡言，字元受，事母盡孝。母老多疾病，未嘗離左右。元受自言：老母有疾之憂，或以飲食，或以燥濕，或以語話稍多，或以憂喜稍過，盡言皆朝暮候之，無毫髮之差，五臟六腑中，盡皆洞見曲折，不待切脈而知，故用藥必效，雖名醫不逮。張魏公作都督，欲辟之入幕，元受力辭曰：盡言方養親，使得一神丹，可以長年，必持以遺老母不以獻公也，况能舍母而與公軍事耶？魏公太息而許之。

李惟熙

按《東坡志林》：舒州有醫人李惟熙者，爲人清妙，善論物理，云：菱芡皆水物，菱寒而芡暖者，菱開花背日，芡開花向日故也。又云：桃杏花雙仁輒殺人者，其花本五出，六出必雙仁。舊説草木花皆五出，惟梔子與雪花六出，此殆陰陽之理。今桃杏六出雙仁皆殺人者，失常故也。木果之蠹者必不沙爛，沙爛者必不蠹而能浮，不浮者亦殺人。余嘗考其理，旣沙爛矣，則不能蘊蓄而生蟲；瓜至甘而不蠹者，以其沙爛也。此雖末事，亦理有不可欺者。

陸　曮

按《船窻夜話》：陸曮，奉化人，以醫術行於時。新昌徐氏婦病産，不遠二百里輿致之，及門，婦已死，但胷堂間猶微熱，陸入視之曰：此血悶也，能捐紅花數十斤，則可以活。主人亟購如數，乃爲大鍋以煮，候湯沸，遂以三木桶盛湯於中，取牕格籍婦人寢其上，湯氣微又進之，有頃，婦人指動，半日遂甦。蓋以紅花能活血故也。

李生

按《揮麈餘話》，楊介吉老者，泗州人，以醫術聞四方。有儒生李氏子，棄業，願娶其女以受其學，執子壻禮甚恭，吉老盡以精微告之。一日，有靈壁縣富家婦有疾，遣人邀李生以往。李初視脈云：腸胃間有所苦邪？婦曰：腸中痛不可忍，而大便從小便中出，醫者皆以爲無此證，不可治，故欲屈君子。李曰：試爲籌之。若姑服我之藥，三日當有瘳，不然非某所知也。下小丸子數十粒，煎黄芪湯下之。富家依其言，下膿血數升而愈。富家大喜，贈錢五十萬，置酒以問之，曰：始切脈時，覺芤脈現於腸部，王叔和《脈訣》云：寸芤積血在胷中，關内逢芤腸裹癰。此癰生腸内所致。然所服者，乃雲母膏爲丸耳。切脈至此，可以言醫矣。李後以醫科及第至博士，李植元秀即其從子也。

醫偏腸毒道人

按《船窻夜話》：四明延壽寺一僧，自首至踵，平分寒熱，莫曉所以，遍問醫者皆不知也。街有道人囊藥就市，人皆忽之，既出，不得已召而問之曰：此何疾也？道人曰：此生偏腸毒也。藥之而愈。

王克明

按《宋史》本傳：王克明，字彦昭，其始饒州樂平人，後徙湖州烏程縣，紹興乾道間名醫也。初生時，每乏乳，餌以粥，遂得脾胃疾，長益甚，醫以爲不可治。克明自讀《難經》、《素問》以求其法，刻意處藥，其病乃愈。始以術行江淮，入蘇湖，針灸尤精。診脈有難療者，必沉思得其要，然後與之藥。病雖數證，或用一藥以除其本，本除而餘疾自去。亦有不予藥者，期以某日自安。有以爲非藥之過，過在某事，當隨其事治之，言無不驗。士大夫皆自屈與遊。魏安行妻病風痿，十年不起，克明施針而步履如初。胡秉妻病氣秘，腹脹號呼踰旬，克明視之，時秉家方會食，克明謂秉曰：吾愈恭人病，使預會可乎？以半硫丸，碾生薑調乳香下之，俄起對食如平常。廬州守王安道風噤不語旬日，他醫莫知所爲。克明令熾炭燒地灑藥，置安道於上，須臾而蘇。金使黑鹿谷過姑蘇，病傷寒垂死，克明治之，明日愈。及從徐度聘金。黑鹿谷適爲先排使，待克明厚甚，克明訝之，谷乃道其故，由是名聞北方。後再從呂正己使金，金接伴使忽被危疾，克明立起之，却其謝。張子蓋救海州，戰士大疫，克明時在軍中，全活者幾萬人。子蓋上其功，克明力辭之。克明頗知書，好俠尚義，常數千里赴人之急。初試禮部中選，累任醫官。王炎宣撫四川，辟克明不就。炎怒，劾克明避事，坐貶秩，後還至額內翰林醫痊局，賜金紫。紹興五年卒，年六十七。

皇甫坦

按《宋史》本傳：皇甫坦，蜀之夾江人，善醫術。顯仁太后苦目疾，國醫不能療，詔募他醫。臨安守臣張偁以坦聞，高宗召見，問何以治身？坦曰：心無爲則身安，人主無爲則天下治。引至慈寧殿治太后目疾，至愈。帝喜，厚賜之，一無所受，令持香禱青城山，還復召問以長生久視之術。坦曰：先禁諸欲，勿令放逸，丹經萬卷，不如守一。帝歎服，書清靜二字以名其菴，且繪其像。禁中荆南帥李道雅敬坦，坦歲謁道。隆興初，道入朝，高宗孝宗問之，皆稱皇甫先生而不名。坦又善相人，嘗相道中女，必爲天下母，果爲光宗后。

按《九江通志》：皇甫坦，字履道，臨淄人，避地入蜀，居峨眉山。嘗暮行風雪中，聞人有呼之者，顧一道人臥小菴中，因留與抵足睡，坦自覺熱氣自兩足入，蒸蒸浹體，甚和適。比曉，道人告曰：他日可訪我於靈泉觀。坦後往靈泉訪之，始知所遇者，妙通真人朱桃椎也。其後復與妙通會酒肆中，盡得坎離虛實之旨，內外二丹之秘，常宴坐不寐，其兩足外踝皆平偃，頂有珠光。紹興中，顯仁太后患目，國醫不能瘳。太后夢黄衣道士，鬚面長耳，自言能治目，高宗詔有司物色之。臨安守廉得以聞，詔入見慈寧殿，坦爲噓呵布氣，目即愈，瞖脱瞭然矣。又詔療仙韶甄孃躄，亦即愈。辭還山，兩宫賜賚甚厚，皆不受。坦既還山，賜詔存問，詔築室廬阜，以便往召，兩宫賜金爲築室費，不受。賜御書清静菴額，詔繪坦像御贊之。

范防禦　范思賢　范思明

按《杭州府志》：范防禦以顱顖醫名五界，有孫思賢、思明，并敦尚孝誼。思賢療徐一夔子不能乳，思明療岳冲伯子疹，皆衝雨帶笠奔赴之，立愈，人皆比之入井往救云。

張永

按《紹興府志》：張永，洛陽人，以醫術爲翰林醫學，與太醫令李會通同時。先時會通治宫中疾，用煎劑弗效。永議爲散，進之即愈。詔擢會通爲駐泊郎。會通奏功由於永，因同授駐泊郎。行八，人呼爲八伯駐泊。扈從高宗南渡，因家餘姚。後登進士，積勞至禮部尚書學士。所著有《衛生家寶》及《小兒方》傳於世。子孫精醫者甚多，皆以駐泊爲名。然駐泊不知何義，俗傳醫術精，舟車集焉，因得名。按稱授駐泊郎，似是官名。考《宋史》職官志無駐泊郎，第醫官内有保安郎，榷易副使，豈即此官而人稱之曰駐泊耶？

張信

按《西安縣志》：張信，高宗時扈駕南遷，爲國醫院使，著勞績，進秩三品大夫，賜第於衢，遂家西安。

李信

按《杭州府志》：李信，汴人，小兒醫也。官院判。從高宗南渡，遂家於杭之羲和坊。高宗危疾，詔信入侍，因年耄，賜安車入禁中，時號李車兒。

張總管

按《齊東野語》：趙信公在維揚制閫日，有老張總管者，北人也，精於用針，其徒某得其粗焉。一日信公侍姬苦脾血疾垂殆，時張老留旁郡，亟呼其徒治之。某曰：此疾已殆，僅有一穴或可療。於是刺足外踝二寸餘，而針爲血氣所吸留，竟不可出。某倉惶請罪曰：穴雖中而針不出，此非吾師不可，請急召之。於是命流星馬宵征，凡一晝夜而老張至，笑曰：穴良是，但未得吾出針法耳。遂別於手腕之交刺之，針甫入，而外踝之針躍而出焉，即日疾愈，亦可謂奇矣。然古者針以石爲之。昔全元起欲註《素問》，訪王薵以砭石，答曰：古人以石爲針，不必用鐵。《説文》有此砭字。許慎云：以石刺病也。《東山經》云：高氏之山多針石。郭璞云：可以爲砭針，《春秋》：美疢不如惡石服。子慎註云：石，砭石也。季世無復佳石，故以針代之耳。又嘗聞舅氏章叔恭云：昔倅襄州日，嘗獲銅針人，全像以精銅爲之，腑臟無一不具，其外俞穴則錯金書穴名於旁，凡背面二器相合，則渾然全身，蓋舊都用此以試醫者。其法外塗黄蠟，中實以水，俾醫工以分折寸按穴，試針中穴，則針入而水出，稍差則針不可入矣。亦奇巧之器也。後趙南仲歸之内府，叔恭嘗寫二圖刻梓以傳焉。因併附見於此。

嚴防禦

按《船窻夜話》：孝宗嘗患痢疾，衆醫不效，德壽憂之。過宫，偶見小藥鋪，遣中使詢之曰：汝能治痢否？曰：專科。遂宣之。因問得病之由，語以食湖蟹多，故致此疾，遂令診脈。醫曰：此冷痢也。其法用新米、藕節細研，以熱酒調服。如其法，數服而愈。德壽乃大喜，以金杵臼賜之，乃命以官，至今呼爲金杵臼嚴防禦家，可謂不世之遇。

陳沂

按《杭州府志》：陳沂，其先汴人。當唐乾寧時，有名仕良者，以醫名於時，奉勑修《聖惠方》，仕至藥局奉御，子孫遂世其業。數傳至沂，益能闡先世之秘。建炎中，扈蹕而南，遂爲錢塘人。沂嘗治康王妃危疾，有奇效，賜御前羅扇。凡宫中有疾，欲不時召之者，聽持扇入禁中，金吾閽侍，皆不得沮止。仕至翰林金紫良醫。子孫標木扇象之，至今稱陳木扇。

陳諫

按《浙江通志》：陳諫者，沂之後，尤精先業，治人所不能治之疾，決男女生死，保衛胚胎，往往多奇中。所著有《蓋齋醫要》。

李立之

按《杭州府志》：李立之，臨安人，在宋以小兒醫擅名一時。有嬰兒忽患瘖，立之令以衾裹小兒，乘高投之地，小兒不覺大驚，遂發聲能言。問之曰：此乳搐心也，非藥石所能療。其術之高如此。

嚴三點

按《齊東野語》：近世江西有善醫，號嚴三點者，以三點指間知六脈之受病，世以爲奇，以此得名。余按診脈之法，必均調自己之息而後可以候他人之息。凡四至五動爲一息，或過或不及，皆爲病脈。故有二敗、三遲、四平、六數、七極、八脱、九死之法。然則察脈，固不可以倉卒得之，而况三點指之間哉？此余未敢以爲然者也。或謂其别有觀形察色之術，姑假此以神其術，初不在脈也。

王繼先

按《齊東野語》：紹興間，王繼先號王醫師，馳名一時。繼而得罪，押往福州居住。族叔祖宮教時赴長沙倅，素識其人，適邂逅旅舍，小酌以慰借之。因求察脈，王忽愀然曰：某受知既久，不敢不告，脈證頗異，所謂脈病人不病者，其應當在十日之内，宜亟反轅，尚可及也。因泣以别。時宮教康强無疾，疑其爲妄，然素信其術，於是即日回轅，僅至家數日而殂，亦可謂異矣。

許叔微

按《武進縣志》：許叔微，字知可，毘陵人。嘗舉鄉薦，省闈不第，歸舟次吴江平望，夜夢白衣人曰：汝無陰德，所以不第。叔微曰：某家貧無資，何以與人？白衣人曰：何不學醫？吾助汝智慧。叔微歸，踐其言，果得盧扁之妙。凡有病者，無問貴賤，診候與藥不受其直，所活不可勝計。赴春官，艤舟平望，復夢白衣人相見，以詩贈之曰：施藥功大，陳樓間處。殿上呼臚，唤六作五。叔微不悟其意。紹興壬子，叔微以第六人登科，因第二名不録，遂陞第五，其上則陳祖言，其下則樓材，方省前夢也。晚歲，取平生已試之方，併記其事實以爲《本事方》；又撰《傷寒歌》三卷，凡百篇，皆本仲景法。又有《治法》八十一篇，及《仲景脈法》三十六圖，《翼傷寒論》二卷，《辨類》五卷。

按《簷曝偶談》：許叔微精於醫，云五臟蟲皆上行，唯有肺蟲下行，最難治。當用獺爪爲末，調藥於初四初六日治之，此二日，肺蟲上行也。

錢聞禮

按《古今醫統》：錢聞禮，不知何郡人，宋紹興中爲建寧府判，好醫方，尤精於傷寒，作《傷寒百問歌》行世。

僧慈濟 神濟

按《鎮江府志》：僧慈濟、神濟，并丹陽普寧寺僧，遇神仙桑君，授墨錫丹方，洞明醫道，察脈如神，遂以醫名天下。宣政炎紹間，名公以詩文褒美者甚衆。其徒道淵傳其術，活人亦多。嘉定中，志恭、永全尚世其業。

段康年

按《鎮江府志》：段康年，父伯，從高宗南遷，後屬康年曰：宋室日促，非可仕時也，惟醫可託跡耳。康年遂業醫而晦其名。人有疾，輒以藥濟之，弗責報。與漫塘劉文清公相友善，實齋王正肅公屢薦於朝，勸令仕，堅辭弗起。

張元珪

按《鎮江府志》：張元珪，丹徒人，建炎間任太醫院御監。高宗太子有痟疾，元珪藥之愈，勑賜金蝦蟆一，并金帛酒菓。勑曰：朕置太醫院，儲奇藝以壽國脈，蓄藥餌以拯疾厄，其任匪輕，非知運變權宜之士，其奚以堪？爾元珪業由世授，術貫天人，神功聖巧，悉皆備焉，可宜旌嘉，用彰不朽。太子久患痟疾，諸醫不瘥，未究其源，卿不雷同，深識標本，一藥而愈，安不移時，朕甚異之，對以蝦蟆痟也，特賜金蝦蟆及金帛酒菓，以賚不次之功。欽哉！非怪證無以顯奇效，非奇效無以著神功。加秩褒寵，無待費辭！勑書刊石以傳，迄今六百載，後裔世以醫著名。

沈良惠

按《吴縣志》：沈良惠，忘其名，以醫仕宋，由汴徙吴，高宗賜書良惠二字，吴人遂以良惠稱之。

朱 杰 朱 鼎

按《江寧府志》：朱杰，生而異相，有隱德，治人目如神，針甫下而瞖旋徹。其裔名鼎者，召用有效，錫賚甚厚。

楊文修

按《古今醫統》：楊文修，字仲理，諸暨人。幼以孝聞，因母疾究醫，深造其妙。朱晦翁聞其名，就見，與談通夕。所著有《醫術地理撥沙圖》。

吴 源

按《休寧縣志》：吴源，字德信。上世嘗遇異人，授以秘書，傳至源，遂以神醫稱。樞密汪勃保奏引試，醫生凡數百人，獨冠其曹，授入内府，稍遷至翰林醫官，療勞瘵疾奇中。晚棄官歸隱，號南薫老人。乾道己巳冬，忽自云：吾無春脈。至期，果攝衣而逝。

按《古今醫統》：吴源，字德信，新安海陽人。宋孝宗時以詩文醫學著名，遇道人傳以金匱玉函之秘，尤能起死回生，人稱其神。後徵爲翰林醫官。

嵇 清 嵇 勝

按《仁和縣志》：嵇清，字仁伯，世傳秘術，善療金瘡骨損。父初由汴扈蹕南渡，時方戎馬蹂躪，全活甚衆。及北兵入寇，帥臣請俱，值兵潰，因失所在，事聞命清攝職，年未冠早諳先業。已而宫中有患折肱者，他醫莫措，清爲整治，完好如昔。禁掖詫曰：小小嵇真能接骨耶？壽皇躬親騎射，時有悮損，應期而瘳，中外益重之。

先是大江以南，良醫固鮮，正骨一科，尤所罕覩。清既著名，日有扶疾就視者，續斷起廢，輒見奇效。其後嵇勝者，侍明武廟，以雜科顯，掌院事，卒於官，至今稱嵇接骨焉。

邢氏

按《齊東野語》：嘗聞陳體仁端明云，紹熙間有醫邢氏，精藝絶異。時韓平原知閤門事，將出使，俾之診脈，曰：和平無可言，所可憂者夫人耳。知閤回軺日，恐未必可相見也。韓妻本無疾，怪其妄誕不倫，然私憂之。洎出疆甫數月，而其妻果殂。又朱丞相勝非子婦偶小疾，命視之，邢曰：小疾耳，不藥亦愈。然自是不宜孕，孕必死。其家以爲狂言。後一歲朱婦得男，其家方有抱孫之喜，未彌月而婦疾作，急遣召之，堅不肯來，曰：去歲已嘗言之，勢無可療之理。越宿而婦果殂。余謂古今名醫多矣，未有察夫脈而知妻死，未孕而知産亡者。嗚呼，神矣哉！

郭時芳

按《蘭谿縣志》：郭時芳，名桂。其先有汪夫人者，以善醫婦人顯於宋，掌內府藥院事，以功封溫國太夫人，子孫世承其業。厥後隨宋南遷，散居於浙之東西，杭、紹、金華皆其族也。而金華之族有名化龍字叔大者，又遷於蘭谿，實生時芳。時芳於醫道甚明，迴生起死，百不失一，鄉邦倚之爲司命，了孫世其業。

僧文宥

按《悦生隨抄》：溫陵醫僧圓通大智禪師文宥，善脈，晚年不按脈，望而知之。又臨終五七年，隔垣而知之。凡病人骨肉往問，視之而知病者之候。予問其故，又曰：以氣色知之。苟其氣血同者，憂喜皆先見。古有察色，然而未有隔垣而知，亦甚異也。

孫　琳

按《愛竹談藪》：宋寧宗爲郡王時病淋，日夜凡三百起，國醫罔措，或舉孫琳治之。琳用蒸餅、大蒜、淡豆豉三物搗丸，令以溫水下三十丸。曰：今日進三服，病當減三之一，明日亦然，三日病除。已而果然。賜以千緡。或問其説，曰：小兒何緣有淋？只有水道不利，三物能通利故爾。若琳者，其可與語醫矣。

陳自明

按《撫州府志》：陳自明，字良甫，臨川人，精於醫。以李師聖、郭稽中所著《産論》、《寶慶》諸集，綱領散漫而無統，節目簡略而未備，醫者不能深求遍覽，乃采摭諸家之書，附以家傳驗方，編葺成書，凡八門，門數十餘體，總二百六十餘論，論後列方，是爲《大全良方》。金壇王肯堂爲《證治準繩》，女科一部，全用其書。

滕伯祥

按《蘇州府志》：滕伯祥，吴縣慶元間人，樂善好義，遇孤貧不能婚嫁與喪葬者，多爲代舉，鄉黨稱爲滕佛子。嘗出郭遇至人，得小兒疳方，因以爲業，今其子孫不替所傳。

錢原濬

按《鎮江府志》：錢原濬，字彦深，號愈菴。集書數千卷，手録其精要，點校而讀之，有得則標題於上旁。通醫術，著《集善方》三十六卷。

江　嘉

按《婺源縣志》：江嘉，字明遠，以醫名家，遠近病者羣集，一劑輒差。邑嘗大疫，煮散遍飲之。邑宰季子志夢神告曰：吾謹避江君，病者愈矣。既而果然。理宗久不豫，前郡守范鍾當國薦之，召至，一再進藥，上遂安，欲官不願。先是城東有古水，鸛巢其顛，嚞見人緣木得所伏二卵而下，就買之，復歸於巢，微傷矣，越月而雛生。忽二鸛俱飛至藥局，遺一草而去。嚞取視之，有紅藤纏遶，根葉猶潤，嚞乃栽於花盆，及寶祐間公主得漏胎疾，嚞以藤和劑果驗。先是鸛蓋遠取藤以纏破卵也。居京師十年，稱疾丐歸，賜宅一區。

陳文中

按《醫學入門》：陳文中，字文秀，宋宿州人，爲安和郎判太醫局，兼翰林良醫。明大小方脈，於小兒痘疹，尤精其妙。淳祐中，與保安。翰林醫正鄭惠卿同編《幼幼新書》，又著《小兒病方論》一卷。

戴　焆

按《温州府志》：戴焆，號復庵，永嘉人。文端公溪之後，爲臨安府知録。咸淳間，謝后得異疾，舌出不能收，焆應召，敷以消風散立愈。后大喜，詢知文端孫，妻以姪女。後元兵至，棄官學道，遇異人授以赤天之秘，能飛謁帝。後遊龍虎山，又至衢州，有吏抱文書卷其右，俾署左判官御下，署畢索視，則甌郡回禄文也。未幾，郡果大火，惟焆家得免。

吴觀善

按《仁和縣志》：吴觀善，字思賢。其先汴人，南渡時，曾祖崇明，徙杭爲小兒醫，其業出外家范防禦氏；范又出外家徐防禦氏，號有源流。三傳至觀善，名益起，人皆奔走之。

錢　寶

按《鎮江府志》：錢寶，字文善，原濬曾孫，號復齋，詩多藻思，工小楷行書，精於醫，拯危濟困，恆孜孜焉。所著有《醫案》、《運氣説》、《復齋集》。

張濟

按《聞見後録》：無爲軍醫張濟，善用針，得訣於異人，云能解人而視其經絡，則無不精。因歲飢疫，人相食，凡視一百七十人，以行針無不立驗。如孕婦因仆地而腹偏左，針右手指而正；久患脱肛，針頂心而愈；傷寒翻胃，嘔逆累日，食不下，針眼眥立能食。皆古今方書不著。陳瑩中爲作傳云。

初虞世

按《老學菴筆記》：初虞世，字和甫，以醫名天下。元符中，皇子鄧王生月餘，得痼疾，危甚，羣醫束手。虞世獨以爲必無可慮，不三日王薨。信乎醫之難也。

按《古今醫統》，初虞世爲宋朝醫，有超見，論源皆深究《素》、《難》之理。所著有《養生必用》。

張鋭

按《古今醫統》：張鋭，字子剛，鄭州人，官爲團練使。篤好醫方，遂得精妙，聲名遠著。凡有求療，雖及細民，皆用意爲治。一婦産後患大泄喉痹，諸醫謂兩證不能并治，以爲必死。公視之，與藥十餘粒，使吞之，咽通而瀉止。人異之，公曰：理中丸裹紫雪耳。喉痹非寒藥不可，泄瀉非理中不止。紫雪下咽則消釋無餘，得至腹中則附子藥也。夫何異！

按《攖寧集》：張鋭治傷寒已死一晝夜面赤者，即用藥灌之，次早遺屎尿而甦，更進平胃散而安。

楊士瀛

按《福建通志》：楊士瀛，字登父，懷安人，精醫學，著《活人總括醫學真經》行於世。

按《古今醫統》，楊士瀛，名登父，號仁齋。世業醫學，至登父尤精，每以活人爲心，集有《直指方論》二十八卷行世。

鄭樂

按《福建通志》：鄭樂，字孔濟，長樂人，工醫術，診脈能豫知年數生死，亦能詩。

懷居士

按《陳州志》：懷居士，名敏，字仲訥，宛丘人也。少喜醫方，自《神農本草》、《黄帝内外經》、《扁鵲倉公傳》，無所不觀，遂以其方名，爲醫博士。爲人治疾，數有功。居數年厭之，以其方授子孫，并致家政，築室獨居，聚浮屠書，闔門讀之。江湖淮浙之濱，浮屠氏之達者，無不來款，王公大人多與之游。年七十歲，舉累世不葬喪二十餘，曰：是責在我，不當以累子孫。子和孫邁皆守其方。古者貴三世醫，於懷氏益信已。

吴鎔

按《寧國縣志》：吴鎔，字國器，業儒，隱於醫，全活者衆，略不計利。年幾百歲，視明聽聰，髮黑如漆，面奕奕有光，東莊諸老，目之爲不老仙。以孫應昂領鄉薦，沾錫類恩授迪功郎，卒。

謝復古

按《古今醫統》：謝復古，爲宋翰林學士，習醫藥，尤工於傷寒，發仲景之奧旨。

林頤壽

按《福建通志》：林頤壽，字褒世，晉江人。父附貢辟雍，祖母楊氏嘗苦背瘍，潰爛徑數寸，頤壽曰：敗膿在中，侵食旁肉，若抆拭則不堪痛楚。乃俟其熟寐，潛舐去，敷藥而愈。廬父墓，有芝産之瑞。事繼母彌謹，繼母卒，廬墓有白鵲數十，往來廬上，人以爲孝感。頤壽博覽經史，尤工大字，精醫業，所活甚衆，切脈言生死遲速無差。里人爲著孝友傳。年六十八，一夕談笑而卒。號華陽處士。

劉伯桓

按《福建通志》：劉伯桓，崇安人，天資淳樸，嘗遇異人授以岐黄之術，自是求治者，無不全活。

張季明

按《古今醫統》：張季明，名杲，新安人，世業醫術有名，至杲尤誠確精粹，博該諸書，所得輒採録，成《醫説》十卷。

范九思

按《古今醫統》：范九思，不知何郡人，善醫善針，沉疴悉能起之。一人患喉内生蛾，諸醫不能愈，且畏針，范與末藥，計以筆搽之，遂暗藏針於内，刺之即愈矣。

周與權

按《攖寧集》：周與權，字仲立，宋臨潼人，著《難經辨正釋疑》。

任度

按《醫學入門》：有患者嘗飢，吞食下至胷，便即吐出，醫作噎疾膈氣治之，無驗。任度視之曰：此疾蓋因蛇肉不消所致，但揣心腹上有蛇形也。病者曰：素有大風，常求蛇肉食之。遂合硝、黄以治，微利而愈。

程　約

按《古今醫統》：程約，字孟博，新安婺源人。世業醫，至約尤著，而更得針砭之妙，著有《醫方圖説》行世。

按《婺源縣志》，程約，字孟博，世工醫。其先有號種德居士者，邑宰許應龍因改所居之坊爲種德坊。精針法，同邑馬荀仲自許齊名，約不然也。太守韓瑗嘗有疾，馬爲右脅針之，半入而針折。馬失色曰：非程孟博不可。約至，乃爲左脅下一針，須臾而折針出，疾亦即愈，由是優劣始定。

唐與正

按《古今醫統》：唐與正，不知何郡人，善醫，凡人有奇疾，以意療之，無不效。一小女患風痹赤腫，諸醫以風熱治之不效。唐診視云：肝肺之風熱故，治之遂愈。惟頂上高腫寸許，詢其乳母好飲熱酒，唐遂悟，以前劑倍加葛根，數服而消。

按《醫學入門》：唐與正治飲熱酒，頂高數寸，用葛花倍服而愈。治因服黑鉛丹，臥則小便微通，立即不能涓滴，服諸通利藥不效。公曰：乃結砂時鉛不死，硫黄飛去，鉛入膀胱，故臥則偏重猶可溲，立則正塞水道，自不能通。用金液丹三百丸，分爲十服，煎瞿麥湯下。蓋膀胱得硫黄，積鉛成灰，從水道下，累累如細砂，其病遂愈。

王朝弼　王淵　王槐

按文天祥《金匱歌》序：《金匱歌》者，鄉前輩王君良叔之秘醫方也。初，良叔以儒者涉獵醫書，不欲以一家名。一日，遇病數十輩同一證，醫者曰：此證陰也，其用某藥無疑。數人者駢死，醫者猶不變。良叔曰：是證其必有他合，少更之，遂服陽證藥，自是皆更生焉。良叔冤前者之死也，遂發念取諸醫書，研精探索，如其爲學，然久之無不通貫，察證辨脈，造神入妙，如庖丁解牛，傴僂承蜩。因自撰爲方劑，括爲歌詩，草紙蠅字，連帙累牘，以遺其後人曰：吾生平精神，盡在此矣。其子季浩，以是爲名醫。其子庭舉，早刻志文學，中年始取其所藏讀之，今醫遂多奇中。一日，出是編，予然後知庭舉父子之有名於人，其源委蓋有所自來矣，天下豈有無本之學哉？世道不淑，清淳之時少，乖戾之時多，人有形氣之私，不能免於疾，世無和扁，寄命於嘗試之醫，斯人無辜，同於巖牆桎梏之歸者，何可勝數？齊高彊曰：三折肱知爲良醫。《楚辭》曰：九折臂而成醫。言屢嘗而後知也。《曲禮》曰：醫不三世，不服其藥。言嘗之久而後可信也。人命非細事，言醫者類致謹如此。然則良叔，齊楚人所云醫也。若庭舉承三世之澤，其得不謂之善醫已乎？予因謂庭舉曰：凡物之精，造物者秘之，幸而得之者，不敢輕，然其久未有不發。周公金縢之匱，兄弟之秘倩也，至成王時而發。藝祖金匱之誓，母子之秘言也，至太宗時而發。君所謂《金匱歌》者，雖一家小道，然祖宗之藏本，以爲家傳世守之寶，其爲秘一也。子之發之也，以其時考之，則可矣。庭舉曰：大哉斯言！予祖之澤，百世可以及人。予爲子孫，不能彰悼先志，恐久遂沉泯，上遺先人羞，敢不承教，以廣之於人。予嘉庭舉之用心，因爲序其本末如此。良叔諱朝弼，季浩諱淵，庭舉名槐云。

宋彥舉

按《癸辛雜識》：趙子昂云，北方有宋彥舉者，針法通神，又能運氣。謂初用針，即時覺熱，自此流入經絡，頃刻至患處，用補瀉之法治之，則病愈而氣血流行矣。

丘經歷

按《癸辛雜識》：劉漢卿郎中患牙槽風，久之頷穿，膿血淋漓，醫皆不效。在維揚有丘經歷，益都人，妙針法，與針委中及女膝穴，是夕膿血即止，旬日後頷骨蜕去，别生新者。其後張師道亦患此證，亦用此法針之而愈，殊不可曉也。丘常治消渴者，遂以酒酵作湯飲之而愈，皆出於意料之外。委中穴在腿脷中。女膝穴在足後跟。俗言丈母腹痛，灸女壻脚後跟。乃舛而至此，亦女膝是也。然灸經無此穴。又云女須穴。

郎簡

按《宋史》本傳：郎簡，以工部侍郎致仕，好醫術，人有疾，多自處方以療之。有《集驗方》數十行於世。

周洪

按《宋史》本傳：周洪，字文淵，鄧州穰人，進士甲科，爲開州推官，中身言書判，改秘書省著作佐郎，通判戎州。俗不知醫，病者以祈禳巫祝爲事。洪取古方書，刻石教之，禁爲巫者，自是人始用醫藥。

崔世明

按《宋史》崔與之傳：崔與之，字正子，廣州人。父世明，試有司連黜。每曰：不爲宰相，則爲良醫。遂究心岐黄之書，貧者療之，不受値。

古今圖書集成醫部全録卷五百九

醫術名流列傳

金

李慶嗣

按《金史》本傳：李慶嗣，洛人。少舉進士不第，棄而學醫，讀《素問》諸書，洞曉其義。天德間，歲大疫，廣平尤甚，貧者往往闔門臥病，慶嗣携藥與米分遺之，全活者衆。慶嗣年八十餘，無疾而終。所著《傷寒纂類》四卷，考證《活人書》二卷、《傷寒論》三卷、《針經》一卷，傳於世。

紀天錫

按《金史》本傳：紀天錫，字齊卿，泰安人。早棄進士業，學醫，精於其技，遂以醫名世。集註《難經》五卷，大定十五年，上其書，授醫學博士。

張元素 張璧

按《金史》本傳：張元素，字潔古，易州人。八歲試童子舉，二十七試經義進士，犯廟諱下第，乃去學醫，無所知名。夜夢有人用大斧長鑿，鑿心開竅，納書數卷於其中，自是洞徹其術。河間劉完素病傷寒八日，頭痛脈緊，嘔逆不食，不知所爲。元素往候，完素面壁不顧。元素曰：何見待之卑如此哉！既爲診脈，謂之曰：脈病云云。曰：然。初服某藥用某味乎？曰：然。元素曰：子誤矣！某味性寒下降，走太陰，陽亡汗不能出。今脈如此，當服某藥則效矣。完素大服，如其言遂愈。元素自此顯名。元素治病，不用古方，其説曰：運氣不齊，古今異軌，古方新病，不相能也。自爲家法云。

按《古今醫統》：張元素善知藥性氣味陰陽厚薄升沉之微，李時珍稱其《靈》、《素》而後一人，著《珍珠囊》引經佐使。李杲師事之，盡得其學。子璧得父業，名著當時，號云岐子，有《脈訣》行世。

劉完素

按《金史》本傳：劉完素，字守真，河間人。嘗遇異人陳先生，以酒飲守真，大醉，及寤，洞達醫術，若有授之者。乃撰《運氣要旨論》、《精要宣明論》。慮庸醫或出妄説，又著《素問元機原病式》，特舉二百八十八字，註二萬餘言。然好用涼劑，以降心火益腎水爲主，自號通元處士云。按陳先生，查《畿輔通志》稱陳希夷，未知是否

張從正

按《金史》本傳，張從正，字子和，睢州考城人。精於醫，貫穿《素》、《難》之學，其法宗劉守真，用藥多寒涼，然起疾救死多取效。古醫書有汗下吐法，亦有不當汗者汗之則死，不當下者下之則死，不當吐者吐之則死，各有經絡脈理，世傳黄帝岐伯所爲書也。從正用之最精，號張子和汗下吐。妄庸淺術，習其方劑，不知察脈原病，往往殺人。此庸醫所以失其傳之過也。其所著有六門二法之目，存於世云。

按《河南通志》：張從正，興定中召補太醫，居無何辭去，乃與麻知幾輩，日遊㶏水之上，講明奥義，辨析元理，遂以平日聞見及嘗試效者，輯爲一書，凡十四卷，名曰《儒門事親》。

竇漢卿

按《古今醫統》：竇漢卿爲金太師，善醫，妙於針。有死去經日者，若胷前稍温，針之立起。著有《針經指

南》、《標幽賦》，誠爲古今之軌範。

成無己

按《古今醫統》：成無己，世習儒醫，無己尤該博羣書，有敏質，祖述仲景傷寒，辨析表裏虛實，極其旨趣，著有《傷寒論明理論》凡數十卷行世。

王博 韓熒

按《鳳陽府志》：王博、韓熒，皆醫道通神。宿州衞有百户李昶者，方十五六歲時，以弱疾幾不起，延二公視之。韓曰：此兒病即愈，壽且至八十餘。王再視之亦曰：壽八十四歲而終，病不日當愈。人皆笑其迂。後竟病痊，至八十四歲而終。

丘處機

按《西軒客談》：歷代方士皆謂有不死藥以惑時君，旣而煉藥不成，或勸服藥，反速其至死者多矣。金末，道士丘處機應蒙古國主聘，問：有好長生之藥麼？對曰：有衞生之道，無長生之藥。可謂傑然不羣者矣。

元

李元

按《兗州府志》：李元，字善長，滕人，以醫侍世祖，奏對稱旨。從比安王那木罕西征，行萬餘里，爲叛主海都所得，幽之六年，乃得脱歸，覲世祖於行在，上問其來狀，顧左右曰：是人萬里來歸，盡忠孝於我，雖蒙古弗逮也，厚勞賜之。踰年，遷大中大夫都總管府達魯花赤，清而有惠，愷悌宜民，以年老致仕，退處滕陽，年八十四而卒。

麻九疇

按《古今醫統》：麻九疇，字知幾，莫州人。三歲識字，七歲能書，長通經史。因疾從子和學醫，遂盡得其妙，濟活甚多。

王仲明

按《江南通志》：王仲明，江都人，善醫。平章廉希憲疾，世祖召仲明治之，未即行，人强之曰：君能起廉相，是惠及天下也。仲明遄往，投以一匕，立愈。世祖欲官之，辭不就。

王宏毅

按《陝西通志》：王宏毅，字子遠，唐王珪之裔。初習舉子業，宋末，詣京試賦，會元兵克汴，家族離散，乃避難習醫，管太醫院事，治疾如神。

王鏡澤

按《金華府志》：王鏡澤，名開，字啓元，蘭谿人。家貧，好讀書，不遇於時，遂肆力醫道，遊大都竇太師漢卿之門二十餘年，悉傳其術以歸。竇公囑之曰：傳吾術以濟人，使人無病，即君之報我也。遇人有疾，輒施針砭，無不立愈。至元初，領揚州教授，以母老辭。所著有《重註標幽賦》傳於世。子國瑞，孫廷玉，曾孫宗澤，皆克世其業云。

劉資深

按《永嘉縣志》：劉資深，世傳醫學。元初郡中大疫，郡守肩輿迎之，投劑皆愈。

許國禎

按《山西通志》：許國禎，曲沃人，博通經史，尤精醫術。金末避兵嵩州永寧縣，河南平，歸寓太原。元世祖在潛邸，以醫徵至瀚海，留守掌醫藥。莊太后有疾，國禎刻期而愈。世祖即位，授榮禄大夫，提點太醫院事，賜金符；至元三年改授金虎符；十二年，遷禮部尚書。嘗上疏言節財賦，禁服色，明法律，嚴武备，設諫官，均衞兵，建學校，立朝儀，事多施行。凡所薦引，皆知名士，世祖嘉之，遂拜集賢大學士，進階光禄大夫。卒年七十六，特贈金紫光禄大夫，謚忠憲，後追封薊國公。

按《古今醫統》：許國禎，字進之，爲元世祖掌醫藥，有奇效。世祖患痰，進藥味苦不飲。禎曰：良藥苦口利於病，忠言逆耳利於行。世祖然之，遂飲藥而愈。

李浩

按《滕縣志》：李浩，其先曲阜人，五世祖官於滕，因家焉。大父義，父玉，皆以儒顯。而浩喜醫方術，慕倉公之爲人也。元初常往來東平間，爲人治病，決死生，其驗如神。所著有《素問鉤元》、《仲景或問》、《諸藥論》甚精。竇文正默幼從其子元學，薦之元世祖，而老不可徵，詔有司歲給衣米終其身。

李杲

按《元史》本傳：李杲，字明之，鎮人也，世以貲雄鄉里。杲幼歲好醫藥，時易人張元素以醫名燕趙間，杲捐千金從之學，不數年盡傳其業。家既富厚，無事於技，操有餘以自重，人不敢以醫名之。士大夫或病其資性高謇，少所降屈，非危急之疾，不敢謁也。其學於傷寒、癰疽、眼目病爲尤長。北京人王善甫爲京兆酒官，病小便不利，目睛凸出，腹脹如鼓，膝以上堅硬欲裂，飲食且不下，甘淡滲泄之藥皆不效。杲謂衆醫曰：疾深矣！《内經》有之：膀胱者津液之府，必氣化乃出焉。今用滲泄之劑，而病益甚者，是氣不化也。啓元子云：無陽者陰無以生，無陰者陽無以化。甘淡滲泄皆陽藥，獨陽無陰，其欲化得乎？明日以羣陰之劑投，不再服而愈。西臺掾蕭君瑞二月中，病傷寒發熱，醫以白虎湯投之，病者面黑如墨，本證不復見，脈沉細，小便不禁。杲初不知用何藥，及診之曰：此立夏前誤用白虎湯之過。白虎湯大寒，非行經之藥，止能寒腑臟，不善用之，則傷寒本病隱曲於經絡之間。或更以大熱之藥救之，以苦陰邪，則他證必起，非所以救白虎也。有温藥之升陽行經者，吾用之。有難者曰：白虎大寒，非大熱何以救？君之治奈何？杲曰：病隱於經絡間，陽不升則經不行，經行而本證見矣。本證又何難焉？果如其言而愈。魏邦彦之妻目瞖暴生，從下而上，其色緑，腫痛不可忍。杲云：瞖從下而上，病從陽明來也，緑非五色之正，殆肺與腎合而爲病邪？乃瀉肺腎之邪，而以入陽明之藥爲之使。既效矣，而他日病復作者三，其所從來之經與瞖色各異。乃曰：諸脈皆屬於目，脈病則目從之。此必經絡不調，經絡不調則目病未已。問之果然。因如所論而治之，疾遂不作。馮叔獻之姪櫟，年十五六，病傷寒，目赤而煩渴，脈七八至。醫欲以承氣湯下之，已煮藥而杲適從外來。馮告之故，杲切脈大駭曰：幾殺此兒！《内經》有言：在脈諸數爲熱，諸遲爲寒。今脈八九至，是熱極也。而會要大論云：病有脈從而病反者，何也？脈之而從，按之不鼓，諸陽皆然，此傳而爲陰證矣。令持薑、附來，我當以熱因寒用法處之。藥未就而病者爪甲變，頓服者八兩，汗尋出而愈。陝帥郭巨濟病偏枯，二指著足底不能伸。杲以長針刺骫中，深至骨而不知痛，出血一二升，其色如墨，又且繆刺之，如此者六七，服藥三月，病良已。裴擇之妻病寒熱，月事不至者數年，已喘嗽矣，醫者率以蛤蚧、桂、附之藥投之。杲曰：不然。夫病陰爲陽所搏，温劑太過，故無益而反害，投以寒血之藥則經行矣。已而果然。杲之設施，多類此。當時之人，皆以神醫目之。所著書今多傳於世云。

按《嘉蓮燕語》：李杲，字明之。其祖貧時，夜坐讀書，有一女子從室西地中出，與杲祖坐談甚美。少頃，漸以身親杲祖，杲祖屹然不動。將告去，杲祖問曰：汝是何神何鬼耶？女子取筆書於几上曰：許身愧比雙南。遂復入地下。已而閲子美詩，始悟其爲金也。掘之得金一笥，笥上壓一石，石面刻云：金一笥畀李氏，孫以醫名後世。後杲果從張元素學醫術，盡得其業，號東垣先生。

曾世榮

按《衡州府志》：曾世榮，號育溪，精於方脈，著《活幼心書》行於世。大德丙午，衡民不戒於火，延及二千餘家，火迫世榮宅，四顧無以爲計，忽飈塵中但聞人聲喧呼：此曾世榮宅！併力進水百餘器，煙止風收，而宅與書板俱得不焚。談者皆云世榮用心仁恕，故造物默佑之也。

陸怡

按《松江府志》：陸怡，字悦道，華亭人。常在杭州，得遺珠值千緡，候求者還之。尤善醫。汴人段氏客比鄰，一夕溘死，怡取馬櫪去底，置大釜上，舁死者内之，蒸以葱藥；及旦，皮腐而氣復。大德間，召至京師，右丞相答剌罕哈剌哈孫使切脈，竟曰：丞相無疾，惟左足大拇指一脈不到。時哈孫欲試其藝，先以物約之也。稱爲神人，欲官之，力辭歸，賜號悦道處士。

釋普映

按《德興縣志》：釋普映，長居院僧，通究釋典，尤精岐黄術。元武宗取爲太醫，除授僧録司，在朝十二年。

釋拳衡

按《德興縣志》：釋拳衡，燒香院僧，通釋典，善醫，投劑無不效。至治三年，皇后疾，拳衡獻藥有功，賜號忠順藥師，領五省採藥使。

楊元直

按《祥符縣志》：楊元直，字大方，澤之仲子。繼父醫業，以著書歷仕世祖成英泰定數朝，官至文明館大學士，兼太醫院掌醫卿。卒贈光禄大夫，河南北行中書省平章柱國，追封梁國，謚忠穆。

葛應雷

按《蘇州府志》：葛應雷，郡人，字震父。祖思恭，宋宣義郎。父從豫，進義校尉，皆攻醫。應雷幼習舉子業，學日進。宋亡，遂以家藏方書，研精覃思，其處方製劑，率與他醫異。時浙西提刑李判官，中州名醫也，嘗因父疾自診之，復咨於應雷。聞其言論，父子相顧駭愕曰：南方亦有此人耶？盡出所藏劉守真、張潔古諸書，與之討論，無不脗合，而劉張之學行於江南者自此始。扁其齋曰：恒。謂醫不可無恒也。由平江醫學教授陞江浙醫官提舉。

按《吴縣志》：葛應雷，字震父，攻於醫，著《醫學會同》二十卷，推五運六氣之標本，察陰陽升降之左右，以定五臟六腑之虚實，合經絡氣血之注，而知疾病之候，死生之期。其處方製劑砭焫，率與他醫異。

葛應澤

按《蘇州府志》：葛應澤，應雷弟，仕平江路官醫提領。子正蒙，字仲正，世其業。居杉瀆橋故第，所扁醫室曰復生堂。其座右銘曰：濟世之道莫大乎醫，去疾之功莫先乎藥。乃周丞相書，篆刻猶存。

羅知悌

按《古今醫統》：羅知悌，字敬夫，世稱太無先生，精於醫術，得金劉完素之傳，旁通張從正、李杲二家之書，有異見，惟好静僻，厭與人接。惟丹溪爲得意弟子，遂盡教以所學云。

按《杭州府志》：羅知悌，字子敬，號太無，錢塘人，以醫侍穆陵，甚見寵厚。丹溪朱彦修志醫，遍歷江湖，不遇明者，還至武陵，遇知悌，俟門下三載，始得見。知悌愛其誠，盡以其術授之。彦修遂以醫名東南。知悌能詞章，善揮翰，貧病無告，予之藥，無不愈者，仍贍以調理之資。

朱震亨

按戴良《丹溪翁傳》：丹溪翁者，婺之義烏人也。姓朱氏，諱震亨，字彦修，學者尊之曰丹溪翁。翁自幼好學，日記千言。稍長，從鄉先生治經，爲舉子業。後聞許文懿公得朱子四傳之學，講道八華山，復往拜焉，益聞道德性命之説，宏深粹密，遂爲專門。一日，文懿謂曰：吾卧病久，非精於醫者，不能以起之。子聰明異常人，其肯游藝於醫乎？翁以母病脾，於醫亦粗習，及聞文懿之言，即慨然曰：士苟精一藝，以推及物之仁，雖不仕於時，猶仕也。乃悉焚棄向所習舉子業，一於醫致力焉。時方盛行陳師文、裴宗元所定《大觀二百九十七方》，翁窮晝夜是習，既而悟曰：操古方以治今病，其勢不能以盡合，苟將起度量，立規矩，稱權衡，必也《素》《難》諸經乎？然吾鄉諸醫，鮮克知之者。遂治裝出游，求他師而叩之。乃渡浙江，走吳中，出宛陵，抵南徐，達建業，皆無所遇。及還武林，忽有以其郡羅氏告者。羅名知悌，字子敬，世稱太無先生，宋理宗朝寺人，學精於醫，得金劉完素之真傳，而旁通張從正、李杲二家之説。然性褊甚，恃能厭事，難得意。翁往謁焉，凡數往返，不與接，已而求見愈篤。羅乃進之曰：子非朱彦修乎？時翁已有醫名，羅故知之。翁既得見，遂北面再拜以謁，受其所教。羅遇翁亦甚歡，即授以劉、張、李諸書，爲之敷揚三家之旨，而一斷於經。且曰：盡去而舊學，非是也。翁聞其言，涣焉無少凝滯於胷臆。居無何，盡得其學以歸。鄉之諸醫，泥陳、裴之學者，聞翁言，即大驚而笑且排，獨文懿喜曰：吾疾其遂瘳矣乎？文懿得末疾，醫不能療者十餘年，翁以其法治之，良驗。於是諸醫之笑且排者，始皆心服口譽。數年之間，聲聞頓著。翁不自滿足，益以三家之説推廣之，謂劉、張之學，其論臟腑氣化有六，而於濕熱相火三氣致病爲最多，遂以推陳致新瀉火之法療之，此固高出前代矣。然有陰虚火動，或陰陽兩虚，濕熱自盛者，又當消息而用之。謂李之論飲食勞倦内傷脾胃，則胃脘之陽不能以升舉，并及心肺之氣，陷入中焦，而用補中益氣之劑治之，此亦前人之所無也。然天不足於西北，地不滿於東南。天陽也，地陰也。西北之人，陽氣易於降；東南之人，陰火易於升。苟不知此，而徒守其法，則氣之降者固可愈，而於其升者亦從而用之，吾恐反增其病矣。乃以三家之論，去其短而用其長，又復參之以太極之理，易《禮記》、《通書》、《正蒙》諸書之義，貫穿《内經》之言，以尋其指歸。而謂《内經》之言火，蓋與太極動而生陽，五性感動之説有合；其言陰道虚，則又與《禮記》之養陰意同。因作相火及陽有餘陰不足二論以發揮之。其論相火有曰：陽動而變，陰静而合，而生水火木金土。然火有二焉，曰君火，曰相火。君火者，人火也；相火者，天火也。火内陰而外陽，主乎動者也，故凡動皆屬火。以名而言，形質相生，配於五行，故謂之君；以位而言，生於虚無，守位稟命，故謂之相。天生物恆於動，人有此生亦恆於動，然其所以恆於動者，皆相火助之也。見於天者，出於龍雷則木之氣，出於海則水之氣也。具於人者，寄於肝腎二部，肝屬木而腎屬水也。膽者肝之腑，膀胱者腎之腑，心胞絡者腎之配，三焦以焦言，而下焦司肝腎之分，皆陰而下也。天非此火不能生，人非此火不能以有生。天之火雖出於木而皆本乎地，故雷非伏、龍非蟄、海非附於地，則不能鳴、不能飛、不能波也。鳴也，飛也，波也，動而爲相火者也。肝腎之陰，悉具相火，人而同乎天也。或曰：相火，天人所同，東垣何以指爲元氣之賊？又謂：火與元氣不兩立，一勝則一負。然則如之何而可使之無勝負乎？曰：周子曰，神發知矣，五性感動而萬事出。五者之性，爲物所感，不能不動。謂之動者，即《内經》五火也。相火易動，五性厥陽之火，又從而扇之，則妄動矣。火既妄動則煎熬真陰，陰虚則病，陰絶則死。君火之氣，經以暑與熱言之，而相火之氣則以火言，蓋表其暴悍酷烈，有甚於君火也。故曰，相火，元氣之賊。周子曰：聖人定之以中正仁義而主静。朱子亦曰：必使道心常爲之主，而人心每聽命焉，此善處乎火者也。人心聽命於道心，而又能主之以静，彼五火將寂然不動。而相火者，惟有扶助造化，而爲生生不息之運用爾！夫何元氣之賊哉？或曰：《内經》

相火，註言少陰少陽矣，未嘗言及厥陰太陽，而吾子言之何也？曰：足太陽少陰，東垣嘗言之。治以炒蘗，取其味辛，能瀉水中之火。戴人亦言膽與三焦、肝與胞絡，皆從火治，此歷指龍雷之火也。余以天人之火，皆生於地，如上文所云者，實廣二公之意耳。或曰：《内經》言火者非一，往往於六氣中見之，而言臟腑者，未之有也。二公豈他有所據耶？曰：經以百病皆生於風寒暑濕燥火之動而爲變者，岐伯歷指病機一十九條，而屬火者五，此非相火爲病之出於臟腑者乎？考之《内經》諸熱瞀瘛則屬之火，諸狂躁越則屬之火，諸病胕腫痛酸驚駭則屬之火；又《原病式》曰：諸風掉眩，屬於肝火之動也；諸氣膹鬱病痿，屬於肺火之升也；諸濕腫滿屬於脾火之勝也；諸痛癢瘡瘍，屬於心火之用也。是皆火之爲病，出於臟腑者然也。噫！以陳無擇之通達，猶以暖熱論君火，日用之火論相火，是宜後人之聾瞽哉！其論陽有餘陰不足，有曰：人受天地之氣以生，天之陽氣爲氣，地之陰氣爲血，然氣常有餘而血常不足，何爲其然也？天大也，爲陽而運於地之外；地居天之中爲陰，而天之大氣舉之。日實也，屬陽而運於月之外；月缺也，屬陰而禀日之光以爲明者也。則是地之陰已不勝夫天之陽，月之陰亦不敵於日之陽。天地日月尚然，而況於人乎。故人之生，男子十六歲而精通，女子十四歲而經行。是有形之後，猶有待於乳哺水穀之養，而後陰可與陽配，成乎人而爲人之父母，古人必近三十、二十而後嫁娶者，可見陰氣之難於成，而古人之善於保養也。錢仲陽於腎有補而無瀉，其知此意者乎？又按《禮記》註曰：人惟五十，然後養陰。又《内經》有云：年至四十，陰氣自半而起居衰者，蓋男子六十四歲而精絶，女子四十九歲而經斷。夫以陰氣之成，止爲三十年之運用，而竟已先虧，可不知所保養也。經曰：陽者天也，主外；陰者地也，主内。故陽道實，陰道虚。斯言豈欺我哉？或曰：遠取諸天地日月，近取諸男子之身，曰有餘，曰不足，吾已知之矣。人在氣交之中，今欲順陰陽之理，而爲攝養之法，如之何則可？曰：主閉藏者，腎也；司疏泄者，肝也。二臟皆有相火，而其系上屬於心。心，君火也，爲物所感則易於動，心動則相火翕然而隨。聖賢教人收心養心，其旨深矣。天地以五行更迭衰旺而成四時，人之五臟六腑亦應之而衰旺。四月屬巳，五月屬午，爲火大旺，火爲肺金之夫，火旺則金衰。六月屬未，爲土大旺，土爲水之夫，土旺則水衰。況腎水嘗借肺金爲母，以補助其不足，古人於夏月必獨宿而淡味，兢兢業業，保養金水二臟，正嫌火土之旺爾。《内經》又曰：冬藏精者，春不病温。十月屬亥，十一月屬子，正元氣潛伏閉藏以養其本然之真，而爲來春升動發生之本，若於此時不恣欲以自戕，至春升之際，根本壯實，氣不輕浮，尚何病之可言哉？於是翁之醫益聞四方，以病來迎者，遂輻輳於道，翁咸往赴之。其所治病凡幾，病之狀何如，施何良方，飲何藥而愈，自前至今，驗者何人，何縣里主名，得諸見聞，班班可紀。浦江鄭義士病滯下，一夕忽昏仆，目上視，溲注而汗瀉。翁診之，脈大無倫，即告曰：此陰虚陽暴絶也，蓋得之病後酒且内，然吾能愈之。急命治人參膏，而且促灸其氣海。頃之手動，又頃而唇動。及參膏成，三飲之，甦矣。其後服參膏盡數斤，病已。天臺周進士病惡寒，雖暑亦必以綿蒙其首，服附子數百，增劇。翁診之，脈滑而數，即告曰：此熱甚而反寒也。乃以辛涼之劑，吐痰一升許，而蒙首之綿減半；仍用防風通聖飲之愈。周固喜甚。翁曰：病愈後須淡食以養胃，内觀以養神，則水可生火可降，否則附毒必發，殆不可救。彼不能然，後竟疽發背死。浙省平章南征閩粤還，病反胃，醫以爲可治，翁診其脈告曰：公之病不可言也。即出。獨告左右曰：此病得之驚後，而使内火木之邪相挾，氣傷液亡，腸胃枯損，食雖入而不化，食既不化，五臟皆無所稟，去此十日死。果如言。鄭義士家一少年，秋初病熱，口渴而妄語，兩顴火赤，醫作大熱治。翁診之，脈弱而遲，告曰：此作勞後病温，惟當服補劑自已。今六脈皆搏手，必涼藥所致。竟以附子湯啜之，應手而瘥。浙東憲幕傅氏子病妄語，時若有所見，其家妖之。翁切其脈，告曰：此病痰也。然脈虚弦而沉數，蓋得之當暑飲酸又大驚。傅曰：然。嘗夏因勞而甚渴，恣飲梅水一二升，又連得驚數次遂病。翁以治痰補虚之劑處之，浹旬愈。里人陳時叔病脹，腹如斗，醫用利藥轉加。翁診之，脈數而濇，告曰：此得之嗜酒，嗜酒則血傷，血傷則脾土之陰亦傷，胃雖受穀，不能以轉輸，故陽升陰降而否矣。陳曰：某以嗜酒，前後溲見血者有年。翁用補血之劑投之，驗。權貴人以微疾來召，見翁至，坐中堂自如。翁診其脈，不與言而出。使詰之，則曰：公病在死法中，不出三月。且入鬼録，顧猶有驕氣耶？後果如期死。一老人病目無見，使來求治。翁診其脈微甚，爲製人參膏飲之，目明如常時。後數日，翁復至，忽見一醫在庭煉礞石，問之，則已服之矣。翁愕然曰：此病得之氣大虛，今不救其虛，而反用礞石，不出此夜必死。至夜參半，氣奄奄不相屬而死。一男子病小便不通，醫治以利藥，益甚。翁診之，右寸頗弦滑，曰：此積痰病也。積痰在肺，肺爲上焦，而膀胱爲下焦，上焦閉則下焦塞，譬如滴水之器，必上竅通而後下竅之水出焉。乃以法大吐之，吐已病如失。一婦人病不知，稍蘇，即號叫數四而復昏。翁診之，肝脈弦數而且滑，曰：此怒心所爲，蓋得之怒而强酒也。詰之則不得於夫，每遇夜，引滿自酌解其懷。翁治以流痰降火之劑而加香附以散肝分之鬱，立愈。一女子病不食，面北臥者且半載，醫告術窮。翁診之，肝脈弦出寸口，曰：此思男子不得，氣結於脾故耳。叩之則許嫁丈夫入廣且五年。翁謂其父曰：是病惟怒可解，蓋怒之氣擊而屬木，故能衝其土之結，今宜觸之使怒耳。父以爲不然。翁入而掌其面者三，責以不當有外思。女子號泣大怒，怒已進食。翁復潛謂其父曰：思氣雖解，然必得喜，則庶不再結。乃詐以其夫有書，旦夕且歸。後三月，夫果歸而病不作。一婦人産後有物不上如衣裙，醫不能喻。翁曰：此子宫也。氣血虛，故隨子而下。即與黄芪、當歸之劑而加升麻舉之；仍用皮工之法，以五倍子作湯洗濯，皺其皮，少選，子宫上。翁慰之曰：三年後可再生兒，無憂也。如之。一貧婦寡居病癩，翁見之惻然，乃曰：是疾世號難治者，不守禁忌耳。是婦貧而無厚味，寡而無欲，庶可療也。即自具藥療之，病愈；後復投四物湯數百，遂不發動。翁之爲醫，皆此類也。蓋其遇病施治，不膠於古方，而所療皆中。然於諸家方論，則靡所不通。他人靳靳守古，翁則操縱取舍，而卒與古合。一時學者，咸聲隨影附，翁教之，亹亹忘倦。一日，門人趙良仁問太極之旨，翁以陰陽造化之精微，與醫道相出入者論之。且曰：吾於諸生中，未嘗論至於此，今以吾子所問，故偶及之。是蓋以道相告，非徒以醫言也。趙出語人曰：翁之醫，其始橐籥於此乎？羅成之自金陵來見，自以爲精仲景學。翁曰：仲景之書，收拾於殘篇斷簡之餘，然其間或文有不備，或意有未盡，或編次之脱落，或義例之乖舛，吾每觀之，不能以無疑，因略摘疑義數條以示。羅尚未晤及。遇治一疾，翁以陰虛發熱，而用益陰補血之劑療之，不三日而愈。羅乃歎曰：以某之所見，未免作傷寒治。今翁治此，猶以芎、歸之性辛温，而非陰虛者所宜服，又况汗下之悮乎？翁春秋既高，乃徇張翼等所請，而著《格致餘論》、《局方發揮》、《傷寒辨疑》、《本草衍義補遺》、《外科精要新論》諸書，學者多誦習而取則焉。翁簡慤貞良，剛嚴介特，執心以正，立身以誠，而孝友之行，實本乎天質。奉時祀也，訂其禮文而敬涖之；事母夫人也，時其節宣以忠養之。寧歉於己而必致豐於兄弟，寧薄於己子而必施厚於兄弟之子。非其友不友，非其道不道。好論古今得失，慨然有天下之憂，世之名公卿多折節下之。翁每直陳治道，無所顧忌，然但語及榮利事，則拂衣而起。與人交，一以三綱五紀爲去就。嘗曰：天下有道，則行有枝葉；天下無道，則辭有枝葉。夫行本也，辭從而生者也。苟見枝葉之辭，去本而末是務，輒怒溢顔面，若將浼焉。翁之卓卓如是，則醫又特一事而已。然翁講學行事之大方，已具吾友宋太史濂所爲翁墓誌，兹故不録，而竊録其醫之可傳者，庶使後之君子得以互考焉。

按《宋濂集》：丹溪先生既卒，宗屬失其所倚借，井邑失其所憑依，嗜學之士失其所承事，莫不彷徨遥慕，至於灑涕。濂聞之，中心尤摧，咽不自勝。蓋自加布於首，輒相親於几杖間，訂義質疑，而求古人精神心術之所寓，先生不以濂爲不肖，以忘年交遇之，必極言而無所隱，故知先生之深者，無踰於濂也。方欲聚厥事行，爲書以傳來世，而先生之子玉汝，從子嗣汜，忽踵濂門，以先生從弟無忌所爲狀，請爲表以勒諸墓上。濂何敢辭！先生諱震亨，字彦修，姓朱氏。其先出於漢槐里令雲之後，居平陵。至晉永興中，臨海太守汎始遷今婺之義烏，子孫蟬聯，多發聞於世，郡志家乘載之爲詳。當宋之季，有東堂府君者，諱良祐，懿然君子人也。蓋以六經爲教，以宏其宗。府君生某，某生迪功郎桂，迪功生鄉貢進士環，先生之大父也。父諱元，母某氏。先生受資爽朗，讀書即了大義，爲聲律之賦，刻燭而成，長老咸器之。已而棄去，尚俠氣，不肯出人下，鄉之右族或陵之，必風怒電激，求直於有司，上下摇手相戒，莫或輕犯。時鄉先生文懿許公，講道東陽八華山中，公上承考亭朱子四傳之學，授受分明，契證真切，擔簦而從之者，亡慮數百人。先生歎曰：丈夫所學，不務聞道，而唯俠是尚，不亦惑乎？乃摳衣往事焉。先生之年，蓋已三十六矣。公爲開明天命人心之秘，内聖外王之微。先生聞之，自悔昔之沉冥顛隮，汗下如雨。由是日有所悟，心扃融廓，體膚如覺增長，每宵挾册，坐至四鼓，潛驗默察，必欲見諸實踐，抑其疎豪，歸於粹夷，理欲之關，誠僞之限，嚴辨確守，不以一毫苟且自恕，如是者數年，而其學堅定矣。歲當賓興，先生應書秋闈，幸沾一命以驗其所施，再往再不利，復歎曰：不仕固無義，然得失則有命焉。苟推一家之政，以達於鄉黨州閭，寧非仕乎？先是府君置祭田三十餘畝，合爲一區，嗣人遞司穡事，以陳時薦，然有恆祭而無恆所。先生乃即適意亭遺址，建祠堂若干楹，以奉先世神主，歲時行事。復考朱子家禮而損益其儀文，少長咸在，執事有恪，深衣大帶，以序就列，宴私洽比，不愆於禮。適意亭者，府君所造，以延徐文清公之地，先生弗忍其廢，改創祠堂之南，俾諸子姪肄習其中。包銀之令下，州縣承之，急如星火，一里之間，不下數十姓，民莫敢與辨。先生所居里，僅上富氓二人。郡守召先生，自臨之曰：此非常法，君不愛頭乎？先生笑曰：守爲官，頭固當惜，民不愛也。此害將毒子孫，必欲多及，民願倍輸吾産當之。守雖怒，竟不能屈。縣有暴丞好諂瀆鬼神，欲修岱宗祠以徼福，懼先生莫己與，以言嘗之曰：人之生死，嶽神實司之，欲治其宮，孰敢干令？先生曰：我受命於天，何庸媚土偶爲生死計耶？且嶽神無知則已，使其有知，當此儉歲，民食糠覈不飽，能振吾民者，然後降之福耳。卒罷其事。賦役無藝，胥吏高下其手，以爲民奸，先生集同里之人，謂曰：有田則科徭隨之，君等入胥吏餌而互相傾，非策之上也。宜相率以義，絜其力之朒贏而敷之。衆翕然從。每官書下，相依如父子，議事必先集。若苛斂之至，先生即以身前，辭氣懇款，上官多聽爲之裁損。縣大夫勸耕於鄉，將有要於民，先生懼其臨境，邪幅扉屨，往迎於道左，大夫驚曰：先生何事乃爾耶？先生曰：民有役於官，禮固應爾。大夫曰：勸耕善乎？先生曰：私田不煩宫勸，第公田生青芻耳。是時圭田賦重，種户多逃亡，故先生以此爲風。大夫一笑而去。鄉有蜀墅塘，周圍凡三千六百步，溉田至六千畝，而堤多缺壞，水竭，數以旱告。先生倡民興筑，置坊墉，鑿爲三竇，時其淺深而舒泄之，民食其利。後十年，山水暴至，堤又壞，先生命再從子漳力任其事，以嗣其成。縣令長或問決獄得失，先生必盡心爲之開導。東楊郭氏父子三人，虐毆小民幾斃，又貫針鰌腹，逼使吞之。事移義烏鞫問，當其父子皆死。先生曰：原其故殺之情，亦一人可償爾。二子從父之命，宜從末減，若皆殺之，無乃已重乎！事上，從先生議。張甲行小徑中，適李乙荷任器來，幾中甲目，甲怒，拳其耳而死。甲乙皆貧人，甲又有九十之親。先生曰：貰甲罪則廢法，徇法，甲必瘈死，親無以養亦死。乙尸暴於道，孰爲藏之？不若使竟其葬埋，且慰其親，徐來歸獄，服中刑耳。或曰：甲或逃奈何？先生曰：若以誠待之，必不爾也。縣如先生言，後會赦免。細民有斬先生丘木者，先生訊之，民弗服。先生聞於縣，將逮之，人交讓民曰：汝奈何犯仁人耶？民曰：計將安出？人曰：先生長者也，急舁木還之，當爾貸。民從之，先生果真而不問。先生客吴，妙湛院尼刻木作人形，以爲厭蠱。館客陳庚得之，欲發其事。尼懼甚。先生知之，以計紿陳出，碎其木刻。陳歸怒且詈。先生徐曰：君乃士人，獲此聲於吴楚間，甚非君利。儻乏金，我財可通用，勿憂也。尼後輦金帛爲謝，先生叱而去。方嶽重臣及廉訪使者，聞先生名，無不願見，既見無不欲交章薦之。先生皆力辭。唯民瘼吏弊，必再三蹙頞告之，不啻親受其病者。覃懷鄭公持節浙東，尤敬先生，以尊客禮禮之。衆或不樂，競短其行於公。公笑曰：朱聘君盛舉諸公之長，而諸公顧反短之，何其量之懸隔耶？皆慙不能退。初，先生壯齡時，以母夫人病脾，頗習醫。後益研磨之，且曰：吾既窮而在下，澤不能至遠，其可遠者，非醫將安務乎？時方盛行陳師文、裴宗元所定《大觀二百九十七方》，先生獨疑之，曰：用藥如持衡，隨物重輕，而爲前人古方，新證安能相值乎？於是尋師而訂其説，渡浙江，走吴，又走宛陵、走建業，皆不能得。復回武林，有以羅司徒知悌爲告者。知悌字子敬，宋寳祐中寺人，精於醫，得金士劉完素之學而旁參於李杲、張從正二家。然性倨甚，先生謁焉，十往返不能通。先生志益堅，日拱立於其門，大風雨不易。或告羅曰：此朱彦修也。君居江南而失此士，人將議君後矣。羅遽修容見之，一見如故交。爲言學醫之要，必本於《素問》、《難經》，而濕熱相火，爲病最多，人罕有知其秘者。兼之長沙之書詳於外感，東垣之書詳於内傷，必兩盡之，治疾方無所憾，區區陳裴之學泥之且殺人。先生聞之，夙疑爲之釋然。學成而歸，鄉之諸醫，始皆大驚，中而笑且排，卒乃大服，相推尊願爲弟子。四方以疾迎候者，無虚日，先生無不即往，雖雨雪載途，亦不爲止。僕夫告痛，先生諭之曰：病者度刻如歲，而欲自逸耶？窶人求藥無不與，不求其償；其困阨無告者，不待其招，注藥往起之，雖百里之遠弗憚也。江浙省臣往討閩寇，深入瘴地，遂以病還錢塘。將北歸，先生脈之曰：二十日死。使道經三衢時召吾，可使還燕，然亦不能生之也。如期卒於姑蘇驛。權貴人以微疾來召，危坐中庭，列三品儀衛於左右。先生脈已，不言而出。或追問之，先生曰：三月後當爲鬼，猶有驕氣耶？及死，其家神先生之醫，載粟爲壽，先生辭之。一少年病熱，兩顴火赤不能自禁，躁走於庭，將蹈河。先生曰：此陰證也，製附子湯飲之。衆爲之吐舌，飲已其疾如失。先生治療，其神中若此甚多。門人類證有書，兹不詳載。先生孤高如鶴，挺然不羣，雙目有小大輪，炯光如日，毅然之色，不可陵犯。而清明坦夷，不事表襮，精神充滿，接物和粹，人皆樂親炙之。語言有精魄，金鏘鉄鏗，使人側耳聳聽，有蹶然興起之意。而於天人感應殃慶類至之説，尤竭力戒厲，反復不厭。故其教人也，人既易知，昏明强弱，皆獲其心。老者則愛慈祥，幼者則樂恭順，莫不皆知忠信之爲美，固未能一變至道，去泰去甚，有足觀者。或有小過，深掩密覆，唯恐先生之知。凡先生杖屨所臨，人隨而化。浦湯鄭太和十世同居，先生爲之喜動顏面，其家所講冠婚喪祭之禮，每咨於先生而後定。蓋先生之學，稽諸載籍，一以躬行爲本。以一心同天地之大，以耳目爲禮樂之原，積養之久，内外一致，夜寐即平晝之爲，暗室即康衢之見，汲汲孜孜，耄而彌篤。每見誇多鬬靡之士，輒語之曰：聖賢一言，終身行之弗盡，奚以多爲？至於拈英摘艷之辭，尤不樂顧，且以吾道蟊賊目之。及自爲文，率以理爲宗，非有關於綱常治化，不輕論也。居室垣墉，敦尚儉樸；服御唯大布寬衣，僅取蔽體；藜羹糗飯，安之如八珍。或在豪家大姓，當其肆筵設席，水陸之羞，交錯於前，先生正襟默坐，未嘗下箸。其清修苦節，能爲人之所不能爲，而於世上所悦者，淡然無所嗜，惟欲聞人之善，如恐失之，隨聞隨録，用爲世勸。遇有不順軌則者，必誨其改；事有難處者，又導之以其方。晚年識見尤卓，嘗自括蒼還，道過永康，謂人曰：青田之民嚚悍，值此法弛令乖之時，必依險阻嘯聚爲亂。已而果然。又嘗告親友曰：吾足蹟所及廣矣！風俗澆漓日甚，垂髫之童，亦能操狡謀罔，上天怒已極，必假手殲之，盍力善以延其嗣乎？時方承平，聞者咸笑先生之迂。言未幾，天下大亂，空村無煙火，動百餘里。先生所著書，有《宋論》一卷，《格致餘論》若干卷，《局方發揮》若干卷，《傷寒論辨》若干卷，《外科精要發揮》若干卷，《本草衍義補遺》若干卷，《風水問答》若干卷，凡七種，微文奥義，多發前人之所未發。先生嘗曰：義理精微，禮樂制度，吾門師友，論著已悉，吾可以無言矣。故其所述，獨志於醫爲多。

先生生於至元辛巳十一月二十八日，卒於至正戊戌六月二十四日。瀕卒，無他言，獨呼嗣汜謂曰：醫學亦難矣，汝謹識之！言訖，端坐而逝。享年七十有八。娶戚氏，道一書院山長象祖之女，先三十五年卒。子男二，嗣衍玉汝，嗣衍亦先三年卒。女四，適傅似翁、蔣長源、吕文忠、張思忠。孫男一，文楉；女二，一適丁榆，一尚幼。其年十一月日始葬先生於某山之原，卒後之五月也。先生所居曰丹溪，學者尊之而不敢字，故因其地稱之曰丹溪先生云。夫自學術不明於天下，凡聖賢防範人心，維持世道之書，往往割裂摭拾，組織成章，流爲譁世取寵之具。間有注意遺經，似若可尚，又膠於訓詁之間，異同紛挐，有如聚訟。其視身心皆藐然若不相關，此其知識，反出於不學庸人之下。於戲！秦漢以來則或然矣，然而靈鳫不鳴，孽狐之妖弗息；黄鐘不奏，瓦缶之音日甚。天開文運，濂洛奮興，遠明先聖之緒，流者遏而止之，膠者釋而通之，一期闓廓其昏翳，挽回其精明而後已。至其相傳，唯考亭集厥大成，而考亭之傳，又唯金華之四賢，續其世嗣之正，如印印泥，不差毫末，此所以輝連景接而芳猷允著也。先生少負任俠之氣，不少屈撓及聞道德性命之説，遽變之而爲剛毅，所以局量宏而任載重，寤寐先哲，唯日不足，民吾同胞之念，須臾莫忘。雖其力或弗支，苟遇惠利，少足以濡物，必委蛇周旋，求盡其心。應接之際，又因人心感發之機，而施仁義之訓，觸類而長，開物成化，所謂風雨霜露，無非君子之教者，要亦不可誣也。致思於醫，亦能搜隱抉秘，倡明南方之絶學，嬰疢之家，倚以爲命。先生一布衣耳，其澤物有如此者。使其得位於朝以行其道，則夫明效大驗，又將何如哉？嗚呼！先生已矣，其山峙淵澄之色，井潔石貞之操，與其不可傳者，弗能即矣。徒因其遺行而誦言之，見聞不博，惡能得十一於千百之間哉？雖然，舍是又無足以求先生者。敢摭狀之概，叙而爲之銘曰：濂洛有作，性學復明。考亭承之，集厥大成。化覃荆揚，以及閩粤。時雨方行，區萌畢達。世嗣之正，實歸金華。綿延四葉，益煜其葩。辟諸上尊，寘彼逵路。隨其志分，不爽其度。有美君子，欲振其奇。血氣方剛，疇能侮予。七尺之軀，忍令顛越。壯齡已踰，亟更其轍。更之伊何？我笈有書。負而東遊，以祛所疑。非刻非厲，曷圖曷究。豈止惜陰？夜亦爲晝。昔離其罿，今廓其矇。始知人心，與宇宙同。出將用世，時有不利。孚惠家邦，庶亨厥志。勤我祠事，以帥其宗。况有詩書，以陶以甓。以暢其施，期壽夫物。苟躬可捐，我豈遑恤。仁義之言，繩繩弗休。昭朗道真，釋除欲讎。上帝有赫，日注吾目。天人之交，間不容粟。聽者聳然，如聞巨鏞。有聲鏗鍧，無耳不聰。旁溢於醫，亦紹絶躅。開闡元微，功利尤溥。斂其豪英，變爲毅宏。所以百爲，度越於人。呫呫世儒，出入口耳。競藻鬬華，析門殊軌。以經爲戲，此孰甚焉。不有躬行，其失曷鐫。世途方冥，正資揚燎。夢夢者天，使埋其耀。精神上征，定爲長庚。與造化遊，白光焞焞。表德幽墟，遵古之義。僉曰允哉！是詞無愧。

王　珪

按《古今醫統》：王珪，字均章，號中陽老人，吴郡人。志行高潔，見道真明，尤邃於醫學，屏世慮，隱居吴之虞山，人稱隱君。所著方書，超出羣表。自幼及壯至老，調攝有序，論證有旨，至於諸痰諸飲挾火爲患，悉究精詳。製有滚痰丸，最神效，名《泰定養生主論》。

潘　璟

按《古今醫統》，潘璟，不知何郡人，善醫，診視有異見。一婦懷孕二歲，一婦孕十四月，俱不産。璟診視曰：非孕也，疾也。作劑飲之。孕二歲者下肉塊百餘，孕十四月者下大蛇，二婦俱得活。

危亦林

按《攖寧集》：危亦林，號達齋，元時人。高祖雲仙，遊學東京，遇董奉二十五世方脈，至公五葉而學益備，技益工，所活者益衆。官本州醫學教授，刻苦凡十稔，編成《世醫得效方》十有九卷。

余士冕

按《歙縣志》：余士冕，字子敬。父幼白，精岐黄理，輯有《蒼生司命》。冕尤能世其家學，沉疴立起，試多奇中。補益前書未備者，曰：《諸證析疑》。子之儁醫驗，一如其父。

張　謹

按《太倉州志》：張謹，字敬民，雙鳳里人。業醫，以薦仕至醫師。謹所治，能起垂死，竟不責報。壽七十二。

劉　畝

按《甌寧縣志》：劉畝，字扣中，螒九世孫，自號和齋。業醫而精，性樂施與，病者與之藥，貧者施之棺，人感其德。卒之日，無不泣下者。

葉汝楠

按《甌寧縣志》：葉汝楠，字子林，精岐黄術痘疹一科，全活甚衆。

沈好問

按《浙江通志》：沈好問，字裕生，錢塘人。世業小兒醫，至好問益精。視小兒病，洞見臟腑，尤善治痘證。所著有《素問集解》、《痘疹啓微》、《本草類證》諸書。子允振，字慎伯，亦良醫，有父風。

按《仁和縣志》：沈好問，字裕生，別號啓明。先世以針灸隶籍太醫院，扈宋南渡，徙居杭，杭人傳爲沈鐵針云。好問潁慧絶人，取祖醫秘笈，晝夜研究者數年。其視人疾病，必見臟腑中所滯之物，然後以藥療之，故病者無不愈。侍禦郭太薇邀之閩，大中丞喻醒哲邀之蜀，督師王總戎邀之大同，而好問皆以一匕立起。題授太醫院院判，請告歸卒。

葉如菴

按《湖廣通志》：葉如菴，黃岡儒醫，診視有方，撰《傷寒大易覽》一編，爲時所宗。

樊子晉

按《湖廣通志》：樊子晉，麻城人，讀書明理，審病察脈，預知人十年生死，醫學宗之。

趙良

按《古今醫統》：趙良，字以德，號雲居，江浦人，丹溪弟子，有高致，精醫術。張士誠據吳，召不往，挈家隱華亭鄉中。以活人爲心，醫造閫奥，沉疴悉能起。著有《醫學宗旨》、《金匱衍義》等書行世。

吴綬

按《浙江通志》：吴綬，錢塘人。著《傷寒藴要全書》，發明五運六氣，畫圖立説，究極元微。以名醫徵至京師，仕至太醫院院判。北歸時，湖墅有馮英者，病傷寒，一時諸醫議用承氣湯，邀綬視之，曰：將戰汗矣，非下證也，當俟之。頃刻，果得戰汗而解。

徐存誠

按《江南通志》：徐存誠，祁門人，善醫，蓄藥救人。

陳白雲

按《紹興府志》：陳白雲，紹興人，不知何名，項昕傳其醫術。

吴　恕

按《杭州府志》：吴恕，字如心，錢塘人。少貧，貨烏蛇丸以治風疾。時採風使適有患此疾者，召恕與談，驚服其論議，遂委治之，疾果愈，其名遂震。後徵至京師，授太醫院御醫。恕念傷寒爲病傳變不常，張仲景《傷寒論》旨意幽深，非窮理之至者，莫窺其要，乃潛心研究，本《傷寒論》、朱奉議《活人書》約爲賦，以發其隱，復纂《指掌圖》以開示初學。仲景奥旨，囊括殆盡，世之業醫者，往往宗之。

唐永卿

按《嘉定縣志》：唐永卿，其先以御醫從高宗南渡，永卿精習其術，仕元，爲平江路醫學教授。

陸文圭

按《元史》陸文圭傳：文圭，字子方，江陰人。幼潁悟，讀書過目不忘，博通經史百家，及天文、地理、律歷、醫藥、算數之學。宋咸淳初中鄉選，宋亡隱居城東，學者稱牆東先生。朝廷數遣使馳幣聘之，以老疾不果行，卒。

趙才魯

按《上虞縣志》：趙才魯，宋宗室裔也，業儒安貧，常遇異人得禁方，醫有奇驗。

梁周泰

按《稷山縣志》：梁周泰，字百亨，由儒醫元至正間授平陽路醫教授。子權，孫叔東，皆能世其業，邑人稱其有活人之功。子孫世躋科目，爲邑望族。

王東野 曠世僬

按《吉安府志》：王東野，永新人，精方脈，嘗著《本草經》，當時知名，任太醫院御醫。虞文靖、揭文安、陳雪樓、劉申齋、趙子昂，咸與之交而尤厚。趙魏公以老致仕歸，邑人曠處良傳其學，卒爲名醫。處良曾孫世僬精醫術，士大夫重之，至爲之語曰：命非景儒不談，藥非世僬不服。景儒精星術。今曠氏醫學世其家。

陸仲遠

按《江南通志》：陸仲遠，青陽人，醫不嗜利，有逸士風，能察腧穴經脈，審榮衛順逆。軒履到門，日數百，而園池竹石，觥籌鏗鏗然樂也。年老思九子芙蓉不能去，日著《千金聖惠方》，子孫守之，遂家於此。

廖文彬

按《延平府志》：廖文彬，將樂人，質酷鈍，日夜讀醫書，廢寢食，以求通曉，用藥如神。尤好施，人稱仁醫。有司薦太醫，辭。舉醫官又辭。曰：吾性愚魯，願爲散人。

王 翼

按《陽城縣志》：王翼，幼穎悟，七歲聞人誦唐詩一過，能歷歷誦之；八歲善屬文；既長，日記千言。應進士舉，因染疾棄業，遂精醫術，療疾多奇驗。旁通律歷，尤工於詩。所著有《素問注疑難》、《傷寒歌括》、《算術》若干卷，詩五百餘篇。

李　詷

按《錢塘縣志》：李詷，字孟言，號檮散生。負氣節，善詩，賣藥金陵，病者無不與，與者無不瘳，蓋賢而隱者也。

宋會之

按《錢塘縣志》：宋會之，名醫也。治水蠱，碎乾絲瓜，入巴豆十四粒同炒，獨用瓜炒陳倉米而去之，研成丸，服百粒。其言曰：巴豆逐水，瓜象人絡，僅借爲引，而以米投胃氣。是深知醫者。

徐　復

按《松江府志》：徐復，字可豫，號神翁，華亭南橋人，海鹽州醫學教授。其先宋濮陽太守熙，遇異人授以《扁鵲神鏡經》，頓有所悟，遂以醫名世。復尤精《靈樞》、《素問》諸書，其治病常審南北，察强弱緩急而投之，故百不失一。會稽楊維楨病久痢，不食飲，衆醫皆曰：元氣脱，不可治矣。復診之曰：頃於西門視一劇證，其脈與公等，然公七日起，彼不出三日當殂。遂投劑，至期愈，而閲三日者殂矣。維楨有歌紀其事。

劉　開

按《南康府志》：劉開，字立之，習釋老學，常遊廬山，遇異人授以太素脈行世。元帝召赴闕，賜號復真先生，卒葬於西古山。著有《方脈舉要》。

王公顯

按《紹興府志》：王公顯，新昌人，字達卿，性聰敏。方元盛時，人習科舉業，其父乃使學醫，私語之曰：

不久將有干戈之難，汝勿求仕，業醫則可矣。由是公顯遂精於醫。未幾，南北兵起，父言果驗。邑中大疫，公顯與其子宗興沿門療治，所活甚衆。孫性同，明洪武中舉醫學訓科。

周　真

按《醫學入門》：周真治一婦，因産子舌出不能收，公以硃砂敷其舌，仍令作産子狀，以兩女扶腋，乃於壁外投大瓦盆作聲砰訇，聞之舌收矣。治一女子嗜食泥，日食河中污泥三碗許，公取壁間敗土調飲之，遂不食。

黄子厚

按《醫學入門》：黄子厚，江西人，與滑壽同時。治富家子年十八，病遍身肌肉坼裂。公乃屏人詰問，曾近女色否？曰：十二三歲曾近之矣。公曰：古云精未通而近女色，則四體有不滿之處，後日當有難收之疾，在法不治。後果惡汁淋瀝，痛絶而死。治一富翁病泄彌年，公治浹旬不愈。忽讀《易》：天行健運轉不息，氣舉之也。富翁之泄，乃氣不能舉，所以脱下。即灸百會穴三十四壯，而泄止矣。

劉　埙

按《衢州府志》：劉埙，精通方脈，施藥濟民，壽九十五。

徐　豳

按《衢州府志》：徐豳，號鳳石，歲貢敎諭，東山醫藪，豳更有神，時稱爲鳳石醫仙。

楊用安

按《崇仁縣志》：楊用安，字存心，武昌路醫學教授，治病多神效，尤善診太素脈，預定前程休咎，年數修短。草廬公贈詩有：期君還舊里，共啓《内經》元之句。

袁坤厚

按《醫學入門》：袁坤厚，字淳古，元古益人，精醫，爲成都醫學正，著《難經註》。

謝縉孫

按《醫學入門》：謝縉孫，字堅白，元統間廬陵人，精於醫，爲遼陽路醫官提舉，著《難經解》。

陳瑞孫

按《醫學入門》：陳瑞孫，字廷芝，元慶元人，温州路醫學正，與其子宅之，同著《難經辨疑》。

熊景先

按《崇仁縣志》：熊景先，字仲光，北者人，世業儒醫，嘗著《傷寒生意》，草廬與程雪樓皆稱其善。

伍子安

按《衢州府志》：伍子安，通經史，邃於醫，請者如市，不責報。學士宋公濂誌其墓，孫敬中世其業。

莫仲仁

按《松江府志》：莫仲仁，華亭人，病聾，以醫鳴。邑人某病蠱，衆醫莫療，仲仁以峻劑吐蟲數升，立愈。某病寒逾七日，發强且縮，法死，仲仁徐以常藥理之而平。某病痢，噤不食者七日，氣殆絶，仲仁投以湯，即納食飲而起。有大官病瘵，衆醫爭進，仲仁望而走曰：雖扁鵲不可爲已。出門而殂。其神驗若此。

沈光明

按《松江府志》：沈光明，華亭人，以治目鳴。先世常受術於龍樹師，内外障七十二證，悉能治而去之。光明克世其學，士大夫咸稱重焉。

劉仲宣

按《安福縣志》：劉仲宣，精醫學，待詔尚方，出入貴近間，未少貶屈，歸隱東陽山下。劉太史聞贈詩云：東陽山色好，此去想夷猶。草樹春長緑，田園遂有秋。穿雲砍靈藥，帶月上漁舟。何日京華客，歸來訪舊遊。

潘濤

按《江西通志》：潘濤，上高人，累世以業醫名，至濤益顯，全活者甚衆。嘗著《醫學繩墨》一書，其目有十：一切脈，二問證，三斷病名，四辨逆順，五明標本，六立治，七審輕重，八處方，九用藥，十調理，行於世。

劉光大

按《浙江通志》：劉光大，字宏甫，西安人。至元二十三年，任衢州路醫學提領，後陞本學教授。創三皇廟，繪塑聖像。置四齋，左曰調神、全生，右曰精微、虛靜。子咸，字澤山，建濟民藥局。孫全備，曾孫仕聰，世傳醫術，家於西安。

王君迪

按《儀真縣志》：王君迪，由江南遷儀真。以醫著所述古今方論，無一不詳，持別脈二十四狀，參之以外候偏邪，如燭照鑑别。吴草廬澄爲作可山記以贈。

徐文中

按《古今醫統》：徐文中，宣州人，工醫藥，有符呪，治療捷效，人稱神醫。

按《宣城縣志》：徐文中，字用和，善針術，爲吴掾。鎮南王妃苦風患禿，魯御史以文中聞，文中丐診候，按手合谷、曲池而針潛入焉，妃殊不省也。移晷，手足並舉，次日起坐。王喜勞之。大旱請致雨，王以雨而雷卜爲法，文中振袂一揮，雲冉冉北方，大雨如注，迅雷震，天且霽矣。從吴遷武陵守，吴秉彝病，召之立愈。嘗語人云：吾弟子羣然亟於利，故其術不神。文中今兹遊四十禩，所奏績罔筭，顧自未敢核報爾。

史可甦

按《鄱陽縣志》：史可甦，生而篤學，晚托醫隱。舊傳載元人曾辟爲郡學録，屢徵弗就，以先世有顯者，義不忘宋，有淵明遺風。居餘干棠棣橋，晚年，遷寓鄱城之西。博涉羣書，無所不貫，因旁通於醫。邑人德其起死之功，榜其堂曰更生，用是隱其真名，因合更生字以可甦稱。章起鳳贊曰：術能托乎精微，志不厭乎澹泊，其抱道自晦，寓意於術，以神其用，易稱潛德，非其選歟！

程深甫

按《休寧縣志》：程深甫，汉口人，業儒，神於醫，擢浙江省太醫提舉。上召治疾立愈，聲滿南北，一時有好人程太醫之語。

范天錫

按《休寧縣志》：范天錫，字壽朋，汉川人，府教一咼之子。邃軒岐之術，診脈能決人生死，用藥不滯古方，隨手而應，無不效者。嘗爲郡醫學提領。

徐道聰

按《休寧縣志》：徐道聰，字士明，南街人，生元末，遇異人傳幼科，時兵燹流離，嬰孩多驚死，聰每授一匕輒甦，全活者千計。其子杜真，駢脅犀頂負殊相，復精大人科，著有方書。

薩守堅

按《醫學入門》：薩守堅，元末蜀西河人，嘗呪棗以治病，無不愈者。

何順中

按《崑山縣志》：何順中，自曾祖子雲以下，世業醫，至順中益著工巧。居太醫院四十年，王公貴人有招延之者，視義不視物，必專敬乃往，往則疾家有所恃，或以勢位臨之，弗能致也。家固貧，極謹義利之辨云。

項昕

按《醫學入門》：項昕，號抱一，翁源人。治一病脅痛，衆以爲癰，投諸香薑桂之類益甚，陽脈弦，陰脈微濇。公曰：弦者痛也，濇者腎邪有餘也。腎上薄於脅不能下，且腎惡燥，今服燥藥過多，非得利不愈。先用神保丸，下黑溲痛止；更服神芎丸。或疑其太過，公曰：向用神保丸者，以腎邪透膜，非全蠍不能引導，然巴豆性熱，非得硝黃蕩滌後，遇熱必再作。乃大泄數次，病愈。經曰：痛隨利減是也。治一婦腹脹如鼓，四體骨立，醫以爲孕、爲蠱、爲瘵，公診曰：此氣搏血室耳，服血藥多而失於順氣。經曰：氣血同出而異名，故治血必先順氣，俾經隧得通而後血可行。乃以蘇合丸投之三日而腰痛，曰：血欲行矣。急以硝黃峻逐之，下瘀血如瓜者十餘枚而愈。所以知其病者，以其六脈弦滑而數，弦者氣結，滑者血聚，實邪也，故氣行而大下之。又一婦病同而診異，公曰：不治，法當數月死。向者女子脈滑而實邪，今脈虛爲元氣奪矣。又一女子病亦同，而六脈獨弦，公曰：真臟脈見，法當踰月死。後皆如其言。治一人夏月病甚，衆以爲瘵，公診其脈細數而實，細數者暑也，暑傷氣宜虛，今不虛而反實，乃熱傷血，藥爲之也，與白虎湯飲之，立瘥。治一人胷膈壅滿甚篤，昏不知人，公診其脈，陽脈浮滑，陰脈不足，浮爲風，滑爲血聚，始爲風傷肺，陰脈不足乃過於宣逐也。諸氣奪肺，肺氣治則出入易，菀陳除，故行其肺氣，病當自已。初以杏仁薏苡之劑灌之，立甦；繼以升麻、黄芪、桔梗消其膿，服之逾月而愈。

按《餘姚縣志》：項昕，字彦章，自永嘉來徙。幼好方數，外大父杜曉村，世業醫，受其書讀之。稍長學易於趙穆仲、葉見山。後以母病，醫誤投藥死，痛之，乃願志醫術。聞越大儒韓明善名，往拜之，得所藏方論甚富。後詣陳白雲，受五診奇咳〔一〕，歷試其説，皆精良。會金華朱彦修來越，出金元劉河間〔二〕、張戴人、李東垣諸書示之。昕獨疑古方不宜治今病之論，亟往錢塘，見陸簡靜，始悟古今方同一矩度也。又往浙右，見葛可久，論劉、張之學；往建業，見戴同父，譔《五運六氣撰要》若干篇授之。太醫院使張廷玉善撟引按抗甚奇，昕亦事之，盡其技。於是爲人診疾病決死生，無不立驗。諸貴人辟爲掾吏，非所尚也。門人力請著書，作《脾胃後論》，補東垣之未備。昕喜辭章，善音律，工繪畫，而獨以醫顯。

王好古

按《古今醫統》，王好古，字從之，號海藏，古趙人。性明敏，通經史，好醫方，師李明之。所著《醫壘元戎》十二卷、《醫家大法》三卷、《仲景詳辨》、《活人節要歌》、《湯液本草》、《此事難知》、《斑疹論》、《光明論》、《標本論》、《傷寒辨惑論》等書行世。

註〔一〕奇咳：原作奇眩，據《史記》淳于意傳改。
〔二〕金元劉河間　原作「金源流河間」，據文義改。

戴同父

按《古今醫統》：戴同父，名起宗，建業人，任儒學教授。其學以作聖爲己功，謂醫爲性命之學，遂潛心以究《内經》之秘，撰五運六氣之旨，刊脈訣之誤，辟邪説，正本源，誠有功於醫者也。

朱肯堂 朱彦實 朱 瑩 秦子通

按《懷遠縣志》：朱肯堂，荆山醫士也，與朱彦實、朱瑩、秦子通等，皆五世知名，各懸一壺於市，慕壺公之爲人，唯子通仕至太醫院提舉，歸老，朝廷給復其家。

羅天益

按《古今醫統》：羅天益，字謙甫，真定人，東垣弟子。潛心苦學，真積力久，居東垣門下十餘年，盡得其妙。著有《衛生寶鑑》二十四卷行世。

按劉因《内經類編》序：近世醫有易州張氏學，其於書雖無所不考，然自漢而下，則惟以張機、王叔和、孫思邈、錢乙爲得其傳。其用藥則本七方十劑而操縱之，其爲法自非暴卒，必先以養胃氣爲本而不治病也。識者以爲近古，而東垣李明之則得張氏之學者，而其論著治驗，略見《遺山集》中。鎮人羅謙甫嘗從之學，一日遇予，言先師嘗教予曰：夫古雖有方，而方則有所自出也。鈎脚氣也，而有南北之異。南方多下濕，而其病則經之，所謂水清濕而濕從下受者也。孫氏知其然，故其方施之南人則多愈。若夫北地高寒，而人亦病是，則經所謂飲發於中，附腫於下，與穀入多而氣少，濕居下者也。我知其然，故我方之施於北，猶孫氏之施於南也。子爲我分經病證而類之，則庶知方之所自出矣。予自承命，凡三脱稿而先師三毁之，研磨訂定三年而後成，名曰《内經類編》，敢望吾子序之。夫《内經》十六卷，《素問》外九卷不經見且勿論，姑以《素問》言之，則程、邵兩夫子，皆以爲戰國書矣。然自《甲乙》以來，則又非戰國之舊矣；自朱、墨以來，則又非《甲乙》之舊矣；而今之所傳，則又非朱墨之舊矣。苟不於其所謂全書者，觀其文而察其理焉，則未有識其真是而貫通之者。今先生之爲不然，則不若戒學者之從事於古方；而學者苟不能然，則不若從事古方者之爲愈也。羅亦以爲然。予聞李死今三十年，羅祠而事之如平生，薄俗中而能若是，是可序。

嚴子成

按《嘉興府志》：嚴子成，字伯玉。其先汴人，宋咸淳間，始祖名秋蟾來秀州賣藥，子孫遂家於禾。大德間京師開御藥局，徵子成不就。時霅川趙文敏公遘疾，醫不能治，邀子成診之，翼日即瘳。文敏喜，爲杏林圖，并孫思邈像贈之，自是稱藥師。性好施予，筩不留貲。年八十九，忽語人曰：我將往五嶽遊仙府也。無疾而逝。

古今圖書集成醫部全録卷五百十

醫術名流列傳

明

葛乾孫

按《明外史》本傳：葛乾孫，字可久，長洲人。父應雷，以醫名。時北方劉守真、張潔古之學，未行於南。有李姓者，中州名醫，官吴下，與應雷談論，大駭歎，因出張、劉書與相討究，自是二家之學，盛行於南。應雷著《醫家會同》〔一〕二卷，官浙江醫學提舉。乾孫體貌魁碩，膂力絶人，好擊刺戰陣之法，後折節讀書，兼通陰陽律歷星命，爲文章有名，屢試不偶，乃傳父業。然不肯爲人治疾，或施之，輒著奇效，名與金華朱丹溪埒。一書生傷寒不汗，發狂循河走，乾孫捽置水中，良久出之，裹以重棉，乃汗而解。富家女病四肢痿痹，目瞪不能食，衆醫治不效，乾孫命悉去房中香奩流蘇之屬，掘地坎，置女其中，令家人俟女手足動有聲則告。久之，女果舉手足而呼，投藥一丸，明日，女自坎中出矣。蓋此女平日嗜香，而脾爲香氣所蝕，故得是證。其療病不用方藥如此。至正時，天下大亂，乾孫推己禄命不利，慨然謂其友曰：聞中原豪傑并起，而我不得與，命也。今六氣淫厲，吾犯咸池，殆將死矣。一日，見武士引弓，取挽之及彀，歸即下血，命子煮大黄四兩飲之。子密減其半，血不下，詰知其故，語之曰：無傷！我命盡來年，今則未也。再服二兩而愈。明年果卒。

按《異林》：葛可久，吴人也，性豪爽，好博，少遇異人授以醫術，不事方書，中輒神異。道有狂犬，可久

註〔一〕《醫家會同》本書醫術名流列傳卷五百九葛應雷傳内作《醫學會同》。

謂人曰：誰當擒之，即可療。惡少果環執之，可久砭其臀，犬臥良久，差。有羣少戲里中，望見可久，一少年從牖躍入室，曰：召可久診視之，不驗則羣噪之。强可久。可久診之曰：腸已斷矣，當立死耳。有頃，少年果死。朱彦修嘗治浙中一女子，瘵且愈，頰上兩丹點不滅。彦修技窮，謂主人曰：須吴中葛公耳。然其人雄邁不羈，非子所致也，吾遺書往，彼必來。主人悦，俱供帳舟楫以迎。使至，葛公方與衆博大叫，使者俟立中庭，葛公瞠目視之曰：爾何爲者？使者奉牘跪上之，葛公省書，不謝客行，亦不返舍，遂登舟。比至，彦修語其故，出女子視之，可久曰：法當刺兩乳。主人難之。可久曰：請覆以衣。援針刺之，應手而滅。主人贈遺甚豐，可久笑曰：我爲朱先生來，豈責爾報耶？悉置不受。江浙行省左丞某者，患癱疾，彦修曰：按法不治。可久曰：尚可刺。彦修曰：雖可刺，僅舉半體耳，亦無濟也。家人固請，遂刺之，卒如彦修言。彦修且計日促之行，曰：當及家而絶矣。已而果然。三子治驗并顯。

按《霏雪録》：葛可久，姑蘇人，治方脈術，與丹溪朱彦修齊名。嘗炒大黄過焦，悉棄去不用，其謹如此。人來迎致，不問貧富皆往。貧人以楮鏹來貿藥，準病輕重，注善藥，緘以畀之而歸其直。或楮鏹有不佳者，易佳者使供饘粥。蓋仁人之用心也。

按《古今醫統》：葛可久，名乾孫，震父之子，醫實跨灶。性甚仁厚，求療不分貴賤，輒盡心藥之，無有不效。著有《醫學啓蒙論》、《十二經絡》、《十藥神書》行世。

貝元瓚

按《上虞縣志》：貝元瓚，字彦中，宋僉判欽世之七世孫，元醫學教諭良友之子。世家北城，以醫活人，咸呼爲存仁先生。

范益

按《古今醫統》：范益，燕京人，醫甚精，尤神於脈。年七十時，有老嫗居西山，請診其女，益以倦騎乘爲辭。嫗出，頃之携二少女至，益診而詰之曰：此非人脈，乃妖質耳。嫗跪告曰：妾本狐類，久住世間，得日月之精氣，故能變幻人形。二女偶患疾苦，知君仁厚，存活爲心，故敢求藥。君既洞察，詎敢欺乎？益遂與藥，隨叩其所以往來禁城，如入無人之境，何也？嫗曰：此時真主已在濠梁，京城諸神，俱已往彼，是故得以出入也。逾年，太祖果克燕京。若益者，真神醫也。

胡重禮

按《儀真縣志》：胡重禮，明初以醫名，尤妙太素脈。有久瘧不止者，求視其脈，曰：此瘧母也，須百劑方愈。病者服至半中止，而病未瘳。他日，就孫醫脈之，曰：此須五十劑乃可。如言而病已。蓋孫即重禮壻，傳業於重禮者。聊舉一端，以見其藝精如此。

祝定

按《處州府志》：祝定，子伯靜，麗水人，以醫術鳴。洪武初，授本府醫學提領，轉正科。註竇太師《標幽賦》，醫學咸宗之。

李恒

按《合肥縣志》：李恒，字伯常，合肥人，洪武初以醫名，選入太醫院，擢周府良醫。常奉令旨，類集《袖珍方》諸書。後以老致仕，王親賦詩以餞，命長史錢塘瞿佑序其事。

吴伯參

按《處州府志》：吴伯參，穎慧縝密，信實不欺，尤精太素脈，指晰人禍福修短，無弗驗。有脈宜死者，爲定其時，至期無爽。

王道中 王大坤

按《無爲州志》：王道中，洪武間太醫院選醫。曾孫大坤，太醫院醫官。萬曆十年，夏大旱，掌州事查志文檄大坤施藥，全活無算。

韓悆

按《醫學入門》：韓悆，號飛霞道人，明初蜀之瀘州人。少爲諸生，因不第，褫縫掖，往峨嵋山訪醫。楊升菴太史稱之曰：真隱世傳道人也。著《醫通》二卷。

沙金

按《醫學入門》：沙金，字廷璽，號杏軒，明初儀真人。以醫濟人，不責其報，貧甚者，或反給資。其子稷登第，贈工部主事。

沈貞

按《崑山縣志》：沈貞，字士怡，業精於醫，志在濟人，未嘗嗜利。患傷寒難治，因以仲景論爲主，取李浩《或問》，郭雍《補亡》，由漢迄今，凡論傷寒者，集而爲專書，名曰《傷寒會通》。吴下諸醫，謂其補仲景之未備。

許律

按《崑山縣志》：許律，字用韶，元醫學教授矩之長子，得世傳之秘，凡人疾所不能療者，必之用韶求治，一經診視，其死生如決蓍龜。弟度量俱世其業。

董伯儒

按《崑山縣志》：董伯儒，與許用韶，爲内外兄弟，而醫之學，同出一門。伯儒淳質無僞，脈藥甚精，授醫學訓科。子士源克造其奥，能聲著於遠近。士源之孫愚，字汝顔，尤深於脈理，投劑無弗效者，鄉人呼爲董一貼。

倪維德

按《明外史》本傳：倪維德，字仲賢，吴縣人，祖父以醫顯。維德幼嗜學，已乃業醫，以《内經》爲宗，病大觀以來，醫率用裴宗元、陳師文《和劑局方》，故方新病，多不相合，乃求金人劉完素、張從正、李杲三家書讀之，出而治疾，無不立效。周萬户子八歲，昏眊至不識飢飽寒暑，時以土炭自塞其口。維德診之曰：此慢脾風也。脾藏智，脾慢則智短，急以疏風助脾劑投之，即愈。顧顯卿右耳下生癭，大與首同，痛不可忍，更數十醫莫能治。維德曰：此手足少陽經受邪也。煮藥飲之，踰月而愈。劉子正妻病氣厥，或哭或笑，人以爲祟所憑。維德曰：兩手脈俱沉，胃脘必有所積，積則痛。問之果然。以生熟水導之，吐痰涎數升而愈。盛架閣妻左右肩臂奇癢，延及頭面不可禁，灼之以艾，則暫止。維德診其左脈沉，右脈浮且盛，曰：此滋味過厚所致也，投以劑旋已。林仲實以勞得熱疾，熱隨日出入爲進退，暄盛則增劇，夜涼及雨則否，如是者二年。維德曰：此七情内傷，陽氣不升，陰火漸熾，故温則進，涼則退。投以東垣内傷之劑，其疾立止。他所療治多類此。常言劉張二氏多主攻，李氏惟調護中氣主補，蓋隨時推移，不得不然。故其處方不執一説。常患眼科雜出方論，無全書，著《原機啓微》，又校訂《東垣試效方》，并刊行於世。洪武十年卒，年七十五。

按《古今醫統》：倪維德，究軒岐之旨，活人甚多。乃訂新安張季明《醫説》，演《靈樞》、《素問》、《原機啓微》

等論行世。

按《蘇州府志》：倪維德，字仲賢，先爲大梁人，徙居吴，世以醫鳴。維德少受尚書於湯碧山，奇其才，勸之仕，曰：爵禄以濟物，然有命焉，不可倖致，不若紹承醫學以濟吾事。於是取《内經》，研其奥旨，欣然曰：醫之道盡是矣！操心仁厚，來謁即赴，窶人抱疾求治，維德授藥兼畀烹器。客問曰：藥可宿備，瓦缶亦素具乎？維德指室北隅，蓋積數百枚。晚建别墅敕山，自號敕山老人。

趙良仁

按《蘇州府志》：趙良仁，字以德。少試吏憲司，即棄去，從丹溪朱彦修學醫，治療多有奇效，名動浙西東。所著《醫學宗旨》、《金匱方衍義》并《丹溪藥要》等書。張氏據吴，良仁挈家去浙，後復來吴，占籍長州，以高壽終。

潘仁仲

按《無錫縣志》：潘仁仲，祖傳之，在元爲常州路醫學學録；父進德，本州醫學提舉。仁仲，楊鐵崖門人，本州醫學教授，居營橋作容膝軒，與倪雲林、張居貞輩遊，晚以高年應詔。子克誠，永樂中召爲太醫院醫士，與王達、錢仲益友善。克誠子韞輝，尤妙針灸，官訓科。

雷伯宗

按《建安縣志》：雷伯宗，名勳，以字行，幼讀書明醫，尤精於小兒科。洪武間，授醫學正科，卒年八十四。著有《千金寶鑑》，得其旨者，用之輒效。子野僧，亦明醫，爲鄭府良醫。

滑壽

按《明外史》本傳：滑壽，字伯仁。先世襄城人，徙儀真後，又徙餘姚。幼警敏，好學能詩。京口王居中，名醫也，客儀真，壽從之學，授以《素問》、《難經》，壽卒業，乃請益曰：《素問》詳矣，獨書多錯簡，愚將分藏象經度等爲十二類，抄而讀之。《難經》又本《素問》、《靈樞》，其間榮衞臟腑，與夫經絡腧穴，辨之博矣，而缺誤或多，愚將本其義旨，注而讀之何如？居中躍然曰：甚矣，子之善學也，速爲之。壽晨夕研究，參會張仲景、劉守真、李明之三家，既學針法於東平高洞陽，盡得其術。嘗言人身六脈，雖皆有繫屬，惟督任二經，則包乎腹背而有專穴，諸經滿而溢者，此則受之，宜與十二經并論。乃取《内經》骨空諸論，及《靈樞篇》所述經脈，著《十四經發揮》三卷，通考隧穴六百四十有七。他如《讀傷寒論抄》、《診家樞要》、《痔瘻篇》及採諸書本草爲《醫韻》，皆有功於世。故所至人爭迎致，以得其一言定死生爲無憾。晚自號攖寧生，江南北、浙東西，無不知攖寧生者。年七十餘，容色如童孺，行步蹻捷，飲酒無算。既歿，天臺朱某摭其治疾神效者數十事作傳，故其所著述益有稱於後。

按《儀真縣志》：滑壽，世爲許襄城人，當元時，父祖官江南，自許徙儀真。壽性警敏，習儒書，日記千餘言，操筆爲文詞，有思致，尤長於樂府。京口名醫王居中，客儀，壽數往叩。居中曰：醫祖黄帝岐伯，其言佚不傳，世傳者，惟《素問》、《難經》，子其習之！壽受讀終卷，乃請於王，分藏象、經度、脈候、病能、攝生、論治、色脈、針刺、陰陽、標本、運氣、彙萃，凡十二類，抄而讀之。自是壽學日益進，所向莫不奇中。又究夫十二經走會屬絡流輸交別之要，至若陰陽維蹻衝帶六脈，雖皆有繫屬，而惟督任二經，宜與十二經并論，乃著《十四經發揮》，皆有功醫學。多治驗，所至人爭延致，以得攖寧生一決生死爲無憾。生無問貧富，皆往治不責報，遂知名吴楚間，在淮南曰滑壽，在吴曰伯仁氏，在鄞越曰攖寧生。

按《浙江通志》：滑壽，醫通神，所療無不奇效。壽與宋僖爲友，其詩雅健，元時曾鄉舉。按滑氏家譜，則劉基之兄弟也。基嘗訪之於餘姚，留數月而去。其子孫散居餘姚、武林，而武林爲最盛。

按《紹興府志》：滑壽，醫能決生死。一婦孕，患腹痛呻吟，隔垣聞其聲。曰：此蛇妖也。砭之，産數蛇，得不死。又一婦臨産而死，視之曰：此小兒手捉其心耳。砭之即甦，少頃兒下，大指有砭跡。姚人所傳如此。壽與朱丹溪彦修齊名，所著有《難經本義》等書。今子孫爲餘姚人，知府浩是其孫。葉知府逢春云：壽蓋劉文成基之兄，易姓名爲醫。文成既貴，嘗來勸之仕，不應，留月餘乃去。

按《醫學入門》：滑壽嘗治婦人病小便濇，中滿喘渴，脈三部皆弦而濇，醫皆以瞿麥、梔、苓，滑利藥而秘益甚。壽曰：水出高源，膻中之氣不化則水液不行，病因於氣，徒行水無益，法當治上焦。乃與朱雀湯倍枳、梗，長流水煎，一服而溲，再服氣平而愈。治一婦人年六十餘，亦病小便秘若淋狀，小腹脹，口吻渴，脈沉且濇。壽曰：此病在下焦，陰火盛而水不足，乃以滋腎丸遂愈。治一婦人有孕九月，病滯下，日五七十起，後重下迫。壽以消滯順氣丸藥下之愈，而孕不動。《素問》曰：有故無殞也。治一婦人經水將來三五日前，臍下痛如刀刺，寒熱交作，下如黑豆汁，既而水行，因而無孕，兩尺沉濇欲絶，餘部皆弦急。壽曰：此下部寒濕邪氣搏於衝任，衝主血海，任主胞胎，爲婦人血室，故經事將來，邪與血爭如此，宜治下焦。遂以辛散苦温理血之藥，令先經期日日服之，凡三次愈。治一人因心高志大，所謀不遂，怔忡善忘，口淡舌燥，多汗，四肢疲軟發熱，小便白濁。諸醫以内傷不足，進鹿茸、附子。公視其脈虚大而散，此思慮過度，少陰君火爲患耳。夫君火以名，相火以位，相火代君火行事，相火一擾，能爲百病，況少陰乎？用補中益氣、硃砂安神丸，空心則進坎離丸，月餘而愈。治一孕婦病欬痰氣逆，惡寒，咽膈不利，不嗜食浹旬，脈浮緊，形體瘦。壽曰：此上受風寒也。投以辛温，生津液，開腠理，散風寒，而嗽自止。治一婦人暑月身冷自汗，口乾煩躁，欲臥泥水中，脈浮而數，沉之豁然虚散。壽曰：脈至而從，按之不鼓，爲陰盛格陽證，得之飲食生冷，坐臥風露。乃與元武湯冷飲，三服而愈。治一婦人病寒疝，自臍下上至心，皆脹滿攻痛，而脅痛尤甚，嘔吐煩滿，不進飲食，兩手沉結不調。壽曰：此由寒在下焦，宜急攻其下，無攻其上。爲灸章門、氣海、中脘，内服元胡索、官桂、胡椒，佐以茴木諸香、茯苓、青皮等而愈。

吕 復

按《明外史》本傳：吕復，字元膺，鄞人。少孤貧，從師受經，習詞賦。後以母病求醫，遇名醫衢人鄭禮之於逆旅，遂謹事之，因得其古先禁方，及色脈藥論諸書，討求一年，試輒有驗。自以爲未精，盡購古今醫書，曉夜研究，務窮其閫奥，自是出而行世，取效若神。其於醫門羣經，如《内經》《素問》《靈樞》《本草》《難經》、《傷寒論》、《脈經》、《脈訣》、《病原論》、《太始天元玉册》、《元誥》、《六微旨》、《五常政》、《元珠密語》、《中藏經》、《聖濟經》等書，皆有辨論。前代名醫，如扁鵲倉公、華佗、張仲景、孫思邈、龐安常、錢仲陽、陳無擇、許叔微、張易水、劉河間、張子和、李東垣、嚴子禮、王德膚、張公度諸家，皆有評騭。所著有《内經或問》、《靈樞經脈箋》、《五色診奇胲》[一]、《切脈樞要》、《運氣圖説》、《養生雜言》、《脈緒》、《脈系圖》、《難經附説》、《四時燮理方》、《長沙傷寒十釋》、《松風齋雜著》諸書。浦江戴良採其治效最著者數十事爲醫案。晚年自號滄洲翁，歷舉仙居臨海教諭、臺州教授，皆不就。

按《古今醫統》：吕復，四明人，博學精醫，有異見，凡有奇病，輒以奇方治之無不愈。時一人兩目視物皆倒植，求療於復。詢其由，大醉後得大吐，須臾而目視則倒。復診其脈，左關浮促，知其飲酒大吐，上焦反覆，以致膽腑顛倒，視物則然。法當吐以正其氣，遂用藜蘆瓜蒂散以涌之，後則復吐而愈。

按《醫學入門》：吕復爲吕東萊之後，以母病，攻岐扁術。治一女孩，病嗜臥，面頰赤而身不熱，醫以慢驚治之，兼旬不愈。復診其脈，右關獨滑而數，他部大小等而和，曰：此女無病，關滑爲有積食，意乳母嗜酒，酒後輒乳，故令女醉，非風也。及詰之，果然。遂以枳殼、葛花，日二三服而愈。治一傷寒，人靜脈伏，又無舌胎，而兩顴赤如火，語言不亂。復曰：此血爲熱搏，氣無所依，必大發斑而後脈出。及揭其襟，赤斑爛然。

註[一]《五色診奇胲》 原作《五色診奇眩》，按《史記》淳于意傳有五色診奇咳術之語，據《説文》：奇侅，非常也。段註：侅爲正字，咳、胲、賌乃假借字也。眩當爲胲之誤。

即用化毒湯，繼投承氣湯下之，頓愈。發斑無脈，長沙未論，復以意消息耳。治一婦人病喘不得臥，氣口盛人迎一倍，厥陰弦動而疾，兩尺俱短而離。復曰：得之毒藥動血，以致胎死不下，奔迫而上衝，非風寒作喘也。乃用催生湯倍芎、歸，煮二三盞服之，夜半果下死胎，喘止而愈。治一人下利完穀，脈兩尺俱弦長，右關浮於左關一倍，目外眥如草滋。蓋肝風傳脾，因成飧泄，非臟寒所致。以小續命湯損麻黄加朮，三五服而愈。治一室女經閉五月，腹大如有孕。復診之，面色乍白乍赤者鬼也，非有異夢則鬼靈所憑耳。乃以桃仁煎下五七枚而愈。治一人偶搔膕中疥，出血如泉不止，復視時已困極，無氣可言，脈惟尺部如絲，他部皆無，乃以四逆湯加荆芥、防風，其脈漸出，更服十全大補一劑遂痊。治一見殺人驚風入心，疾作奔走，不避水火，或哭或歌，脈上部皆弦滑，左部勁於右。復曰：乃痰溢膻中，灌於心包，因驚而風纏五臟耳。即爲吐痰一斗許，徐以驚氣丸服之而愈。治一人嗜酒善食，忽溲如脂，脈兩手三部皆洪數，而左寸尤躁。復曰：此三陽病，由一水不勝五火，乃移熱於小腸，不癃則淋。乃以琥珀、滑石、石膏、黄柏清之；繼以龍膽，辰砂末拌，柿蘸食方寸匕，即愈。治一人因驚恐飧泄彌年，衆皆謂休息痢，治以苦堅辛燥弗效。復診其脈，雙弦而浮，非飲食勞倦所致，乃驚風也。肝主風，故虛風日甚，困肝而成泄。當平肝太過，扶土不及，其泄自止。乃用黄牸、牛肝，和以攻風健脾之劑，服之逾月而愈。治一婦癃病小腹痛，衆以爲瘕聚。復循其少陰脈，如刀刃之切手，胞門芤而數，知其陰中痛，癰結小腸，膿已成，腫迫於玉泉，當不得前後溲，溲則痛甚，遂用國老膏加將軍、血竭、琥珀之類攻之，膿自小便出而愈。治一貴客患三陽合病，脈皆弦長，以方涉海爲風濤所驚，遂吐血一升許，且脅痛煩渴譫語，適是年歲運左尺當不應，諸醫以爲腎絶。復曰：此天和脈，無憂也。遂投小柴胡減參加生地半劑；後俟其胃實，以承氣湯下之，得利而愈。治一人傷寒踰月，既下而熱不已，脅及小腹偏左腫滿，肌肉色不變。俚醫以爲風經四旬，其毒循宗筋，入睾丸，赤腫若匏子。瘍醫刺潰之，而脅腫痛如故。復診尺中皆數滑而芤，脈數不時則生惡瘡，關内逢芤則内癰作，其脅之腫，乃癰作腫。經曰：癰疽不得違時，亟下之，愼勿晚。乃與雲母膏作丸，衣以乳香，而用硝黄煎湯送下之，下膿五升，明日下餘膿而愈。

按《寧波府志》：吕復之先，河東人，徙鄞，因家焉。幼孤貧，依母氏讀易書，習詞賦。後以母病攻岐黄術，歷試有驗。浙省平章左答納失里在帥閫，病無寐，心悸神懾，如處孤壘而四面受敵，雖堅臥密室，睫未嘗交也。召復診，云：左關之陽浮而虚，察其色，少陽之支外溢於目，膽虚而風乘以入，故無寐。因投禁方烏梅湯、抱膽丸，日再服，遂熟睡，比寤，病如脱。其神效類如此。

劉　勉

按《蘇州府志》：劉勉，字仲勉，世爲瘍醫。至元間，以大臣薦，召爲尚醫，食太醫禄，入侍帷幄，出隨扈從，被遇特加；尋省臺交舉，授保冲大夫，江浙官醫提舉。洪武中，以名醫召至京，以老病放歸，終於家。生平視病者，平等如一。遇顛連無告者，且賑給之。嘗曰：富者我不利其所有，貧者我不倦其所求。時以爲進乎道者。

王德文

按《旌德縣志》，王德文，精通方脈，本縣以明醫薦送部，考試中式，授醫學官。

廖壽山

按《福建通志》：廖壽山，建寧人，業軒岐術，以活人爲心，而不利其直，遠近德之。

王　履

按《明外史》本傳：王履，字安道，崑山人。學醫於金華朱彦修，盡得其術。嘗謂張仲景《傷寒論》爲諸家祖，後人不能出其範圍。且《素問》云傷寒爲病熱，言常而不言變，至仲景始分寒熱立辨，然義猶未盡，乃備常與變，作《傷寒立法考》。又謂陽明篇無目痛，少陰篇言胷背滿不言痛，太陰篇無嗌乾，厥陰篇無囊縮，必有脱簡，乃取三百九十七法，去其重復者，得二百三十八條，復增益之，仍爲三百九十七法。極論内外傷經旨異同，併中風中暑辨，名曰《泝洄集》，凡二十一篇。又著《百病鉤元》二十卷，《醫韻統》一百卷，學醫者宗之。履工詩文，兼善繪事。嘗遊華山絶頂，作圖四十幅，記四篇，詩一百五十首，爲時所稱。自滑壽、葛乾孫、吕復、周漢卿輩，及履，皆元末人，至明初始卒。

按《古今醫統》：王履，崑山人，字安道。學究天人，文章冠世。極探醫源，直窮奥妙，推演東垣之旨，著内傷餘義，名曰《泝洄集》；又備常與變，作《傷寒立法考》；又有《醫史補傳》、《百病鉤元》、《醫韻統》。書所存者，惟《傷寒》、《泝洄》而已，《鉤元》、《韻統》，則未之見也。使二書俱存，其有補於醫道，又豈小哉？顧其真書淪没，而《脈訣鈐法》等僞書行世，豈大不欲後世斯民躋於壽域也耶？

按《蘇州府志》：王履嘗作《標題原病式》一卷，洪武初爲秦府良醫正，卒祀鄉賢。

石逵

按《紹興府志》：石逵，字良仁，諸暨人。洪武中以辟薦至京師，會諸王有疾，近臣或言逵善醫，詔視之，有效，自是遂以醫顯。後爲御醫院使，戴元禮甚推重之。

韓昌

按《平陽府志》：韓昌，洪洞人，世以醫相傳，德厚心慈，醫不計貲，人多重之。時見推車者卧道，憐之，診脈知寒，移暖屋藥之，汗愈。及行，資以粥米，其人叩謝曰：願公多壽生貴子。洪武初，避兵岳陽山中，異人授秘術，醫病不診視，一見即知生死。遠方至者，知爲某來，藥之輒效。有不可者，教以預後事，其言悉應，時稱神醫。孫肅七歲誤吞鐵釘，舉家皆憂，昌曰：無妨！三年後釘當出，他日且生貴子，大吾門。後釘果從脅下出，固無恙；已而生忠定公，文官至户部尚書加太傅，謚忠定，贈昌如其官，其言果驗。且曾孫三世甲第，亦天之報厚德云。

吴宏道

按《嘉興府志》：吴宏道，義士森之曾孫，業醫顯名，每療疾輒愈，愈則令種竹一竿，尋至鉅萬，遂號其地曰竹所。洪武初，嘗召至京師，擢御醫。子繼善，仕至黄門給事。

唐協極 唐歸極 唐遵極

按《太平府志》：唐協極，字純谷，貴卿後裔也。世業醫，至協極術愈精，求診切者日以百計，貧不受藥值，遇篤疾，活以參、附，人不知也。弟歸極、遵極益著名。明初，直指毛九華鎮將張天禄，每感重疾，歸極應手而瘥。後張移鎮吴淞，疾復作，舟迎，病者裹糧從之。至今大江南北稱名醫者，惟知太平唐氏云。歸極、遵極鄉飲賓。

濮鏞

按《江南通志》：濮鏞，字景鳴，太平府人。世以眼科名，著《杏莊集》。授良醫副，進修職郎。子琰領順天鄉薦。孫韶庶常。

周漢卿

按《宋濂集》：予聞松陽周君漢卿，以醫名者久矣。一日，予壻鄭叔韡復來青蘿山中，述其詳曰：周君之醫精甚，他固不能知，姑即士君子所常道者言之。括蒼蔣仲良，左目爲馬所踢，其睛突出，懸如桃。羣工相顧曰：

是系絡既損，法當瞽。周君笑而不答，以神膏封之，越三日，目如初。華川陳明遠患瞽者十齡，百藥屢嘗而不見效，自分爲殘人。周君視之曰：是瞖雖在内，尚可治。用針從眥入睛背，掩其瞖下之，目欻然辨五色，陳以爲神。武城男子病胃痛，當痛不可忍，嚼齒刺刺作聲，或奮擲乞死，弗之得。他醫用大攻湯治，皆不愈。周君以藥納鼻竅中，俄大吐，吐出赤蟲尺餘，口眼咸具，痛即止。東白馬氏婦有孕，歷十四月不産，形瘠尫且黑。周君脈之曰：非孕也，乃爲妖氣之所乘耳。以藥下之，一物如金魚，疾旋已。永康應童嬰腹疾，恒痀瘻行，久不伸。周君解裳視之，氣衝起腹間者二，其大如臂。周君刺其v一，魄然鳴；又刺其一，亦如之。稍按摩之，氣盡解，平趨無瘻行。長山徐嫗遘驚疾，初發手足顫掉，褫去裳衣，羸而奔，或歌或哭，牽拽如舞木偶。粗工見之吐舌走，以爲鬼魅所惑。周君獨刺其十指端出血，已而安。虎林黄氏女生瘰癧，環頸及腋凡十九竅，竅破白瀋出，右手拘攣不可動，體火熱。家人咸憂，趣匠制棺衾。周君爲剔竅母，深二寸，其餘以火次第烙，數日成痂，痂脱如恒人。於越楊翁，項有疣，其鉅類瓜，因醉仆階下，疣潰，血源源流。凡疣破，血出弗休，必殺人。他醫辭不進。周君用劑摻其穴，血即止。義烏陳氏子，腹有凷隱起，捫之如罌，或以爲奔豚，或以爲癥瘕。周君曰：脈洪且芤，癰發於腸也。即用燔針如筴者，刺入三寸餘，膿隨針射出，其流有聲，愈。諸曁黄生背拳曲，杖而行，人以風治之。周君曰：非風也，血濇不通也。爲刺兩足崑崙穴，頃之投杖而去。其醫之甚精如此。縉紳先生，宜有以揚之褒之，敢以序文爲請。余惟古之神醫，一撥見病之應，因五臟之輸，乃割皮解肌，決脈結筋，搦髓揲荒，爪幕以爲治，所謂鍊精易形者也，今則人誰知之？其次則湯液醴灑，鑱石撟引，按撫毒熨之法耳。是法亦絶不傳，其僅存於世者，往往不能用，用或乖戾，以致夭札而傷生者多矣。夫醫者民命所繫，一投丸之間，一授針之際，則安危由此而分，何可不致謹於斯耶？昔司馬遷立倉公列傳，其所治自齊侍御史而下，凡十有餘人，皆歷疏其病狀，辭雖繁而不殺者，其意蓋有見於此也。余敢竊取斯義，備以叔韡所述，序次成文，以遺周君，又安知他日修史傳者，無採余之言哉？余耄矣，且有脾禍，日吐涎二三升，蔓延將四稔，叔韡尚邀周君以起余之疾者乎？

許諶

按《蘇州府志》：許諶，字元孚。其先鑾江人，南渡來居婁東。少從王履遊，深造醫道，自號婁愚。壻陶浩，字巨源，傳其業，亦有名。

郝志才

按《鳳陽府志》：郝志才，鳳陽縣人。深明醫理，明初召爲太醫院判。高皇帝詔云：前郝志才醫行濠梁，時朕病篤，志才針以調其氣，藥以理其中，以當時言，不過回一微命耳，今則君命也，故職醫官終年。今壽高，特勑子代，令致仕。

陶浩

按《太倉州志》：陶浩，字巨源，世居太倉。少攻學，館於許氏，傳元孚業，能數起奇疾，遠近聞其名，求療者日至。素清儉有士行，鄉人至今稱名醫必曰巨源。按《涌幢小品》云：陶浩明於醫，年中丞客之，一夕，持溺器閃挫，明日告歸，泣曰：腎系絶，不出七日矣。歸及門而死。

王立

按《金華府志》：王立，字與權，性至孝，親有疾，衣不解帶，湯藥必親嘗。曰：人子不可以不知醫，惟理學既講之素，則取術於醫，自無所難。故其醫鮮有及之者，活人甚衆。明祖初入金華，即召儒醫而得與權，與之語，大喜。問及家事，即對曰：臣人口未知存亡，何敢及家事？惟願號令軍不擾攘，市不易肆。上聞其言，亟遣使特給號令，赴與權家，時家人男女二十餘口，俱提挈所有，抱嬰兒投溺本家井中。冬月井涸，使臣乃倉皇於井中取出，俱將不死，咸以爲孝親濟物所致。

周觀道

按《金華府志》：周觀道，字景暹，精於醫術，與浦江戴原禮同時著名。事父母盡孝，人咸稱爲全孝先生。洪武辛巳，以醫薦授魯府良醫正。年八十六，乞歸省墓，王甚敬愛之，親製詩文及書全孝二大字以賜之。

俞用古

按《浙江通志》：俞用古，新昌人。有病人危篤，延用古治。一人無病，欲試其術，亦入帳中，俟病者診畢而後求診。用古曰：初診者可治，次診者必死。主人大笑之。已而果然。王氏數口忽啞，用古問其所嗜，曰雉。用古曰：我知之矣，以薑汁飲之，立愈。蓋雉多啄半夏，其毒在内故也。一女子欠伸，兩手直不能下。用古曰：須灸丹田，因灼艾詐解其裙帶，女子驚護之，兩手遂下。

劉琮玉

按《鄱陽縣志》：劉琮玉，字潤芳。貌修頎，涉獵書史，能詩，以醫隱，其術多奇，往往起人於死，不責報。事母孝，交友重然諾，襟度高曠，所與游皆一時名士。郡守陶安雅重之，每謂其懿才潔行，幾爲醫所掩，爲賦積善堂長歌。潤芳所著有《清華集》。其後五葉科第，而參政烈都御史城顯著。

劉浩

按《畿輔通志》：劉浩，儀封人。從太祖取張士誠有功，授都指揮，不受，願就醫。隨徐武寧調理軍士，遂家山海。爲醫審愼，不輕試藥餌。

孫理

按《桐廬縣志》：孫理，坊郭人，洪武間以醫術授御醫。

沈繹

按《醫學入門》：洪武中，肅王嗜乳酥獲痰疾，沈繹乃與飲濃茶數碗，蕩滌膈中而愈。

徐富

按《鳳陽府志》：徐富，善鄉人，通醫理。元末避亂，採藥金剛臺山中。明洪武間，起大醫院，指到生春，識者謂前身盧扁，當世岐黃也。

劉純

按《陝西通志》：劉純，字景厚。洪武中，居咸寧，博學，工文辭，喜吟咏，深明醫道。作《醫經小學》、《壽親養老補遺》、《傷寒治例》、《玉機微義》等書。

倪居敬 徐鎮 蔣正齋

按《杭州府志》：倪居敬，父垕，瘍醫巨擘，敬承家學，及諸家方論，除教授至保沖大夫，命同知江浙財賦，以非其職不受也。民避兵露宿，而疫者借借，全活無算。治他奇疾，尤立效。開平王迎至厚酬之。後遊湖山以終。時有中和堂潘氏，滋德堂徐氏。徐之子鎮，少年活人獨多；而鎮之友蔣正齋知病虛實，亦有名於時。

余廷瑞

按《福建通志》：余廷瑞，晉江人。世業醫，至廷瑞而醫學愈精，得張長沙五運六氣之妙，用藥鮮不效者。洪武中，薦授郡醫學正科。閩郡鄭定、廬陵胡廣嘗爲賦橘井秋香詩，以美其術。

楊文德

按《饒州府志》：楊文德，樂平萬全鄉人。攻醫，精《内經》太素脈。明初徵詣太醫院，洪武戊寅乞歸田里，明祖御書種德二字賜之。舟抵饒城，醫者劉宗玉延之，文德爲講岐黄心法，以太素授之。紫極宫道士朱姓者疾，文德診之曰：不數劑愈。朱以銀飲器謝之，文德却不受，中途長嘯。時宗玉子烈，因問其嘯之故，文德曰：明年春肝木旺，脾土受剋，至期果死。黄復昌疾，文德診之曰：一劑即瘥。官貴脈旺，秋當入仕，尋以薦授丹陽令。餘皆類此。所著有《太素脈訣》一卷。

高道者

按《饒州府志》：高道者，不知何許人，得長桑君禁方，當明初挾技游銀陽。一日，值柩於途，諮之乃孕婦喪也。道者驗其遺衣血，曰：此猶未死。啓棺視之，一針遂甦。俗驚傳以爲道者能起死人也，以比秦越人。今傳其小兒方術，無不驗者。

殳　珪 錢　蕚

按《嘉興府志》：殳珪，字廷肅，魏塘人。精於醫，治疾有奇驗。一婦妊及月，臥不語，衆醫歛手。珪曰：此《内經》所謂瘖者，不藥當自愈。又有男子請診，曰：此疾不致死，然脈無生理，過三日當投劑。期内忽溺死，人咸異之。珪贅袁祥爲壻，祥博洽高曠，不屑爲醫，珪以秘經授之曰：此不可無傳也。祥曰：建文禦極四年，不修實録，忠臣死事，泯没無傳，醫經特瑣瑣耳。時祥生女十餘歲，遂擇錢萼爲壻，使受灸術。而已薄遊南都，遍尋博採，作《革除私記》四卷、《建文編年》四卷以歸。萼遂精醫，有聲吴越，嘗手輯《醫林驗海》一編，凡四十卷。子昞與曉，孫贇，能世其業，曉兼工詩。

古今圖書集成醫部全録卷五百十一

醫術名流列傳

明

戴思恭

按《明外史》本傳：戴思恭，字原禮，浦江人，以字行，受學於義烏朱震亨。震亨師金華許謙，以上接朱子之傳；又學醫於宋内侍錢塘羅知悌，知悌得之荆山浮屠，浮屠則河間劉守真門人也。震亨醫學大行，時稱爲丹溪先生。一見思恭，愛其才敏，盡以醫術傳之，思恭遂以醫鳴。洪武時征爲御醫，有所療治，立效，太祖愛重之。燕王患瘕，韓奭治不效，太祖遣思恭往治。問所用藥，良是。思恭念何以不效，乃問王何嗜？曰：嗜茾芹。思恭曰：得之矣。投一劑，夜暴下，視之，乃細蝗也。晉王末疾，思恭療之，愈已再發，即卒。太祖怒，逮治王府諸醫，思恭從容進曰：臣嘗奉命視王疾，啓王曰：疾今即愈，但毒在膏肓，即復作，不可療也，今果然矣。諸醫由是免死。一妃嗜燒酒致腹痛，治之而瘥。思恭曰：十年必復發，發則難救。後果驗。思恭時已老，風雨輒免朝。太祖得疾，少間出御右順門，召諸醫侍疾，無狀者悉付獄，獨慰思恭曰：汝仁義人也，事無預汝，毋恐！已而駕崩。太孫嗣位，罪諸醫，獨擢思恭太醫院使。遼簡王聞太祖語，大書仁義二字賜之。肅莊王、慶靖王咸爲贊味以賜。永樂初，以年老乞骸骨，奏四上，乃許。三年夏，遣使者徵入，免其拜，特召乃進見。其冬復告歸，遣官護送，賚金幣，踰月而卒，年八十三歲，遣行人致祭。所著有《證治要訣》、《證治類元》、《類證用藥》總若干卷，皆隱括丹溪之書爲之。又訂正丹溪《金匱鉤元》三卷，間附以己意，人謂無愧其師云。

按《宋濂集》：醫之爲道至矣，故周官有疾醫視萬民四時之病，春之痟首，夏之癢疥，秋之瘧寒，冬之欬嗽上氣，皆分而治之，驗其狀而制其禄，甚爲不輕也。後世官寖失職，故於其術，每擇之不精。有人於此，能合於古者之道，豈不猶空谷足音之可喜者乎？如吾同縣戴原禮氏是已。原禮生儒家，習聞詩禮之訓，惓惓有志於澤物，乃徒步至烏陽，從朱先生彦修學醫。先生見其穎悟倍常，傾心授之。原禮自是識日廣，學日篤，出而治疾，往往多奇驗。予請得而詳道之。原禮從叔仲章，六月患大熱，面赤口譫語，身發紅斑，他醫投以大承氣湯而熱愈極。原禮脈之，曰：左右手皆浮虚無力，非真熱也。張子和云：當解表而勿攻裏。此證似之，法當汗。遂用附子、乾薑、人參、白朮爲劑，烹液冷飲之，大汗而愈。諸暨方氏子婦，瘧後多汗，呼媵人易衣不至，怒形於色，遂昏厥若死狀，灌以蘇合香丸而甦。自後聞人步之重，鷄犬之聲，輒厥逆如初。原禮曰：脈虚甚，重取則散，是謂汗多亡陽，正合經意。以黄芪、人參日補之，其驚漸減，至浹旬而安。松江朱仲文，長夏畏寒，身常挾重纊，食飲必熱如火方下咽，微温則嘔，他醫授以胡椒煮伏雌之法，日啖鷄者三，病愈亟。原禮曰：脈數而大，且不弱。劉守真云火極似水，此之謂矣。椒發陰經之火，鷄能助痰，只以益其病爾。以大承氣湯下之，晝夜行二十餘，頓減纊之半；復以黄連導痰湯益竹瀝飲之，竟瘳。姑蘇朱子明之婦，病長號數十聲，暫止復如前，人以爲厲所憑，莫能療。原禮曰：此鬱病也。痰閉於上，火鬱於下，故長號則氣少舒。經云火鬱則發之是已。遂用重劑涌之，吐痰如膠者無算，乃復初。欒原忠妻亦蘇人，因免乳後病驚，身翩翩然如升浮雲之上，舉目則室廬旋運，持身弗定，他醫飲以補虚治驚皆不驗。原禮曰：左脈雖芤且濇，神色不動，是因驚致心包絡積污血耳，法宜下之。下積血如漆者一斗，即愈。留守衛吏陸仲容之内子病熱，妄見神鬼，手足瞤動，他醫用黄連清心湯不中。原禮視之曰：形瘦而色不澤，乃虚熱耳。法當以李杲甘温除大熱之法爲治，即經所謂損者温之者也。服參、芪而安。他若此者甚衆。予備聞賢士大夫恒言之，今不能悉數也。嗚呼！有人於此，可不謂之合於古道者乎？夫醫之爲道，本於《素問》、《内經》。其學一壞於開元，再壞於大觀，習俗相仍，絶不知究甚微指，惟執一定之方，類刻舟而求劍者，人訾之，則曰：我之用此，不翅足矣，又何事《内經》爲？宋之錢仲陽獨得其秘，於遺經而擴充之；金之張、劉、李諸家，又從而衍繹之，於是《内經》之學大明。劉之學，朱先生得之最深，大江以南，醫之道本於《内經》，實自先生發之。原禮乃其高弟，其用心也篤，故造理爲特精。其傳授有要，故察證無不中，亦可謂賢也已矣。近來京師縉紳家，無不敬愛之，服其劑者，沉痾豁然如洗。或欲薦爲醫官，辭不就，遂賦詩以餞其東還，且請余爲序。昔者司馬遷作倉公傳，載其應詔所對，自齊御史成至公乘項處，凡二十有三，書治病之狀甚具。予倣此義，稍陳原禮療疾奇中者繫之首簡，并告周官疾醫四時治證之概，世之知言君子必有所擇焉。原禮之從父能軒翁，予之同志友也，幸以予言質之。

按《震澤紀聞》：戴元禮，浙之金華人，爲醫得丹溪之傳，洪武中官太醫院。尚書嚴震直病，上語元禮，曰：好。治之不愈且抵罪。應手而愈。

按《金臺紀聞》：金華戴元禮，國初名醫。常被召至南京，見一醫家迎求溢户，酬應不閒，元禮意必深於術者，因注目焉。按方發劑，皆無他異，退而怪之，日往觀焉。偶一人求藥者，既去，追而告之曰：臨煎時，下錫一塊。麾之去。元禮始大異之。念無以錫入煎劑法，叩之，答曰：是古方耳。元禮求得其書，乃餳字耳。元禮急爲正之。嗚乎！不辨餳錫而醫者，世胡可以弗謹哉？

按《金華府志》：戴思恭受業丹溪，丹溪一見奇之，悉語以濂洛授受之懿，及醫藥諸家要旨，遂以醫道鳴於時。洪武中徵入朝，將屬以太醫院事，原禮以老病辭，授除迪功郎，職御醫。永樂初超陞太醫院使，既就職，以耄不任事，屢請乞骸骨，許之。瀕行，諭原禮曰：朕復召汝，汝其來也。既歸家，甫旬餘，以疾卒。諭祭於家，製文褒獎備至。

王仲光

按《蘇談》：今吴中醫稱天下，蓋有自矣。初金華戴原禮學於朱彦修，既盡其術，來吴爲木客。吴人以病謁者，每製一方，率銀五兩。王仲光爲儒，未知醫也，慕而謁焉，因咨學醫之道。原禮曰：熟讀《素問》耳。

仲光歸而習之三年，原禮復來見仲光，談論大駭，以爲不如，恐壞其技，於是登堂拜母以定交。時仲光雖得紙上語，未能用藥。原禮有《彥修醫案》十卷，秘不肯授仲光。仲光私窺之，知其藏處，俟其出也，徑取之歸。原禮還而失醫案，悔甚，嘆曰：惜哉！吾不能終爲此惠也。於是仲光之醫名吳下，吳下之醫由是盛矣。

王　潮

按《旌德縣志》：王潮，德文長子，性敏明醫，能文善書。縣以明醫舉，永樂九年，授訓科之職。

施存善

按《無錫縣志》：施存善，字昌宗。永樂初詔徵除韓王府良醫副。宣宗檄召拜御醫，賜詩，宴文華殿，以子安累進奉政大夫。安字元濟，歷官太醫院使，卒賜祭，歸葬錫山。父子歷仕七朝，數蒙褒寵，當世榮之。

韓　凝 韓沖

按《吳縣志》：韓凝，字復陽，宋魏國忠獻王琦後，其先安陽人，徙居吳之樂橋，與弟冲俱精於醫。張士誠入吳，收引士類，凝隱不仕，號吳中盧扁。凝子二，奕、夷。奕爲隱士。夷少失母，凝命奕育爲後，因名貽孫，字子翼，洪武間爲府醫學正科。冲子奭，字公茂，稟學於奕，永樂初爲燕藩良醫正，從成祖靖難，擢院判。

劉　觀

按《蘇州府志》：劉觀，字士賓，長洲人，世以醫顯。父毅爲燕府良醫，後坐事謫戍沒。永樂初，追念邸臣，召觀還，擢御醫，賜居第。凡中外貴戚近臣有疾，多命往治。陞院判，掌院事，扈從北征，歸卒。子溥自有傳。孫倫，成化中爲御醫。

徐孟容妻陸氏

按《無錫縣志》：陸氏，醫士徐孟容妻，善醫，名聞於朝。永樂間，中宫遣内侍至錫，召入宫，既老遣歸，賜賚甚厚，仍復其家。

安　鳳

按《新泰縣志》：安鳳精外内科，永樂中掌惠民局，賴以全活者甚衆。

嚴　景

按《上元縣志》：嚴景，字克企。其先姑蘇人，祖道通，以醫業起家，徙居金陵。景幼好學，通《易》，尤精於家學。永樂中，詔太醫院送名醫子弟讀書備用，命趙友同吳敏德教之。景方弱冠，在選中，益探閫奧，其師趙友、吳敏德嘗曰：是子不羣，他日必以醫名。後果名噪都下，求治療者無虚日。子弟來從學者，無間遠近。景氣岸甚高，動必以禮，而勇於行義，尤善吟咏。學士周敍結詩社於金陵，景與焉。倪文僖亦稱其行誼志節，有古逸之風。

嚴樂善

按《嘉興府志》：嚴樂善，業醫有名。永樂癸巳，理藥星湖市南，突有一男子造其室，出金飾一器，跪而進之曰：先生請受而後敢言。因附耳語，未竟，樂善擲金大訴，且脅之曰：我今且不發汝隱，汝若更求他醫殺，汝同氣，我必訟汝於官。踰年，男子感悟來謝。是夜，燈花光彩倍常，發蓮花一朶，有人形類菩薩，趺坐蓮中，長二寸許，鄰里競觀如堵，旦始滅。太史王震澤爲作《燈花記》。樂善能運氣凝神，及子午按摩法，年七十五卒。殮後五日，鄰人有遇之於西湖者。其後有引芳、世美，皆精醫。

王彥昭

按《武進縣志》：王彥昭，字文仲。父思明，以薦侍文皇於潛邸。時彥昭猶未冠，嘗被召，應對如老成人，上奇之。命從金華戴元禮學醫，得其禁方脈書，以精慎稱。每製上所用藥必與焉。上欲驗其精良，凡藩府舊臣病疾，必遣診視。時太子少師姚廣孝病頭風，他醫莫療，飲彥昭藥輒愈。或問之，曰：病得之當風而坐，清其頭目可也。陳都督病傷寒，表未解，法當汗，彥昭汗之愈。王郎中弟亦患傷寒，脈沉而實。彥昭曰：法當下。他醫汗之而死。張主事之子得癇病，治之莫愈。彥昭切其脈沉、手足冷，曰：陰癇也。作湯投之愈。劉僉憲自湘湖來，有疾，彥昭診之，私語其兄：病在死法中，不出月矣。治療莫愈，果如其言。嘗從太監朱興尚寶朱珍分領銅符，司城門啓閉，間從上出入軍中，克著功績。事定欲官之，辭以母老，乞終養歸。

王　哲

按《太平府志》：王哲，永樂間以良醫副進修職郎，多禁方。

李　肅

按《松江府志》：李肅，號杏林。大父晉卿，元江浙西湖書院山長。十歲喪父，初習岐黃，從金華趙雲居遊。趙爲朱丹溪門人，及李肅遊松江，遂占籍焉，醫名日振。永樂初，膺薦拜松江府醫學正科。年幾七旬，復被召，拜命即行，奏對稱旨，賜金織段服二襲，日食大官。未幾扈駕北征，給以從人名馬及諸禦寒之具。或惜其年老，不勝跋涉，肅正色曰：恭逢萬乘，爲天下蒼生而行，吾何敢以老身爲惜，不思報上恩哉！子敬舉，永樂丁酉鄉科，念肅年老，上疏乞就祿養，特授上海儒學訓導。遇假必放舟泝潮，夕發曉至，上堂拜壽，信宿而返，如是者十載。孫祥，天順丁丑進士。

韓彝 韓奭

按《蘇州府志》：韓彝，凝次子，少失母，育於兄奕爲後，因名詒孫，字子翼，洪武間爲府醫學正科。從兄奭，字公茂，少稟學於奕，永樂初爲燕府良醫正，從成祖靖難，擢院判。上問其有弟否？答以弟詒孫，嘗師事臣，召授御醫，改今名，字公達，賜第致和街。尋陞院判。奭肩隨彝，上命并行，超陞奭爲院使，扈駕北巡。九年歸京，卒，三品欽葬。而陰陽家相穴，乃瘞水中，遠托夢於上，謝曰：臣雖荷賜，榮終骨肉，今魚而灌潤之，害莫可任。上即命官徙葬。上患腹痛，彝奏曰：聖體所患，須用雷丸、大黄、木香等劑，服之，下蟲六十二條。蓋彝知上嗜水芹，善生蟲，積久成此病。愈，賜裘馬，復賜第大明門内。上欲隆賞，彝奏奭子傳南偹衛軍，上命右府除戍，又授傳官御醫。奕卒，彝陳情，得假歸葬，仍給葬費。十一年，彝隨駕北巡歸，病不能朝，上命中貴視疾，遣人龜卜，既没，悼歎賜葬，祭視三品。奕子有，字伯承；從子襄，字克纘。有子充，字克美。皆守世業。

趙道震

按《定遠縣志》：趙道震，字處仁，金華人，精於醫，凡軒岐以下諸書，靡不精究，受學丹溪，所造益深。洪武己巳，徙籍定遠，活人頗多，未嘗言利。永樂丙戌，上命行人召修大典運氣書，震董其事，歸而課子醫，業暇則歌楚辭以自適。卒年八十四。所著有《傷寒類證》傳於世。

陳以誠

按《嘉興府志》：陳以誠，號處夢，楓涇人，善詩畫，尤精於醫。永樂間，應選隸太醫院，累從中使鄭和往西洋諸國，擢院判歸。臨終作詩，有九重每進千金劑，四海曾乘萬斛船之句。

許景芳 許　敬

按《嘉興府志》：許敬，字孟寅，世爲感化鄉人。祖文達，父景芳，皆以醫鳴。江南治齒痛者，許爲之最。永樂間，景芳以院使戴原禮薦召至京，受知仁宗，錫賚洊加，改梁府良醫正，引年還鄉卒。子敬世其業，有聲宣德間，院使蔣主善薦入内院。英宗患喉風，更數醫弗效，敬進絳雪噙之，遂愈。上喜甚，賜以羊酒，拜太醫院御醫，賜勑獎諭。年七十致仕。有《經驗》三卷藏於家。

王伯承 沈仲實　沈承先

按《崑山縣志》：王履子伯承，能繼其武，永樂中，以醫鳴於兩京，後卒無嗣，盡以其秘傳之壻沈仲實云。仲實號松巖，有士行。仲實之孫承先，亦善醫，不嗜利。縣令方豪以其能愈母疾，大書助孝二字以贈之。

陸　昂

按《鄞县志》：陸昂，字季高。始居會稽，遷於鄞。自幼習舉進士業，凡經史百家翰墨，無不旁搜博覽。性剛方，與人寡合。已而父病，遂棄其業，攻岐黄書以醫自給，周旋調護，親獲耆年，聲名大著，叩者如市。永樂初，辟至京師，預修《蘭臺金匱》、《元機素要》等書。

彭　正

按《江南通志》：彭正，字思直，太平府人，永樂以良醫再使西洋。子賓世其業。

陳　貴

按《德清縣志》：陳貴，黄安村人。明永樂中，領本縣醫學訓科。文皇患背癰，詔徵天下名醫，邑以貴應，上召赴京，進秘方服之，立愈。命加一品服，陛辭南歸，號爲南金先生。及卒，遣華亭翰林張益撰文祭之。

陸　完

按《德清縣志》：陸完，字用全，號橘菴，世醫頤之子，授指揮，劑有獨得之妙。凡病有甚危者，諸醫縮手，完至診視，或許以不死，則竟以無恙。

韓履祥

按《浙江通志》：韓履祥，海鹽澉浦人，讀書能詩，尤精於醫，切脈斷人生死，隔歲輒中。洪武中選爲御醫，成祖尤加恩遇，遍遊公卿間。四世孫本，亦精其業。

駱善由

按《舒城縣志》：駱善由，名醫，永樂間任太醫院判。

金子性

按《永嘉縣志》：金子性，其先世得異傳，故世業醫。永樂六年製丸以進，授太醫院，後賜鈔歸田養老。

倪　讓

按《高淳縣志》：倪讓，精通醫理，遇奇病，勿事刀圭，悉取效。洪武二年點入醫版，永樂元年授醫官，命有司給奬。其十餘世孫泰昌應别有傳。

蔣武生

按《儀真縣志》：蔣武生，字用文，少讀書過目成誦，六歲，有贈里師萬年松者，賦詩曰：使者來西嶽，採松云萬年。佳名雖自好，何不長參天？師驚喜曰：是兒已見不凡。隨父任，公暇必質所業，聞説無疑問。父奇之曰：吾有嗣矣。父殁，乃習醫，會同黜異，得其要而綜之。決死生，定緩急，治效無一弗中。當路薦入太醫院。時戴原禮爲院使，擅其業，人靡有當意者，及見用文，喜曰：君儒而爲醫，吾道昌矣。遂言於上，授御醫。太宗御極，用文屢承眷顧。會車駕北巡，仁宗以東宫監國，用文侍上前隨事獻規。上嘗問保和之要，用文對曰：在養正氣。正氣完則邪氣無自而入。又問：御醫效率緩何也？用文對曰：善治者必固本，急之恐傷其原。上皆稱善。永樂間，遷承直郎太醫院判。丙申，考績最，陞承德郎。上嘗命工部爲營第室，用文叩頭謝曰：臣荷恩遇莫能報，又敢糜公費，不益愧悚乎？再辭乃止。甲辰，謝病上疏乞歸，詞意懇切，末有清心寡慾，慎加調保，以綿聖治，以慰萬方等語。上覽疏驚嘆，明日，遣中貴賚勑慰諭，用文力疾讀之，顧謂其子敬忠曰：荷國洪休，萬弗酬一。歸語諸兄弟，宜竭忠孝以繼吾志。遂終，年七十有四。仁宗即位，遣中官陳義乘傳護喪，歸建祠墓。用文生平嗜學顔，私室曰静學。有《詩治效方論》行世。洪熙元年，官其子主善爲院判，亦能共職。篤學好古，取商書克一語名齋，中丞吴納記之。

按《上元縣志》：蔣用文，其先魏人，洪武初徙句容，遂入都城。精於醫，永樂中爲太醫院判，日侍文華殿。其醫主李明之、朱彦修，不執古方，而究病所本自爲方，故所治恒十全。王公大人，下逮氓隷，有疾衆所難愈者，謁用文治即愈。謂不可愈，無復愈者。

祝仲寧

按《醫學入門》：祝仲寧，永樂時人。治小兒八歲哮喘不得臥，喉中聲如拽鋸，用瀉火清氣之劑而愈。或曰：

小兒無火。公曰：人有老穉，諸氣賁鬱，肺火之發則同。治墜馬不醒人事，他醫用理傷續斷之藥不效。公曰：以降火消痰立愈。治周身百節痛，及胷腹脹滿，目閉肢厥，爪甲青黑，醫以傷寒治之，七日昏沉弗效。公曰：此得怒火與痰相搏。與四逆散加黄芩、黄連，瀉三焦火而愈。

張　年

按《松江府志》：張年，字公壽，華亭人，慷慨高簡，善爲文。永樂中再徵不起，隱於醫，治療若神。所著有《杏園稿》，時稱爲杏園先生。

劉彦清

按《鄱陽縣志》：劉彦清，名曾，以字行，耕耘六世孫。讀書敦義，以醫世其家。母魏疾，藥石不效，露香告天，刲股和粥以飼，疾遂愈。會征廣，以醫選從行，中途渡江墮水，適有牛渡，攀其尾得濟。旣歸，過彭蠡，風浪覆舟，人盡溺，獨賴舟板以全。兩免大難，人以爲孝感。子孟啓，永樂間薦入太醫院。

虞君平

按《樂清縣志》：虞君平，字時寧，其先永嘉人，仕太醫院。永樂初，樂清大疫，君平藥之，悉愈。邑人德之，遂留居焉。子孫世其業。

李　瑢 李　炅

按《浙江通志》：李信，汴人，小兒醫也。宋高宗危疾，詔信入侍，因年耄，賜安車至禁中，時號李車兒。信八代孫瑢，於明永樂時，亦召入京，官御醫，始移居北郭，植槐於門，子孫因字槐。又有李炅字三英，性慷慨立然諾，常破家以濟友人之難，人咸稱之，於醫爲小兒國工。

徐孟會

按《江南通志》：徐孟會，武進人，善詩，以醫世其家，治病多驗。永樂間，召至京，賜襲衣以歸。弟孟恂，砭法尤妙，時稱二仙。

陳君佐

按《揚州府志》：陳君佐，江都人。善方脈，洪武初爲御醫。永樂間棄官，著黄冠，市藥武當山中。以《易》卜人吉凶，多奇中。卒葬山中石穴。

樓宗望

按《紹興府志》：樓宗望，蕭山人，以醫名。永樂間召至京師，賜予甚厚。

韓左

按《蘇州府志》：韓左，字伯尚，資偉才敏，於學淹通，兼善醫，周急濟貧，恒若弗及。父卒京師，兄伯濟早世，伯尚與仲伯廣奉母還吴，能盡色養。伯廣卒，伯尚撫其孤。伯濟妻張守志，伯尚使妻事之如姑，年逾七十而卒。

翁晉

按《嘉定縣志》：翁晉，字自昭。其先自浙之慈谿，流寓嘉定，遂家焉。晉品行端方，兼善岐黄術，精抉脈理，一時罕出其右。崇禎時，授太醫院判，有《醫宗摘要》行世。兄文九亦善醫，與晉齊名。

萬　全

按《羅田縣志》：萬全，字密齋，精醫，治病全活甚多。著有《保命歌括》、《養生四要》、《育嬰家秘》、《廣嗣精要》、《痘疹啓微》行世。

按《湖廣通志》：萬全，字密齋，羅田諸生，隱於醫，所著書甚多，而於痘疹尤精。一日在鄉先生家，有兩新婦進，欲避全，鄉先生曰：萬先生老，無妨也。兩婦年俱二十餘。全曰：此皆未痘，痘將作矣。一可救，一不可救。越一月，兩婦布痘，果如其言。遊郡城，有布痘者，死已半日矣，全過其門，視之曰：可活。置污泥中三日，痘復發，進數匕而蘇。有豪家少年聞其名，不爲心服，一日，佯爲大病，重幃密室，呼全診脈。全診之曰：越十五日當死，不可救，何須藥！少年叱之曰：我何病！聊試汝耳。全曰：診視如此，不知病也。果至十四日病死。

吴　誠 施宗文　盛文繼

按《蘇州府志》：吴誠，字純伯，武進人。高祖櫟堂，宋名儒。父可大，徙吴，以醫行，誠世其業，尤著名傷寒。後有施宗文、盛文繼者，亦治傷寒奇驗。

沈以潛

按《蘇州府志》：沈元，字以潛，以字行，其先由汴徙吴，高宗書良惠二字以賜。潛少孤刻勵，宣德初以醫徵。會院判蔣用文病，上遣中使問曰：卿若死，誰可代用？文以潛名進，即擢御醫，進對稱旨。潛爲人平易質重，工詩好琴，有集行世。子寅、孫熙，能繼其學。

葛哲 葛睿

按《蘇州府志》：葛哲，字明仲，崑山人，世業儒，尤精醫，以薦授荆府良醫。所著有《保嬰集》，進宣宗親覽，賜宴獎勞，授迪功郎。弟睿亦善醫，時稱二葛。

徐樞

按《松江府志》：徐樞，字叔拱，華亭人，元醫學教授復子也。樞少傳父術，兼學詩於會稽楊維楨。會天下亂，晦迹田里。洪武二十八年，年四十餘，始以薦爲秦府良醫正，出丞棗强，召爲太醫院御醫，累奏奇績，歷遷院使，告歸展墓，宣宗親賦詩送之。遣中官二，宫人一，護還。年八十致仕，賜金帶。又七年卒。有《足菴集》行世。子彪。

孫希禮

按《禹州志》：孫相，世爲陽翟人，元末，仕山西平陽府醫學教授。相生思忠，思忠爲明初名醫。思忠生奉源、典科。奉源生希禮，太醫院博士。宣德中，學正朱仲堅有疾，夢天神示以丹篆曰：希禮神醫。迎而醫之，疾果愈。希禮生讓，讓生鎬，鎬生釗，釗生清，世傳祖父秘訣，醫尤精妙。臨潁大學士賈某重其術，爲詩以贈之。嘉靖中，知州莫某扁其門曰：世醫孫氏。

姚暘 姚蒙 沈元吉

按《松江府志》：姚暘，字啓明，華亭人。父潤祖，元醫學教授，好古博雅，著稱吴越。暘少孤，事母孝，世其家學。洪武中，以人材試行人，宣德間，除莆田知縣，有聲。未幾辭歸，號柳隱。孫蒙，字以正，沉静博學，善醫，尤精太素脈，定人休咎若符契。巡撫鄒來學常使視脈，蒙既叙病源，因曰；公根器别有一竅出污水。來學大驚曰：此隱疾何由知？蒙曰：以脈得之。左關滑而緩，肝第四葉有漏洞下，相通既久。來學改容謝。請藥弗予，屈指計曰：但還留臺，五日可到。來學解其意，即治行，果抵會同舘而卒。蒙屢徵不起，臨終作謝世辭，驚悟超脱，蓋有所見云。同時有沈元吉者，切脈不逮蒙，而明斷善用藥，屢起危疾，與蒙幷稱。

陳　常

按《松江府志》：陳常，字用恒，上海人，世業儒。常傳外氏邵艾菴醫，即有名。永樂十五年，遣使下西洋，常以醫氏從，歷洪熙宣德間，凡三往返，恭勤愿慤，上官皆器重之。常言：海中行以六十里爲一更，往返一千六百更，爲九萬餘里。行皆候風占星，以針取路，以干支取某山某嶼，進某澳轉某門，以至開洋避礁避淺，皆以針定。計所涉歷，自占城至忽魯謨斯，凡三十國。平生足履人所不到，目見人所不知，未嘗自多，臨終但曰：今不葬魚腹矣。子經，字宗理，世其醫，教授里中，循循有矩度。

王興宗

按《旌德縣志》：王興宗，德文孫，精明軒岐，洞達壽夭。宣德元年，知縣田穀，以明醫薦送赴部，歷任十餘年，存心濟人。景泰元年，以年老致仕，壽八十五卒。

姚　良

按《吴縣志》：姚良，字晉卿，宋謚文康爽之七世孫，明醫。所著《尚書孔氏傳》、《律吕會元泝源》、《指治方論》、《考古針灸圖經》。

錢瑛

按《蘇州府志》：錢瑛，字良玉，宗道子，世傳顱顖醫。宣德中，入太醫院。寧陽侯孫，生九月，驚悸數啼而汗，百方莫效。瑛後至，命坐兒於地，使掬水爲戲，驚啼頓止。人問之，曰：時當季春，兒豐衣帷處，不離懷抱，熱鬱難泄，使近水則火邪殺，得土氣則臟氣平，不藥自愈。子恒、愷、悌、愃，皆世其業。恒字伯常，成化間，召授御醫，進院判，每退内直，士大夫迎治孺子疾者，户外僕馬不絶。愷字伯康，與兄齊名，以濟生爲念，酬以金幣，一無所取。恒子鈍，字汝礪，能事其業。亦化爲院判。

摸先生

按《香案牘》：摸先生，束雙髻於頂，攜小竹笥賣藥，有疾者，手摸之輒愈，人呼爲摸先生。

楊雲

按《浙江通志》：楊雲，家世業醫，名動一時。宣德乙卯，召至京師，入對稱旨，超授御醫。適睿宗弗怡，進藥有效，特陞太醫院使，賞賚甚厚，寵遇與楊少師士奇等，名動朝野。舊名榮，睿宗以其與楊尚書榮同，不便宣召，賜更名雲。

王尚

按《杭州府志》：王尚，休寧人，居儀鳳埸口，少習外科，事母以孝聞。母病，往浦江求醫，風雨寒甚，遇虎，徘徊號泣，忽遇異人曰：我能爲子醫。延至家，備極恭敬。異人曰：子能孝母，又天真不鑿，可以傳道。因過山中，指道旁一草示之曰：以此治人傷，可死中回生。如言治之，凡跌壓折傷者，即氣絶三日，以箸啓齒灌藥，無不立生。或腦裂額破，則搏腦敷藥，越百日無所損。間有腹剖腸出，則浣腸納腹中，用桑皮綫縫合，迄無恙。造門乞藥者，率以先後爲序，不問貧富人，咸感悦。居恒患痔疾，邑中稱爲王痔。

盛寅　草澤醫人　盛宏　盛僎　盛倫　盛愷　劉敏　李思勉

按《明外史》本傳：盛寅，字啓東，吴江人，受業於郡人王賓。初，金華戴原禮客吴下，賓與之遊，冀得其醫術。原禮笑曰：吾固無所吝，君獨不能少屈乎？賓謝曰：吾老矣，不能復居弟子列。他日，伺原禮出，竊發其書以去，醫遂有名。將死，無子以授寅，寅既得原禮學，復討究《内經》以下諸方書，醫道大行。永樂初爲醫學正科，坐累逮入南京，至則駕已北幸，輪作天壽山列侯。監工者見而奇之，令主書算。先是有中使督花鳥於江南，主寅舍，病脹，寅愈之，適遇諸途，驚曰：盛先生固無恙耶？予所事太監，正苦脹，曷與我視之？既視，投以藥即愈。適成祖西苑較射，太監往視，成祖遥望見，愕然曰：謂汝死矣，安得生？太監具以告，因盛稱寅，即召入便殿，令診脈。寅奏上脈有風濕病，帝大然之，曰：吾逐寇出塞，動至經年，爲風寒所侵，吾謂是濕，而諸醫不知，幾誤我。進藥果效，遂授御醫。一日雪霽召見，帝語白溝河戰勝狀，氣色甚厲。寅曰：是殆有天命耳！帝不懌，起而視雪。寅後咏唐人詩：長安有貧者，宜瑞不宜多句，聞者咋舌。他日，與同官對奕御藥房，帝猝至，兩人斂枰伏地謝死罪，帝命終之，且坐以觀。寅三勝，帝喜，命賦詩立就，帝益喜，賜象牙棋枰，并詞一闋。帝晚年猶欲出塞，寅以帝春秋高，勸毋行，不納，果有榆木川之變。仁宗在東宫時，妃張氏經期不至者十月，衆醫以娠身賀，寅獨謂不然，出言病狀。妃遥聞之曰：醫之言甚當，有此人，奈何不令早視我？及疏方，乃破血劑，東宫怒不用。數日脹益甚，命寅再視，疏方如前。妃令進藥，而東宫慮墮胎，械寅以待。已而血大下，病旋愈。當寅之被繫也，闔門惶怖，曰是殆磔死，或曰且籍没。既三日，紅仗前呼還邸舍，賞賜殊腆。寅與袁忠徹素爲東宫所惡，既愈妃疾，度怒稍解，然意猶甚懼。忠徹曉相術，知仁宗壽不永，密言於寅，寅猶畏禍。及仁宗嗣位，求出爲南京太醫院。宣宗立召還，以正統六年卒。初，寅晨直御藥房，忽昏眩欲死，募人療寅，莫能應，一草澤醫人應之，一服而愈。問狀，其人曰：寅空心入藥房，卒中藥毒，能和解諸藥者，甘草也。帝問寅果空腹入，乃厚賜草澤醫人而遣之。

按《吴江縣志》：盛寅，字啓東，以字行，逮之子，工詩善醫。永樂中，治内侍蠱奇驗，聞於上，召對稱旨，授太醫院御醫。太子妃孕而疾動，命寅診之，曰：此血疾也，當用利藥。諸醫皆駭，沮。妃令言利藥者進治，明日，疾大已，乃錫金幣直錢千緡。寅在上前，持論梗梗，上甚重之。扈從北徵，尋掌太醫院事。宣德元年，賜勑褒嘉，日侍上，命視親王疾，有效，特賜白金良馬。嘗應制賦瑞雪詩。又嘗與同官韓叔暘奕於御藥房，駕卒至，不及屏，二人叩頭待罪，上命終局，因御製醉太平詞一闋以賜，仍命作詩，其寵遇如此。正統元年，丁父艱歸。周文襄公忱，素善寅，餉米百石，寅却之。貽以詩，有：魚龍江海夢，雀鼠稻粱謀。忱歎服焉。服闋將赴都，忽遘疾，自診脈曰：吾不起矣。臨終作詩三首，年六十七。弟宏、子僎、從子倫、孫愷，俱以醫世其家。僎性耿介，嘗使家童輸糧於官，多取一籌以歸，僎怒，置米屋後，以餉鳥雀。初，寅醫得之王高士賓，賓得之戴原禮，原禮得之丹溪朱彦修，故其術特精。時又有劉敏、李思勉者，俱傳寅術。寅所著有《流光集》。

張　存

按《燉煌新録》：張存，善針。存有奴，好逃亡。存宿行針縮奴脚，欲使則針解之。

劉　冠

按《畿輔通志》：劉冠，儀封人。祖浩，從太祖取張士誠有功，授都指揮，不受，願就醫。隨徐武寧調理軍士，遂家山海爲醫，不輕試藥餌。時鄗主政艱嗣，寵姬多人，内有娠者，嘗以疾求診脈。冠曰：請以麪盤印手。訖，出盤，冠曰：此非疾，乃吉兆也。主生男。後果驗。

周振譽

按《崑山縣志》：周振譽，字彦聲。世業醫，至振譽益精。正統初，徵入太醫院，擢楚府良醫，老於鄉。治危疾多取奇效，名滿吴中。

欽謙

按《蘇州府志》：欽謙，吴縣人，由都督府經歷，改太醫院判，加一級。宣宗數召見，索秘藥，三問皆以不知對，最後切諭之，謙叩頭曰：臣以醫受陛下官禄，先聖傳醫道者，無此等術，亦無此等書。陛下承祖宗洪業，宜兢兢保愛聖躬，臣死不敢奉詔。上愧怒，命力士以旃席裹頭，亟持付獄。謙入朝不歸，家人莫知其由，遍訪不得。有錦衣卒知狀，言械繫衛獄，後幽室中。久之，上悟釋出，復其官。正統末，隨駕出土木殉難。天順初，贈奉政大夫太醫院使，蔭其後。

何全

按《松江府志》：何全，字廷用，華亭人，自宋元來，世以醫名。全生而穎慧，遊郡庠有聲。正統十二年，領鄉薦不欲徙故業，益精岐黄術，每以匕劑起沉疴，無責報意。同郡張弼盛稱之。曾孫十翼仕爲景楚二府良醫，能世其業。今郡中治傷寒，猶首推何氏。

蔣博

按《青浦縣志》：蔣博，字原博，號静菴。正統辛酉發解南畿，乙丑進士，授南京刑部主事。獄疫，博素知醫，手治善藥療之。累官至四川按察使，卒賜葬佘山。

徐沛

按《青浦縣志》：徐沛，字澤卿，少從周萊峯遊，以文章行誼相切，讀古書，工詩，涉獵《内經》，用以診疾，危者輒起，然不售術也。以子三重貴受封，布袍角巾，闔門吟咏。

胡俊

按《滁州志》：胡俊，字士英，號兩庵，舒城人。明正統末寓椒，行岐黄術，多奇驗。一日，過白汪橋，見一婦伏男子尸，哭甚哀，將入殮。兩菴入視之曰：莫哭！緩須臾不殮，服吾藥，可不死。即解囊取藥少許，度尸口中，頃之，輒伸欠，良久竟甦，由是椒人以爲神，稱名醫，而商南冏台及六曹長皆來聘。莆陽進士鄭克昭述其行爲最詳。年七十有八，因家於椒，爲巨族。文學胡庭桂其裔也。今諸子孫，亦表表有文聲。

徐彪

按《松江府志》：徐彪，字文蔚，太醫院使樞子也。正統十年，以能醫薦入太醫院。時代王久病瘇，又昌平侯楊洪在邊疾篤，受詔往視，皆不旬日而瘳，遂留御藥房。十三年，擢御醫。景泰二年，遷院判，常侍禁中，每以醫諫。景帝問藥性遲速，對曰：藥性猶人性也，善者千日而不足，惡者一日而有餘。問攝生，以固元氣對。其因事納忠類此。六年，預修中秘書録。子璒爲國子生，彪質直洞達，善談議，少從父入秦，其邸舍，元許文正衡遺址也。秦王以魯菴題之，秦中稱爲魯菴。及歸老，以詩畫適情，自號希古。所著《本草證治》、《辨明論》、《欬嗽條》、《傷寒纂例》各一卷。

王思忠

按《介休縣志》：王思忠，太醫院吏目，陝西渭南人。父嘗夏月，忽目不見物，思忠藥之，三日而愈。其神速皆類此。

方政

按《望江縣志》：方政，本縣人。景泰間以醫名，召入太醫院。

陸惟恭

按《太平府志》：陸惟恭，精於醫，診視高帝有功，除太醫院判。子才修父業，景泰間亦任太醫院判，京師稱陸一貼，謂愈不再牘也。生三子，長豫，字克賢；次道常，字克容，任蕪湖訓科；又次道源，字克貞，任太醫院御醫。豫子敏，字懋學，以太醫院醫生，中景泰元年順天鄉試。敏弟敔，字懋韶，任本府正科。陸氏代以善療傷寒，敔尤收速效，觀形色即知病源，一時重之。

武𤓰

按《介休縣志》：武𤓰，字大器，景泰時人，籍石澗里，性聰敏，母久病，時無能療者，嘆曰：爲人子不知醫，不孝也。乃之縣南抱腹巖，研究《内》、《難》諸書，三年，人謗爲讀妖書，縣繫鞫之，知爲母攻醫，乃釋。久之，以脈訣未真，遠遊參證，得異人傳授，治病按脈，決生死若神。有欲試𤓰術者，版築崇堵，上望𤓰過，躍下索診，𤓰曰：汝速歸，死在目下。人以爲戲，其人赴家，果即死，蓋飽食致腸斷也。名遂大著。每治危疑難辨諸證，不循常法，沉疴立起，人以是益奇之。𤓰既精於醫，益知醫學之難，作論遺子孫，非甚明理有救人之心者，戒勿輕學。

張源

按《松江府志》：張源，字復本，華亭人，少業嬰醫。永樂中，徵入太醫院，供奉禁廷，侍從北巡，常受金繒之賜。洪熙初，賜第於皇華坊。宣德中，授御醫。正統間遷院判，丁母憂，賜乘傳奔喪，即還職。景泰中，乞骸骨，置第城西南隅，有園池花竹之勝，特出賜金以會賓客，贍貧乏。年八十有八卒。

蔣主善

按《上元縣志》：蔣主善，用文長子，能世其傳。仁廟嘗諭用文曰：卿有子矣。用文卒，召赴京，諭慰再四，賜織金衣，即日授御醫，尋陞院使，出宮媛三人李、莊、徐以爲繼室，恩賚甚厚。景泰間卒。次主敬、主孝、主忠皆以醫名，而主孝喜爲詩，主忠尤嗜儒術，爲古文辭。

徐述 徐迪

按《武進縣志》：徐述，毘陵人。毘陵舊以醫著姓者稱徐、蔣、湯、丁云。徐之先世居毘陵，元兵屠城獲脱，復被擄至燕，居久之，得常州織染局官以歸。生二子，長曰養浩，博通儒書，始業醫，爲無錫州學教授。子仲清繼，其業尤精，爲湖州路儒學教授。子矩用薦兩任襄縣黄縣教諭。生三子：長曰述，字孟魯；次曰迪，字孟恂；又次曰選，字孟倫。述善診，迪善意。述診決人生死旦夕歲月若神。迪所治不盡責效於湯液醪醴，率以意爲之。述常過市，市人躍而踰櫃請診。迪曰：子腸已斷，法當死。市人曰：吾方食飽而出，本無疾也，烏得死！至暮果死。其他病甚且瞑，述許其生，血肉華色，動履如常，述謂其死，而驗者尤衆。一女傷於怒，内向臥不得轉，迪診之，因索花作婦人粧，且歌且笑，患者聞之，不覺回顧大笑而愈。一孕婦仰而探物，遂不能俯。迪令之衣以裙數十層，掖之衆中，以漸而解，每解一裙，輒擲婦前，解至中腧，其婦不覺用手力護，因得俯。一人病俯而不能仰，迪令之坐，因以大鈹針，徐擬之，其人漸避漸仰。其用意皆此類。至其用針，尤多神效，俗呼曰：徐神仙。然三人者，皆負意氣，好施與，博物洽聞，於諸家多所究心。述尤工天文，選更以孝友稱。歲且除，從宜興載米百斛還，未至家，遍索故人與之，家人方潔饎待炊弗恤也。吴人周克恭者，嘗有所託於選，家人弗知也。克恭歿，選急走其家，悉還之。道遇一貧人，寒甚，急解襦與之。述嘗夜讀《岳武穆傳》，怒甚，持梃起，無所泄忿，碎其盎於爨下。鄰人驚問之，曰：吾方切齒於檜賊也。洪武中，述、迪皆以他醫累，當遠成，選贅得免。迪將奉母行，選不忍也，遂同行，艱苦備嘗者廿年，不以爲勞。正統初，述語族子曰：天象如此。不越三年，萬乘其蒙塵乎？既而曰：其在己巳也。是年果有土木之變。景皇帝嘗召見述，欲官之，不果，厚賜金帛以歸。述所著有《難經補註》。

陸麟 陸朝 嚴漢

按《嘉興府志》：陸朝，嘉之世醫也。其先有名麟者，景泰間，衛軍征沙寇，以醫術療從行將士有功，授醫官，子孫遂世善其業。朝尤深於《内經》、《本草》，切脈洞見病源，決死生，一一不爽；治傷寒更隨手而瘥。然朝治病，不欲人遲於見功。每治女子及癆瘵不即起者，輒推引嚴漢，漢用藥以和緩取效，不效，不峻爲攻補，名亞於朝。稱良醫者，必曰陸紹泉、嚴陵坡，蓋兩人別號也。

錢時用

按《江陰縣志》：錢時用，善度金針，殘廢立起，素爲兵憲胡亶禮重。子鼎鉉克紹父術，各憲及帥府匾奬盈庭。

劉國符

按《江陰縣志》：劉國符，醫術工巧，且素性義俠，五控各憲碑禁關蠹，越詐鄉鎮，造福地方，不僅三指壽民。

鄒兆麟

按《西安縣志》：鄒兆麟，精岐黄術，素行醇謹，性好施予。凡饑民疫癘，兆麟皆捐施贈藥，全活甚衆。

虞摶

按《金華府志》：虞摶，字天民，義烏人。幼習舉子業，博覽羣書，能詩章。因母病攻醫，醫道大行，求療者不責報。尤精於脈理，數年前診之，生死無不驗。韓方伯聞其名來聘，馳驛往見，雅敬重焉。治病餘，扣問醫道，摶以節嗜慾、戒性氣、慎言語、謹服食，乃攝養之要，益加禮敬。義烏以醫名者，代不乏人，丹溪之後，惟摶爲最。所著有《醫學正傳》、《方脈發蒙》、《百字吟》、《半齋稿》行於世。

程朋

按《青州府志》：程朋，樂安人，饒資善醫。天順間，發粟濟荒，一方賴之。

徐嘉嗣

按《青州府志》：徐嘉嗣，臨淄人，善醫術，活人甚多。

彭賓

按《太平府志》：彭賓，正之子。天順壬午，乘傳診療諸王，獲重賞。子輔亦典供御藥，授王府醫正。

王容

按《太平府志》：王容，字志宏。天順間，療邊關戰士多愈，授王府良醫副。

蔣宗武

按《武進縣志》：蔣宗武，字季文。曾祖達善，以醫名吳越間，所著有《醫鏡》三十卷。宗武益精其業。明天順間以明醫徵入供奉，授太醫院御醫，陞院判院使，進通政使左通政，官至禮部左侍郎。宗武所治，能取捷效。周太后不豫，宗武投藥一劑，輒愈。初，上在乾清宫病目，亦以宗武藥愈。至是召至便殿，將驟遷以酬之。宗武固辭，乃命兵部免其戍籍，籍太醫院。一日進藥，上問以保身養氣之道，宗武對曰：保身莫若寡欲，養氣莫若省心。上嘉納之。宗武謹厚寡言，數荷優異，絶無矜色。出入禁掖數十年，人問以宫中事不答也。既歸，雖襏襫襤褸之夫，以病叩無不爲盡心者。後子孫業儒。孫亨自有傳。

周溥

按《河南通志》：周溥，字文淵。其先浙江會稽人，國初徙居汴城。溥穎敏嗜學，及長患羸，自度弗起，遇南郡高子明療之而愈。溥遂從子明，傳黄帝扁鵲之脈書，及諸秘方。溥受之，且録且讀三年。爲人診視療治多驗，於是四方迎謁者，絡繹不絶。其贈貽粟帛之外，奇物異玩，悉謝不受。溥病時俗多守《局方》，乃發明《素》、《難》及東垣、丹溪之義，爲書一編，名曰《方法考源》。又謂先哲詞義微奥，初學之士，莫能盡解，復著《用藥歌括》若干首，至今汴之工醫者皆宗之。成化中，以耆宿詔賜冠帶，年八十七而卒。

陳公賢

按《吴縣志》：陳公賢，字公尚，元季良炳之後也。良炳孫道，爲孟景陽館甥，得傳其業，公賢因以顱顖鳴。成化中徵爲醫士，一詣都，念母老即歸。已復召入御藥房，旋授御醫，累奏奇效，進院判。孝宗即位，授迪功郎，上章乞歸。帝曰：如公賢何可使去左右？而請益堅，遂得致仕。卒，詔葬祭。子憲、寵，皆能世其業。寵，宏治間召入禁典藥，歷官院使，加秩右通政。

武鳴岡

按《介休縣志》：武鳴岡，瓛孫。趙郡伯召視婦疾，帷數婦試之，至後一人曰：餘都無病，惟此一人始受胎耳。其夫未知也，曰：以藥驗之必動。然須小損，更一劑療之，亦不至後患。已而果然。郡人何三泉亦業醫，患怔忡頭暈，四肢無力，久不愈。鳴岡診曰：汝躬炮炙，坐臥藥室中乎？臟腑弱，毒氣所侵也。飲甘草湯數碗而止。著效甚多，不具述。其父武惟真亦能醫，療疾不計利，鳴岡實家傳也。

劉　琮

按《六合縣志》：劉琮，應明醫薦，待憲廟，并療鄭世子，授太醫院御醫，勑進迪功郎。

黄　瑞

按《儀真縣志》：黄瑞，字楚祥。少孤，母教之業儒，刻苦問學。既而曰：醫，仁術也，苟精之，亦足以濟人，豈必官可行志乎？於是從事《素》、《難》諸家，遂精其業，有名淮揚間。正統初，徵爲太醫。景泰間選入朝，日侍禁近。院使董肅薦於上，召見便殿，上問瑞邑里年數及所業藥性寒温諸類，瑞敷奏詳明，數荷寵遇焉。自是掖庭有疾，率召瑞治輒效，數賜白金文綺。英宗復辟，益承眷顧，遷御醫，尋奉詔採藥，勑階修職郎，益感激，務以保和聖躬爲己任。上益嘉之，賚以珍膳金帛。是時招集名醫闕下，咸命統之。成化中，遷南京院判，至則興滯警貪，僚屬敬憚。三載抗疏乞引年，詔可。既歸，日與士友昆季爲真率會，事母撫弟，篤恩誼，睭族睦鄰，鄉人善之。後以子用貴，贈奉訓大夫，南京兵部職方員外郎。卒年七十九。後孫應夏紹其業，亦以醫名世。

何　欽

按《懷遠縣志》：何欽，字大敬，先世濮人，元季遷居懷遠。世業醫，邃其術，凡經診視，生死不爽。學者請究其術，欽曰：李明之、朱彦修，皆通經學古士也。汝必欲究其術，盍先讀《易》以察時變，讀《禹貢》以識九州山川風景，博極方書，歸約於《内經》，庶可與汝言耳。聞者知其術之有自也。王文莊公鴻儒使鳳陽，採輯憲宗實録，疾作，更數醫不愈，聞欽名延之，試脈知其病源，遂一劑而愈。文莊喜甚，因爲文紀之。欽從孫推官森，載之家乘。

任　滐

按《旌德縣志》：任滐，十八都人，本縣以明醫舉，成化年任太醫院。

葉伯清

按《天臺縣志》：葉伯清，太坊人，號橘泉。永樂進士潁孫，習儒未就，業精岐黄，時有半仙之謡。延今五代，其後萬春製行淳龐，醫學愈神。

張福興　張　榮

按《建昌府志》：張榮，號繼川，新城人。四世祖福興，成化中，以幼科薦，醫孝宗，獲殊寵，官太醫院使。致政之日，大學士劉詡等賦詩以贈。榮能世其業。崇禎丙子壬午，復出米賑饑，鄧澄作仁壽扁贈之。

方叔和

按《嚴州府志》：方叔和，建德人，精通醫術，兼讀儒書。成化間，禮部列名，欽取赴京，授御醫。適岐陽構疾，叔和診療有效，累受白金文綺之賜。八年，陳乞歸田，賜之勑命，有曰：御醫方叔和早有醫名，旋登仕籍，歲年滋久，勞效良多，用進爾階，錫之勑命，益精乃術，毋曠攸司。後卒於家。子百壽，國子生，早卒。姪孫應元承繼，領嘉靖乙卯浙江鄉薦。

王　觀

按《蘇州府志》：王觀，字惟顒。初金華朱彦修既得河間真傳，以授戴原禮，原禮授王仲光，觀曾祖也。觀爲人高簡自愛，其醫操遠識，集奇效，先後不可勝算。自成化以來，江之南北，達乎京師，稱上醫者，觀爲之冠。

周濟廣

按《無錫縣志》：周濟廣，名紘，以字行。讀書於外家金氏，攻醫，遂精其術，瘍疹婦人諸科，無不通曉，名滿吴中。成化中，以明醫徵至京師，引疾還。每診人脈，豫知人生死之期。子敷牧，孫萃，皆世其學。

劉　毓

按《蘇州府志》：劉毓，字德美，其先南都人，高祖季德徙吴。毓少孤，鞠於外家徐氏，徐故醫藥爲業，遣學於盛寅，得其源委。成化間，徵爲御醫，蒙眷久之乞歸，上猶問前日白鬚老人安在？其賞識如此。

李　懋

按《蘇州府志》：李懋，字思勉，與劉毓同受學於盛寅，得其傳。成化間亦徵爲御醫。

劉　川

按《安福縣志》：劉川，成化間以醫聞，尤善療奇疾，篤尚誼行。其先冒鳳林羅姓，凡九世。川感羅一峰言，物無二本，遂復姓，士論韙之。子述文益深《素問》、《難經》，起諸痌廢，羅太史念菴，贈之叙。

陳光遠

按《蘇州府志》：陳光遠，不知何許人。成化中僑居安亭望仙墩，醫術神異。所善客子死痘，携槥將之野，道遇光遠，視之曰：而子不死，吾當活之。取沙遍壅其體，命衆羅擊鉦鐃之屬，觀者如堵，以爲誕也。有頃，兒忽動，旋活矣。客問所以，曰：兒所苦水痘，無力自達，得土氣，乃疏金爲水，母鳴則應而出矣。御史行部而病，召視，長揖不拜，且索坐，既診脈，曰：大人無疾。往時病中服補中湯二十劑，灸膻中二十壯，乃瘥，皆中半而止，所以復發，滿之自愈。御史驚以爲神，改容禮之。他日就訪其廬，茅舍三楹，不蔽風雨，欲爲繕修，固辭不受。鹿城富人某，父病且死，延致之。方爲療治，聞鼓吹聲，問知納妾。語其子：吾意不在金帛，脱幸活君父，願以新姬相贈。子唯唯，夕即出令侍寢。光遠笑舉所佩金牌示之，有不近女色四字，文且漫滅，不知年所。曰：吾以試子，父與妾孰重，子無悋情，可謂孝矣。卒活之。所至有奇效，遺以金輒不受，後去不知所終。

鄭誼

按《開封府志》：鄭誼，字尚宜，業醫，療病多神異。年逾七十，著述不輟。有《續醫説》、《醫書百朋》、《杏花春曉堂方》、《方法考》諸書行於世。子名河，號星源，亦以國手名。

鄭疆

按《開封府志》：鄭疆，字無疆，祥符人，侍御公之弟也。幼聰穎，弱冠入庠，孝父恭兄，族黨無間言。汴城水淹，後寓居淮陰，及歸里，以善醫聞公卿間。不計利，以濟人爲心，人比之范文正公云。

李信

按《祥符縣志》：李信，字用誠。其先世業小兒醫，趙宋時有醫皇子脛瘍者，予之官不受，賜以金鐘，懸諸門，故號金鐘李氏。

按《開封府志》，李信，字用誠，祥符人。坦易忼慤，孚於鄉里。世居汴城，精醫術，專療治嬰孩。每有請治者，無遠近晦明風雨，信皆身親歷之，一視則生死立決。當正統、景泰、天順、成化間，縉紳先生迎致無虛日，其所報貽，腆薄不較也。郡守括蒼金文雅重之，嘗賦安幼堂詩以贈。門懸金鐘爲號，至今汴人猶稱爲金鐘李氏云。子敬世其業，亦精於醫。

胡廷寅

按《會稽縣志》：胡廷寅，名諲，以字行，幼業儒，長遇異人，遂精醫術。憲宗朝徵至京師，授御醫，加左通政，出入禁闥，恩寵罕儷。

黄武

按《山陰縣志》：黄武，字惟周，少穎敏，有志康濟，尤善古詩文。事舉子業不就，遂精岐黄術。先是越人療傷寒，輒用麻黄耗劑，武獨曰：南人質本弱，且風氣漸漓，人情慾日溢，本實已撥，而攻其表，殺人多矣。乃投以參、芪，輒取奇效。自是越之醫，咸祖述之。一時名醫，如陳淮、何鑑，咸出其門。所著有《醫學綱目》數百卷、《脈訣》若干篇行於世。

葛林

按《杭州府志》：葛林，字茂林，錢塘人，攻小兒科，名聞京師。成化年，命内臣徐來杭驛致之，充太醫院官。時武廟方在嬰稚，皇太后保護甚周，每召供御。一夕，武廟痼疾作，中外惶怖，夜分召林，一匕而安。明日使與宴，有白金彩幣之賜。汪比部有子年二十五矣，忽患痘，而汪知醫，以爲無恙也。林視之，怫然。迨五日而足，七日而靨，至十四日而痂落。林曰：災其在彌月乎！至期而其子晏然，汪置酒高會，若以誚林者。林視其子之足底有泡，結瘢膚内，曰：吁！其百日哉！迨是日而暴歿。汪以爲神，問其故。林曰：痘者，構形之餘穢也。苟有纖芒未盡，亦無生理。是疾初發自腎而不能暢，是以必死，既而流著於足底焉，以故發之緩也。汪歎服。少師楊公子當暑而驚眩，已絶，且移之木矣。林趨入曰：無傷也，亟出之！公曰：兒已噤矣，奈何劑也？林曰：予無劑也，所恃者天上雲耳。雲生而凄凄欲雨，陰氣舒而陽鬱消。吾以清利物煮水，而蒸於其下，其可瘳乎！如其法而疾愈，迨暮而兒戲於庭矣。林貌清癯骨削，而目睛烱然，其視疾得其聲色，洞若燭照，既而切脈以決死生，莫一遁也。善製方劑，其應若響。累官太醫院判。壽八十八。所著有《杏塢秘訣》一卷。

費傑

按《山陰縣志》：費傑，字世彦。曾大父子明爲元世醫宗，傑故以醫承其家。性古慤淳篤，邑人患劇疾，雖百里外必迎候，傑至，投一二劑輒效。嘗設藥餌以週邑之煢獨，葬疏遠無歸者數十人，嫁外姓之孤者五人。郡守戴琥尤重其雅誼，加賓禮焉。所著有《畏齋詩稿》、《名醫抄》、《經驗良方》，爲世所宗。傑子愚，登進士，官大理評事，歷守名郡，秉節不阿。孝宗朝以貞諒聞，司空劉麟嘗爲愚著傳，稱愚剛方清介云。

按《紹興府志》：費傑，字世彦，山陰人。時劉憲使患熱證，或誤投以桂、附，瀕死，傑亟疏治之，乃甦，竟不居其功，憲使甚賢之。

胡新

按《舒城縣志》：胡新，字日新，宏治間任太醫院醫官，能詩，士林重之。

孫復吉

按《嘉善縣志》：孫復吉，字見心，世習岐黄，精《内經》、《素問》、《脈訣》諸書，與薛立齋、王肯堂往復參究，互相讚嘆。復吉古貌古心，鄉士大夫訂爲素心交。求療者雖極貧，寒暑晝晦無倦，郡邑慕之，登堂旌奬，壽八十餘。次子文鋒，歲貢昌化敎諭。

薛　鎧

按《吴縣志》：薛鎧，字良武，府學諸生，精醫理，療病必本五行生剋，不按方施治。著述甚多，《保嬰撮要》，尤足爲後世法程。宏治間，徵爲太醫院，屢著奇驗。以子己，贈院使。己字新甫，尤殫精醫學，正德時選爲御醫，擢院判；嘉靖間進院使。所著有《家居醫録》十六種。

陳　憲

按《蘇州府志》：陳憲，字文中，公賢子，治痘多效。有徐氏子患痘，脾泄，衆謂不治。憲曰：非附子不療。投一劑，少間，再投而愈。人云錢主用寒而陳用熱。弟寵，字希承，宏治間召入禁典藥，上喜其恭謹，用藥神效，簡二奇方，識御寶以賜之。歷遷院使，加秩至右通政。

施仲謨 施　廉

按《無錫縣志》：施仲謨，世業幼科。子中立爲太醫院醫士。孫澤民、潤民、濟民，始兼通朱、李之學術，遂盛行。濟民官訓科。子廉，字彦清，精脈理，每危疾，諸醫斂手，廉至輒起之。讀書能詩。宏治中以明醫征至京師，不受職而還，爲碧山吟社十老之一。族子言諫，并以醫名，族孫敎尤著。

任榮

按《山西通志》：任榮，雲中世醫，有陰德，活人甚多。宏治間，年六十，無疾而終。後一年，鄉人陳守至河南，於陳州市見之。其曾孫服遠，幼紹祖父業。庚辰歲瘟疫大行，得疾者，親友不相訪問，染之即不起。服遠軫念之，夢祖謂曰：何不取松黄岡普濟消毒飲服之？醒覺，即檢閲，果得是方，依方投劑，身親診視，痊活人數千。人咸以神醫誦之，遠近禮迎。子孫濟濟，皆列庠序，其世德之驗云。

李先春

按《山西通志》：李先春，雲中世醫，資性聰穎，博通經書，精研脈理，藥餌不拘古方，隨投輒效。常懷濟人利物之心，無論遠近貧富，凡有求者，莫不應赴，全活甚衆。當路諸縉紳，延請無虚日。先春處之無德色，人呼爲李仙。

古今圖書集成醫部全録卷五百十二

醫術名流列傳

明

凌雲

按《明外史》本傳：凌雲，字漢章，歸安人。爲諸生，棄去，北遊泰山古廟前，有病人氣息垂絶，雲嗟嘆久之。一道人忽問曰：汝欲生之乎？曰：然。道人針其左股，立蘇。語雲曰：此人毒氣内侵，非死也，毒散自生耳。因授以針，雲拜受之。爲人治疾無不效。里人嗽不止，絶食五日，衆醫以爲虚，投補劑愈甚。雲曰：此寒濕積也，穴在頂，針之必暈絶，逾時始蘇。命四人分牽其髮，使勿傾倒，乃針，果暈絶，家人皆哭，雲言笑自如。頃之，氣漸舒，復加補，始出針，嘔積痰斗許，病即除。有男子病後舌吐。雲兄亦知醫，謂雲曰：此病後近女色太早也。舌者心之苗，腎水竭不能制心火，病在陰虚。雲曰：然。兄曰：其穴在左股太陽，是當以陽攻陰。雲曰：然。如其穴針之，舌吐如故。兄茫然自失。雲曰：此知瀉而不知補也。補數劑，舌漸復。故淮陽王病風三載，請於朝，召四方名醫治，不效。雲投以針，不三日行步如故。金華富家婦，少寡，欲火熾，失心，始見屋柱，走抱之；久之，見帚杖諸物，即以兩手爬之；甚至裸形野立。雲視之曰：是謂喪心。吾針後須蔽以帳，其心正，當知恥。乃令二人堅持之，用涼水噴面，針其心，次補泄幷施，不踰時，狂疾頓除。屬其家人，慰以好言，釋其愧恥，病遂不發。吴江貴家婦臨産，胎不下者三日，呼號求死。雲針刺其心，針出，兒應手下。主人喜問故？曰：此抱心生也。針出則手舒，手舒則胎下。取兒掌視之，有針痕。孝宗聞雲名，召至京，命太醫官出銅人，蔽以衣而試之，所刺無不中，乃授御醫。年七十七，卒於家。子孫傳其術。海内稱針法者，曰歸安凌氏。

按《浙江通志》：凌漢章，名雲，號臥巖，歸安文學，以孝感遇泰山異人，授明堂針術，治秦藩疾得瘳，孝宗聞之，延見聖躋殿，賜太醫院御醫。年七十有七，無疾而終。生平輕財好義，死之日家無餘資。

聶瑩

按《浙江通志》：聶瑩，得湖州凌漢章針法，針至病起，雖厚衣可按穴而定，不以錢帛介意，人稱神醫，爭迎之。

袁仁

按《嘉興府志》：袁仁，字良貴。父祥，祖灝，皆有經濟實學，至仁愈邃，謂醫賤業可以藏身濟人，遂隱於醫。崑山魏校疾，召仁，使者三至弗往，謝曰：君以心疾召，當咀仁義，炮禮樂，以暢君之精神，不然，雖十至無益也。卒之日，沐浴更衣，呼筆題詩，有附贅乾坤七十年，飄然今喜謝塵緣之句，投筆而逝。

高昶

按《青州府志》：高昶，益都金嶺鎮人，性醇厚正直，以濟利存心。宏治間，傳異人醫術，精診視察，故辨證出奇，天下讓能，羣醫莫及，時號爲盧扁。尤專傷寒，鈐法定脈，不差時刻，所全活者不可勝計，抱疾求療者踵門無虚日。尤注念貧困家，務與善藥，未嘗有責報心。行年七十餘卒，逮屬纊，問藥者猶在門也。所著有《鈐法書》一卷。

趙鏜

按《青州府志》：越鏜，益都人，精眼科，人以趙光明稱之。少問其父曰：開光砭瞖，孰愈起死回生？治療一端，孰愈保安全體？父大異之，令窮研醫典。遂潛心體驗，已而洞豁至理，至對脈察疾，應驗如神。尤矢心施藥，所全活者甚衆。一日，夢神人告之，曰：扶危濟顛，陰功陽報，金紫之貴也。未幾，朝命冊封長女爲衡藩新樂王妃，恩授西城兵馬指揮，始徵前夢。

李玉

按《明外史》凌雲傳：有李玉者，官六安衛千户，善針灸。或病頭痛不可忍，雖震雷不聞。玉診之曰：此蟲啖腦也。合殺蟲諸藥爲末，吹鼻中，蟲悉從眼耳口鼻出，即愈。有跛人扶雙杖至，玉針之，立去其杖。兩京號神針。李玉兼善方劑。或病痿，玉察諸醫之方，與治法合而不效，疑之，忽悟曰：藥有新陳則效有遲速，此病在表而深，非小劑能愈。乃熬藥二鍋，傾缸内稍冷，令病者坐其中，以藥澆之，踰時汗大出立愈。

按《六安州志》：李玉，字成章，本衞千户，善騎射，尤精於醫，針灸所施，應手而愈。一婦有孕而嘔血數升，幾死。玉診其脈曰：此子癎也。依方治之，加竹瀝而愈。兩都號曰神針李。

吴傑

按《明外史》本傳：吴傑，武進人。宏治中，以善醫徵至京師，下禮部試，故事高等，入御藥房，次入太醫院，下者遣還。時傑在高等，而當遣者甚衆。傑言於尚書曰：國家三四十載纔一徵醫，若等幸被徵，又待次都下十餘載，一旦遣還，誠流落可憫，傑願辭御藥房，與諸人同入院。尚書義而許之。正德中，武宗得疾，傑一藥而愈。帝喜甚，即擢御醫。一日，帝射獵，還憊甚，感血疾，服傑藥即愈。進一官，賜彪虎衣。嘗幸虎圈，虎騰而驚，傑療之，立愈。再進一官，賚金幣。頃之，試馬腹痛，又以傑藥而愈，賚繡春刀及銀幣。帝每行幸，必以傑從。積至太醫院使。帝欲南巡，傑諫曰：聖躬未安，不宜遠涉。帝怒，叱左右掖出。及駕還，漁於清江浦，溺而得疾，至臨清，急遣使召傑。及至，疾已深，遂扈歸通州。時江彬握兵居左右，慮帝晏駕，己得禍，力請幸宣府。傑憂之，語近侍曰：疾亟矣，僅可還大内，倘至宣府，有不諱，吾輩寧有死所乎？近侍懼，百方勸帝，始還京。甫還而帝崩。彬伏誅，中外晏然。不然，變且不測。未幾，傑致仕。子希周進士，户科給事中。希曾舉人。

按《武進縣志》：吴傑，字士奇，宏治間以名醫徵至京師，一時所徵諸醫，無不望風下之。都御史王鉞方鎮大同，聞傑名，以調治邊軍請，臺省爭言醫如傑當在供奉，不宜出之外地，下禮部試之，果無踰傑者，宜入御藥房。以同徵者多遣還，願貶己秩留之。久之，掌院者竟薦入御藥房。上病喉甚危，按名召傑，進上清丸一服而愈，自是得幸。一日，上射獵還，口出血，傑進犀角湯，愈。後以幸虎圈，虎驚傷，又試馬御馬監腹卒痛，傑療之無不立愈者。每愈，輒進一官，且有殊錫。上所遊幸，必以傑從，時侍上臥起，左右撫摩，有不以屬之近幸，而屬之傑者。至欲以禁衛銜授傑，傑固辭乃止。上南巡，獨不以隨，則以傑力諫，失上意也。既而駕還清源，病甚，夢傑，亟召之。因扈從還通州時，江彬語無不入，則力促大閹請還，上得崩於大内，彬得就擒，傑有力焉。傑善診脈，用藥以脈，不主古方，甚有若與證相盭，而卒無不效。及其進御，則不得不用古方，亦無不效者。年七十八卒。卒時了了，疑有道術云。

樓英

按《紹興府志》：樓英，蕭山人，字全善，精於醫，居元度巖，有《仙巖文集》二卷，又著《氣運類註》四卷、《醫學綱目》四十卷。

醫云。

林彦圭

按《福寧州志》：林彦圭，杯溪人，工岐黄之術，以活人爲心，不計利。其子思齊，孫璧，皆得禁方，稱世醫云。

丁杞

按《福寧州志》：丁杞，號種松子，世業醫，診脈能決生死。知州李時子病劇，醫者皆袖手，得杞劑良已。正德六年，州大疫，知州萬廷彩命施藥於申明亭，存活甚衆。

張世華

按《蘇州府志》：張世華，字君美，其先汴人。宋南渡時，有彦者以防禦使擁兵衛吴，遂家焉。三傳至端禮，始以醫名。逮元善進爲保衛大夫。曾大父縉尤著名，嘗爲周文襄所禮重。父頤，字養正，能豫刻年月，決人生死。世華嘗就徵，從使西南諸國，軍士行道病者，多賴全活。正德間，吴大疫，世華携藥囊於通衢，隨請而應。有酬之金帛，笑而謝之。子承宗，孫學禮，并以保御勞擢官。

汪宦

按《祁門縣志》：汪宦，居三遷堂，精通醫理，善著書，有《醫學質疑》若干卷。

趙銓

按《廬陵縣志》：趙銓，字仲衡，與羅文莊善，贈以古風，稱爲石亭子是也。高唐里人。精岐黄家言，雖爲制舉業不廢，以諸生入監貢。仕靈壽、霍山兩邑夏貴溪，大拜入京，取道吴城，夜泊，更闌人静，忽擁騶傳呼，聲出空中，雜以絲竹金革，滿驛交喧，俱以爲宰相天人當有異，乃月下隱隱有宣言藥王爺爺到。聞於貴溪，使人詢：藥王何人？曰：姓趙者，已而寂然。乃銓舟至，貴溪有心物色之，問來舟爲誰？曰：秀才姓趙者。相國即月下索趙生見，倒屣與語，大加賞異，即携與入京。會世廟不豫，大醫束手，貴溪及大臣公卿咸舉銓入診視，不終劑而龍體大安。上既龍性，加不豫，益稍不受嬰拂，太醫待詔者入，未診視，而得罪杖殺者再三。銓入見，龍袍垂地，跽不得前。上曰：可前？銓曰：龍袍在地上。上乃喜笑曰：會講話，便知醫。乃手舉起龍袍以前。乃知前待詔對以龍袍在地下，是以觸上忌耳。銓既稱旨，朝廷官之而就令焉。銓意不欲久仕，解組歸，惟著書修真而已。有乞醫者即赴之，不責人金帛，而施藥不怠。銓診太素有神。清江蕭公須山病篤，銓往，適病者假寐，銓先診其長子，診畢，取酒相歡曰：子脈無憂，何妨乎父壽？投一劑而愈。方出都門時，見一死者，已含斂，方入棺，銓下馬啓其衣衾，令取沸水下刀圭灌之，死者立甦。或以問銓，銓曰：吾過其旁，知其無死氣。若有死氣，十丈内可決，忍妄啓其衣衾耶？其神類若此。銓臨終無病，腹中閣閣作聲，笑曰：龍吟虎嘯，風雲慶會，吾當赴之。有頃，異香滿室，見頂上一道光彩，冉冉而上，而銓坐逝矣。經日如生，舉棺時，舁者覺輕虛若無七尺身者，或傳以爲尸解云。銓所著有《春風堂集》、《石亭醫案》、《岐黄奥旨》、《諸家醫斷》、《太素脈訣》、《體仁彙編》。

吉兆來

按《江寧縣志》：吉兆來，字逢生，爲瘍醫，有神效。誠朴無僞，隨疾輕重，爲人施治，絶不計利。尤善用針，相其形色，針到而害患隨除。父秋宇，有詩名，兆來乞陳仲醇序其遺稿而刊行之，錢御泠相國、李曉湘太僕皆重之。三子皆能世其術。

司馬隆

按《江寧縣志》：司馬隆，字季平。先世陝之咸寧人。父元亨，家金陵，儒而能醫。隆少勤學，嘗從林龍溪受《尚書》，後繼父業，遂擅醫名。讀《内經》、丹、垣諸書，手不釋卷。每至病者家，或羣醫俱集，辨論紛然，隆徐以一言定之，人皆悦服。遇人危疾，端居静繹，或通夕不寐，必得其病之源治之而後已。有貧士病疫，親族畏避，隆診視不輟。嘗曰：人皆有死，豈獨疫疾能死人哉？子泰中，嘉靖癸未進士。

鄭元厚

按《江寧縣志》：鄭元厚，字載之。父宗化，以明經教諭滁陽，延集多士，置講席，四時不輟，有鄭夫子之號。性至孝，居異母喪，終制未嘗見齒，都人士稱述之。元厚有父風，曾遇異人授以道術，由是精於導引内視之學，病者求其搬運撫摩，法簡功倍，醫藥可省，立愈，人益神之。其言人身臟腑關會之處，皆可指而數也。審察病源，舉其竅要，施功膚骼之間，透切膏肓之隱。其秘多不傳，惟僧常然得其要領云。

諸餘齡

按《浙江通志》：諸餘齡，字雲泉，仁和人。卜居如松里，善書奕，博通醫家言，而多新得，四方爭迎致之。晚隱靈鷲山，善李元昭，預知死期俱不爽。每語客曰：我巾車馳城中起死人，何得身爲死人馳喪車出城乎？當終於此。與徐鏜輩諸名醫爲天醫社云。子夢環成隆慶辛未進士。

盧復 盧之頤

按《浙江通志》：盧復，習岐黄，兼通大乘，剖疑晰理，解悟不滯。子之頤，資性開明，而學有根柢，陰紐陽絡，證辨入微，善療奇疾。凡尸蹶迴風，投劑無不中。然負氣陵物，議論踔厲，毁譽殆半焉。所著《仲景論》、《本草乘》、《金匱要略論疏》諸書行於世。

孫卓三

按《饒州府志》：孫卓三，浮梁北鄉人，精岐黄。正德間，故藩覓醫於縣，王嚴里人欲傾卓三，舉以應，迫而行藥，輒應手得大效，獲寵受厚犒，聲名大起。其思理多在意表。邑令以宸濠之變，先輿送其夫人避山中，病前秘五日，腹膨如鼓，仰面張目，息已微，急召卓三。卓三曰：此盛暑急驅，飲水過度，羞溺而胞轉也。法以猪尿胞吹氣貫滿，令女婢投入衝之，而溺淋淋下，遂起。新安富室有男子淋溺不止者，漸痿黄，諸醫束手。卓三醫之，亦弗效。偶隱几坐，以手戲弄水罐，後孔塞則前竅止，開則通。爲腦後一穴，灸火三壯，立愈。

王綸

按《明外史》吴傑傳：士大夫以醫名者，有王綸、王肯堂。綸字汝言，慈谿人，舉進士，遷禮部郎中，歷廣東參政，湖廣廣西布政使。正德中，以副都御史巡撫湖廣。綸精於醫，所在爲人治疾，無不立效。有《本草集要》、《明醫雜著》行於世。

按《醫學入門》：王綸，字汝言，號節齋，浙江慈谿人。宏治時，官至廣東布政。因父病精醫，著《明醫雜著》，發丹溪所未發，世多尊信之。幷著《本草集要》行世。兄經，舉進士，亦知醫。

袁廷用

按《桐廬縣志》：袁廷用，坊郭人。正德間，由醫士授太醫院吏目。

袁 瑚

按《桐廬縣志》：袁瑚，坊郭人，由醫士任岷府良醫正。

戴廷贊

按《桐廬縣志》：戴廷贊，坊郭人。正德間，任太醫院冠帶醫士。

袁 瑝

按《桐廬縣志》：袁瑝，坊郭人，由醫士任北京太醫院御醫，進階院判。

胡尚禮

按《儀真縣志》：胡尚禮，字景初，世醫也。其父倫，命讀岐黄諸書，曰：吾家傳，通醫必先通儒爲本，理不明，安悟診視之奥？禮遂能識奇病，活人甚衆。

許 紳

按《明外史》吴傑傳：有許紳者，京師人。初供事御藥房，嘉靖改元，授御醫，屢遷太醫院使。受知於世宗，連加通政使禮部侍郎工部尚書，并領院事。二十年，宫婢楊金英等謀逆，以帛縊帝，氣已絶，紳急調峻劑下之，辰刻下藥，未時忽作聲，去紫血數升，遂能言，又數劑而愈。帝德紳，加太子太保禮部尚書，賜賚甚厚。未幾，紳得疾，或問之，紳曰：吾不起矣。曩者宫變，吾自分不效，必殺身，因此驚悸，非藥石所能療。已而果卒。賜謚恭僖，官其一子，卹典有加。明世醫者官最顯，止紳一人。

謝儒 謝世泰

按《江寧府志》：謝世泰，字約齋。曾祖儒，郡廩生，兼通醫，每逢奇證，他醫或不能辨，儒必識之，識即療之。嘗爲徐文敏季子治腮瘍，奇效。文衡山爲文以贈儒。傳子日昇，昇傳世泰，皆有名。泰存心濟物，不責報，人多稱之。

林㥏

按《江陰縣志》：林㥏，少業醫，治法主丹溪，邑中子弟學醫者，多出其門，人稱中菴先生，再致賓筵。

吕夔 吕應鐘

按《江陰縣志》：吕夔，字大章。本姓承，因依舅氏吕，遂仍其姓。易儒而醫，精研博訪，其術遂神，人以吕仙呼之。吴中大疫，裹藥囊，日治百家，全活無算。撫按給章服不受。嘉靖時，隸籍太醫院，著《運氣發揮》、《經絡詳據》、《脈理明辨》、《治法捷要》等書十卷，邑侯劉守泰序行之。子講，字明學；讀，字明經，醫名俱如其父。讀子應鐘，字元聲，太醫吏目，傳禁方而變化之，能望氣決人死生，或談笑間療人痼瘍，著《葆元行覽》、《世效單方》兩書，邑令胡士鰲爲序；又有《長春堂詩稿》。弟應陽，字元復，醫名亦如其兄。子夢徵，字孟盛，亦世其傳。

袁東

按《金壇縣志》：袁東，字春菴，善醫。爲人治病，十常瘥九，病家歡悦。飲之酒，輒陶然醉，無復計謝，人咸高之，又奇其術。東嘗云：醫胡可易？予視人病患，在人痛楚，若在吾身，返觀五内，洞然有見，而後治人五内，即弗效，病亦弗劇。其畏慎如此。嘉靖辛酉歲澇飢，至明年疫大行，巡按陳某令壇選良醫，開局施藥。病者之他醫，弗效，之東即效，御史嘉之，薦授太醫院醫士，翰林院編修曹大章有贈序。

焦蘊穩

按《海州志》：焦蘊穩，海州生員，深得針灸之法。嘉靖癸亥年間，漕撫吴夫人臨産而心痛，將危，衆醫茫然。獨穩診其脈曰：此胎手抓母之心也。一針而胎下。觀其胎手大指，尚有針痕出血。母子雙全。

王金

按《開封府志》：王金，字芝山，陝西西安人。年十七，遇道人墮水，救歸，敬事之。已，道人携入終南，授以秘術，試輒驗。時屬世廟好方伎，金以白衣召見，爲言三元大丹，稱旨，與陶仲文、邵元節并膺榮寵，歷官太常，出入禁闥二十年。世廟賓天，廷議金等進藥不謹，論刑，新鄭高文襄公再疏申雪，得減戍閩海。後數年歸，依文襄以居，遂爲鄭人。李空同與交厚，贈以芝山子詞云。其子繼懷亦精醫藥。

沈惠

按《松江府志》：沈惠，字民濟，華亭人。幼得異傳，爲小兒醫，能起死者。嘗從浦南歸，聞岸上哭聲甚悲，問知某氏僅一子，自塾中歸，暴絶。惠走視，其胷次尚温，作湯劑灌之，遂甦。有富家子患痘危劇，已治木矣，藥之而愈，取其棺以施貧兒。惠以小兒醫多秘其書不傳，乃覃思博考，著書九種行世，詳見《藝文志》。學者以爲津梁。有老媪善治疳，惠拜受其方，媪亡，爲治後事。惠爲人謹厚謙下，無貴賤貧富，必盡其心力，立身有繩檢。郡守子疾，惠入視，夫人從屏後告以病所由，惠若不聞，守訝之，對曰：夫人自向明府言耳。其以禮自處如此。晚自號虚明山人，徐文貞階有詩贈之。臨終賦詩而逝。同時有王節之，與惠并稱，兩人相得甚歡，遇有疑疾，必相質正。節之子一鳳、一鵬，皆名醫。一鵬自有傳。

張鶴溪

按《松江府志》：張鶴溪，忘其名，嘉靖中以醫名，善療奇疾。御史包節母，年六十七，暴中氣絶，積日不蘇，羣醫畢集，皆曰：風中臟腑不可治。鶴溪獨曰：此氣虚挾痰，可下人參劑，七日當甦，甦能言鬼神事。衆皆笑之。既而和劑以進，如期乃寤，道鬼神事甚詳。衆醫始口噤走。

龔信 龔廷賢

按《金谿縣志》，龔信，十一都下澌里人，任太醫院，著《古今醫鑑》，併《雲林醫彀》。子廷賢，著《萬病回春》。

王溥

按《觀城縣志》：王溥，邑之名醫，偉貌修髯，望之若仙，遇異人授脈訣，用藥隨證輒效，不取酬，救濟甚衆。嘉靖間，御史熊按東郡有疾，召問，對曰：安神定志，不藥而愈。熊深器重焉。年踰八十，健行如飛，至九十七而卒。

李秋

按《南昌府志》：李秋，字思杏，南昌人，精岐黄之術。時寧獻王有《庚辛玉册》，宗人李時珍有《本草綱目》，皆鏤板江右，秋購得其書，晨夕研究，用藥恒出意表，遂以醫名當代。爲人坦直樂易，藝愈高而接物愈謙，卑以自牧，兩與鄉飲，知府給以篤行善士之扁，年九十卒。親朋至今誦説不替。

李守欽

按《汜水縣志》：李守欽，號肅菴。聰明善悟，讀書損神，病將危，得蜀醫醫而愈之，即北面受其業。走峨眉，邂逅異人，授岐伯要旨。歸從黃冠遊，尤精太素脈理，又能預知人事遠近，活者不可勝數。諸王臺省，咸敬禮之。徙居榮澤觀中，有客自河北來，星冠羽扇，守欽識其非常人，即謹遇之。數日談論，皆世外事。守欽善對，客甚敬之，曰：先生我師也。又曰：三日後，羅主事過此，我當去也。因題詩於壁而別。越三日，果羅主事自南而北，經於榮澤，爲黃河泛漲所阻，棲遲觀中，偶見所題，驚曰：此吾世父之筆，緣何題此哉？始知客爲羅念菴也。人由是謂守欽能識仙客，號爲洞元真人。壽九十有八。所著有《方書一得》、《太素精要》諸書行於世。

鄭文賢

按《雲夢縣志》：鄭文賢，不知何許人，第從李于鱗遊。于鱗有送文賢游大梁序，稱許文賢。于鱗不輕許可，其言必信。其序云：鄭生者，名文賢，楚之雲夢人也。少慕伯陽之術，往往談長生。自雲夢來關中三千里，持一囊藥耳。所至逆旅，醫小兒即食其嫗，醫老即食其子弟，醫女即食其夫，度三千里如在里巷中矣。然不爲糈也，其來關中，庶幾望見能爲長生者焉。余蓋苦病三十年於兹，言醫也，即未嘗見醫視脈如生者焉，豈其診書異，有他禁方耶？生又自言醫且五十年於此，手指之附人脈，多於握匕箸，咀片如丘陵，即未嘗不精神與病者通，長桑君豈實視見垣一方人哉？不察見脈而治病，其礙豈啻垣一方？關中故多賢豪人，即如大中丞何某博物君子，亦言生矣。余又言秦越人來長安游時事，生未嘗不輒苦其術而隱之不得。屬余在告將歸，生亦欲遊大梁，關中自大中丞許大司徒劉以下，皆賦詩贈之，而余序其右方云。

麻東輝

按《東昌府志》：麻東輝，高唐人。嘉靖間以醫遊郡城，洞究古方書，善脈，士大夫爭迎致爲上客。堂邑李通政久病，衆醫以爲不治。東輝診曰：病得之心火鬱積，勿藥，第屏念三十日而愈。後如所言。臨清副使某病，召東輝診脈曰：大人無恙，將惟其子之憂。是時子在里中，急遣人歸視，危就牀褥數日矣，竟不起。郡有貴介公子壯而負氣，以無病，故試東輝，呼曰：而善脈，其脈我！東輝診而驚曰：子病矣，奈何不治？公子嘻曰：甚矣，醫之利於以不疾爲功也。我日兼數人之食而病乎？笑而揮之。後月餘，竟以瘵卒。高唐諸生某，試於提學，偕儕輩數人詣東輝問脈，東輝次第診已，徐曰：生且食廩，無奈剥膚之災，以憂目前。生喜而懼。甫出門，會所儺擲瓦擊之中眉額幾死，試果第一。東輝好飲，不治生産，所得金帛，輒給酒家，老而彌甚。里人有奇證，趨請東輝，雖在酩酊中，所醫無不立愈者，里人以爲神。

李中梓

按《江南通志》：李中梓，字士材，華亭人。少博學，習岐黄術，凡奇證遇無不立愈。所著有《士材三書》、《頤生微論》、《醫統》若干卷。

李　瞻

按《儀真縣志》：李瞻，號小塘，以眼科著名。有七十二問，按七十二候，以明内外障之得失。嘗一人目腫火炎，而性最卞，愈躁而疾愈熾，非藥可下。瞻謂曰：子目易愈，此客火將流毒於股，不十日，必暴發。其人習瞻名，遂日以股爲憂。至三日，以一藥而愈，股亦無恙。又一人目以氣虚暗，如行霧中，受苓、术即眩。瞻不藥，但曰子以沸水浴兩足，亦三日，一藥而瘳。或問其故，瞻曰：性暴人患疾，每欲急愈，火上攻於目，移其意以憂下，即易療。氣虛人榮衞不和，涌泉穴位足底，熱之則上可達於泥丸，必血活而藥始效。有節鉞李公妾病目。瞻曰：二目須膿出方愈。李慮損貌。瞻曰：以虎睛調藥，則膿偕液鼻下，無傷也。李果捕虎取睛治之，如所言。王荆石兩瞳反背，瞻令端坐，置書於几，用金針從腦頰刺之。初撥，曰見黑影矣；次撥，曰見行款矣；三撥則筆畫朗然。曰：君果神授耶？將千金謝。瞻却不受，惟取園中一緑磁瓶蓋。王曰：賤物何貴？瞻曰：余久得瓶失蓋，此其匹也。王以爲誕，使人驗之，果然。大抵以學濟其術多若此。更著有《育神夜光丸方》、《蓮子金針鼠尾金針説》，言目内障必藥病者滿百日，醫者齋戒亦滿百日，正心誠意而後可施。非天霽日朗，絶無雲翳，及時日遊神合吉，卒不輕用。今其書盛傳。

宋銓

按《潞安府志》：宋銓，潞州人，嘗遇異人傳秘方。嘉靖八年，郡判傅必用與寮友夜宴德風亭，醉墮臺，折左股，衆醫不能治，謂必殞。銓出藥如白扁豆三粒，啖之，骨續有聲，更以手熨，遂應手愈，起行如常，且無痕，真仙餌也。

尤仲仁

按《無錫縣志》：尤仲仁，字依之，以喉科名。初御史周清白一中官於大獄，得秘方十有七。周死而甥得其方，即仲仁之祖也。嘗起嚴文靖於屬纊，活范屏麓、孫雪窻於危劇，三人共出貲爲仲仁補授太醫院吏目，遂世其家。

繆坤

按《江陰縣志》：繆坤，字子厚。七世以醫傳，坤名更著。性行淳篤，自審脈辨方之外，端居讀書，不交塵事。嘉靖間，帥府檄至行間療疫，全活甚多，榮以冠帶，非其好也。著《方脈統宗》行世。鄉飲十七次，壽九十，自爲文誌其墓。

丁瓚

按《休寧縣志》：丁瓚，字汝器，西門人。丁氏自宋世業醫。嘉靖初，丁繩以醫名。子畜瓚，授其業，已藉數百緡，欲與子，瓚謝歸。醫則奇中，人以仙目之。性好客，客嘗滿。嘗出五十緡，脱人於厄。書畫有米倪風。年六十卒。

薛己

按《蘇州府志》：薛己，字新甫，號立齋。性穎異，過目輒成誦，尤殫精方書。於醫術無所不通。正德時，選爲御醫，擢南京院判。嘉靖間進院使，所著有《家居醫録》十六種，醫家多遵守之。

王沐

按《蘇州府志》：王沐，號春泉，常熟人。天性孝友，壯年妻死不再娶。精於醫術，相國嚴文靖公幼時，病痢垂危，沐診視良久，嘆曰：是當籍玉堂，寧籍鬼録也。投劑立起。嘉靖間，兵荒疾疫，捐貲施藥，全活甚衆。部使者上其事，授太醫院吏目，旌其門曰義醫。

申相

按《潞安府志》：申相，長治人。通方脈，研究脈理，尤精傷寒一科。著《診家秘要》、《傷寒捷法歌》，治人多應。

陳景魁

按《句容縣志》：陳景魁，字叔旦，别號斗巖。世居句容。宋端拱間，其高祖公理以醫任玉臺秘書。明洪武初，有從善者，任元戎幕，嗣後以儒醫顯。魁幼敏慧，善記誦。既長，從鄉先生樊懿齋習舉子業；又受易於昆陵陸秋崖。聞湛甘泉講道南畿，魁往謁，學日充裕。因父夢椿病疫，諸醫罔效，魁精誠禱天，一夕，夢老人書授：蚖蟺水可愈汝父。既覺，不辨其物，博訪之，始知爲蚯蚓。搗水飲父，疾立愈。人咸以爲孝感云。後精心醫學，投劑輒愈，著有醫案，皆奇疾奇方也。

按《醫學入門》：陳景魁，因父病習醫，精針灸，著《五診集治》。素無病，忽吐血半斗，脈弦急薄，厥證也，得於大怒氣逆，陰陽奔併，服六鬱湯而愈。治通體生疣，久罔效，乃太陰風邪化爲蟲也，以百部、蛇牀子、草烏、楝樹葉煎湯浴洗，越月遍身如白癜風狀而愈。始孕婦墮下逾旬，腹腥發熱，氣喘脈促，面赤舌青口臭，公曰：胎未墮也。面赤，心盛而血乾也，舌青口臭，肝氣竭，胎已死矣。用蛇退煎湯，調平胃散，加歸尾、芒硝一倍服之，須臾胎下，痛亦復安。

汪　機

按《祁門縣志》：汪機，幼嘗爲邑諸生，母病嘔，遂究心醫學。凡岐黄倉扁諸遺旨，靡不探其肯綮，殊證奇疾，發無不中。名高難致，病者有聆謦欬頓喜遂瘳，所全活甚衆。著有《石山醫案》、《醫學原理》、《本草會編》、《素問抄》、《脈訣刊誤》、《外科理例》、《痘治理辨》、《針灸問對》、《傷寒選録》、《運氣易覽》等書。

李可大

按《杞縣志》：李可大，字汝化，邑人，業儒，爲諸生。因母病，遂遍覽醫書，久之大悟，遂爲醫，無不奏效。可大用藥多奇勝。會新鄭相公家居，聘可大至，診其脈曰：公心脈如蝶鼓翼，越五月當大拜。抵期果應。於是可大名振兩河矣。因勸可大入太醫院，授修職郎。時朱錦衣子甫一歲，晝夜啼不止，請可大醫之，戒勿見兒，恐成客忤。可大曰：但隔壁聞聲足矣。朱許之。可大曰：啼而不哭爲痛，用桔梗湯調乳香灌之即愈。有族母七十餘，中酒昏迷無氣，諸兒以爲已死，將入殮。可大至，見目未陷，心尚温，曰：此母不死，吾能起之。諸兒涕泣求。可大取井底泥塗母心上，用黄連葛根湯灌之，已而果甦。於是邑中相傳可大能起死回生。李進士病虚損痢疾，腹痛異常，用人參、五靈脂治之。衆醫皆訝曰：二物相畏，奈何同用？可大曰：不聞相畏而後能相使乎？藥下果愈。鄢陵陳令病傷寒昏沉，將屬纊。可大診眎曰：此可救也。用竹茹犀角灌之而愈。寧縣尉亦病傷寒，身皆冷，口出清水。可大診之曰：陰毒已極，用附子一味醫之，亦愈。邑諸生董養性發熱口乾，久而欬嗽吐血，醫皆謂虚證。可大診之曰：汝脈結，結爲鬱證，非虚也，用蘇子、香附、益智等藥，數服而愈。董大奇之，因乞爲弟子以學醫焉。一梓人母，年四十餘，手大指忽腫，因偃仆不知人事。可大診之曰：此必月信至而適爲冷水所傷也。問之信然。用當歸甘菱湯而愈。一婦人産後大喘，醫戒用參。可大診之曰：此孤陽絶陰也，正宜用參。遂加蘇木爲湯飲之，喘立止。

李時珍

按《明外史》本傳：李時珍，字東璧，蘄州人，讀書，不治經生業，獨好醫書。醫家本草自神農所傳，止三百六十五種，梁陶宏景所增數亦如之，唐蘇恭增一百一十四種，宋劉翰又增一百二十種，至掌禹錫、唐慎微輩先後增補合一千五百五十八種，時稱大備。然品數既煩，名稱多雜，或一物而析爲二三，或二物而混爲一品。時珍病之，乃窮搜博採，芟煩補闕，歷時三十年，閱書八百餘家，稿三易而成《本草綱目》一書，增藥三百七十四種，釐爲一十六部，合成五十二卷。首標正名爲綱，餘各附釋爲目，正始也；次以集解辨疑正誤，詳其出産形色也；又次以氣味、主治、附方，著其體用也。書成，將上之朝，而時珍遽卒。未幾，神宗詔修國史，購四方文籍，其子建元以父遺表及是書來獻，天子嘉之，命刊行天下。自是士大夫家有其書，本草之學始稱集大成。時珍官楚王府奉祠正。子建中，四川蓬溪知縣，又吴縣張頤、祁門汪機、杞縣李可大、常熟繆希雍皆通醫術，治病多奇中，而希雍常謂上古醫經未遭秦火，獨《内經》、《本草》耳。《本草》出於神農，朱字譬之五經，後又增補别録，譬之註疏，未免朱墨錯互，乃沉研剖析，《本經》以經之，《别録》以緯之，著《本草單方》一書，盛傳於世。

繆希雍

按《金壇縣志》：繆希雍，字仲淳，由常熟遷居金壇，與東林諸先達相友善，工岐黄術，有殊解，一折衷於理，推本《神農圖經》，辨其性味之所以然，屢有奇驗。著《廣筆記》、《本草單方》。江陰司訓莊繼光刻之以行。卒時，翰林學士錢謙益經紀其家。

按《蘇州府志》：繆希雍，字仲醇，常熟人，精醫術，醫經方書，靡不討論，尤精本草之學。謂古三墳之書，未經秦火者，獨此而已。《神農本經》，朱字，譬之六經也，名醫增删别録，朱墨錯互，譬之註疏也。《本經》以經之，《别録》以緯之，作《本草經疏》、《本草單方》等書，抉摘軒岐未發之秘。爲人電目戟髯，如遇羽人劍客，好談今古事成敗，誠奇士也。

龐鹿門

按《湖廣通志》：龐鹿門，幼從李平湖作《本草綱目》，視《神農》多三千品，視《唐本草》多一千五百品，視陳希彝著多五百品。凡蟲魚鳥獸草木，天地内外，無所不包；又復考核詳究，盡生生變變之妙。鹿門得平湖之學，不肯輕出以試人，至老乃出。有客寓者耳聾數十日，以補藥投之不效，就鹿門理脈，曰：此胃家火也。客曰：耳屬腎，與胃何涉？鹿門曰：公未知《素問》、《靈樞》耳。胃經絡起某處，過於耳旁，或於食時，則聾更甚。

一刀匕而愈。州守夫人病瘧，診之曰：此瘧勿藥有喜，但過十日，當下血。夫人不悦，遂不請其方。越十日而夫人血下，邀鹿門，亦一匕而愈。好説《素問》、《靈樞》，醫家罕有知者。

楊守吉

按《江寧府志》：南都正嘉間，醫多名家，乃各顓一門，無相奪者。如楊守吉之爲傷寒醫，李氏、姚氏之爲産醫，周氏之爲婦人醫，曾氏之爲雜證醫，白騦李氏、刁氏、范氏之爲瘍醫，孟氏之爲小兒醫，樊氏之爲接骨醫，鍾氏之爲口齒醫，袁氏之爲眼醫，自名其家。其人多篤實純謹，有士君子之行，而守吉醫尤著。有謝五老者，夫婦病感冒月餘矣，飲食才屬口，輒嘔噦，衆醫皆以不治棄去。一日，守吉過其門，邀入診之，曰：無傷也。病久已去，但小進食，蛔蟲爭上啖，胃次攪擾作惡耳。試頓食之，當勿藥而愈。家人羣駭其説，度無可奈何，姑從之。遂以冷茶投粥中，頓入與二大盂。初尚作嘔，已漸喜食，食已沉睡，覺而霍然。又一人病羸瘦委頓甚，百方不效，求楊診之，楊曰：若病非藥所能愈，第於五更向煮牛肉肆中，候其初啓釜時，以口鼻向鍋旁，吸取其氣，然後取汁一碗飲之，數日可愈矣。從之果然。他治多類此。

陸厚

按《青浦縣志》：陸厚，自號東園散人，博洽經史，精於孫吴兵書，嘗遇異人授子午按摩法，療人疾，不施針焫而愈。有詩集曰《古漁唱》。

高武

按《鄞縣志》：高武，號梅孤，負奇，好讀書，凡天文、律呂、兵法、騎射，無不閑習。嘉靖時，中武舉北上，因歷覽塞垣，以策干當路，不用，遂棄歸。所言乾象，無不驗。晚乃專精於醫，治人無不立起。嘗慨近時針灸多誤，手鑄銅人三，男、婦、童子各一，以試其穴，推之人身，所驗不爽毫髮。所著《射學指南》、《律呂辨》、《痘疹正宗》、《針灸聚英》、《發揮直指》各三十卷行於世。

趙獻可

按《鄞縣志》：趙獻可，字養葵，自號醫巫閭子，好學淹貫，尤善於《易》而精於醫。其醫以養火爲主，嘗論：命門乃人身之君。養身者，既不知撙節，致戕此火以至於病，治病者復不知培養此火，反用寒涼以賊之，安望其生？著《醫貫》一書，論議甚精，俱前人未發，爲醫家指南，盛行於世。後遊秦晉，著述甚多，有《内經抄》、《素問註》及《經絡考正》、《脈論》二本一例諸書。子貞觀，字如葵，亦精於醫，敦厚有古風。治病不論貴賤，未嘗計利。嘗治人病，夜半自往叩門，候其脈證以用藥，其篤厚如此。亦有《絳雪丹書》、《痘疹論》行世。

鍾大延

按《鄞縣志》：鍾大延，字恒國。本江右仕族，後爲鄞人。精於醫，聰頴絶人，治病不執恒方。嘗言今人但知醫，豈知醫人病固有淺深，人自有强弱，豈得因病執方？有二人同時病痢，其一用補劑，一用攻劑。或問之，曰：此稟弱，須補其正氣而後攻之；彼强須攻，故用攻耳。徐廷尉病小便秘，腫脹，面發發喘，衆醫皆以爲熱證治之，病愈甚。大延視之，曰：是無火也。急煮附子湯一服而愈。後有一貴家孕婦，病亦如之，衆醫莫效。大延視之曰：是可弗藥也，乃胎壓膀胱耳。令其周身轉運而瘳。一僧嗜鹽，每食必斤許，衆醫雖知其爲蟲，然服藥輒痛悶欲絶。大延曰：是蟲不受藥也，當有以餌之。以鹽筭用藥煮之，仍加以鹽，令服。越數日，果嘔蟲數升許而愈。又一人酷暑歷萬山中，或時飲溪水，至秋患泄痢，諸藥不效，但思食西瓜，而醫家戒不使進。大延曰：但食無妨。稍進覺安，加進益快爽，遂用藥數劑而愈。蓋前因山中暑熱所中也。其能自出新意，多奇效皆如此。

嚴仁泉 嚴蘇泉　吴少垣　吴繼軒　僧心齋　周　僧　李　僧　李　氏　楊　氏　馮遯齋　張　東　何心仁

按《金谿縣志》：金谿先時名醫不可考。世廟時有嚴氏兄弟，兄號仁泉，弟號蘇泉者，真誠静重，脈理精徹，百無一失。若小兒以吴氏家傳爲主，代有精者。今少垣、繼軒兄弟皆有聲，足繼祖父之業焉。苦竹人外科有龍興寺老僧心齋者，宿瘤如杯，毒癰滿背，皆能療治，人比之扁鵲。其徒周僧、李僧亦得其傳焉。跌撲傷損，谿中有田西李氏、南嶽楊氏，各有祖傳方劑，號稱接骨專門。然藥性尚温，皆能取效。至馮遯齋、張東、何心仁可稱今時名醫云。

古今圖書集成醫部全録卷五百十三

醫術名流列傳

明

李奎 李蘭泉

按《鄞縣志》：李奎，字石梁。少負氣尚俠，避讎亡匿湖海間，十餘年始歸，更折節讀書，精於醫，洞究内外經，心揣手追，盡得其妙。善起人痼疾，他手所不治者，常得生。有誤吞指爪，喉哽幾殆，奎令剪人指爪，燒灰服之，立愈。疑其故方，奎曰：不然，此《内經》所謂衰之以屬者也。聞者嘆服。如古金石及名人墨蹟，植花草，滿其所居。年八十三卒。先是嘗有李蘭泉者，以醫名世，奎之術蓋得之於蘭泉云。蘭泉所著《醫説》，未及刊布，其后學徐國麟至今寶藏之。

張暉 張翰

按《海鹽縣志》：張暉，中所人，能醫治傷寒，有起死回生之功。子翰繼其業，感寒疾者，藥一服而愈，時稱爲張一帖云。

賀岳

按《海鹽縣志》：賀岳，字汝瞻，初因母病，盡購岐黄書誦之，且從四方國手講究，遂精其術。病者，圭勺霑口即奏功。郡邑藩臬，皆延致之，加以賓禮。所著《明醫會要》、《醫經大旨》、《診脈家寶》、《藥性準繩》諸書，業醫者宗之。

張霆 談寵

按《海鹽縣志》：張霆，號芝田。談寵，號元谷，并精小兒醫，先後著名。嘉隆間，子孫并嗣其業。

錢同文

按《海鹽縣志》：錢同文，字養真，精岐黄術，遇危篤疾，投劑立愈。乞療者以先後爲序，不論富貴也。貧者不能具參、附，每出笥中蓄入咀㕮不以告。有荷担販鹽者，家無斗粟，鹽爲捕所奪，嘔血數升，匍匐求治。同文潛以白金半錠雜藥中，其人啓函得金，以爲誤也。同文曰：我安得有金？即遺汝，必明告汝矣。其人得金喜，飲藥立愈。其陰行善多類此。敝衣徒步，不憚數十里，所至惟食菜羹，恐以口腹殘物命也。壽七十餘乃終。

鮑大才

按《海鹽縣志》：鮑大才，父南湖精醫，自蘭溪來塵西關外，大才世其業。事母孝，母病，日跪榻前飲食，居恒曲意承歡。所施圭勺，神效，不期報，郡邑大夫俱異數待之，舉飲賓。年六十九卒。以從子遇明、啓明爲子，皆無子。遇妻項氏，啓妻陸氏，并年少，守節終身。

韓德基

按《海鹽縣志》：韓德基，字卓甫，永樂間，御醫履祥裔孫也。世爲澉人，少孤，讀書解大意，長精於醫，決人生死多奇驗。見貧者與其貴藥，不求酬。出有所得，必獻之於母，或分與親知。舉祖母之喪，營辦皆竭己力，不以責諸父諸弟，孝友好義，其天性也。卒年僅三十九，無子，以弟之子爲後。

石涵玉

按《海鹽縣志》：石涵玉，字啓泰，治痘疹奇效。劉氏莊患痘者二十人，涵玉視之曰：某，弗藥愈；某，某日死。以筆記之，一一不爽。豐山兄弟三人，共一子，痘不起，面青腹痛，涵玉憂之，夜夢大士曰：何不用白芍？涵玉躍然。蓋白芍能於土中瀉木，面青腹痛，木乘土也。如法治之，立效。西郊沈氏子方見痘，延視，辭曰：此終不能有功。他醫療之，過其門，聞張樂，則以痘愈酬醫也。固邀入席，呼子出揖以愧之。涵玉曰：明年今日必患痢，終難救。衆不悦。如期果亡。一女患痘眼白色，面紅如灑脂。涵玉曰：内潰證也。取紙砲一，令其父然女耳畔，如雷，大驚，面部痘盡起，數劑差。衆奇問之。曰：内潰以通竅爲主，驚則心竅開，痘不内伏，何足異？其治法多類此。中歲長齋放生，建靈瑞禪院以安僧衆，買地施棺以瘞無力葬殮者，凡三區，名廣孝阡。蓋樂道好善，不第以藝術傳者。子楷，邑諸生，益精先業，北遊都下，名動公卿。所著有《傷寒五法》、《證治百問》、《新方八法》行於世。

盛賜禄

按《海鹽縣志》：盛賜禄，幼遊蘭溪，遇方士授岐黄術，賣藥城市，貧者施不責償，捐貲助修㺯城橋，佐沈龍宇完婚娶，人多義之。年八十五，盡以家財分散親族而卒。

吴中允

按《石門縣志》：吴中允，字養素。幼失母，砥礪志操，敦篤友誼，兄弟中有欲分財析産者，輒推與之，家徒壁立，奉養未嘗少缺。精醫術濟人，凡貧富咸親視診，病痊不責其酬，鄉黨以此推重。

祝文琳

按《石門縣志》：祝文琳，字長聲，庠生。精岐黄家言，見地高，頗能洞垣決隱。時遊騁文墨，著有《黑將軍傳》、《芋艿先生記》，詼譎可喜。亦善作詩。子翼皇，年少蜚英庠序，早卒，因惘惘以没。

孫鈍 皇甫泰

按《錢塘縣志》：孫鈍，字公鋭，遇異人授卻老方，九十童顔，醫傾海内。所著有《試效集成》書，按脈用藥，足齊古人。又有皇甫泰者，與之齊名，人稱孫皇云。

錢寰

按《錢塘縣志》，錢寰，以小兒醫。嘉靖初，徵授御醫。侍太子疾有效，陞右通政。

俞橋

按《海寧縣志》：俞橋，少業儒，究心理學，兼精岐黄術。嘉靖中，以名醫被徵，累官太醫院判。橋於方書無所不晰，更博詢諸名家，得河間、潔古、東垣未刻諸稿，及古今秘方，斟酌損益之以治病，無不奇驗。居京師，恥事權貴，而貧家延之，必盡心療治，以故名愈藉藉，而家日窘，士大夫雅重之。著《醫學大原》一書，蒐輯《樞》、《素》以下諸家有關證脈者，次以賦括，令業醫之士，診脈製方，有所考證焉。

嚴元

按《杭州府志》：嚴元，字宗仁。少業儒不售，从父矜謁選京師，屬有詔選醫士，元故精岐黄家言，就試禮部，隸籍太醫院。嘉靖中，預修《袖珍諸方録》，賜銀幣甚渥。上幸承天，有旨命元扈從，嘗宣召診視，及視東宫后宫疾輒效，賜金綺，至撤御前酒饌以優寵之。秩滿授御醫，會司藥署員缺，旨特用元。爲人所忌，中蜚語，落職。元事親以孝稱，其爲醫熟察標本，陰陽脈絡皆極洞暢。以子大紀貴，封部郎，贈方伯。

過　龍

按《蘇州府志》：過龍，字雲從，吴縣人。豐神超逸，隱於醫。著《針灸要覽》、《十四經發揮》、《茶經》各一卷。時與祝京兆文待詔遊。生平不菑不畬，所需自足，自號十足道人。年九十三卒。文徵明有十足道人傳。

金　綬

按《懷遠縣志》：金綬，幼業儒，兼習养生之術，尤精於醫。濠壽之間，待之全活者甚衆。本府饒都伯得奇疾，遍求醫治不效，張黄門翼翔，薦綬於饒，延見診視，三投湯劑而沉疴豁然。饒喜，槃以冠帶。隆慶初年，與鄉飲。卒年八十七。

葉文齡

按《仁和縣志》：葉文齡，字德征。幼業儒不遂，去學醫。禮部屢試優等，例授冠帶，供職於聖濟殿，陞太醫院吏目。甲午，召診保和有功，陞御醫。忽被宣召，御書忠愛額於堂。庚子再召，陞院判。後因母老，乞終養，遂致仕。所著有《醫藥統旨》行於世。

張　榮

按《如皋縣志》：張榮，字伯仁，常山人，移家如皋。少精診家學，人以疾請，無早夜寒暑雨雪，無不赴者。

投匕劑，輒奇效，至報有無不問也。嘉靖己未，邑有倭寇，崇陽劉景韶以兵使者提兵境上，挾以自從。會軍中大疫，榮起者千餘人。隆慶末，下邳有治河之役，大興卒徒，臯人負鍾者千二百，而疫死者過半，榮自請往治焉。至則夫役俱就茅蓬下臥，一一療之，皆得生還，不費縣官一錢也。好施予，窶人有謁者，無不應，往往折券棄責。卒之日，家無餘貲。子孫今爲臯人。

曹察齋

按《如臯縣志》：曹察齋，精岐黄之術。一日行途中，聞有婦臨蓐者，作楚特甚，曹拾地上敗葉，命煎湯服之，即下。人叩其故，曹曰：醫者意也，我取其敗葉落耳。衆服其神。

賣藥人

按《如臯縣志》：明萬歷甲寅夏，有賣藥人挑藥籠至市中，俄有兩人肩一病者求醫，病者遍身皆刀斧痕，頭項尤甚，取其頭，置膝上，以藥塗之安上，視聽如故，兩人復肩而去。酬之以錢，不受。觀者如堵。未幾遠逝，不知所之，惜未叩其姓氏。

沈道輝

按《泰州志》：沈道輝，泰州人，善岐黄之業。如臯縣江寧鄉，有石氏女子，夢與神接，神黑而髯，腹漸膨脝，家人咸共警怪，往謁道輝。道輝診之曰：此鬼胎也。以藥下之，得二肉塊，剖視，外黑而中白如脂。

沈汝孝 錢惟邦　盧似立

按《杭州府志》：沈汝孝，字太國。父文奎，習岐黄，居富陽之坊郭里，術不甚售。及汝孝，童年知醫，所投輒效。萬歷中，周孝廉羔計偕遇關閿疾，衆醫不能愈。太國獨以三稜、莪术等藥，投三十劑而愈。羔仲子兆斗，以勞鬱致病，幾不救。杭醫錢惟邦曰：周郎病勞憊鬱極而尸蹶也，下之則生矣。會醫士盧似立過寓，切其脈，撫掌笑曰：正所爲陽脈下逐，陰脈上爭，胃氣閉而不通，故脈亂形蹶，以陽入陰，支蘭藏者生是也，不可驟攻，須七日少間，三七日而愈。太國聞之躍，釃以湯液，煮以齊和，病瘥，一如二君言。蓋武林醫者，錢能攻，盧善守，而太國則非攻非守，適於二君之中者，三人遂稱鼎足焉。年八十卒。子孫能世其業。

唐繼山

按《會稽縣志》：唐繼山，以字行，萬歷年間人，住安寧坊。少喜讀書，長而習醫，以温補爲事，多奇效。尤能以脈理决生死於數年前，人至今稱之。有《脈訣》行世。

李尚元

按《江寧府志》：李尚元，字仰春，以治傷寒名家，焦太史嘗贈以文，略云：自古論病，惟傷寒最爲難療，表裏虚實稍不審，輒不可救。尚元有三勝焉：每用藥言某時當得睡，某時當得下，時刻皆應，一也；有一兒病誤服補劑幾殆，尚元所用獨異，羣咻之不爲動，卒以奏功，嘗曰：倉公言吾以脈法治而愈，二也；龐安常治傷寒有名，傳稱其樂義耐事，如慈母而有恒，尚元爲人似之，三也。其爲名公推服如此。子言曾孫鍾懋、時遇，皆世其業，有聲。

王有禮

按《嘉興府志》：王有禮，休寧人，嘉興邑庠生。本姓沈，字三五。居鴛鴦湖上，精軒岐術，善治傷寒，有《尊生内編》十卷，葉向高序；《尊生外編》八卷，岳元聲序，皆行世。

瞿介福

按《靖江縣志》：瞿介福，其初常熟人，後徙靖，以醫名。萬歷時，邑中瘟疫大作，介福施濟，所活甚衆。

鄒志夔

按《靖江縣志》：鄒志夔，字鳴韶。其先丹陽人。少業儒，一再試不售，輒棄去，怡情墳典，於書無所不窺。爲人樸雅，則古稱先，嚴於取予，一介不苟。中年精醫術，嘗羅遠古倉扁以及近代劉李諸家之言，著《脈辨正義》五卷，言言理要，與《素問》、《靈》、《難》相發明。邑人朱家栻爲之傳。

張文遠

按《金壇縣志》：張文遠，字振凡，善醫，尤工於胎産，著《保生集要》一卷，提學副使馮序之以行。萬歷四十年，授太醫院官。子祥元，字元如，亦以工軒岐術稱，授太醫院吏目。

湯　文

按《金壇縣志》：湯文，字涵春。生嘉靖中，家貧，晝耕夜讀，手不釋卷。行田時，倦則臥畦畔苦吟，或負担展書担頭誦之。時以儒業見，一不售，即從學醫道，殫究原本，辨陰陽應象六節藏象之秘，投劑無不效者。常曰：士遇則爲良相，不遇則爲良醫，皆以燮理陰陽爲道耳。若使診視諸證，莫辨二氣互勝之理，疾何由愈？王肯堂以爲名言，盛行於世。以不受謝，僅有田四十餘畝，分其半與弟。豐膳奉父，不以煩其弟也。萬歷初，授太醫院吏目。子宗元，别有傳。仲子宗禹，字養原，亦以醫名。切脈對藥有别見，能起危證而生之。時獲豐資，遇人有所急，悉爲施予散去。萬歷壬子授太醫院吏目，舉鄉飲賓。年八十四卒。

徐春甫

按《祁門縣志》：徐春甫，字汝元，汪宦門人，醫家書無所不窺，著有《古今醫統》、《醫學捷徑》。居京邸，求醫甚衆，即貴顯者，不能旦夕致。授太醫院官。

施夢暘

按《吴縣志》：施夢暘，字應章。其先自浙徙吴，嘉靖丁巳補吴庠生，屢試不售，遂習岐黄術，洞悉秘奥，得註籍醫院。萬歷七年，奉召入部承事；十五年，吴中歲凶，捐藥資，設局海紅坊巷賑濟。自丁亥至壬辰六月間，水旱頻祲，全活無算。今海宏禪寺，即濟貧故址也。

左維垣

按《涇縣志》：左維垣，訓科震道之後，家傳醫學，尤精傷寒治法。常以濟世爲念，往往有破棺而出者，酬金不拜也。萬歷間，授太醫院醫官。

釋普照

按《鎮江府志》：釋普照，萬歷末至金壇，不知其所自來。精於醫，多秘方，治瘡瘍湯火諸患，立有神效，不責報於人。年八十餘卒。

王肯堂

按《明外史》吴傑傳：士大夫以醫名者，有王肯堂，字宇泰，金壇人。萬歷中，舉進士，選庶吉士，授檢討，以京察貶官，終福建參政。肯堂博極羣書，兼通醫學，所著《證治準繩》，爲醫家所宗。

按《野史》王樵傳：樵子肯堂，字宇泰，舉萬歷十七年進士，選庶吉士，授檢討。博覽羣籍，聲著館閣。倭寇朝鮮疏陳十議，願假御史銜，練兵海上，疏留中，因引疾歸。旋遇京察，以浮躁論調，家居久之，吏部侍郎楊時喬薦補南京行人司副，終福建參政。肯堂平生無他嗜，獨好著書，尤精於醫。所著《證治準繩》，該博精粹，世競傳之。

陶華

按《浙江通志》：陶華，字尚文，餘杭人，治病有奇效。一人患病，因食羊肉涉水，結於胷中，其門人請曰：此病下之不能，吐之不出，當用何法？陶曰：宜石砒一錢。門人未之信也，乃以他藥試之，不效，卒依華言，一服而吐，遂愈。門人問之曰：砒性殺人，何能治病？陶曰：羊血大能解砒毒，羊肉得砒而吐，而砒得羊肉則不能殺人，是以知其可愈。後來省郡治傷寒，一服即愈，神效莫測，名動一時，然非重賂莫能致，論者以是少之。所著六書：曰《瑣言》，曰《家秘》，曰《殺車槌法》，曰《截江網》，曰《一提金》，曰《明理續論》，仲景以後一人而已。

秦昌遇

按《松江府志》：秦昌遇，字景明，上海人。天資警敏，少善病，因遂學醫，治嬰兒疾稱神。已而遍通方脈，不由師授，妙悟入微。常行村落，見婦人淅米，使從者挑怒之，婦人忿詬，昌遇語其家人曰：若婦痘且發，當不治，吾激其盛氣，使毒發肝部耳。目下春時應見於某處，吾且止，爲汝活之。及暮，如其言，乞藥而愈。青浦林氏子，年方壯，昌遇視之曰：明年必病瘵，三歲死。明年疾作，踰兩春竟死。昌遇所尅時日皆不爽。其或病至沉篤時，張口瞑目，昌遇投劑能立起，名動四方，往來無寧晷，然未嘗自多。嘗謂法當死者，雖盧扁不能爲；苟有生理，勿自我死之可矣。爲人瀟灑自適，預知死期。年六十餘卒。所著《大方幼科》、《痘疹折衷》行於世。

徐延賞

按《松江府志》：徐延賞，字元識，上海人。好養生家言，因精岐黄術，屢起沉痾。常熟令楊鼎熙病月餘，遍求醫弗效，延賞決爲痰疾，以三劑起之。吴淞朱總戎文達素無恙，一日忽覺神思有異，晚而歌哭不節，飛騎邀視。延賞曰：此陰火乘肝晚動也，予平劑遂復。懸壺滬瀆間，爭禮致之。延賞以供具過設，多奉清齋，又作戒殺文以勸。常授太醫院御醫。董文敏其昌雅重之，贈以詩曰：藥倩韓康賣，門容尚子過，五茸安豹隱，萬里弄鷗波。有子霑恩，能世其業。

華攡藻

按《無錫縣志》：華攡藻，字麗涵，以諸生去爲醫，得傳於雲間李中梓，遂以世其業。

郁光始 張逸

按《嘉善縣志》：郁光始，字涵春。從兄涵真調元稱吾家華佗也。善醫，不計藥費，貧則施之。萬歷末，嬰孩險證，投劑立愈。痘疹察色尤精，一見而決。子國英亦以痘疹名，疾有疑難，必延診飲劑，如神授焉。張逸，字泰菴，通《素問》、《脈訣》、《綱目》。初行痘疹，繼精大方，三吴巨室，挐舟相迎。善撫琴，工畫，藥餌之外，能養人性情，稱醫家逸品。

劉覽 金元德

按《嘉善縣志》：劉覽，字月梧。父性良，號仰松，精醫術外科，授太醫院吏目。覽事親孝，益精其業。雲間孝廉陸慶紹母奇疾，治之神效，饋五百金，却之。董其昌、陳繼儒延譽授太醫院御醫。金元德，字鍾梧，亦善醫，授太醫院吏目。

張萬春 丁鳳梧

按《嘉善縣志》：張萬春，字復泉，治嬰孩神效。里中有孺子啼，張入室灌藥數匙，即歡笑矣。壽九十六。授冠帶醫官。丁鳳梧，字敬山，精外科，無名腫毒十八種，咽喉疑難，立解。其先世受異人方，絶非人間伎倆。壽七十二。授太醫院吏目。張、丁子孫林立，皆能得其傳，人稱爲五世醫云。

潘師正

按《嘉善縣志》：潘師正，字斐伯，與君永同術，少從劉念臺、黄石齋遊，博通陰陽燥濕之學，醫學濟人，多奇中。性耿介，與魏庶常交最深。子遵，武庠生，亦善醫，能世其業。

吴中秀

按《松江府志》：吴中秀，字端所，工岐黄之學。高仲陽三年不寐，諸醫以爲虚，中秀按其脈皆洪，曰：此膈上頑痰也，以瓜蒂散吐之而愈。李某素無疾，偶過中秀家，爲診視之，遽問君有子乎？對曰：有子十歲。中秀曰：幸矣。君明年某時患瘍，非湯石所療。至期果驗。其名與秦昌遇景明相伯仲。六十年間，所全活人不可勝紀。少有至性，侍母疾，衣不解帶，躬親浣濯。其兄嘗從索十金，中秀檢橐中得數十金，盡與之；其子女六人，悉爲之婚嫁。有姊年八十，中秀亦篤老矣，猶謹視起居，故世尤稱其孝友。生平好聚書，有數萬卷，構天香閣藏之。董文敏陳徵君時過從焉。有子懋謙，能讀父書。中秀所著有《醫林統宗》、《傷寒備覽》云。

周子幹

按《太平縣志》：周子幹，號慎齋，西隅人。少時行履輕跚，聞長老言，以爲非壽徵，乃對斜拗直，行步遂端。其爲醫務究五行陰陽道理，意在扶陽抑陰，體驗身心，通己之脈理，以喻人之脈理，全活甚衆。有艷婦以活夫恩，貧無所報，願薦枕席，正色拒絶。嘗經柏葉山神祠傍，見巨石斜綰路口，担負往來苦不便，謀捐資鑿石，居人謝弗敢，乃向神呪云：神必福民，吾體神意，去石若殃，當殃我。夜神像仆地，石裂爲三。享年七十有九。著《醫案》數十卷存於家。

焦耿芳

按《太平縣志》：焦耿芳，號坦寧，西鄉人。易直真率，精岐黄術，遊京師，公卿爭延致之。大司成湯賓尹、中丞周汝礪輩，皆折節爲友，重其有方輒效云。

孫　廣

按《太平縣志》：孫廣，字又黄，北二人。少習制舉試，屢蹇，遂棄去，取方書遍習之。爾時歙醫程敬通，名布徽寧，裹糧往從，反復辨難，大精其業。歸而診候投匕，無不立起。富不受謝，貧者施藥。

余　淳

按《休寧縣志》：余淳，字敦父，綜經史，工吟詠，尤精岐黄家言。古黟望族。父時啓以經術下帷海陽，因家焉。值萬歷戊子歲大疫，出秘方，全活不可勝計。

劉承宗

按《蘇州府志》：劉承宗，字繼仁，别號培橘，吴縣南濠人。年十五，從其祖授醫方，祖所診療，竊識之。有大賈祝某得奇疾，醫弗能治，適祖他往，乃迎承宗。承宗曰：易治耳，用某藥可愈。諸醫以年少詆之，然竟愈，於是承宗名大著。嘉靖甲寅倭變，檄客兵來援，遠騎而馳，多病疫，承宗以釜鬲煮藥飲之，僵踣立起。日應四方延請，風雨不辭。萬歷初，子宏道，登第，人以子既貴，不敢以疾求診，承宗輒赴之。晚頗好聲技。年六十五卒。

殷榘

按《儀真縣志》：殷榘，字度卿，號方山，美姿髯，貌老猶若童子。家世十全上醫也，至榘獨精於診視，投劑無不奇中，俗呼爲殷神仙云。然手目不去書卷，所至輒效，不受人金帛，以救人命爲志。萬歷癸未歲大疫，閭巷傳染，至闔門不火。榘部勒甲乙諸户，晝夜奔問，所活數千百人，皆不受饋遺。歙人吴銑、病七日不食，以飲常醫補劑而死，榘亟諭其人曰：若舌黑不挺，頰腫不裂，猶可活。按如言，三逐其熱而愈。鄰人臧娶新婦，半月而腹大，衆以爲胎，榘謂新婦因空腹受漆毒，命取蟹汁和甘草飲之而愈。四川高命婦患内逼，衆以爲痢，榘以爲月閉；郭指揮患厥逆，衆以爲陰，榘以爲暑；瓜洲趙臬司患脹遺血，不食不寐，衆以爲熱，榘以爲勞；許進士崇志患呃逆，衆以爲痰，榘以爲怒；文學張征伯躁躁，衆以爲疫，榘以爲熱，皆手到即愈。萬歷庚寅吉水羅從先假歸，一舟遍疫莫治，榘館從先痊之，羅以爲再造，拜榘爲父。諸如已劉進士昱胃痛，已黄十六寒狂，已湯總岳夫人胞胎而痢，已陝人高文癇，所指切，難更僕數。有軼事三，尤奇：一人疾病甚，就榘診，一亡命無恙，方醉飽，隨病夫欲試榘，榘出，亡命卧櫝上候之，見榘歸，意欲急試，驟下櫝。榘先診病者曰：汝無甚疾，一服可愈。診亡命曰：汝病甚，速歸，夜分当絶。亡命大笑。及陵晨，問之果然。村女戲作反身筋斗，忽視人足上首下，視屋砌上瓦下，衆莫解。桀曰：此勿藥可愈。命取碎針數千，使女低頭拾竣，方許起，亡何果愈。見舁槥者淋血，血色尚新。桀曰：棺中人未死，奈何舁之？詢之舁者，曰：此欲娩身而不得者也。桀曰：可立活。以針刺心側，呱呱下一子，婦亦徐活。或問之，桀曰：亡命方醉飽臥櫝上，以驟下而臟離。村女以用力作反身筋斗而肺反蔽心竅，使兜其體，可立正。婦娩身時，兒手握母心，痛至死，子又不下，至淋血色鮮。針之，兒手痛必縮，得兒下而母活。後視兒掌背，果有針痕。人神其事，呼爲仙。

胡　任

按《瑞州府志》：胡任，高安人，醫術最精，奇效非一，所濟利甚廣，筠人至今稱之。著有《醫方諸集》。

賀良爵

按《平陽府志》：賀良爵，隰州人。初爲郡庠生，烺烺有聲；後慕道歸隱，與物無競，人咸重之。其於星歷醫卜之術，無所不曉，尤精於《易》。凡人之吉凶得失，爭往卜之，尤著靈驗。明萬歷丁巳春夏亢暘，爵登東山祈禱，食不下咽，衣不解帶，約七日而大雨滂沱，二禾成熟。常施藥餌符水救人，賴以全活者甚衆。

姜　宸

按《瑞州府志》：姜宸，南昌進賢人。以醫久寓高安，頗有儒行。萬歷戊子己丑間連荒，家户病疫，宸施藥濟困，所活良多，貧者尤德之。

松陽道人

按《湖廣通志》：松陽道人，不知何許人。萬歷初，雲遊至桂陽州，與樵牧雜處。一日遇雨，衣服沾濕，樵者爇火燎之；道人趺坐，氣蒸如炊，不移刻而衣燥。衆異而問之，道人曰：吾體有真火，非薪火可及也。問：能療疾乎？曰：吾療人疾，即取藥於臟腑，非金石草木之比也。會有咯血者，延之往視，道人命以舌餂紅紙，視之曰：脾未絶，可療也。扶起坐，以己華池水日飲之，病者起，神氣漸復。一日，聞鄰有哭聲，問之，則某已屬纊。道人至榻前，以手按摩其肢體曰：可活。以湯灌之稍甦，再按之，旬日漸能步武，後竟愈。授徒數人，皆爲名醫。

鄭之彦

按《江寧府志》：鄭之彦，字蘭巖，江寧人。父道光，精六書，善琴并畫梅，與盛雲浦、方樵城輩相唱酬。之彦少爲諸生，屢試不售，輒棄去，好神仙吐納之術。體羸多病，遇異人授以刀圭，遂精於醫。有名僧古曇者，設壇普德，之彦過遊其地，診視之，語其徒曰：爾師六脈沉濇，殆不起。衆不以爲然。明日，哄傳古曇坐化矣。神驗如此。年八十卒。長子箊，有文名。少子簠，亦以醫名，而篆隸冠一時。

孟繼孔

按《江寧府志》：孟繼孔，字春沂，亞聖公裔，宋南渡以醫名，世居吴門。洪武初，隸太醫院。繼孔幼穎慧，習舉子業，遊焦澹園先生之門。父垂歿，命習世業，道術日進，聲滿都邑。生平存活嬰稚，未可數計。每痘疹流行，間從羣兒遊嬉中，預決生死，無不奇中。性通脱不羈，所得金錢，悉推予貧乏，隨手輒盡，歿之日，囊無餘物。所著有《幼幼集》。子三人皆能世其業。仲子景沂，尤以大方脈著。

朱儒

按《嘉興府志》：朱儒，由吴江徙居秀水，昆弟四人，儒析産讓弟。以醫顯入都，會大疫，所起亡算，選授太醫吏目，後積貲爲院使，嘗侍疾禁中。一日，神宗御文華殿暖閣，召儒切脈，儒奏聖體病在肝腎，宜寬平以養氣，安静以益精。神宗首肯之。自兩宫太后及后妃公主有疾，率令中涓言狀，從儒授方多效，縉紳爭爲倒屣。所得俸入，多以濟困阨。若貧而就醫者，不責其報，且潛置金藥帖中周其急。每里中人入都，儒戀戀桑梓。又客死者，倡義經紀其喪。年七十七卒。以子國祚貴，贈太子太保大學士。

衛周佐

按《江南通志》：衛周佐，字輔臣，淮安籍，高郵人。精醫術，應手而愈。施不責報，嘗救貧人，施濟丸散，淮人全活者無數。

項森

按《處州府志》：項森，字子秀，遂昌人。祖泗，父孔賢，皆世以積善稱，至森益宏其烈。嘗業儒弗售，棄去，精岐黄術。每以施藥濟人爲事，雖傾橐勿恤也。萬歷初，邑早饑，乃鬻田賑粥，多所全活。其輕財重義類如此。幼時，祖所置四茶亭田若干，歲久爲豪强侵没，及長，悉贖之。嘗以己貲買山一所，堪輿家曰：是善地也，宜塚，盍自營之？則以葬其父母，不從弟取均直焉。課二子，咸以經學顯。邑有相構爭者，得其言即立解。其爲衆所推服，可比之王彦方云。

葉以然

按《處州府志》：葉以然，字懋春，遂昌人，讀書善記，以母病久，遍請諸名醫，因盡得其術。兄弟五人，不異爨者五十餘年。家始清素，晚以醫致充裕，仍以均諸同産者，有餘則以周貧乏婚葬及修理橋梁道路之費。生平用藥所活者多，而不責其報，且賑其不能俱藥者，鄉人咸敬信之。

蘇廷榮

按《處州府志》：蘇廷榮，遂昌人，家世業醫，至榮益精其技。歲大疫，遍行診治，其貧不能具藥者則施之。龍泉陳令得疾請療，道拾囊金七十兩，坐候失主，半日不至，前行十里許，有赴水幾危者，拯起，飲以藥，俟少甦詰之，云是徽州木商汪榮，即失金之人也。問其故？則曰：金既失矣，奚以生爲？及驗其帳數，皆合，遂全畀之。至龍泉，投以劑，令亦愈。聞茲事加敬，因贈以詩，有常施篋里君臣藥，笑擲人遺子母錢之句。壽八十終。與鄉飲一十三次。

宋金鏞

按《無爲州志》：宋金鏞，精於痘疹。子春從，孫一秀，與祖父齊名，尤樂施急難。之聖、之美，皆其後也。

何宜健

按《河南通志》：何宜健，洛陽人，舉人，阜城知縣，以病歸，遂究心岐黄之術，其效如神，凡診視無不立判死生。

劉一鵬

按《扶溝縣志》：劉一鵬，少落魄，遊燕薊間，爲寇所得，既逸歸，遂遍走徼塞，寓都門，逢海内異能士，輒師事之，立譚間，即能悉其藴奥。久之，博通諸家，天文太乙、奇門遁甲、選擇六壬、地理宅法之屬，醫術五運六氣之理，濟以辯博，人無窮其説者。嘗以策干元戎爲幕賓，去遊河朔濮上，與諸縉紳談醫，間以詩相詠和。其詩亦逸曠有俠氣。

王朝憲

按《無爲州志》：王朝憲，字叔安，精醫，治傷寒尤神，能療奇疾。州人有病久不起者，請蕪湖名醫殷某治之，殷曰：奈何舍叔安而求我也？凡朝憲所不治者，殷亦不復予藥。

管　澤

按《陝西通志》：管澤，字子民，咸寧學生。父中丞楫，以疾在告，日躬侍湯藥，因究心醫脈，遠近求醫者甚衆，由是名聞關輔。

王尚德

按《陝西通志》：王尚德，西安右衛人，幼敏慧，博覽經史，過目不忘，善詩賦，尤精醫術。秦肅王疾，諸藥弗瘳，徵德至，一匕而愈。王曰：神醫也。遂奏請授迪功郎，秦藩醫正，兼宜川部陽兩王府教授事，教子孫七人入庠，以壽終。

崔瑞生

按《太平縣志》：崔瑞生，字衷白，東鄉人。幼業儒，克敦孝友，改習岐黄之術，專以濟世活人爲念。診脈施藥，絶不較利，貧病者甚德之。得養身妙訣，葆攝天真，年逾九旬，容顏如童，燈下猶能摸黄庭小楷，不用拄杖，疾行如飛，人稱異云。

黄用卿

按《鳳陽府志》：黄用卿，鳳陽縣人，通五運六氣，精脈理，診人疾生死數年前，多驗。

程國令

按《太平縣志》：程國令，字允贍。幼習舉子業，讀書數十行輒下，詩歌字畫，横絶一時。後改事岐黄，博覽羣方，獨抉其要，故所見殊出人意表。有頭眩喉隔腰裂者，百療不治，令診之，曰：是疾有三：一劑去其一，三劑當立愈矣。從之果然。又患腹痛者，奄奄待斃，衆謝去，令聞之，不待召而踵其門，投一方，俄頃痊，人皆以爲神。他如此類者，不可悉計也。謝二峰嘗記其事爲傳。

余中瑞

按《貴州通志》：余中瑞，安化人，字静齋。博學能詩，尤精於醫，能起沉疴。年八十有五，尚矍鑠，行城市中，不以鳩杖，人稱爲半仙。

龍希達

按《望江縣志》：龍希達，字雲江。少業儒，精於醫。南郡曾可前病疥，久不愈，希達治之立痊。

張玠

按《鳳陽府志》：張玠，字秀甫，診問奇中。監司徐五橋病塊，先投大黄數兩，後用獨參兩餘，下痰若敗卵數升，遂愈。陸某心痛，玠投以苦楝，下蟲無數而愈。錢某、周某，東崖姻屬，未病，玠決其暈厥，數日果暴仆。徐某病革，玠曰：是脈必生。時其父尚履健，善飯也，曰是大可慮。旬日，父果死而徐更生。其奇中多類此。

謝武

按《貴州通志》：謝武，永寧人，少業醫。遊青城山，遇異人授以秘訣，活人甚多。年七十四無疾卒。自號忙庵居士，頗有著作。

曹鶴徵

按《平陽府志》：曹鶴徵，絳縣人。素性耿介，取與不苟。家饒。偶遇異人授以針法，每日門聚百餘人，病愈毫不索謝，遠來者或贈以酒食，貴介屢以金帛致謝，堅弗受。年九十八歲，面紅鬚白，鶴髮童顏，里中呼爲曹神仙。

郭邦信

按《永寧州志》：郭邦信，晉藩府醫官，名震一時。陝宦薛仲明夫人傷寒後昏迷欲絶，諸醫不識。公診之曰：六脈浮而無力，此發散太過，元氣耗絶也。以大劑人參湯灌之，遂甦。又貢生崔泰峯夫人經斷，日漸黃瘦，諸醫作癆治弗效。公診其脈，兩尺洪滑不止，曰：此胎也。然血虛不能榮養，將來子母俱亡。乃先墮其胎，後服十全大補湯而愈。其治病類如此。

陳時榮

按《松江府志》：陳時榮，字頤春，華亭人，精於醫理。江南張植之客遊患羸疾，時榮視之曰：肺爲蟲蝕。藥之，下蟲二十餘，形如蜂蛾，羽翼皆具；復下惡血，悉有蟲蠕動，百日而痊。有老媪往視女疾，途遇時榮船，亟呼求渡，因請偕往，至則女已絶，乃復其身，以布沾井水漬委中穴，刺血如泉涌，遂甦。上海喬時敏患寒疾，毒留兩脛，痛如錐，法當截足，時榮作大劑炊熟，盛布袋囊中，納足內，冷則易之，五日起行如常矣。時榮好行其德，每施藥以活人。遇有危疾，輒終夕沉思，必求愈之乃已。年八十四卒。第二子自道字太古，從子明善字抱元，并爲明醫。明善三歲而孤，時榮所撫立也。

蘇世

按《建寧府志》：蘇世，字公載，建陽人。讀書好禮，不干仕進，精醫施藥，歲歉周急，鄉里稱焉。

黄至

按《建寧府志》：黄至，字誠甫，浦城人。性孝友，尤樂施予。少治儒，已棄去，精醫。歲大疫，死者載道，捐貲施藥，借以全活者千百計。仲子秉鍵傳其術，摘平日奇中者爲醫案。享年六十，忽進諸朋輩於前，作偈曰：浩氣無虧缺，幻軀有生滅，乘化還太虛，皎皎秋空月。飄然長逝。

陰有瀾

按《太平縣志》：陰有瀾，字九峰，太醫院吏目，通覽羣籍，尤精性理。其治疾也，根極五行生剋，而神明出之。遠近求藥者日千計，瀾悉洞徹膏肓，計日報可。暇即延請師儒，講究理學。年八十八歲，往來臺使者，皆望風式廬，以爲人瑞。没祀陽明書院，名紀旌善亭。子德顯，任蔚州守。

賈汝楝

按《隰州志》：賈汝楝，字梁宇，精工文藝，旁通岐黄，以明經授襄垣學訓，轉静樂教諭，所至立法課士，施藥濟人。及陞陝西靈臺令，清心寡慾，簿書之餘，惟檢藥料，每日升堂時，先發藥劑，徐理縣務，人呼爲慈母。

焦桂芳

按《保德州志》：焦桂芳，父嘗博訪道術，於醫尤得其宗，口授桂芳。桂芳卒其業，據脈懸談，無弗中者。一丸半匕，疾輒已。延者日遠日衆，功滿秦晉，承委施藥有功。子調鼎、調鼎俱庠生。

崔真人

按《襄陵縣志》：崔真人，名孟傳，北水關人。幼喪親，并無婚娶，黄冠野服，隻身雲遊，有五岳爲廬，十洲爲胷之意。從族兄授醫學，掃雲留月，直得壺公妙術。萬歷朝太后病篤，真人應召，詔自簾孔引線候脈，投劑立愈。上賜官賜金，皆不受，遂賜以真人號。後於武當羽化，自號朴菴。

何鑾 何如曾

按《松江府志》：何鑾，字廷音，華亭人，宋何滄十二世孫也。四世祖將仕郎侃善醫，鑾習其業，精太素脈，龍華張憲副以雛僧腕帶金釧試之診，鑾曰：此脈清如入水珠，乃方外孤孑，不應在公府中。憲副嘆爲神人。又常視督學馮侍御疾，知其父以暮年舉子，及病所由起，皆隱中云。其四世從孫如曾，字希魯，亦善察脈，與孝廉張省廉交厚，計偕走別，如曾知其病已深，謂曰：禮闈尚遠，緩行若何？省廉不悟，行次毘陵，疾作還，不旬日而殂。常遊蘇州，某太夫人有危疾，六脈俱沉，羣醫束手。如曾往視曰：此經所謂雙伏乃陽回，吉兆也。以一劑投之，得汗而愈。

喬迨 喬士琰 喬在修

按《松江府志》：喬迨，上海人。家世業醫，迨益精其術。歲疫，夢神人指示水中草云：以是資爾活此方人。

旦，物色得之以治疫，無不立起，由是顯名，技亦愈進。第二子士琰，字仲餘，少好讀書，有介操，名似其父。常出遊，遇富家子死一日矣，士琰以一匕投之，遂甦，其家奉百金爲壽，不受。晚年，預營葬地作方塚，自爲銘曰：黔婁之死，正而不足，千載以下，踵其芳躅，不能爲圓，不能爲曲，規茲方塚，不知其人，而知其行獨。士琰有五子，第四子在修，字三餘，篤行長者，其治病善用古方，察脈精審，所活人衆。年八十餘，無疾而卒。

王綎

按《太平府志》：王綎，字大儀，别號開塘。幼穎而嗜學，有大志。稍長善病，乃發其先世所藏諸方書，潛心探究，越數年，成名醫，能隔垣察病虛實，目手所及，生死判然。爲醫主理中氣，不襲陳言，時或遇奇疾，置刀圭苓朮不用，而以鹽泥簪珥投之，輒神效。綎天性孝友，頗能詩，人謂得盛唐體。著書數十卷，爲劫火所焚。卒年八十九。鄉閭至今惜之。

程應寵

按《澤州志》：程應寵，少聰穎，好岐黄術，歷代醫書，無不瀏覽。善切脈，刻期斷生死輒中。有奇疾人不知何證者，注藥立起，可謂三折肱矣。且不擇人而療，即寠丐弗棄也。手録有醫案，官太醫院吏目。

劉繼芳

按《太平府志》：劉繼芳，字養元。精治外證，得華佗肘後之傳，四方造請者，履嘗滿。著有《發揮十二動脈圖解》，并《怪證表裏因》等集。長子翱鯉，繩家學，亦負重名，考授太醫院吏目。三子騰鯉，拔貢，任靈寶令。

李玘

按《高明縣志》：李玘，少以醫著，後善圖緯，且能煉形服氣。晚年，彙釋老而一之。

林森

按《廣信府志》：林森，上饒人。家世業醫，資性靈朗，博究羣書，於醫尤妙。郡舉任醫學正科，活人之功最博。

曾梯

按《吉水縣志》：曾梯，字爾升，號方塘，精岐黄家。時大荒疫，治糜與藥，以起諸餓病者甚衆。

周文翰

按《玉山縣志》：周文翰，字宗儒。其父茂盛，授以軒岐之術，精通《内經》、《素問》諸書，治病能明標本，審運化，辨風氣，不拘拘古法，時以爲得劉河間、張長沙正傳，尤長小兒諸證。郡邑踵門求醫者無虚日，賴全活甚衆。間有奇疾，方書無載者，翰率以意見立方，投之輒效，幾於神巧，惜其書不傳。薦紳之家，多禮重之。司府廉其有利濟，給文牒冠帶以奬之云。

葉嘉穀

按《玉山縣志》：葉嘉穀，字太倉，博聞强記，厄於遇，常應鄭昌圖新昌幕，豁無辜大獄三十五人，又全歲薦德儒一人，鄉飲逸耆一人。民戴鄭，刻像以祠，皆公隱德也。究精醫脈，活人尤多。邑令司道，咸給文牒冠帶。

尹時輅

按《玉山縣志》：尹時輅，字質卿。家世業小兒醫術，至輅爲諸生，貫通方技，人有祈即往，不責貲，不辭遠難。性嗜八股業，年九十，猶作蠅頭細字。與諸生鬭場屋，興至，灑墨爲紅梅小幅，持贈人。言笑健步，過於壯夫，亦人瑞也。知縣唐世徵贈詩二首，有云：九十老人能畫梅，興來與我掃枯煤。正當東閣題詩候，不問南枝開不開。嫩著胭脂老點苔，月光花霧兩徘徊。若教此幅呈天府，詔賜高年帛酒來。

陳淑茂

按《玉山縣志》：陳淑茂，字五蓮，業醫，率平緩而治多奇驗，人或訝之。會有病，求列方，攻諸家同異，玉醫多用補劑攻治，茂獨酌病初中末，與患者强弱施劑，往投輒效。

周文銓

按《江寧縣志》：周文銓，字汝衡，蘇州人也。徙家金陵，學儒不成，去而學醫。視世醫所爲，詑曰：醫道止此耶？復棄去，獨取《内經》、《本草》、《難經》等書，徹晝夜讀，務窮精奥。診病立方，多與衆殊，及病者輒愈，乃大服。知此道深永，重於用藥，有故輒不赴召，及赴召或見病疑，輒不投藥。人不測所操，負其才氣，達官顯人，非與抗禮，卒不赴。常與顧東橋先生曰：醫者，聖人之學也，非盛德莫能操其慮，非明哲莫能通其説。是故士有能知草木金石昆蟲之藥，辨類審性析經，致能弗乖其宜，弗亂其忌，是謂知物；知物者巧。士有能知人之疾病，淫於四氣，薄於五臟，動於七情，見外知内，按微知巨，占始知終，執生知死，由是以審施湯液醪醴，針砭按摩之治，是謂知證；知證者工。士有能知臟腑之所表裏，經絡之所離會，榮衛之所弱勝，命脈之所消息，選物設方，制於未形，體微發慮，決於衆惑，是謂知生；知生者聖。士有能知天地之情，陰陽之本，變化之因，死生之故，立教布法，使人專氣含精，以握樞機，汰穢真葆，以固根柢，疾灰不作，神乃自生，是謂知化；知化者神。夫神聖者，上智之能事，未易企及。工巧之道，術學之所造也，醫不臻此，不足以名業。其持論精微如此。平生不以授人，人亦無能受之者。

按《上元縣志》：周文銓，少業儒不成，棄去學醫，視俗工所爲，詫曰：醫道止是邪？復棄去，閉門取《素》、《難》、《本草》諸書，反復研究，探厥元渺，始出應人之求。切脈製藥，一主朱李，迥出流輩，衆大駭。然病者輒愈，乃大服。由此名動京國，公卿恒折節禮下之。負其才藝，達官顯人，非與抗禮，卒不赴。又健談，值主人會心縱談，或至移時，竟忘他請，以是多失豪貴人意，乃之他醫；他醫庸妄者，或致産千金。衡卒以窮死。醫效籍甚，平生不以授人，人亦無能受之者，今不傳。

王一鵬

按《松江府志》：王一鵬，字啓雲。性拓落不羈，多與酒人遊，父節之督過之。沈虚明獨曰：我視此子目力不羣，當悉授我術。宋侍御定宇孫少慧，一鵬謂宋所親曰：此子來歲三月當發疹，若將發時，有傾跌，必且無幸。明春果疹，前三日失足仆。亟延一鵬至，不投劑而去。楊孝廉回山之甫期，暑月旦暮啼不輟聲，一鵬曰：能授我百金則生。楊唯唯。乃於堂中以灰畫地，置兒寢其中，戒乳媪勿得近。少間，兒就寢，覺，以香薷飲少許下之，一服而痊。或問之，曰：此中暑氣，乳媪體肥，兒愈哭，抱愈不釋，輒哭，輒不乳。臥之冷塊，暑氣自消。畫以灰者，愚彼不得迫視耳。青浦諸氏素封，止一子，一鵬至，撫弄，輒云：公家艱嗣，願再誕一二乃佳。又指其兩婢曰：痘將發矣，皆不治。二婢果死，兒亦尋夭。衆稱爲神人云。雲間以小兒醫獨誇江南者，蓋自一鵬始。

楊 炳

按《平陽府志》：楊炳，字文彪，蒲州治城人，精於醫，決人生死不爽。常以事赴安邑途中，向逆旅主人求宿，旁有一少年識之，謂人曰：此所謂神醫楊某也，吾姑試之。時少年方中食，即從窗中躍入，偃臥牀上，呻吟求炳救。炳診視，大驚曰：郎君殆將不起。左右皆竊笑之。是夕，少年果死。或問其故？曰：腸已裂，不復可治也。其奇中多如此。又其妻嘗有娠，炳診畢，喜曰：吾活人多矣，是子必以科名顯。後子世增登辛丑進士，歷官御史。其後世率多習醫者，故州人稱爲藥丸楊氏。炳又曾治某藩，既愈，賜金一笏，亦稱楊一笏焉。崇禎間，侍郎李爲立祠州城東門。

薛仁附

按《平陽府志》：薛仁附，字清槐，曲沃人。性敏，有博物之稱。稍長，治岐黄業，多奇驗。

張祉

按《鉛山縣志》：張祉，字天與，幼習舉子業，爲翰林濮公高弟。因繼母疾不愈，遂棄所學，遍訪名醫，傳針灸之法，後益究心詩律字法。爲人尚義，人病多賴以生，更不責報。及卒，邑侯秦禮爲詩哭之。所著有《筠石集》。

張謨

按《鉛山縣志》：張謨，字廷策，汭川人，號虚齋，通醫活人。爲人端慎，涉書史，沖淡自如，不求仕進。凡冠婚喪祭，一循古禮，鄉國重之。所著有《東園集》。張東白贊云：脩脩乎此身之外，無一物焉可累，蕩蕩乎此身之中，無一塵焉可容。野雲流水，等蹤跡於太虚，涼飔皓月，豐受用於無窮。此翁此翁，林下罕逢！此翁此翁，眼中罕同！羅一峰詩云：鉛山張處士，勞爾問東家。秋月開明鏡，春風載小車。平章回草木，契合動煙霞。歸去依韓斗，清光浸皓華。費健齋詩曰：蝸角功名未息爭，丈夫何事力逃名？白沙日與羣鷗坐，清露時聞獨鶴鳴。元亮酒深邀客醉，堯夫句好共誰賡。五更風雨長安道，却羡山中宰相榮。觀此可想見其爲人矣。

趙瑄

按《建昌府志》：趙瑄，字文英，南城人，官至太醫院御醫。其察脈斷證，皆應手發藥，無少疑滯而多奇中。負疴求療者，無虛日，不問富貴貧賤，皆竭力應之，報不報不計也。

樊胡

按《建昌府志》：樊胡，字鶴齡，官益府良醫正。日讀神農黄岐書，方脈神異，四方競迎。能急人之急，不避昏暮，蓋儒醫也。

謝承文

按《太平府志》：謝承文，字郁宇，幼敏悟，洞醫理，診視決生死無爽。有欲試之，見承文至，跨高而墮仆地，佯死，令家人扳輿求救。承文診畢，謂曰：急治終具，無生理矣。羣以爲失言。頃之，其人果逝，蓋墮地斷腸也。一夕與所交飲，醉後，握手別，陰察其脈知受病，急合藥付家童曰：某來取藥，即付之。語畢，果踉蹌至，與之服，一飲而甦。有以幼子病質承文者，承文診之，笑而不言，謝父去，私語子曰：就塾寧苦至是而詐病耶？以果餌啖之，諭勿再。其應驗類此。取諸家醫論，研究入微，編次行世，東垣、河間而下，蓋亦僅見矣。

于溓

按《新城縣志》：于溓，字文河，諸生，留意《素》、《難》之書，若有夙悟，不待循習，卒成名醫。年七十九卒。

劉文開

按《新城縣志》：劉文開，字際明，專門外科，治罔弗效。品行尤爲醫家所少，益都孫文定公重其醫，尤重其人。城東北文昌閣，其創建也。

曲伸

按《新城縣志》：曲伸，字仁宇，性温和孝友，生平以濟人利物爲事，工岐黄術，活人甚多。子彦貞世其業。

朱包蒙

按《萊蕪縣志》：朱包蒙，庠生，以兄中丞功授肥城所鎮撫，遷守備。兒時嬉戲，取泥丸爲藥，以飼禽獸，稍長，讀《内經》、《素問》，一過不忘，視病立決生死。臬司畢某無疾，公診其脈，曰：患怔忡，五日後兩臂當不能曲伸。果然。劉某久痢，便口生毛如豕鬣，觸之痛徹骨髓，赤痢多服濇滯之藥，瘀血所成也，投以行血敗毒之劑愈。馮某迂腐善疑，患風痛，自謂廣毒，積憂成疾。公曰：然。投藥發泡十餘，其疾頓痊。或詢之曰：是本非瘡，既疑是瘡，不令實見瘡形，疑不釋也。周某舉子，週歲病淋閉，公令去襁褓，立風中，以雪沃其足，立下。諸如此類，不可更僕。年八十餘，時跳擲爲戲，忽語家人曰：余將逝矣！豈若他人必待病死耶？皆不信。詰朝飲啖如初，入夕卒。

霍愷

按《禹城縣志》：霍愷，號心田。兒時能讀書，過目輒記。既攻舉子業，補邑庠弟子員。嘗有病，恨時無明醫，遂取黄帝扁鵲之脈書治之。未久，已能通其説，時出新意。初自治療，每藥輒愈。久之，親識輩求治者，莫能止。乃又益讀《靈樞》、《太素》、《甲乙》諸秘書，凡經傳百家之涉其道者，靡不通貫。嘗曰：世之論醫者，俱稱東垣、羅謙甫、朱丹溪三人，三人固皆聖於醫，若丹溪者，尤集醫之大成者也。予之論病投劑，俱取以爲準，故能往往收厥效。臨邑有管方伯，諱懷理，任湖廣時，監大辟刑，因悸而病，既愈，目張不得瞑，愷煮郁李仁酒飲之使醉，即愈。人問其故，愷曰：目絲内連肝膽，恐則氣結，膽衡不下，郁李仁能去結，隨酒入膽結下，膽下則目能瞑矣。又有季邑陳姓人病霍亂，他醫以熱劑加喘。愷曰：是木中熱，脾且傷，奈何復燥之？將不得前後溲。與之地漿飲、石膏湯。陳不信，謝去。病益劇，竟如其説而獲安。各鄰邑俱聞其名，凡有奇證怪病，他醫所不能治者，胥來求療，無不取效去。後傳其業於壻楊汝卿，今楊却硯其所自出云。

司馬大復

按《無錫縣志》：司馬大復，字銘鞠，爲諸生，遊於高攀龍之門，其醫得傳於虞山繆希雍，繆所著《廣筆記》，往往載大復語。言飭行馴，無間貧富，人以此益重之。署太醫，舉鄉飲賓。

戴思謙

按《無錫縣志》：戴思謙，號雲洲，初鳳陽人，居無錫，早歲賣卜於市，尋去之京師，又自齊魯歷燕代，登醫巫閭，慨然慕安期羡門，庶幾遇之。嘗在廣寧，雪夜遇一道人，授以五運六氣十二經絡之秘，及證治諸方。既而棲小五湖之石塘山，間出爲人治病，沉痼者立起，遂名於時。當事者多延致之，或以事請，思謙輒爲掩耳，一時有巢父之號焉。

鄧彦仁

按《福建通志》：鄧彦仁，福安人，精醫術，急於救人，而不責其報，人多德之。

是巨淵

按《江陰縣志》：是巨淵，家黄橋，得異人方，號神醫。一男子吻舌，流血不止，巨淵望見，急趨數里，向東壁拾螺殼一枚，指患處投之，即愈。蘇州富家子病大熱，羣醫不效，巨淵鑿地爲坎，令病者臥其上，泥水沃之，須臾愈。或問故，曰：多寵妾，中麝香毒也。他治效類是。朝命徵取，意不樂，採藥草塗身成癩，使臣以惡疾聞，遣回，仍以藥敷身而愈。

古今圖書集成醫部全録卷五百十四

醫術名流列傳

明

郭福順

按《福建通志》：郭福順，大田人，世名醫，少貧賤，挾藝餬口汀邵間，應手皆愈。切脈多精太素，爲人言數年後事皆驗，人皆異之。

林道飛

按《福建通志》：林道飛，以名醫著，有濟世良方，病者投劑立效。尤好施不倦。年八十三。子孫世其業。

黄升

按《安陸府志》：黄升，字啓東，京山名醫也。善察脈，有分巡戚某，晨興忽疾作不語，呼升視之。升曰：脈與證不應。乃詢其左右，云：夜食烹鷄。升曰：此必食後就寢，有蜈蚣過其口鼻中毒耳。投之以劑，立甦。戚猶未信，乃更烹鷄置寢處，果有蜈蚣三枚，自塌頂下。又有王氏二子，母病，請升治之。升診其脈，微恙耳，尋愈。已而二子并以脈示升，升驚曰：二君脈俱不佳。明年相繼歿。又廩生張才仕病，升診之曰：無恙，但試事當防耳。明年督使學者至，果停其廩。其他奇中皆類此。

陳所蓄

按《福建通志》：陳所蓄，邵武人，專以醫救人，不擇貧富，醫所不能治者，尋愈。

何熿

按《鎮江府志》：何熿，字仁源，丹徒人，以醫名。遇人病，雖貧且賤，務盡心診視，不屑屑計財利。何氏自宋防御使曰公務者，謝官隱鎮江市藥，孝宗乃官其子曰桂太醫院使。歷六世，生元洛陽尹曰水，復謝官隱鎮江市藥。水有孫曰淵，字彦澄，詔徵入京師，以醫事三朝，咸膺殊眷。熿其六世孫也，紹述家學，著《傷寒全生集》行世。年將八十，無疾卒。

王仍奕

按《浙江通志》：王仍奕，字鑰泉，仁和人。志在濟世，與其兄修德字宏泉，同習於祖少泉之術。少泉得異人授治痘疹，所活赤子甚多。宏泉繼之，未久即歿。至鑰泉而術益精，名益震，所活者益多。有子鳳翼，字來阿，丁酉舉孝廉。

何應璧

按《鎮江府志》：何應璧，字繼充，淵七世孫。性穎悟，醫學書千卷，任取一叩之，無不穿貫本末。貧者病，濟之藥，更助以資。是時鎮江醫甚盛，何氏爲最。病者服諸醫藥弗愈，持質應璧，少損益，輒立愈。人未病，早決其生死。生平孝友，與兄應奎無異産，視兄子如子。

鄭　熙

按《蘇州府志》：鄭熙，字明甫，長洲人。世業帶下醫，熙術益精，求治者日益衆，治無不愈，不問酬報。母袁氏孀居四十餘年，熙事之以孝聞。猶子婚嫁，無異己出，人尤多其友愛。

宗文魁

按《江南通志》：宗文魁，徐州人。醫外科，多奇效。喜施捨，於婚喪多所助。事母以孝，取與不苟，蓋樸素人也。子孫世守其業。

張康忠

按《蘇州府志》：張康忠，字孝資，號别廉，專精脈理，時以切脈決人休咎，或懸斷數年後事，皆不爽。吴興一貴人病，致聘百金，康忠方服親喪，强之行，至則要以更衣，康忠愠曰：此豈可易哉？汝金具在，遽取還之。趣櫂歸。貴人不得已，聽其麻衣入視。時貴人不寐已四十日，康忠投一劑即安寢，更數劑而愈。嘉興大家婦病腹痛，康忠治之下一蛇。其奇效多類此。性不治生，有所得即以施道觀，或濟貧者。及卒，家無餘財。子允積亦能醫。

姚　濬

按《江南通志》：姚濬，字哲人，和州人。前太醫院九鼎字新陽之子，業儒，能以醫學世其家。所著有《脈法正宗》、《難經考誤》、《風疾必讀》及《藥品徵要》等書行世。

黄庭森 黄國熙

按《蘇州府志》：黄庭森，字芝石。精於痘科，有回生之術，時稱神醫。子國熙紹其業，療病多奇驗。俞氏子六歲，痘甚稀，國熙曰：法在不治。他醫治之愈，主家張樂設席，并邀國熙以致誚。國熙至，請兒視之，曰：演劇時宜避鑼聲。言訖辭去。主家置若罔聞。有頃，兒聞鑼聲發驚，暴死。張氏子痘繁密，乳嫗抱兒出視，國熙熟視嫗，謂其主曰：令子無恙，乳嫗當死。數日後兒愈，嫗果死。人皆驚嘆。

李暘

按《福建通志》：李暘，晉江人，以儒得異授，精岐黄術，有疾者，賴以全活甚多。年八十四，無病而逝。

連希谷

按《福建通志》：連希谷，其先江右人，徙入泉，得異授丹方，醫有奇效。子孫傳其術，皆以善醫名。

吴容

按《福建通志》：吴容，同安人。少遊吴，祝髮爲僧，習岐黄術；還温陵，遂以方藥濟世，廉恕不苟取。省元李光縉爲作傳。子顯能世其業。

蔡璿

按《福建通志》：蔡璿，南安人。喜岐黄術，有秘方，求藥者無不予，亦不受值，人皆德之。

白鷗

按《江南通志》：白鷗，潁川衛人，質直有古俠士風，精數學，能斷人生死，時刻不爽。會疫起，行道死者相枕借，遂棄所學，曰：數知人，能救人乎？因潛心醫理，賣田貯藥，施不取償。

林文友

按《蘇州府志》：林文友，字會之。先世自閩來吴，祖茂芝，在宋以占筮隱廛市間。文友早歲留意醫學，心存利濟，嘗名其室曰：生意堂。晚得攝生之術，以高壽終。子以義授御醫。

陳道

按《蘇州府志》：陳道，字本道。祖良炳，元季以醫著，頗得家傳。道爲孟景暘館甥，於幼科亦探要領。子彦斌，孫仲和，皆粗兒醫，世其業。

錢宗道

按《蘇州府志》：錢宗道，宋國醫仲陽之後。父元善，世傳小方脈最精。宗道官晉府良醫正，爲恭王所眷。家有生幼堂，相傳三百餘年，家雖屢徙，而堂名不易。

顧顒

按《蘇州府志》：顧顒，字昂夫，常熟人，嘗徵入太醫院供事，尋乞歸。顒通儒書，有士望，綸巾羽服，出必以籃輿挾書，臥觀貯藥，遇有求者，輒予之。有遺集。諸孫樸昱翊恩并精其術。

胡田

按《江南通志》：胡田，祁門人，善針灸，爲太醫院御醫。

陳嘉謨

按《江南通志》：陳嘉謨，祁門人，善醫，著《本草蒙筌》，盛行於世。

陳鶴

按《廣東通志》：陳鶴，自號海樵山人，南海衛人。年十餘歲，已知買奇帙名畫，窮晝夜流覽。十七得奇疾，百療莫驗，自學爲醫。久之洞其旨，自爲方脈，凡七年而病愈。

游延受

按《婺源縣志》：游延受，字汝承，濟溪人。業儒不售，精岐黄術。劉少卿患閉，諸醫技窮，族中丞護溪引受視之，投劑立愈。劉謝曰：游公生我。諸療異證，不可殫述。族子希大，得受真傳，治傷寒病，呼爲游一劑。有子守正，孫公慶、公甫，并以醫名。

唐祖官

按《鄞縣志》：唐祖官，幼工岐黄之術，及長而業益精，延請者日踵趾相錯。性樸實醇厚，無貧富，一以至誠予之，而於財利有無，弗計也。尤憫恤貧困，輒自袖方藥周旋之，始終無倦容。嘗立起沉疴，未嘗沾沾作德色。人有言感恩者，輒逡巡退讓，如有歉然。於族黨鄉里，婣睦敦篤，拯厄解爭，尤汲汲焉。品行端正，一時罕出其右者。

江時途

按《婺源縣志》：江時途，字正甫，江灣人。幼善病，遍閲方書，精研奥旨，異人談方術，了了頓悟，嗣是投劑輒效。有少年病悸，親戚咸惴惴危之，一劑霍然有起色。名著郡邑，户外之履常滿。前後邑令，咸見推重，舉鄉賓者再。著有《醫學原理》三十卷、《丹溪發明》五卷，醫家爭傳誦焉。

黄良佑

按《休寧縣志》：黄良佑，字履祥，五城人。資明敏，有隱德，棄儒業醫，以針石療人，多奇中。擅名於吴會京都，遊其門者甚衆。所著有《本草類方》、《麻痘秘法》諸書。

程霽春

按《休寧縣志》：程霽春，寓屯溪，以醫擅名數十載。

蔡孟熙

按《桐鄉縣志》：蔡孟熙，知藥性，善方脈，以醫舉，授越府良醫，公卿多愛重之。

朱之光

按《休寧縣志》：朱之光，字爾韜，鶴山里人。精針灸，療人喉項間疾無不痊，有相酬，輒遣之。

陳翔梧

按《江南通志》：陳翔梧，名一綸，上元人。精醫，視疾多奇中。性樂施予，貧者濟以藥餌，不計值，人多德之。壽至九十卒。子天玉，能世其業。

徐光瑞

按《紹興府志》：徐光瑞，字樂菴，少攻制舉義，精於易，性孝友，同里司成沈懋孝器重之。累試不售，乃發其先人所集東垣、丹溪諸書，精研醫術，有聞於時。

羅　鍊

按《湖廣通志》：羅鍊，江夏人。故儒家，深於醫學，診脈斷人生死不爽。御史李某吐黑痰，診之曰：是殆有所思不遂耳。李起拜曰：神醫也。吾少貧，納婚某氏，爲婦翁所嫌，離去，婦爲我死，吾不忍婚耳。服藥立愈。楚王妃周氏微恙，診之曰：是殆不起，即在今午。時妃猶飲食言笑，王不信，未幾中風逝。一傭人自言某無病，第覺首在下，足在上，羅俯首良久，見地下鐵杵重六十斤，曰：汝試捧而上，捧而下。如是者三。曰：愈乎？曰：愈矣。首在上，足在下矣。問故，曰：汝以用力傷經絡，心逆轉，特爲反正之耳。諸如此類甚多。著醫書授其子。一日，其子乘醉，爲人視疾。鍊怒曰：奈何以性命爲戲？焚其書，無傳者。

喻守淳

按《江南通志》：喻守淳，字養真，太平府人，以良醫名，一時手活數千輩。風雅敦厚，人稱長者。

毛梓孫

按《處州府志》：毛梓孫，松陽人，好軒岐術，受業於顧希武。時御史吳叔潤病瘠，環醫無措，梓孫以數劑瘥之。程恩與病惡寒，已易簀，梓孫曰：可生。使掘穽寘火設纊，令臥其上，覆以重衾，用釜煮藥蒸之，即起。其神異多類此。人以神醫目之。邑令洪臧序其事云。

趙夢弼

按《湖廣通志》：趙夢弼，字肖野，居江夏。年八十，因呼肖翁。家世受醫，精脈法。凡診諸病者，形神俱往，徐以一二語發其隱結，投藥立效。胡方伯且死，構木以待，邀翁至，發兩匕而痊。赴人之急，百里外，中夜叩門，無不應者。既老，猶杖以往。歲大祲，煮藥如池，全活甚衆。年八十八，一日，遍辭所識而卒。

張大綱

按《寧波府志》：張大綱，字玉田。性謙和温厚，自幼精軒岐家言，然於羣書靡不博覽，叩以醫學，洞悉其源流，即推而星卜堪輿諸家，亦皆通曉。以故公卿大夫，以及布衣山野之士，咸樂與之交，聆其言論，津津忘倦。大綱醫術既工，而又有心利濟，不問貴賤貧富，疏戚遠邇，有邀必赴，人以此益親厚之。丁酉歲，巡按王元曦特旌其善行，邑令屢肅賓筵。其品行非徒以藝術著者。

張鳴鳳

按《温州府志》：張鳴鳳，永嘉人，字仲喈。少隨父謁選京邸，遇一異人，與語奇之，授以養生導氣之術，遂盡得其傳。臨別，出袖中禁方與之曰：習此可以長年，可以壽世。鳴鳳即屏公車業弗事，遍遊方外，每遇危疴，投劑無不立愈。

艾宏

按《湖廣通志》：艾宏，監利人。善針灸診脈，知人生死歲月，多所全活，不責其報，因薦入爲太醫院官。督學使病，召宏往視，望見輒曰：公之金木俱病，豈飲後常露坐耶？督學使起謝，一藥而愈。

翁朝縉

按《温州府志》：翁朝縉，永嘉人。精岐黄業，於《金匱》、《靈樞》、潔古、海藏諸書，探微抉奥，而以意上下之，所存活不可億計。仁厚嗜義，殖德於里，屢舉賓筵。同時有張源、蔡偉節俱以精醫名。

李恒

按《荆州府志》：李恒，江陵人。從父官粤，喜施予，遂棄儒業醫。父止之。恒曰：家世以來冠進賢者不下十餘人，何愛一第？恒自料爲官亦無補，且財力俱不足濟人，不如學醫。遂以醫擅一時。里中病疫者，恒携僕挈藥囊偕行，遍診其脈，藥之。或舉家不起，則留一僕以伺，日餽薪米，愈乃已。

徐待徵

按《嘉興府志》：徐待徵，字邃雲。幼遇異人，得青囊祕術，尤精於外科。薦授太醫院吏目，舉鄉飲賓。

王錫

按《衡州府志》：王錫，號露山，桂陽人。遇異人得醫術，郡中大疫，以藥施之，全活者衆。後仙去。

鎖萬言

按《浙江通志》：鎖萬言，字盛松。始祖飛，扈蹕南渡，遂居武林，代有隱德。萬言生而嗜學，不得志於有司去而業醫。嘗遊天目山中，遇異人盡得其術，歸而濟世，活人甚多。子文良，孫乾世，守其業，不墜厥緒。今稱良醫者，人必推鎖氏云。

朱績

按《嘉興府志》：朱績，字君用。精於醫，決生死百不失一。遇證有疑難，雖名醫林立，必待績一言而決。前後郡縣，屢旌其門。

葛天爵

按《湖廣通志》：葛天爵，監利人。少治醫術，見同列無愈己者，遂遍訪湖山。與一道士遇於江上，與之語，輒解，登舟語，數月遂精脈理，用藥每奇中。

萬拱

按《湖廣通志》：萬拱，監利人。能詩，神明於醫術，著《醫學大成》、《傷寒指南》若干卷，惜多散亡。《病源》一書，尤前此所未有。然性頗矜直，懶晉接，有召者輒以病辭，而餽以方焉。

楊載

按《無爲州志》：楊載，字博菴。醫精傷寒，有奇效，活人甚衆，時稱爲楊家傷寒。

喻化鵬

按《寶慶府志》：喻化鵬，字圖南，豐城人，以精醫遊邵陽，其於切脈望色聽聲察形之妙，終夜研究，若經生家。治病如臨大敵，稍不中肯，憂形於色，静夕深思，辰起即赴病家調劑，不論貧富，不惜重值之料。人予之金，即以市奇方秘論。雅尚氣節，能文詞。嘗構一樓，藏古書史。好與諸名士遊。所著《醫經翼》，耑愚禪師序之；《醫餘詩草》，車子仁方伯序之。其卒也，友人劉默菴經理，葬於東郭五里碑之右，厚恤其子以歸。

夏　閣

按《無爲州志》：夏閣，施藥濟人，拾金還主，兩舉鄉飲。

宋子京

按《湖廣通志》：宋子京，黄岡人。學舉子業，不售，去而習醫。久之，悟《素問》、《靈樞》，六腑内外，穴穴相應。又心智洞朗，一望而知人病之所以。有巡道無他病，但不能食，郡守以子京進。子京曰：且無往，當先觀之。巡道出，子京從輿上一觀，乃敝衣冠垢污而進。巡道不悦，出而語人曰：病瘳矣！次日呼子京入，則美其衣冠，巡道曰：昨日不如此，大致余怒。子京曰：昨日垢敝，乃醫公者也。公生平常得喜病，一怒而喜消病愈，便能食矣。遊會城中，見舁棺者、漏血一滴，子京曰：此可生也。問之，則婦以難娩死。呼夫至，開棺，一針其穴，娩一男，母子俱全。前郡守在黄，子京視脈曰：十年後當領西城節鉞，然當墜下頦。至十年後撫蜀，果病且兩月，急走人邀子京治。子京至，入署交拜，以手掖撫軍起，而下頦已上矣。

駱　驤

按《嘉興府志》：駱驤，字子龍，長子鄉人。事後母孝，雅愛吟咏，時與縉紳金豐村燦范菁山言項少嶽元淇遊。尤究心岐黄之術，察脈檢方，侔於神巧。兼擅水墨，白描黄痴倪迂間。有《言志集》行世。

劉從周

按《醫學入門》：劉從周，醫有自得之見，著書十篇。論痢疾，以手足和煖爲熱，厥冷爲寒。如盛夏發熱，有進退者爲冒暑，熱不止者爲傷寒。至當之言也。

王中立

按《烏程縣志》：王中立，世居小湖織里，精嬰兒方脈，求治如市。孫以勤爲安吉訓術，曾孫元吉爲德清訓術，應召入覲，留太醫院。有《幼科類萃》行世，後裔時鍾世其業。

常效先

按《嘉興府志》：常效先，號瀛泉。少補博士，後棄去，攻岐黄家言，尤精痘疹，其門如市。性簡僻，賦詩娱老，自號無繫居士。臨終，賦詩辭世。所著有《心鏡篇》、《衍慶録》藏於家。

吕愷陽

按《仁和縣志》：吕愷陽，立志濟人，偶得異人授，專治折傷，每於武闈騎射，有墮馬箭傷，即敷以藥，立甦，併不問其姓名。歷十餘年，亦近世之韓伯休也。

徐仲宇

按《湖廣通志》：徐仲宇，不知何許人，善岐黄術，慣用針。凡奇疾瀕死者，一針即活，人號太素先生。

伍　鳳

按《湖廣通志》：伍鳳知醫，人有疾請之，詣宅病去七分，人稱盧醫。

林元真

按《福建通志》：林元真，將樂人，善醫藥，施不望報，名醫多出其門下。

魏　直

按《蕭山縣志》：魏直，字廷豹，能詩，以醫聞吴越間。治痘疹奇驗。著《博愛心鑑》行於世。

王應華

按《蕭山縣志》：王應華，字武橋。父仁遊學，遇高士授以醫術，尤精幼科。至應華名大著，治多奇驗。爲人恂恂仁愛，有古長者風。所著醫案，子孫秘之，以世其業。

徐純卿

按《延平府志》：徐純卿，將樂諸生，讀書學易，窮醫，得秘方，施藥活人。年八十，手不釋卷。著有《紉元醫案》。

丁　煥

按《武進縣志》：丁煥，字伯文。世爲小兒醫，至煥而其術精。然性好飲，痘疹時行，無富貴貧賤爭致之。

一日診視，常至百餘，家家飲之，煥不辭也，多至沉醉，握小兒手輒睡去。主人覺之，醒輒曰：我知之矣！歸至室，則填街滿户，悉取藥者，煥一一付去。雖甚危證，悉取效，人謂其有神云。其人短小而謙下，視之不知其有異術也。人或饋之，不問多寡，亦不能爲生計，以故卒之日，家無餘蓄。竟無子。

鄧文伸

按《延平府志》：鄧文伸，永安貢川人。祖傳醫蠱毒方，方術秘異。凡中毒者，例以雄鷄一，銀十分，戒其家勿語，密携至鄧之堂祖廟爐下，鄧亦不言而諭，能知其中某方毒，即付藥服之，無不立愈。尤異者，鄧氏子弟皆通曉，惟應役里排者，付藥則驗，謂其祖臨卒時，囑以藥資隨里排當役云。

湯玉 湯玠

按《武進縣志》：湯玉、湯玠，皆世業婦人醫，有奇效。時有他醫視爲虚羸，不敢輕藥者，往往投以大黄而愈，歲用至數百斤。無錫有施教者，劑必用人參，亦歲至數百斤。識者，比之李廣、程不識之用兵。玠嘗行野，見林有縊者釋之，知其貿易僞金也，以藥資贈之，空囊返。子文佐，兄子文英，亦以醫著。

趙巒

按《古今醫統》：趙巒，晉陽人。善醫術，精診候。一人病脅有聲如蛙，以手按之即止，否則連聲不絶，諸醫不能辨。巒診之曰：右關脈伏結，因驚氣入臟腑而成此疾。患人告因野行，忽有蝦蟆高躍叫聲，被驚，便覺脅痛，作聲如蛙。巒與六神丹瀉之，立愈。

戴聰

按《處州府志》：戴聰，字德卿，處州衛人。幼習儒，長精方脈，妙匕起疴，不計功利。時值疫災，連活數百人。按院府邑，迭表厥間，訓二子皆入膠序。

程明佑

按《醫學入門》：程明佑善醫，嘗曰：人皆知補之爲補，而不知瀉之爲補，補之爲瀉。陰陽迭用，剛柔互體，故補血以益榮，非順氣則血凝；補氣以助衛，非活血則氣滯。蓋脾爲中州，水火交濟而後能生萬物。真妙論也。

周應化

按《處州府志》：周應化，青田人。性慈祥，好行其德。遇異人授以醫訣方書，施藥濟貧，尤精治痘。恩施於人所不及知，己亦不望其報。一經訓子，克有成立，人共稱之。

張　機

按《醫學入門》：張機，明人。治一婦人忍饑勞倦發狂，機曰：二陽之病發心脾。二陽者，胃與大腸也。忍饑過勞，胃傷火動，延及心神，脾意擾亂，安得不狂？獨參湯加竹瀝飲之，愈。

王賜爵

按《杭州府志》：王賜爵，字丹宇。先世爲宋御醫，高宗時以方術奏績授官，世以醫顯。賜爵性至孝，嘗爲父祈禱白嶽，時嚴寒，行至河西橋，有老人坐橋下，衣襤褸，方嘯歌獨酌，呼爵共飲，盤餐略盡，惟餘青荷如初出水。爵心異之。老人曰：余與子有夙因，故得遇此，期三年重來，可一晤語。爵如期往，老人出方書，命曰：以此救世可也。歸爲人治疾，惟望色聽聲，或以病狀相語，藥至病痊。年七十餘，匡坐而逝。

錢寶

按《鎮江府志》：錢寶，字文善，原濬曾孫，號復齋。詩多藻思，工小楷行書，精於醫，拯危濟困，恒孜孜焉。所著有《醫案》、《運氣説》、《復齋集》。

石藏用

按《醫學入門》：石藏用治一士人，因承簷溜水洗手，覺爲物觸入指爪中，初若絲髮，至數日稍長如綫，伸縮不能如常。公診之曰：此爲龍藏也，方書所不載，當以意去之。乃用蜣螂塗指，庶不深入胷膈也，他日免震厄之患。後因迅雷，見火光遍身，士人怕懼，急以針穴其指，果見一物，自針穴躍出而愈。

何允恭

按《處州府志》：何允恭，字克讓，麗水人。醇樸寡言笑，鄉人無貴賤老穉嚴事之。事父母以孝聞，厚恤甥孤，克敦友愛，尤好善喜施。家世以醫名，允恭益張其業。每晨興，袖藥餌視疾，以次遍及，不責其報。獄中苦疫，輒施藥療之。平生所全活，不可以數計。鄉邦誦其德者，至今不泯，崇祀鄉賢。子珙，孫鏜，别有傳。

僧坦然

按《太平縣志》：僧坦然，善針砭，針細如毛，長不過寸許，一投輒效。長林高令内患癱，貼蓐兩期，僧一再投不效，怪之，静想良久，躍曰：是也。此人皮肉肥厚，短針不足用也。乃更置金針，長可五寸，一針而愈。邑人胡振聲中風，僵卧兩日，家人皇遽，治後事。僧過其門，延視之，針其手，手動，再針，瀉痰斗餘，即崛然起坐。次日午刻，能往五里外赴席。奇驗甚多，不具載。住箬嶺横培，施粥開路，煮茶接衆。

鄭文誥

按《處州府志》：鄭文誥，字天章，遂昌人。幼讀《素問》、《靈樞》諸書，忻然有得，遂精醫術。不責報，尤急貧窶人疾苦。晚授太醫院吏目。嘗置定溪義渡以濟病涉，建洞峯嶺茶亭，往來德之。

徐應顯

按《金華府志》：徐應顯，字子祐，永康人。業儒，精醫術，多所全活。晚年益精，歷遊名公卿間。貧寒以疾請，匍匐救之。所著有《醫方積驗》。歲大祲，倡行糜粥。有以負賦告者，爲貸錢焚券，人德之。牟御史廉其行，表其廬曰儒修相業。年八十餘，卒。

劉煇

按《開封府志》：劉煇，字文華，祥符人。幼喜醫，受學於同郡李寬，久之盡其術。乃歎曰：神聖工巧，非可以言辭求。天運物理，必待夫體察著。於是益博極《素》、《難》諸書，無寒暑晨夜之限，遂以醫鳴於汴中。而時王公貴人，下逮閭巷士庶，愈其疾而著奇驗者，歲不可勝紀。其貧者報之，輒謝曰：非吾願也。煇又善交友，始終不渝，宗戚尤洽恩義。年七十，有司推爲鄉社師。

傅子鳳

按《金華府志》：傅子鳳，字岐山，浦江人。性至孝，因母疾延醫罔效，乃自取仲景、叔和諸書，夙夜精思，調劑四年，母獲壽考。自此凡有診視，如見肺肝，遠近宗之。一日，忽自診曰：天之限也。遂辭親友，越二日卒。

田偉

按《處州府志》：田偉，字伯遜，縉雲人。其父錫以醫鳴，偉克紹其業，病者授藥，無不立效。其徒俱有高名。

劉售

按《滁州志》：劉售，字守道，號恒心。家世業儒，以醫鳴於時。人有急病，不遠數百里往救之。後以子愷貴，贈監察御史，人以爲種德所致。

紀能

按《滁州志》：紀能，字伯通。性純篤，不習時態。早失怙恃，養祖母克孝，事兄長克敬，厚族周貧。尤精醫道，郡人賴以活者甚衆。晚年，植花草於園中，日遊賞自娱，錢憲副題其園曰最樂，因以爲號。

彭璨

按《滁州志》：彭璨，字玉瑩，號海漁，彭三守仲子也。少兟舉子業，以羸棄之，精岐黄術，能起人危疴，不取利。復工書，大類顔魯公。

金順

按《全椒縣志》：金順，龍江衛人，幼篤學，并善醫施藥，仁而好禮，年八十四給壽官。

胡夢祖

按《全椒縣志》：胡夢祖，字又岐，性端謹，精岐黄，授禮部醫官，施藥全活甚衆。飲大賓，壽八十七。預知其期，無疾頂帶端坐而逝。子以智，蜚聲庠序。

王守誠

按《全椒縣志》：王守誠，字心堂，新安人。精醫術，仁而有品。自鳩茲移寓椒，與椒人善，遂家之。與人恂恂修好，遇危疴，一匕輒起。不責報，并不言功。楊司馬於庭贈有序。

袁木

按《丹徒縣志》：袁木，字濟川，精於醫，遠近抱沉疴不起者，日叩扉求治，户外屨常滿，活人以千萬計。子一鳳，字紹川，諸子；一魁，字繼川，并繼其業。一鳳官太醫院，其後玉成，字如春，鑑字萬春，世以醫名。

祁嗣籙

按《丹徒縣志》：祁嗣籙，字肖虛，崇福觀道士，精醫學針砭。羽士韓平叔來京口，主於觀，嗣籙尊禮之，授以燒煉神術，却不受，因授以秘方，治癰疽諸毒，立效。決死生，百罔失一。以薦舉，官太醫院院判。

蔡永烈

按《丹徒縣志》：蔡永烈，字君揚。幼習儒，不得志，遂棄去，習岐黄學，學成乃矢願濟世，凡奇疴危病，經療治無不頓起。其於傷寒一證，尤得秘傳。六十餘載，所生活者無算，初不計藥值之有無。年八十一，無疾而終。子嘉士，字伯遴，承父業，遠近稱之。

殷傳

按《醫學入門》：殷傳治一傷寒悮服熱藥，將死，舌黑不硬，兩頰腫而咽尚通。公曰：舌不硬，咽尚通，太陰少陰經尚未絶。乃與大劑，一飲汗出，二飲熱退，三飲病已。治淋瀝口噤厥逆，他醫以爲風，公診尺脈沉大，知病屬下焦，投以八正散而愈。

聶寵

按《六安州志》：聶寵，六安人。自少習醫，得太素真訣。父卒，事叔如其父。叔病，刺股血和藥進之而愈。樂施與，重然諾。有鄉人遺孤女，寵收養之，及長爲治妝奩以嫁。貧者有喪則施之棺，或病不能就醫，輒往治之，不責其報，世稱高義。

饒進

按《祁門縣志》：饒進，性醇篤，學醫休寧丁氏。丁有異術，且秘於其子，進從之，日爲種園，夜讀書，三年不倦。丁乃口授之，數日遣歸。診人生死，無不應。嘗道值莊人，戲之診，進曰：若明日當死。及午，莊人無恙，面數進，還未及家，食於虎。

陳崇仁

按《六安州志》：陳崇仁，號守恒，六安衛千户。好讀書，醫學尤精。診脈輒見病源，投以劑無不立起，所活無算。曾舉鄉飲介賓。

張允通

按《會稽縣志》：張允通，號瑞陽，以醫名家。生二子，長時鼎號元素，仲時位號行素，俱業儒有文譽。未幾，仍紹父業，專意救世，病者一聞藥氣，顛危立起。貧乏者毫不受值，活人以億萬計，遐邇受惠，聲馳兩浙。

太史倪元璐、宗伯姜逢元、知府施肇元、司隸劉光斗、知縣孫轔，後先額表其廬。至今被活之家，子孫頌祝不置。

何瑞玉

按《鍾祥縣志》：何瑞玉，京山人，家於郢，性磊落，尚義氣，精於外科，治異瘡，入手便愈。一鎮兵傷，有頸斷稍連者，能復爲生績。董思白贈有不二華佗之額。

伍藥樵

按《鍾祥縣志》：伍藥樵，賣藥郢中，不二價若韓伯休，喜濟人若孫思邈，志在安全，活人常多。

王愛溪

按《鍾祥縣志》：王愛溪，精内外醫術，大有時名。嘗考醫録丹方，謂神仙可學，乃藥餌服食，清淨寡慾，年八十五，猶輕健如常。

楊太和

按《沔陽州志》：楊太和，長於治寒疾，盛暑時，浸青蒿水，與人服之，人稱其楊一貼。

張子兒

按《沔陽州志》：張子兒，人傳其乳名，善治發背，每以掌撻之，發則勸人食羊肉，以草藥數服愈。其方竟不傳。

黄昶

按《沔陽州志》：黄昶，善小兒醫，中年喪明，採牽牛子制一塊氣，稱黄氏仙方。子孫世傳其業。

張楝

按《沔陽州志》：張楝，字隆吉，性謙謹，善醫小兒，精於眼科。

韓醫婦

按《山西通志》：韓醫婦，介休人，以醫術遊四方。孝義知縣周佑感其治太夫人之噎食也，刻石以識，内云：余母夫人患噎病，七日湯勺不入口，氣奄奄垂盡。聞韓婦治噎有奇效，僕馬迎之來。以花椒煮水，令屢漱之，出一白石，長可三寸許，爲稜六，一末鋭，隱紅紋如綫，納之口中，令咽其液，數以指摩掐喉咽，外用箸探吻中喀，喀出一肉片卷之，狀若蛇，能蜿蜒動。婦言噎人者其物二：一居喉，一居心坎上。仍治如前法，復出一物，隨呼爲麪茶食之，三日而起。贈以絹錢及所乘馬，婦取錢，餘謝不受。嗟嗟！昔秦越人治虢太子，太史公奇其事。今世病噎者百無一生，婦能舉奄奄垂盡之氣，三日而起之，其功豈在越人下也？吁！韓婦有奇術而能不貪，亦異人哉！

張太極

按《龍泉縣志》：張太極，號莘野，醫官，醫理明徹，貧者不與計財，撫院道府交獎之，號爲神醫。

徐昇泰

按《會稽縣志》：徐昇泰，字世平，理卿初之四世孫也。學醇數奇，屢困棘闈，一日興范公不能作相願爲良醫之志，由是博究金匱蘭室之秘，及百家活人諸書，而於馬蒔《素問發微》，尤相深契。刀圭緒澤，起人所不能起，全越方賴，視垣有年。昇泰乃自謂：手拯之及無幾，曷若輯書壽世，施濟大且遠也。遂托言衰邁，堅辭診視之召，梓遜言遍告，惟一意著述，作不朽業。今《正譌補遺》一書，補綱目本草所未備。其久大之學術，雖列方技，不愧儒林。

郁震

按《太倉州志》：郁震，字鼎文，世業醫，有名。震讀書尚節義，初應明醫召至北京，復以才武三從偏帥，經略西域諸國，以功授蘇州府醫學正科，賜三品服，致仕，年八十一終。弟性，字鼎志，亦精醫事，與兄齊名。

翁應祥

按《樂清縣志》：翁應祥，西鄉人。本以儒者教授，雅知醫，精於脈理，篤信古方書，所治多驗。性甚介，人遺之輒辭，縉紳多重之。一日，自松江馳歸，而病僅數日，沐浴更衣，揖其妻曰：善自愛！吾去汝矣！遂端坐而逝。所著有《内經直指》。

應勝

按《永康縣志》：應勝，號行素，精醫術，百試百效，人顔其堂曰濟生。

應昌魁

按《永康縣志》：應昌魁，字叔梧。醫本世業，至魁益精，人有請者，不辭寒暑，不責酬報。或病家貧甚，更給善藥薪米，雖再三往，應之如故。全活甚衆，人多德之，顔其堂曰種德。

胡 墀

按《永康縣志》：胡墀，號松雲，治病多奇驗，嘗受知於張邑令，由是名重燕趙間。至九十六歲卒。孫文震及煜皆善醫，又得異傳，治疾能預決壽殀，多奇中。

倪朱謨

按《浙江通志》：倪朱謨，字純宇，少沉默好古，治桐君岐伯家言，得其闔奥，治疾奇效，多犇走而延致之，不得則怨。朱謨乃集歷代本草書，窮蒐博詢，辨疑證誤，考訂極其詳覈，名之曰《本草彙言》，子洙龍刻之行於世。世謂李之《本草綱目》得其詳，此得其要，可幷埒云。洙龍仍以醫名家，纂《傷寒彙言》，與本草幷行。既竭蹶以刻父遺書，而立請於有司，表揚母節，至涕泣哀懇得允，人稱孝焉。

馬更生

按《浙江通志》：馬更生，字瑞雲，錢塘人。少學醫於婦翁周某，業已成，未敢試。周素好奕，一日延諸國手在堂試奕，正從壁上觀，而有貴人疾革請周，周令婿往，一劑疾立愈，於是名即大起，求診者反欲更生來，不願周來。嘗過舊府，見暴死人，曰：此可活！人多不信，啓齒灌藥入，其人漸甦。或望色聽聲，前一二年預決人死，至期果驗。擁盛名者五十餘年。

古今圖書集成醫部全録卷五百十五

醫術名流列傳

明

王培元

按《會稽縣志》：王培元，以字行，幼聰頴，通諸子百家言，長而有濟人志，因潛心醫學，越人遘疾，雖良醫所望而驚心者，輒使之立愈。子仁龍，號霖汝，慷慨有大志，壯遊京國，人咸慕其豪風，且亦以醫馳名畿省。

姚能

按《浙江通志》：姚能，字懋良，號静山，海鹽人，善談論，好吟詩，精於醫理，著《傷寒家秘心法》、《小兒正蒙》、《藥性辨疑》諸書。

丁毅

按《江寧府志》：丁毅，字德剛，江浦人。路逢殯者，棺下流血，毅熟視之，曰：此生人血也！止舁者，欲啓之。喪家不之信，毅隨至墓所，强使啓棺，乃孕婦也。診之，以針刺其胷，俄而産一兒，婦亦旋甦。蓋兒手執母心，氣悶身僵耳。針貫兒掌，兒驚痛開拳，始娩。通邑稱神。著有《醫方集》、《宜玉函集》、《蘭閣秘方》，人爭傳之，崇祀鄉賢。

周從魯

按《高郵州志》：周從魯，字思賢，滁縣知縣僉之子，郵之良醫也。診脈能知人壽夭，其治病以他巧法，多不藥而愈。四方就醫，痊活者甚衆，人皆以爲神。性疎財，不計利，蕭如也。郵地卑下，居人多濕病，從魯以己意按圖經，教人治五加皮酒，其法用秈米粉和五加皮末，於伏日爲麯，至冬日釀酒，飲者病輒愈。

袁班

按《高郵州志》：袁班，字體菴。自二十歲閉户十年，岐黄家書無所不讀，按脈極捷如神，稱爲江北名醫。州人王曰藩寒疾死，已小殮，班過視之，以一劑灌入口中，曰：右手動則死，左手動則生。已而果動左手，遂活。銓部孫虞僑夫人王氏得疾，遍身俱紫，人事已絶，時孫欲携弟就試，期迫不能待，延班視之，曰：但去無妨，此證五日後必活。但三年後必成虛證，乃不可治耳。已而果然。其神如此。

嚴觀 嚴泰

按《浙江通志》：嚴觀，仁和人。不拘古方，頗有膽略。用薑汁製附子，或難之曰：附子性熱，當以童便製，奈何復益以薑？嚴曰：附子性大熱而有毒，用之取其性悍而行藥甚速，若製以童便則緩矣，緩則非其治也。今佐以生薑之辛，而去其毒，不尤見其妙乎？是以用獲奇效。人稱之曰嚴附子。其用藥有法，有方行於世。弟泰繼兄而出，精於方脈，治傷寒如決川，爲時所推。

姜居安

按《豐縣志》：姜居安，常居沛之沙河鎮，以醫鳴。時有達官携家過沛，抵沙河而稚子病幾殆，延居安視之，居安一見，曰：請毋恐！但得沙一斗即愈。官如其指布沙舟中，令兒臥其上。久之，兒病遂霍然。已而達官問其故，姜曰：小兒純陽，當春月而衣皆湖綿，過於熱，故得涼氣而解。

彭　浩

按《浙江通志》：彭浩，字養浩，仁和人。素性簡亢，不爲杭人所禮。錢塘張尹，崑山人，延請至京，醫名大振。所著有《傷寒秘用》、《雜病正傳》、《醫性》等書，發明性理，所在傳誦。

無名道人

按《嵊縣志》：道人，無名氏，不知何來，戴華陽巾，披鶴氅衣，自言精方藥，凡針藥所不到者，能刳割湔洗，若華佗然。人不信，過長樂鄉有錢遵道者，病噎不治，自念：刳割不驗死，不刳割亦死，均死，請以醫試。道人用麻沸散抹其胷，刲之開七八寸許，取痰涎數碗。遵道暈死無所知，頃之甦，以膏摩割處，四五日差，噎亦愈。道人不受謝去。人言遵道素謹實，其父有芝饒隱行，乃所遇不常。有以哉！

余世規

按《龍游縣志》：余世規，端禮七世孫，善軒岐術，凡經其藥石者，罔不獲效，求者環門，無貧富咸濟之。

錢德富

按《嵊縣志》：錢德富，順義鄉人，業儒究醫以養母，遂著名醫術。

裘世滿

按《嵊縣志》：裘世滿，崇仁鄉人，精醫術，擅名，有隱德。

張　軫

按《浙江通志》：張軫，號漢聚，秀水人。精痘疹，率以意爲治，多奇驗。所至，嬰童竹馬迎之。性好施，親舊賴其貲助。

吕秉常

按《嵊縣志》：吕秉常，貴門里人，善醫，治傷寒有殊效。許時用贈吕孟倫有松雲丘壑詩：太白山前習隱者，清曉開軒炷香灺。當軒長松碧連雲，一丘一壑正瀟灑。燕坐時籤岐伯書，茯苓熟煮供晨廚。我哀世人痌瘝如，請子盡發囊中儲。三蟲不怕二豎驅，吾廬洵美寧潛居。

李應日

按《嵊縣志》：李應日，東隅人，習儒而目眇，精醫，多效。

郭　琬

按《浙江通志》：郭琬，字宜生。宋時其始祖昭乾好施，遇仙授牡丹十三方，專治婦人胎産諸證奇驗。父紹渠亦以醫知名當世。琬繼世業，既精其理，而又以誠心應物，舉輒愈。故婦人聞郭宜生來，自喜得生，疾已減十四矣。性坦豁，無城府，湖山樽酒，澹乎無欲。年七十一，預刻死期而卒。母吴氏，婦毛氏，亦皆能診脈授藥。三子楨、杞、枚，傳世業焉。

權　盛

按《鳳陽府志》：權盛，淮陰鄉人，以善醫名，活人頗多。年九十，不疾而卒。

俞　濤

按《奉化縣志》：俞應子濤，號惠泉山人，明於醫理，精於切脈，存心救人，所活甚衆，不矜其功，人咸德之。子德揚承父緒有聲，孫惟聖能世其業。縣令賴與夏及邑丞孫，皆額扁旌門。

謝　表

按《上虞縣志》：謝表，少習舉業，旣而業醫，於脈理有獨解，且能望而決人生死。邑人劉姓者，患痘不起，勢垂絶，父母置棺將殮之。謝往視驚詫曰：此火證也！急以水澆其面，作咿唔聲，仍取水灌之，痘即分串纍纍起矣。有婦難産，諸藥靡效，謝以升麻、人參、前胡各五錢，投之即下。衆問其故？謝曰：此胎走岐路而氣下陷也，故用升麻以提之，而參則佐其氣，前胡則活其痰耳。嘗家居，見媳從前過，謂其子曰：汝婦神理已絶，明年此時，當不復有矣。竟如其言。久客廣德，廣德人咸稱謝一貼，又曰謝半仙。得所酬即貸人。一日，置酒集諸交遊，曰：吾化期已逼，與諸君話别。衆以爲癡。謝曰：吾欲決人生死而不能自決耶？取諸所貸券火之。抵家，其叔偶值，問之曰：奈何以此時還？對如前言。叔曰：試爲我一診。謝曰：同行自見。不數武，謂叔曰：當先姪十日。叔訝，未之信，後刻期無爽，人以爲秦越人復出焉。

周一龍

按《上虞縣志》：周一龍，字五雲，邑庠生，幼精舉子業。一夕，夢神授以秘術，遂習岐黄，望聞問切，多所救濟。善知人生死，性好施與，賑施貧乏，服劑不取其酬，邑中稱良醫云。後李茂蘭得一龍傳，盡習其術，亦以善醫聞。

范應春

按《上虞縣志》：范應春，少負奇氣，嘗自計曰：匹夫而欲濟人利物，無它術，惟醫藥乎？乃遍讀岐黄家言，遂以醫鳴世，尤神於脈理。一日，途遇姻親薛文龍，驚愕曰：公病劇，奈何！薛曰：固無恙也。應春就其家診之，陽爲好語，密囑其子曰：而翁臟脈已絶，特浮陽在外，不見劇耳。夜半當疾作，及晡而逝矣。可亟治後事。已而時刻不爽。有按院行部至虞，稱病，不言所以，遍召諸醫莫曉，乃召應春。診之曰：無它病！只患夜遺耳。安神保元自已。院矍然曰：胡神哉！又問曰：富貴中人，豢養安逸，然多疾病，時服藥餌；窶人日勞筋骨，奔走衣食而鮮病，何也？應春對曰：户樞不蠹，流水不腐。院大奇之，曰：此非方術中人！命其子盡臣例入太學。應春診脈醫治，類有神驗，即二事依稀扁鵲之視桓侯焉。然隨所求治，酌方與之，不計其酬，因取神仙家董奉種杏故事，自號杏莊，有《杏莊集》十卷藏於家。

莫士英

按《浙江通志》：莫士英，字士穎，太學生也。少年多病，喜方書，能出奇驗，治決生死。會歲大疫，甚至滅門，士英俱得全活，感德者，至置生位於家拜之。有二女求其診，一女命將絶，自以爲瘵，士英曰：非瘵也，可愈。一女無大病，士英曰：脈不祥，至秋當死。果然。次子成藝，得士英傳，爲善樂施，宗黨咸敬之。曾孫瑕，仍世醫業，著書滿家。語云：三世爲將，道家所忌。又云：三世爲醫，其後必興。蓋以生殺之事殊也。故人皆云莫氏昌矣。

吴世纓

按《烏程縣志》：吴世纓，字養虚，善治痘疹，時稱保嬰國手。

翁禹訓

按《浙江通志》：翁禹訓，字汝守，號雲麓，錢塘人，穎異，授之書一覽而盡。其父念訓尫弱，乃令治醫家言，取《靈》、《素》以下諸書，及禁方讀之，務研其奥，有奇驗。寒暑不乘輿蓋，獲醫貲，隨以濟人，及抵家而待以舉火者又滿座，終不吝施予也。豐頤廣額，美鬚髯，衣冠甚偉。年四十失明，仰天喟曰：吾豈莊生所謂不祥人也耶？日蟄處一室，彈琴歌咏以自適，事益簡，氣益王。長子立言，孫常豫、常益、思真，曾孫鴻業、鴻聲，元孫世庸、雲介、眉今皆貴顯。

鄒觀

按《臨安縣志》：鄒觀，邑人，號介庵，精醫術。嘗有鳳亭貧民患疔毒，療之即愈，其人以牛謝，辭弗受。越二年，觀道經鳳亭，夜遇虎，忽有牛自莽中逸出抵虎，遂得免。牧者至，詢之即前療病人所却牛也。聞者皆以爲陰德所致。

董和

按《合肥縣志》：董和，合肥人。其先爲名醫，至和九世。能療異疾，貧不能具藥餌者，與之。

劉大成

按《池北偶談》：劉大成，山東文登縣諸生，以儒醫耆德，爲鄉黨所推重。修學宫，鑿泮池，得一石函，有女骼釵釧，爲徙瘞北城隍上。次日，復得一瓶，中貯竹漿，外勒數語云：浜人花母，劉支竹漿，一匕濟人，廣嗣功長。自後以竹漿活人甚多。年八十餘。生六子。諸孫登第甚衆。

凌瑄

按《歸安縣志》：凌雲孫庠生瑄，號雙湖，奉慈壽太后詔，施針浙閩，全活萬計，晉登仕郎。

周　濟

按《歸安縣志》：周濟，歸安人，精於醫，有起死回生之術。

郭欽誥

按《杭州府志》：郭欽誥，字慶雲，昭乾後裔也。少喪父，事母以孝聞。有嫂早寡無依，養之終身。習世業，凡危錮之疾，診視立起，遠近皆知其名，曰郭醫慶雲氏云。長子瀧，字瑞雲，郡庠生，明醫理。次子灦，字汝霖，亦佳士也。

按《浙江通志》：郭欽誥，字慶雲，錢塘人，唐忠武王之後裔，浙名醫也。其先得之異人授牡丹十三方，治南宋孟太后疾有功，賜姓趙，至今稱爲趙郭云。欽誥氣宇沖粹，人樂與之游，生平樂善好施不倦。

吴毓昌

按《杭州府志》：吴毓昌，字玉涵，以太學爲内閣中書，重然諾，急友人難，兼善岐黄術。子克善，有文行，秉鐸青田。次光旭，授詹事府録事。皆早世，里人惜之。

張大經

按《餘杭縣志》：張大經，字景和。居心純厚，博覽醫宗。嘗按脈視色，有遇微疾而直曰必死，有患重病而決曰必生，用藥平而每於平中見奇。有可活而不能藥者，忻然捐貲調治，存活無算。諺曰：但願世間無疾病，不患架上藥生塵。可爲大經寫照云。

孫櫓

按《浙江通志》：孫櫓，號南屏，東陽人。性穎異，精岐黄。五都有單姓妻，産死三日，心尚温，櫓適過之，一劑而甦，竟産一男。又有人頭生瘤癢甚，櫓曰：此五瘤之外，名爲虱瘤。決破之，果取虱碗許，遂全。其效多類此。著有《醫學大成》、《活命秘訣》、《脈經採要》等書。

羅世頌

按《江南通志》：羅世頌，青陽人。性孝友，親歿廬墓後，棄儒爲醫，常入山採藥，遇異人授以秘術，所濟爲多。子尚復世其業。

張文啓

按《浙江通志》：張文啓，字開之，仁和人，遊於張遂辰、潘楫之門，盡得其傳。於古醫書無所不讀，又與同志設惠民藥局，所全活甚衆。嘗曰：天本好生，人皆同體，使有所揀擇，天罰至矣。又請於當途，建靖浪亭，渡浙江者，得免風濤之厄。其他若創育嬰堂、天醫院諸善事，皆力爲之。卒年六十八。子二，璟、璉，爲諸生有聲，亦能世其家學也。

陳時寵

按《青田縣志》：陳時寵，世業醫，鄰家疫倒數人，舉家驚惶遠避，時寵扶持起之。

吴嗣昌

按《浙江通志》：吴嗣昌，字懋先，仁和人。世爲醫宗，昌更別有會悟。浙督趙嘗遘危疾，昌獨排衆論，投冰水立甦之。趙尊禮若神，曰：術如君，有得傳者否？答曰：有宋爾玨、潘錫祉者，追隨獨久。趙曰：君其不朽矣！後以事煩目瞽，居河渚，著《傷寒正宗》、《醫學慧業》等書行世。

吴奂

按《金華府志》：吴奂，字德章，蘭谿人。刻志好學，博通書史，善書札而尤精於醫，得何文定公曾孫仲畏之傳，功力兼人，益造其微。其醫最於一邑，人多稱之。著有《古簡方》十二卷、《諸集方》四十餘卷。其詩號蘭渚漁歌。

沈士逸

按《浙江通志》：沈士逸，字逸真，仁和人，善醫知名。少時嘗獻書經略，邢公奇之，置爲裨將，令督兵海上，以功爲遊洋將軍。已父祖相繼没，母孀弟幼，遂絶意疆場，奉母滫瀡，而産日落，乃發篋讀禁方，盡得要秘，數年名大起，日造請者數十百家，全活不可勝數。既老，構園池，多樹竹木，種菱芡，日抱琴書，坐臥其中。賢士大夫軒車到門，多不時出，而以疾來者，則率爾命駕，無問近遠。年六十有六，病瘧卒。所著《海外紀聞》、《翌世元機》、《清乘簡園集》若干卷。

夏以時

按《吉安府志》：夏以時，字鳳亭，生而奇俠，學書未售，學醫，日習李奉祠本草。丙戌歲凶，散家貲賑饑民，得活數百人。既又疾疫，死者殭道，時嘆曰：義不可獨全也。復傾其貲，貨藥給貧者，不取直，生全甚衆。術至精，治病多奇驗，求療者日夕盈門，得一劑遂瘳。時有夏一劑之名云。

僧海淳

按《處州府志》：僧海淳，處州衞人，姓吴氏，父松左所百户。淳自幼茹素，稍長從師習梵唄，不肯還家。父母雙殂，杖笠入終南山，遇異僧授以醫目方劑，且諭以遇洪則止。用其方療人有效。至南昌，相國張洪陽建廣福堂以居之。戒行精潔，徒衆日聚，爲江右士大夫所雅重。嘗一再至栝，栝人欲留之不可得。亦近代高僧也。

潘楫

按《浙江通志》：潘楫，號鄧林。精《靈》、《素》之學，賣藥都市中，人以韓伯休目之。受業者數百輩，觀其器宇，即識爲潘門弟子。始，楫以兄善病，特往師王紹隆，終日夕視脈和藥，洞極深隱，通於神明。著《醫燈續焰》，人奉爲要秘焉。

熊宗立

按《福建通志》：熊宗立，建陽人，從劉剡學醫卜之術，註解《天元》、《雪心》二賦，《難經》、《脈訣》諸書，《撰藥性賦補遺》及《婦人良方》行世。

程伯昌

按《福建通志》：程伯昌，建陽人，善醫。受雷霆秘訣，祈禱大驗。尤妙催生法。好象棋，終日不釋，有急叩之者，隨以一棋子令持去，胎即下。一日，遇乞者貌甚惡，伯昌教市童呼爲千年不死鬼。乞者罵曰：饒舌賊。蓋雷部判官精降世云。

李慎齊

按《太平縣志》：李慎齊，下村人。善岐黄術，授太醫院吏目。每日求醫者，堂閧如市，李兼聽之，各隨證候緩急，道里遠近，先後付方，無不見效，人咸稱其神云。

王朝請

按《太平縣志》：王朝請，字疇九，十七都雙瑞人。世習岐黄業，尤攻於痘疹。至朝請以儒習醫，其術益神，論生死無踰時日，授太醫院吏目。每出，隨而延者塞途，無貴賤，悉爲之診，人以是益頌其德。郡伯傅因醫女驗其神，令同時醫者羣拜師之。子允昌能世其術，亦爲遠邇推服。

陳錞

按《慈谿縣志》：陳錞，字子平，豐神秀穎，望之似神仙中人。素負奇氣踈節，不肯隨時俯仰。幼隨父鏐任銅鼓，遇異人授岐黄術，能以靈心運古法，不必拘拘刀圭，當其意到眼前，一草一木拈用，往往沉疴立起。貧而修謝者輒却之。少卿夏時正嘗謂：子平晦道以醫，行醫利人，不以利己，稱杏林先生。

俞承春

按《奉化縣志》：俞承春，號桃源，北山人。攻小兒科，凡小兒危急證，悉能調治；更工跌打損傷，傷重垂絶，藥能下咽，率得不死。貧無藥資，不計其直。弟承歷，號鳳山。承歷子應震，能世其業，遠近就問者如市，多所全活焉。

張　愷

按《鄱陽縣志》：張愷，良醫季民孫，善療奇疾。有女子呵欠，兩臂直上不能下，諸醫莫治。愷令其母解女子裙襦，坐寢室，乃揚言醫入，女忽執手下掩體，舉動遂如故。又小兒坐高處懸跌於地，瞳人倒視，見房舍皆翻覆。愷令有力者，將小兒顛倒數次，其視則順。凡疾非藥石可療者，愷不執方脈，以意治之，無不立愈。

程世光

按《鄱陽縣志》：程世光，淮藩良醫，專小兒科。憲王誕長子初出胎，不知吮乳，曰以難産傷氣，持人參煎湯灌半匕即吮。又舟工生子胞而無皮，取土數升糝其體，即成肌。有胎婦，兒腹啼，皆不能治，乃傾豆子於地，令婦低首拾之，兒啼止。其醫多以意出，弗拘方書，神效如此。

楊賁亨

按《鄱陽縣志》：楊賁亨，博覽羣書，精脈理，每心計造方。有患饑者，諸醫以火證治，亨久思之未得。頃見堂上木凳自仆，乃爲濕氣所蒸致朽，忽悟水能消物，不獨屬火，此濕消爾，投熱劑而愈。又有顯者目障，性躁，日憂切，益不瘳。亨紿曰：目可計日即痊，第懼毒發於股。又日撫其股憂之。後目忽瘳而股亦無恙，蓋誘其心火下降爾。名遂大震。

盛宗禎

按《寶應縣志》：盛宗禎，字心國。其先高郵人，世工醫術。父濟寰，居寶應之黎城，因家焉。宗禎於醫無所不通，幼科尤神異。兒之未患痘也，宗禎視耳紋，辨黄紫曲直，驗遲速輕重，可治不可治，百不失一。嘗過某家有兒戲階下，語其媪曰：可教嬉戲，豐食飲，但三月活耳。後果如其言。又某氏患痘最輕，自謂可勿藥。宗禎曰：勿藥，十二日死矣。不聽，十二日果死。奇驗多此類。宗禎治痘，大旨辨虛寒實熱，虛寒者人參主之，實熱者紫草主之，服至數斤者，證愈險，收功愈奇。他醫竊其方試之，亦有效。宗禎術雖工，而爲人計利，賤而貧。富而吝者延之多不往，往亦不肯盡出技能，以故數與邑人忤。喬御史嘗曰：蘇秦、張儀取其術，不取其心。彼太丘彦方之行，與病何益哉？宗禎術本家傳，然嗜學，博涉古今醫方醫案，手不釋卷，以故術益工。

姚英煥

按《寶應縣志》：姚英煥，字伯章，工醫術。爲人謙和，不論貴賤富貧，皆竭力調治，以故城市村落遠近之人，就而治證者，户外踵相接也。縱寡效，終無怨言。

姚德徵 姚懼

按《寶應縣志》：姚德徵，字允符，工醫術。子懼，業儒，初不名。懼嘗夢提學使者案發，第四姚懼也，因名懼。是年果充附學生，名在第四。後邑罹水患，家貧，以醫術遊京師。御史謝兆昌者患寒證，汗後發斑，諸醫投犀角、黄連，久之絶食飲，士大夫皆必兆昌不起，懼進理中湯數劑而愈。以此名重京師，諸貴人爭延致之。德徵妻顔氏，賢淑。德徵與邑人丁翁善，丁無子，家貧不能置妾，顔出白金二十兩，勸德徵代置妾。丁之妻感泣，因不妒，後生子四。邑人傳爲美譚云。

金璿

按《江寧府志》：金璿，字元善，精於醫，旁及繪事。璿治病不計利，常責人禮貌。户部尚書延之醫夫人痰火，兩服而愈。尚書寫數百言，敍病源，索丸藥方，因圈其句讀以與之。璿援筆答一書，亦圈其句讀。尚書見其文法古，字畫工，乃愧曰：吾之過也。命駕訪之，遂爲知己。每云：金陵醫中有人。

盛躍龍

按《高郵州志》：盛躍龍，號濟寰，覺仙十九世孫，習祖傳醫業，濟人踈財。盱眙馬壩有婦懷孕出痘，九朝死，往視曰：此人非死，乃毒盛發暈，即用數劑，婦遂生。過六合，塚傍有李老，名從先，哭曰：此是我子，昨晚已死，求看之，可復活否？用數劑而甦。

吴彦德

按《德安府志》：吴彦德，隨州人，少業儒不售，棄就醫。凡人疾病不瘳者，大小咸詣其家，欣然療之。遇窮困者，凍與衣，饑與粮，鄉人稱爲篤行君子。子旻舉於鄉。

葛方覃

按《高郵州志》：葛方覃，字寅谷，御史萱七世孫也。事繼母晏，以孝聞。晏病，方覃親嚐湯藥，衣不解帶者月餘。因歎曰：爲人子者，不可以不知醫，遂學醫。嘗書一誠字於座右，曰：凡人立身制行，在於誠，况醫死生大事哉？里中歳數祲，人多疫，方覃盡心醫療，遇貧不能具藥餌者，輒解橐中金與之，多所存活，里人德之。如臯一孀婦病邪瘧，數年不愈。方覃至，婦聞鬼語曰：此正人也！吾當避之。服藥尋愈。郵人朱某病傷寒篤甚，方覃與藥治之，衆醫不可，家人棄藥神龕下。朱病且死，藥忽移動，衆異之，乃以藥療之，朱因復生。其神異類如此。方覃醫不拘古法，往往以意爲變通。診視時，問病者所疾苦，輒以手向己身揣度其處，如與同患。年七十四卒於家。後數降乩廣陵，人傳其仙去云。

李法謙

按《池州府志》：李法謙，以字行，山東樂安人，本姓宋。其父以武官，因隨之家於石埭之七里。隱於醫，術甚精，心甚正，不甚責人酬，以故藥每效而家長貧。既死，人思其德，周其家。

林存祥

按《福建通志》：林存祥，龍溪人，善醫，用藥詳性味而變通之，不拘類方，治療多愈。年七十卒。

許宏

按《建安通志》：許宏，字宗道。幼業儒而隱於醫，奇證異疾，醫之輒效。又工詩文，寫山水花卉，皆臻其妙。卒年八十一。所著有《通元録》行世。

鄒福

按《甌寧縣志》：鄒福，字魯濟。業醫，善察脈，決人生死於數載前。奇證人不治者，福投劑輒愈。嘗曰：病知其源，則治證不泛，藥劑不多，品舉其要，斯效速矣。嘗集《經驗良方》十卷。仲子遜克世其業。季子員領鄉薦，任連山知縣。

黄世德 黄錦

按《甌寧縣志》：黄錦，字子絅。祖世德太醫院判，授秘術，錦學而精之，治傷寒痘疹，尤有奇功。

潘承秀

按《甌寧縣志》：潘承秀，字君實。七歲孤，産業讓叔，叔死，仍撫其子。治醫藥極精，多起死功。

吴敬泉

按《蘭谿縣志》：吴敬泉，博通内典，精於醫理。凡延請診視，或貧富齊至，必先其貧者，且贈以藥而不取其資。若貧而居遠鄉，不能再請者，察其病之淺深，自初疾至疾愈，按日立方，不爽毫末。

包元第

按《蘭谿縣志》：包元第，號敬宇。天性孝友，術擅岐黄。祖父伯兄，俱以儒醫濟世。

江文照

按《蘭谿縣志》：江文照，字紹源，太平鄉人，父故遺腹子也。幼習舉子業，後其母欲其改業，習醫救人，由是精於岐黄，名聞兩浙。遠方之人，凡有疑難危證，接踵就醫，靡不立效。又恪遵母命，救人不取財利，誠杏林中之翹楚也。兵部尚書王家彦暨諸當道名公，俱有傳讚。

郭居易

按《蘭谿縣志》：郭居易，字惟恒，以醫爲業，時芳之裔孫也。凡病，無論深山窮谷，童子村媪，必曰：請郭先生來則生矣。爲人平易，以濟人爲念。貧家延之，診視不受其謝，更贈以藥。其子庠生德昌，字日生，醫理甚明，克承父業，人多稱之。

倪一位

按《蘭谿縣志》：倪一位，字光遠，世本業儒，兼精醫術，更慷慨好施，賑藥療世，當道咸旌扁額。

童尚友

按《蘭谿縣志》：童尚友，字以賢，香溪人。精於岐黄之術，耑以濟人爲心，舉世皆稱名醫。

吴 淇

按《蘭谿縣志》：吴淇，太平鄉人，號悠齋。世習小兒科，傳授口訣。淇愷悌柔和，視小兒風寒麻痘等證，診脈察色，不厭再三，有如己子然，故内外心感之。用藥慎確，加減輕重，必重思之，不悮傷人。不概受人謝，蓋醫而有儒風者，君子取之。

張 柏

按《蘭谿縣志》：張柏，字世茂。原歙人，祖遷於蘭。少習博士業，已而以父病痞久，遂棄而讀《内經》、《本草》羣書，從事於醫，延治多驗。大概主參、朮補法，而隨時定方。父病得延，期年而醫道著行矣。爲人長者，不厚責報。人以病請，即夜十數起弗辭。事親有禮，撫弟姪友愛，分給田宅，有古人風。診脈斷疾，生死深淺，輒有奇驗。平生所著有《醫案》。

邵明彝

按《蘭谿縣志》：邵明彝，字錫九，椒石人，庠生。中年以母疾習醫，博極方外秘書，能明其意而用之，不泥成説，遂爲岐黄之最，遠近倚之。

王子英

按《蘭谿縣志》：王子英，號石舟，著有《醫案》，係御醫開之裔孫也。子師文，號敬舟，著《醫學新傳》。次子師武，號侍舟。孫章祖，字叔貞，纂有《橘井元珠》。曾孫兆熊，繼傳世醫。

陳宗文

按《吉安府志》：陳宗文，泰和人。幼隨父任浙中，遇異人授以醫術。凡診人脈，或無病而言死，或易簀而言生，或在童時而言終身貴賤壽夭，無不奇中。嗜酒豪放，視利如土苴。盛氣勢，貴遊子弟必折節禮之。

僧希遁

按《浙江通志》：僧希遁，嘉興僧，深於繕生之術，有所療治，擇用日辰，不必藥餌。嘗過海州司馬韋敷，見敷鑷白，曰：貧道爲公擇日更之。越五六日，僧請鑷其半，及生色若黳矣。凡三鑷之，鬢不復變。坐客有祈鑷者强之，僧言：惜取時差爽耳，後些。色果微緑。意其術出遁甲，故自稱希遁道人云。

李立之

按《浙江通志》：李立之，臨安人，以小兒醫擅名一時。有嬰兒忽患瘖求治，立之令以衾裹小兒，乘高投之地，兒不覺大驚，遂發聲能言。問之曰：此乳搐心也，非藥石所療。其術之高，大率類此。

歐陽植

按《景陵縣志》：歐陽植，字叔堅，邑庠生，治舉業，旁精醫。著有《靈臺秘要》，邑進士胡懋忠刻於固始；

有《易簡奇方》，邑進士熊寅刻於婺源；有《全生四要》，邑知府王曰然刻於臨洮。

王應運

按《雲夢縣志》：王應運，本儒術，精通脈理，醫輒有效。尤能存心濟貧，藥不索價。

鄒立坤

按《雲夢縣志》：鄒立坤，世傳醫業，秘方難悉。

李明遠

按《濟南府志》：李明遠，其先揚州人，寄籍新泰。精岐黄之術，求濟者不計利，貧富感之。

孔貞大

按《壽光縣志》：孔貞大，邑之西北隅人。精醫術，善脈訣。嘗與羣友飲城樓上，爲孝廉杜學詩診脈畢，嘆曰：爾壽可四年耳。宜速仕。杜不悦。後竟如言。

李杜

按《儀真縣志》：李杜，字思齊，傳父伯樓業，以醫名世。邑令嘉其行誼，兩舉鄉飲。壽至八十四。

張達泉

按《安慶府志》：張達泉，懷寧人。幼落魄不羈，遇異人授以脈訣，遂殫精於醫。其治病視十劑爲變通，不拘成方。顔銓部渾爲兒時，中痘已死，達泉視之曰：未死也。急掘地作坑，置兒其中，取新水數桶，用紙蘸之，重貼身上，少頃，有細烟起，兒手中微動，達泉喜曰：生矣！復以水沃之，氣蓬蓬上蒸，大啼數聲，乃取起；再進以藥，不數日愈。吴幼安婦孕，偶觸欲墜，達泉診其脈，食以烹鯉而安。且曰：當生缺脣兒，不能育。後皆驗。生平嗜酒，病者爲邀至其所，厚治具相待，即欣焉往。投以金，則拂衣去。每謂人曰：吾年有六十四，因嗜酒減四算。果以六十終。

成醫官

按《青州府志》：成醫官，失名，莒州人，善醫。青州知府倪某疾，診之曰：思。太府曰：何思？曰：雖朋友亦思也。太府曰：是也。有一寮友甚思之，不意成疾。命往淮安市藥，見城門大書某家病劇，能愈者厚贈。至其家，見羣醫環視，診之曰：諸公識此病乎？此中滿證，白糖和水灌之立愈。嘗與一友携手行，診之，驚曰：子幸遇我，速市百梨盡啖之，貯其核，煮水飲之。其人背出一腫，曰：此肉癰也，不可活，得百梨表之，易治。其術神奇類如此。

林　芝

按《灊山縣志》：林芝，字友蘭，讀書不甚深，而於醫若天亶性成，不假學問而成。里中幼恃以壯，弱恃以健，風寒暑濕恃以無恐。市不計值，施不望報，窮老孤獨之人，若飲水於河而取火於燧也。年七十，得子而夭，人共嘆天道之無知云。

王兆年

按《灊山縣志》：王兆年，字理和。少得火證，遂棄儒而以岐黄名世。若富貴人雖齎多金以酬，亦不輕受。

遇貧賤人有急即應，分文不取。手活人命者五十年。子維新，郡庠生。孫鐸。曾孫謨。

趙璧

按《常熟縣志》：趙璧，字彦美，讀岐黄之書，以醫術鳴，取藥者恒施之，不求其報。卒年八十。

陳善道

按《延平府志》：陳善道，建昌人，卜居將樂。幼業儒，世精醫，挾術養親，性敦孝義。母死，扶櫬歸里，合葬父墓。會大雨雪，墓若氤氲襲人，人以爲異。族苦漕運，毅然鬻産代賠，毫不責報，往返京師七載，貧無怨言。

倪守泰

按《高淳縣志》：倪守泰，號德齋，世業醫。嘗自言曰：爲良相易，爲良醫難。予業斯醫，惟區區阿堵物是求，殆鄙甚耳！所以活人者衆，而餘貲無有焉。其子昌應敬承其道，綽有乃父風。

李源

按《壽州志》：李源，字承源，醫術精巧，每以生死斷人輒驗，鄉人欽服。

賴湯銘

按《延平府志》：賴湯銘，永安庠生。痛母歿於庸醫，一旦棄舉於業，精醫，以贖己罪而未能也。於是無貧富病者，雖百里必視之，投劑輒驗。郡守鄭祖幾法不起，湯銘既治有效，且曰：調養元氣，上策也；參、朮草根，斯下耳。鄭聞言，益加禮焉。有《四科治要》，閩醫多祖述之。

袁忱

按《汝寧府志》：袁忱，字誠甫，上蔡人。幼習儒業，家貧廢學，治岐黄術，尤精於痘疹。自發熱即逆斷後日，論證若目覩。汝蔡數百里内外，所全活小兒甚多，不受謝儀。周急濟物，廣行陰德，故人欽其術，且重其廉。

盛曠 一作盛愷〔一〕

按《吴江縣志》：盛曠，字用敬，僎之子。穎悟絶人，盡傳家學，來求必應，未嘗索賄。其治痼疾，甚有奇驗。西門金棠妻小産，病數月，日厥去者數四，見鬼自頂而出，自口而入。曠曰：脈濇而弦，血少有痰。鬼自頂門出，此元神出也，出而不進者死，出而復入可活也。藥之，去痰碗許，尋愈。有陳傑者，妻有胎而患痢數月，昏厥六日矣，所下若屋漏水，棺斂已具。曠診之曰：無慮。藥之痢止而胎動，越數日生子。有婦病卒厥，昏昏若醉夢，手足筋攣。曠診之，六脈俱脱。忽有麻衣者在側，問其人，則病者之壻也；問其服，妻之服也；問其妻之死，僅半月，死以産後證。曠忽悟曰：此病必憂鬱所致。以木香流氣飲投之，一服而瘥。文學姚汝明内傷新愈，又病食傷，他醫皆用下藥，病益甚，小便閉，中滿，腹堅如石。曠診之曰：此不可用分理藥也，宜以參、芪運其氣，升麻提其氣，氣升則水自下矣。加以益腎之劑，數服霍然。道士顧本初病失音，他醫皆以厥陰傷寒治之。曠至曰：内傷外感，無可爲者，某日當汗，某日死。既而果然。人問其故？曰：肺屬金主聲，肺敗則失音。且面黧黑，腎氣竭矣。某日屬火，火乘金位，真陽既奪，不死何待？又嘗過一僧，無病也，時方春初，診其脈，曰：至秋八月不起矣。僧愕然。至期果病膈氣而死。其他治效甚多，不可殫述。曠孝友，仗義好施，嘗有遺喪不能舉者，竭所有周其急。毘陵畫士馬某以貧來謁，館之數年，馬願以女充側室，曠惻然變色拒

註〔一〕一作盛愷　原本脱，據光緒本補。

之。年五十五卒。

藍玉仲 劉奎 劉仲

按《吉安府志》：藍玉仲，永新人。精方脈，預言人利鈍禍福壽夭，奇中。體豐龐，善飯，士大夫家爭輿致之。其起人痼瘵，或以一劑，或因前醫所服方增減一二，或亦無所增減，第稍差其等分，無不立效。或曰：其術多得之藍元初云。元初，玉仲族叔父也。同縣復有劉奎、劉仲者，攻幼科，亦擅名於時。

章一第

按《貴池縣志》：章一第，元四保人，號涵虚，世有隱德，治小兒痘如神，尤善爲婦人醫。其子章大宗，字宇小，世其業。

僧曉雲

按《貴池縣志》：僧曉雲，以字行，上雲寺僧也。善治痘，最眼勝，次湯勝。他醫以爲可藥者，曉雲獨不可；他醫以爲不可藥者，曉雲獨可。計日斷生死，無一差。不甚責人報，人之迎之者，每扃閉一室，惟恐應他請焉。後以授其徒通和，和之術復過於師，以拳勇從義死，遂失傳。

劉嬾窩

按《吉安府志》：劉嬾窩，安福人，少卓犖里。晏氏子病危，忽一道人款門曰：與錢千貫，吾當治之。晏委錢，恣所取。道人日携百錢飲酒家，暮醉則歸，忽早作呼晏辦一犬，置病子前，令健夫夾持之，道人坐其後默攻之。病子苦甚欲起，戒夾者堅勿動，夕乃罷。明日又如之，病脱然矣。其犬一息垂絶。嬾窩視而歎曰：術則奇矣，如犬何？道人喜曰：仁言也！復命取一新磚置犬前，如前攻之，犬亦揺尾去，磚則墳矣。更不受謝，復取書數卷，授嬾窩去。嬾窩遂以醫名世。

鄭　燿

按《開封府志》：鄭燿，字繼源。家世以儒學顯，早習黄魯直筆法。家藏岐黄之書尤多，釣元闡微，多所自得。治療諸病，往往有奇效，其術盛行於梁宋間。

姚迪昌

按《旌德縣志》：姚迪昌，招坊人，性頴睿，察方脈，以醫名世。施藥賑貧，建佛施田於華陽寺，人咸謂有醫德焉。盧兵憲給冠帶。

喜良臣

按《金壇縣志》：喜良臣，字養心。父由鎮江遷金壇。良臣以幼科擅重名，年八十餘卒。子穎，字存養，多讀書，診候諸證，刻日知愈期，與其傳經變候，能世其術。

陳嘉詔

按《無爲州志》：陳嘉詔，字憶菴。精醫，值疫施藥，活人甚多。事聞直指使，額旌之。性至孝，母病，臘月思蟹，遍覓不得，詔泣禱於神，忽於階下獲一蟹，母食之遂愈，時以爲孝感所致。子萬鎰，字含珍，世其業，名重於時。

張名藩

按《無爲州志》：張名藩，字鎮寰，精通幼科，求治者填門，至老不懈。子自修世其業。

趙玉璧

按《河南府志》：趙玉璧，洛陽人。精幼科，診視嬰兒，彈指決生死，皆中。郡邑車馬伺其門者，絡繹不絶。尤樂善好施，遠近知名。年八旬卒。

劉　順

按《泗州志》：劉順，署户人，精醫術。一貴官患口瘡，久不愈，召順往療之，順削桂一片，令銜之。貴官難之，順曰：口疾久不愈，以服清涼之藥過多也，非此不痊。如言即瘥。

姚　侃

按《上元縣志》：姚侃，字文剛。其先吴人，祖父始徙金陵，占籍錦衣衛。少從吴中李醫學帶下醫，盡得其妙。人有疾弗能愈者，治之立效。性好義，鄰里親交之貧不給，與喪不能舉者，恒出其餘以周之。後以子貴，贈禮部郎中。子昺，字懋明，由乙未進士授工部主事，歷陞永州知府，有惠政，卒於官。

馮國鎮

按《河南府志》：馮國鎮，洛陽人，通幼科。年九十餘，尚健步，强壯者追之弗及，人稱爲地仙云。其子三錫，庠生。孫松相，世其業。所著有《痘疹規要》、《幼幼大全》五卷。

周宗嶽

按《濱州志》：周宗嶽，字鳳山。素業儒，後耑治醫道，受學於國醫尹林菴。宗嶽性潛静，盡得其秘，診治輒效。所著有《脈學講義》行世。

郭　桂

按《金華府志》：郭桂，字時芳。其先有汪夫人者，以善醫婦人顯於宋，掌内府藥院事，以功封温國太夫人，子孫世承其業，隨宋南遷，散居於浙之東西，杭、紹、金華者，皆其族也。而金華之族有名化龍者，又遷於蘭谿，後生時芳。芳醫道甚明，回生起死，百不失一，鄉邦倚之爲司命云。

周春谷

按《福建通志》：周春谷，莆田人。幼有異質，年十五，走江口，遍詢方脈之秘，凡診脈斷其生死，無不驗者。一夕，夢人語之曰：聞君醫國手，請上玉華樓。既覺，即戒家人治喪具，示以死月日。及期果卒。弟善卿，醫與春谷齊名。善卿子用文，精瘍醫；用中，善療卒中之證。用文子弼，號谷城子，亦善醫。

方　炯

按《福建通志》：方炯，字用晦，莆田人。嘗與方時舉諸人，爲壺山文會。精醫術。時有一僧暴死，口已噤矣，炯獨以爲可治，乃以管吹藥納鼻中，良久，吐痰數升而愈。前後活人甚多。有酬以貲者，貧則卻之，富則受之，以濟窮乏。自號杏翁，著《杏村肘後方》、《傷寒書》、《脈理精微》等書傳世。其徒鄭德孚，初從吴司業源讀書，潁悟絶人，已棄去，從炯學醫，遂精其術。

方士

按《福建通志》：方士，字邦彦，莆田人。精醫術，以濟人利物爲分内事。姪文謨傳其學，時推精詣，醫人一劑輒愈，人稱方一劑云。

劉菽

按《福建通志》：劉菽者，邑諸生也。因善病學醫，醫多奇中。嘗自言負病時，獨居一室，設木案，置瓦瓶食器，鷄飛其上，器展轉欲墜地，不爲動色。於是療者曰：病可治。故其爲醫也，亦以此法愈人。於《本草》、丹溪、《肘後》諸方，多所發明。於貧者不受謝，人以此益歸之也。

張汝霖

按《平陽府志》：張汝霖，號濟川，猗氏杜村人。初業儒，後謝帖括，專心岐黄之術，爲名醫。僧冥淵嘗患暑，汲井水沃顋，濟川見之曰：一月之後，將患頭痛不可忍，當亟服藥。僧不聽，月餘果頭痛，坐臥無措，乃求方於濟川。濟川曰：今始求藥，遲矣！頭痛及年當自止，但慮汝牙早落矣。逾年，齒隕而頭痛愈。又邑紳陳起登爲諸生時，患疾經年，延濟川診視，曰：若得變證傷寒則大愈。無幾，陳果變證，患熱疾增劇，家人惶遽求濟川。濟川備問寢息唾嗽狀，曰：可勿藥有喜也。家人以不下藥爲疑，濟川乃出一方示之曰：但令發汗，疾即愈矣。家人持歸，人爭謂自濟川所得奇方，閲視之，止數味，無異尋常，疑信者半。及服之，汗出遂痊。濟川尤精太素脈，每决人死生壽夭，無不中，然不肯輕言。有求療治者，必盡心調理之，卒不計利，人以此益重之。年九十三，嘗隔歲預知死期，謂其子孫曰：吾於某年月必死，凡吾書未就者，當速爲補輯之。於是口誦若干卷，令其子日録之，至藏書盈箱。凡有殘缺者，悉語其子曰：某卷某頁失幾字，訛幾字，校訂殆無遺漏。其學之邃博如此。親友聞而駭之，爭來觀。濟川曰：某年某月吾必死，親友愛我者，當期前一日共至劇飲，以盡平生歡。及期，親友果聚。濟川黄髮童顔，枝杖徐步無恙也，相與笑語竟夕。至次日，令其子視棺衾，設喪次，因正衣冠，瞑目而逝。卒年九十有四。人爭異之，相傳爲仙去。

藥三德

按《平陽府志》：藥三德，永和人，苗之子也。針灸神效，忘讎活人。

潘文源

按《婺源縣志》：潘文源，字本初，桃溪人。寛和仁厚，言笑不苟，望而知爲長者。少業儒不售，去而學醫，即精工，所投劑輒效。每日求診視者，盈門塞巷。文源意在施予，所藥治者，概不責酬，遇貧士且加惠予焉。以故懸壺三十餘載，人人稱神，而家無數畝之蓄。沒之日，里巷多流涕者。所著有《方脈纂要》二十卷行於世。

林　時

按《合肥縣志》：林時，字惟中，合肥人。精太素脈，活人甚衆。有方氏婦求治疾，診其脈不藥，語其家人曰：速爲治殮具，夏得秋脈必死。死在庚申辛酉日。後果於庚申日死。他類此。

古今圖書集成醫部全録卷五百十六

醫術名流列傳

明

程國輔

按《休寧縣志》：程國輔，字廷輔，榆村人，通儒術，尤長於醫。駙馬王克恭鎮新安，每延訪之。守閩，值公主疾，遣使迎至，一劑奏效，自為文以贈。

汪副護

按《休寧縣志》：汪副護，字天相，城西人。少通儒術，改業醫，師祁門汪機。尋歷姑蘇京口訪明師，遂精醫學。祖東垣老人，專以扶元氣爲主，因號培元。醫行四十餘年，全活甚衆。生平樂善好施，四城通道，並建亭憩行者，兼修遠近廟宇，悉出賣藥金。著有《試效集成》暨諸醫書行世。

劉松泉

按《儀真縣志》：劉松泉，世醫也。道經坐草婦未娩而死，診曰：此可活，一藥立甦，并全其子。邑人求視疾，無貧富悉奔其急，每夜歸，釋所受藥資，不篝燈，人詰其故？答曰：恐有豐嗇好惡，不如不分別爲愈也。夜見偷兒洞壁入，即以晝所得金與之。誡之曰：度此足汝生計。此何事？今勿爲也！後有及時鮮品，每日必獲自藥臺，莫知其自，如是者數年。一日，欲新含桃以薦，忽見一人置一籠，疾趨而出，挽訊其故，即當年暮夜受金者也。劉復誡之，饋始絶。有弟啗魚羹而咽，與人言則通，下勺水便塞。松泉診之，命取象牙鎊屑，以沸酒和飲之，立下飲食。弟亦知醫，請故，答曰：此非骨鯁，乃魚鱗横氣門也。鱗性輕，語出則肺氣外衝而開，外物入則掩而閉。象故龍種，性能化諸骨，以熱酒下之，未有不融者。晚年失偶，其子買婢以進，乃顧謂其子曰：吾今老矣，奈何誤人少女？製裝嫁之，其德厚如此。壽至七十餘。一日，語其子曰：三日後，予當逝，上帝命我承乏泰興城隍。越三日遂終。

吴士龍

按《休寧縣志》：吴士龍，號渤海，臨溪人。穎敏任俠，初業儒不售，博通韜鈐擊刺，琴簫詩畫，而尤精於醫，岐黄以下書悉精勘，切脈針灸，投多奇中，羣醫莫識，考之皆古方書所載也。起病不責稰橐，有蓄輒散之濟乏。子文袞夭，未婚妻死烈，士龍傾橐爲上請旌表。貧老怡然，自題其小齋有句云：一錢罄矣還栽菊，四壁蕭然不賣琴。可想其概。年踰七十卒。

宋　武

按《鳳陽府志》：宋武，字汝南。家世業醫，武尤精其學，有治輒奏效。總兵周仕鳳遘急疾，在彌留間，武命剉葱一束置臍上，以火熨之，須臾目開，乃啓其口，一藥而愈。設局施藥數載，全活者千餘人。又好賢敦誼，能詩文，所著有《青谿草堂集》。

王　貫

按《蘇州府志》：王貫，幼讀書，家貧，乃攻醫。知府曹鳳偶得疾，遍求醫不愈，有薦貫者，曹閲其用藥與諸醫同，而貫獨效，問之，對曰：醫者意也。公體魁梧，使與常人等，則一身之間，藥力豈能周到？今以一人而兼兩人之劑，用藥同而成功異，非有他也。後曹有恙，遇貫即瘳，醫名大播。

施文彬

按《蘇州府志》：施文彬，字宗文。父惟德，膺薦入太醫。至文彬，學益明習，定方審藥，無出其右。絶不矜能責報，遇貧者，急往治之。嘗曰：貧人自忽其疾，而我亦忽之，不急往，恐緩不可爲矣。有亡賴嘗侵以非禮，弗較。既病困，昏夜往救，投劑立愈。人咸道其心術之良。年六十，事母依依有孺慕情。弟文惠早世，撫其遺孤，爲之婚嫁焉。

王　敏

按《蘇州府志》：王敏，字時勉。少孤貧，從韓有盛學醫，名日起。一婦人病血蠱，衆治之不愈，敏曰：娠耳，當得男。投之安胎劑，果得男。海道總帥燕客飾伶人爲女子佐酒，無疾也，敏視其頰，頳面青羸而氣微促，語帥曰：火克金之兆也，火令司天其殆矣。明年六月嘔血死。千户申志年近二十，忽瞑眩譫語，體熱而欬，衆以傷寒治。敏曰：痘也。與升均湯而瘡出。一人疽發背不起，瘍醫言起則治矣。敏曰：是擊指脈，即起亦不治。衆切以艾，疽起如粟。衆曰：無傷矣！三日死。敏與張頤同時，敏年差少，頤謽敏瓚，而皆有名吴下。

李守道

按《建寧府志》：李守道，字存吾，浦城人。少治壁經，讀元化傳，撫案太息曰：獄吏畏法，不敢受遺書，曷不授吴普、樊阿，僅爲五禽之戲耶？日仰臥帳中，繹《素問》、《靈樞》之旨，久之悟，診療不出陰陽，試輒驗。有中痰癇證者，殊怪，諸醫環視，技皆窮。道手捫其腕曰：疾易耳。令俯首，砌艾灸顱後，口銜刀圭少許，隨補以糜，病尋愈。尤善療貧兒，謂若輩何從得吹咀。每出門，輿前擁乞，罄籠不取值。貧者借全活，多詣門，加額頌祝而去。

曹　德

按《蘇州府志》：曹德，字子新，無錫人。幼讀《孟子》，至術不可不慎，歎曰：吾其業醫乎？來師錢氏爲兒醫，盡得其傳，術加神焉。徙居胥江，診視投藥，計日可愈。一達官家以孫病迎德，子告曰：老父病瘧，請諸醫療。德曰：先愈祖而及孫可乎？兩日間，祖孫并霍然起，人始知德非專幼科也。年踰九十，無疾而終。

鄭欽諭

按《蘇州府志》：鄭欽諭，字三山，吴縣人。性孝友，沖和樂易，與之處者，如坐春風中。先代習帶下醫，因世其業。四方造請，餽遺所入，輒以濟人。凡飼饑絮寒，埋胔掩骼，不可勝數。家有杏圃，花竹交錯，日與高人逸士往來。年七十六卒。

沈與齡

按《蘇州府志》：沈與齡，號竹亭，吴江人。工醫，能決生死。著《醫便》行世。

沈　頲

按《蘇州府志》：沈頲，字朗仲，顥弟，以醫擅名，品行高雅，士論重之。

按《吴縣志》：頲究心岐黄術，得東垣派，爲吴名醫。

汪　梧

按《婺源縣志》：汪梧，字濟鳳，大畈人。聞衢之開化有林氏，善岐黄術，往從學焉，盡得其傳以歸，治疾投劑即效，四方求療者，車馬填門。尤精於太素脈，斷人終身休咎，無爽。

張沖虚

按《蘇州府志》：張沖虚，善醫，多奇效。有道人就竈吹火，一蜈蚣伏火筒，誤吸入，腹痛不可忍。沖虚視之，命碎鷄子數枚，傾白碗中，令啜之，良久痛少定；索生油與嘸，須臾大吐，則鷄子與蜈蚣纏束而下。蓋二物氣類相制，入腹則合爲一。人服其得醫意云。

沈　真

按《蘇州府志》：沈真，字士怡，别號絶聽老人。精於醫。患傷寒難治，因以仲景論爲主，取李浩《或問》、郭雍《補亡》，由漢迄今，凡論傷寒者，集而爲傳，諸名家稱之。

張　温

按《婺源縣志》：張温，甲道人。少習儒，以親老業醫，妙得其解。尤精仲景方書，凡傷寒諸證，半劑即起，人號爲張半貼。太平進士李元調父患手麻木，不能屈伸，累醫不效，温投數劑即愈。其人善書，揮翰以贈。

蘇　濬

按《福建通志》：蘇濬，南安人，善岐黄術，有秘方，求藥者無不予，亦不受直，人皆德之。

江一道

按《婺源縣志》：江一道，字養初，江灣人。少負俠氣，遇異人授以軒岐奇術。兄都御史一麟，督漕淮上河，工人以疫死者相枕籍。麟言道善醫狀於河道，尚書潘以禮召致之，道按證療治，所活甚衆。特薦於朝，授太醫院吏目。

蔣　曉

按《鎮江府志》：蔣曉，字東明，丹陽人，世業醫。偶見黄冠賣卜於市者，自稱味元子，從之游，得其《保幼一編》以治疾，皆奇驗。有王生者，子方週，忽不乳食，肌肉盡削，醫以爲疳，曉曰：此相思證也。衆皆嗤笑之。曉令取平時玩弄之物，悉陳於前，有小木魚，兒一見喜笑，疾遂已。諸攻病皆此類。孫乘龍世其術。

魏思敬

按《無錫縣志》：魏思敬，祖叔皐元，本州醫學學録，業婦人科。思敬及子公哲，公哲子宗美，并世其業。宗美官醫學訓科，子朝器、孫鏞亦工醫。

汪顯高

按《婺源縣志》：汪顯高，大畈人，字道齋，以儒醫遊鄉紳間，多奇中，活人甚多。嘗從游中丞座上，得接黄冠，授性命秘旨，且屬廣德，高術益神。先艱嗣，後夢神人云：汝德厚，當畀爾子。果得三子。次子守齋，三子接齋，俱世其業。

施教

按《無錫縣志》：施教，字子承，號心菊。五歲喪父，有志爲儒者，讀書研精深造，歷年不遇，求其舊業，已失所傳，不可考據，乃盡取《素問》、《難經》、劉、張諸家之書，互爲參證。讀書既久，乃易通曉，至於診切，若有神遇，因洞知百病之所由，投之無不立效。不問貧富貴賤，報與不報，皆濟之。好施予，樂周人之急，其後遂大昌焉。

江德泮

按《婺源縣志》：江德泮，字文育，旃坑人。讀書屏風山中，適有異僧在山禪定，謂曰：子道味瀟清，功名分薄，因以外科秘術授之。戒曰：以此濟人，無罔利也！自是内外針灸諸科，洞灼玄微，怪證應手而甦，全活甚衆。遵僧訓，施藥濟貧。其子天元、孫震亨、曾孫原岷，醫治世人，迄今杏成林焉。

莊履嚴

按《江陰縣志》：莊履嚴，字若暘，工醫能詩，診治有奇驗，活人不可勝紀。著《醫理發微》，習醫者多宗尚之。

顧儒

按《江陰縣志》：顧儒，字成憲，少業儒，因侍父疾久，遂通醫，投劑無不立效。病家嘗夢其祖先，告以疾非顧翁弗瘵，遠近爭延致。貧者往往予之藥，復佐之薪米。著《簡明醫要》五卷。年八十終。

高叔宗

按《江陰縣志》：高叔宗，字子正，别號石山。能詩善書，通和扁術。著《資珍方》，高賓爲序。嘗有盜入其室，比曉不能去，捕人適至，叔宗護而遣之。

江碧雲

按《婺源縣志》：江碧雲，字抱日，精岐黄術。時有患背疽者，諸術家欲與雲爭效，雲以墨畫疽，各分治其半，雲所治隨墨蹟立愈。由是諸術家斂手，雲名益重。

邢增捷

按《新昌縣志》：邢增捷，少習儒不就，遂精《素問》、《内經》、丹溪、東垣諸書，治劑無不立活者。其於證之險，方奇之左驗。著《醫案心法》數卷，又著《本草輯要》、《傷寒指掌詳解》、《脈訣删補》，爲岐黄家指南。性沖和，不計贈遺。尤善導引，蓋養生以生人，有仁人之術者也。

吴文獻

按《婺源縣志》：吴文獻，字三石，花橋人。幼好岐黄術，既補邑諸生，猶不廢方書。久而曰：古人不爲良相，則爲良醫。竟辭博士籍，殫精百家醫及《素問》等書。所著有《三石醫教》四十卷，《藥性標本》十卷，洪侍御覺山余司徒中宇序之。從孫情性，克紹其藝。

朱習存

按《廬陵縣志》：朱習存，家世業儒，少穎捷仁厚，樂岐黄之術，潛心脈理，博究羣書，每以己意，參用古人，故治病多臻奇效。凡醫所不能著手者，存應劑而愈。嘗製藥以給貧者，蕭太史敬服之。蕭司馬贈以詩，有碧海難逢不死藥，錦囊多是活人篇。其子伯舒，術亦精奇，一時稱爲神醫云。

胡文彩

按《廬陵縣志》：胡文彩，少勤學，善草書，尤精於醫，復以才能任温縣知縣，後援例復任醫官。

吴慶龍

按《婺源縣志》：吴慶龍，字潛初，玉川人。業儒工詩，後習醫，於《内經》、《素問》諸書，盡抉其秘。尤精於色脈，卜人休咎，往往妙中。每遇危證，諸醫斂手不能起者，龍輒起之。性頗介，人遺之，却不受。嘗慕董奉種杏廬山，因結舍屏山之陰，植梅滿谷，吟嘯其間。汪大參尚誼，雅重其人，書其楣曰羅浮清隱。北遊遼薊，適朝鮮，隨徵將士，屢賴奏效，總督尚書邢授以把總職銜，寵異之。後遊南粤，益以醫鳴。博羅韓太史日纘海南兵備姚履素暨諸縉紳，各有題贈，詩卷成帙云。

劉聖與

按《廬陵縣志》：劉聖與，城西人也，爲名醫，旁通儒學，工詩。嘗遴集諸醫家説行世，醫術家守循之。以其心於濟物，有造物之仁，咸稱與春先生。

朱日輝

按《婺源縣志》：朱日輝，字充美，東源人。天性温粹，篤志嗜學，於書無不讀，長於强記。後棄舉子業，專治岐黄家言，按脈審方，一以儒理爲權衡，所值多全活。邑令周天建重其名，時加幣聘。輝屢晉謁，無私請，周益禮之。尤勇於義，保先塋，繼絶祀，殯遺骸，置祭田，毅然舉行，堪爲末流針砭，不獨以刀圭擅譽也。與中翰余垣稱莫逆，垣嘗爲文美之。尤眠方中發亦賦詩貽贈，一時知名士羣和焉。所集有《醫學元要》、《加減十三方》、《試奇方聞見録》、《大家文翰》等書。授子塋，塋得其學，亦以醫名世。

釋湛池

按《濟寧州志》：釋湛池，字還無，戒律精嚴，功行最高。尤精醫術，證治不執古方。别有刀圭，於針灸疽瘍，取效神速。人或謝遺，一無所受，濟人至今稱之。

江志洪

按《婺源縣志》：江志洪，字禹襟，旃坑人。幼孤，克自卓立，事嫡母盡孝。初攻舉子業，凡天文地理諸子百家之言，無不洞悉。有志未遂，因棄儒就醫，深得岐黄秘旨。嘗設藥局，活人甚衆，沉痾痼疾，投劑立瘳，前後邑侯咸綽楔旌之。嘗以濟世爲心，因自號存濟云。

劉登洲

按《鄒縣志》：劉登洲，嘗爲縣吏，因侍母，遂棄去。母病目不能視，洲旦夕禱天，延訪醫藥。因夢得奇方服之，病漸愈，遂以所夢方製藥濟人。及母卒，哀毁踰禮。

竇良茂

按《無錫縣志》：竇良茂，以瘍醫爲邑訓科。孫時用、時望，子楠并得名。

彭用光

按《江西通志》：彭用光，廬陵人。善太素脈，言多奇驗。所著有《體仁彙編》，醫術家多循守之。

于應震

按《平陰縣志》：于應震，號暘東，歲貢，博學能文，教授生徒甚衆，兼精醫理。東阿喬貢生緒啓，患傷寒證，以肩輿迎之至，則聞哭聲大作，云已逝矣。于進而弔之曰：試撫胷前若何？家人候之曰：猶有微息。乃調藥徐灌之，入數匕而甦。數日後，輒起飲食。其伎之精妙如此。

王　昂

按《吉安府志》：王昂，廬陵人。通古今醫書，人有危疾，集郡中諸醫無能療者，昂投劑立應，其不可者，縱郡醫出計施巧不活也。於是郡中言名醫，率歸王氏。久之，上自臺省大府而下，莫不走迎，往往著奇驗，多與爲忘形交，稱松峯先生。嘗語人曰：予每遇疾艱危，未嘗不退而深思，求爲必活之計也。又曰：醫以輔養元氣，非與疾求勝也。夫與疾求勝者，非味雜辛烈，性極毒猛，則得效不速，務速效者隱禍亦深，吾寧持久緩而待其自復也。人有疾，輒往視之，不責其報。闤闠之間，門至户及，所活人殆以千計。其他奇效，在念菴墓誌中。

汪繼昌

按《婺源縣志》：汪繼昌，字伯期，大畈人。先世多業岐黄，昌始奮學能文，試不遇，尋復專醫術，掛瓢黄山白嶽，精陰陽司天之説，調五行生剋，黜奇霸不用，活人無算，時稱國手。尤於治痘有異傳，常語人曰：痘科無死證，其不治者，醫之咎也。所著有《痘科秘訣》行世。性謙讓，喜施予，濟人緩急，無德色，有長厚風。

二子法參、求參，世其學不替。

項世賢

按《江西通志》：項世賢，樂平人，名嗣宗，以字行。幼警悟，師事德興彭宗伯，洞明岐黄《内經》之説，遇異人授以子午八法用針之旨，不資丸散，沉痾宿疾，應針而起，人以爲神。邑有昇舊牀過其門者，賢止之，遂命針於朶，針中出一瘵蟲殺之。又之廣信，有患籧篨不伸者，賢針之獲平。施惠於人，至老不衰。

余元懋

按《婺源縣志》：余元懋，沱川人。精於診脈術，每奇中。爲人質樸無華，即起危證，未嘗較計謝稰，鄉邑以此稱爲長者。

靳尚才

按《平陰縣志》：靳尚才，貢生，精醫術。有巡按使者過邑，偶延診視，靳曰：雖無病，會當失血，宜先防之。按君不聽，至長清，忽暈眩嘔血數升，不能起，遂檄縣令懇請至長清，授藥二劑而愈。傳者以爲神異。

何可量

按《平陰縣志》：何可量，號玉谿，邳州州判，精醫術，凡有求者，雖昏夜亦起應之，施不責報。善奕工書，不拘拘摹帖，而自成一家。至水墨丹青，尤篤好之，在雲林石田之間。

潘大槐

按《婺源縣志》：潘大槐，字公植，桃溪人。幼嗜學，博極羣書，率能得其要領。尤善岐黄術，遇篤疾，投之以劑，多奇效，人驚爲神。門士從遊者，賫其傳書，皆有名於當世。性孝友，家庭大事，直以一身膺之，絶不弛擔於二弟。弟方孤弱，賴槐撫育教誨，迄於有成。季弟歿，槐傾己貲，理喪具，復撫恤其孤，人咸義之。

朱良翰

按《貴池縣志》：朱良翰，在城人。其先係出金華朱氏，世以醫著。良翰號文泉，深明脈訣，投劑如神。少子世寧，崇禎時繼其業，有名於時。

潘大桂

按《婺源縣志》：潘大桂，字汝聞，桃溪潘文源子也。幼讀書，彊記，紹父業，益精其傳，全活甚多，而所投劑，多不責其值。性孝友，兄大槐卒後，撫姪如子。復好延納，文人逸客，多樂與之遊。其父子兄弟，俱以醫學名世。

郭東

按《嶧縣志》：郭東，本單縣人，世爲名醫，及東始徙嶧，精診視，明運氣，所投劑無不立效。晚號元同子，避城市，居邑北九陽洞山下，種杏千餘株，餘田種胡麻，隱然若仙家。性敦樸簡静，鄉黨雅重之。年踰八十，精神不衰。家在邑東郊關外，人亦私稱爲東郭先生云。

楊量

按《建安縣志》：楊量，字子充，少爲諸生。嬰疾臥榻三年，遂攻醫，精熟方脈，確有奇見。卒年八十五。

雷時中

按《建安縣志》：雷時中，伯宗裔孫，善易學及岐黄諸書，醫能奇中。貧者暮夜叩之，必攝衣往，酬以錢則辭，蓋醫隱者也。

史寶

按《嘉定縣志》：史寶，字國信，蕭山人。通陰陽虚實之變，聞有禁方，必重購之。近世惟推東垣李氏，丹溪諸人不論也。一人冬月鼻血不已，寶教之服胡椒湯，其人以爲戲也，固問其説。時方收豆，置數粒斗中而急蕩之，宛轉上下如意，稍緩遂躍出，乃謂曰：此則君之病矣。人之榮衛調和則氣血流通，君腦中受寒，故血行濇，濇則不得歸經，故溢出耳，非熱疾也。竟服胡椒而愈。所著《傷寒要約》、《傷寒要格》，皆昔人所不及也。

傅璪

按《嘉定縣志》：傅璪，字汝文，世業醫。璪幼時，祖父授以方書，多不省視，然視病決生死，無不驗者。鄉人黄氏家疫，延璪且至，聞有鬼相與語曰：傅某來奈何？一曰：我復其藥耳。已而藥輒復。黄且語璪，璪親持與飲，遂起。太學沈生之室，死而未收，璪視，以爲尸厥耳，不死也，急治湯液灌之，應手而甦。陸詹事夫人病蠱甚篤，投以匕劑，得前後溲即愈。常與里中鄉進士沈積同舟臥，夜診其足脈，謂積父曰：郎君殆有疾徵，不宜令與計偕。父不爲意，卒中道疾死。其神異若有所授者。然其處方製劑，不以語人，人莫測所自也。嘗授醫學訓科，人稱爲頤善先生。

郁士魁

按《嘉定縣志》：郁士魁，字橘泉，外岡人，精瘡瘍之術。每日午前應接就醫者，午後則袖藥以往，孤寡之家，不待再請。名譟蘇松兩郡。有子履恒，克紹其業。

唐朴

按《嘉定縣志》：唐樸，字尚質；弟椿，字尚齡，兄弟皆博聞高行，而并以醫名。一病者更數醫不效，延朴診之。因出前醫諸方，朴指之曰：某某皆不應經；某某法是矣，而不效者，病人軀體大，乃以常劑投之，猶以一杯沃烈焰也。即其方加數倍飲之立愈。常過張秋，大疫，朴爲藥貯大盎飲之，所活數千人。年八十餘，晨起，見青衣童子自外至，曰：請歸。朴嘆曰：上帝豈以張秋之故耶？無疾而卒。

唐椿

按《嘉定縣志》：唐椿，字尚齡。參考諸家方論，至老不倦，起臥飲食，未嘗去書。所著《原病集》，論七情六淫之傷，饑飽勞逸之過，爲鈐法鈐方，醫之指要，無所不具，今方術家多宗之。從子杲最著。

唐杲

按《嘉定縣志》：唐杲，字德明，未冠已名聞四方。陳進士父病熱而狂，踰垣越屋，壯夫不能遏，杲令貯水浴器中，令有力者捉而投之。方沒股，不復跳躍，因遍沃其身，遂倦憊歸臥，汗出而解。太倉武指揮妻，起立如常，臥則氣絶欲死。杲言是爲懸飲，飲在喉間，坐之則墜，故無害；臥則壅塞諸竅，不得出入而欲死也。投以十棗湯而平。從孫欽訓受其業。

袁昔

按《江西通志》：袁昔，字仰夏，雩都人。棄儒明醫，瀕死者輒能起之。鄉人召請，即地險僻，天大寒暑，走應之無倦色。子淳，進士，官御史。

上官榜

按《新城縣志》：上官榜，字念川，灌湖人，亦幼科之巨擘也。榜幼出遊遠方，學醫術，有異人授以秘方，歸而醫道大行。每歲遇疹痘大作，榜足不停踵，自發苗以及灌漿收靨，榜相視之，無論晝夜，人稱上官念川之眼色爲不爽，與百歲里之張繼川齊名。年七十餘。子上官順，亦能世其業。

司軻

按《陽信縣志》：司軻，精醫術，按脈察疾，療病如神，自山以東，共倚賴之。

劉夢松

按《陽信縣志》：劉夢松，字崐石，歲進士，沖和樂易，氣宇迎人。先是濟南醫士尹林庵，登長白山，得異人秘授，名馳天下。松往就學，執弟子禮，盡得其傳。沉疴錮疾，應手而效，爲德藩名醫。撫軍轄臬諸上官，皆敬禮之。子新國，字師文，陝西鎮安縣令。孫泗瀾，字文水，歲進士，能世其學，全活甚衆。方壺氏題畫像贊曰：大哉碩儒！篤行道濟。維孝與仁，保和消沴。功翊炎軒，澤流後裔。庶茂棘槐，以酬薜荔。遺像式儼，永瞻弗替。

毛曍

按《陽信縣志》：毛，元大中丞思義曾孫也。爲邑諸生，精痘疹，醫應手輒效，全活甚衆。從子如琚，邑增廣生，能世其學。

王曰謹

按《陵縣志》：王曰謹，邑庠生，忠厚謙恭，親睦族黨，尤以孝著。父卒，有庶母弟名曰訪，與子啓疆同庚，然必教其敬叔父猶子至禮。兄弟相接，則篤愛尤甚。深明醫理，只以活人不計利，凡有求者，無論貧富遠近，寒暑必至，至則應手痊。又習堪輿術，言多奇驗。年六十四卒。

馬一陽

按《新泰縣志》：馬一陽，原係庠生，尤精明内外諸科，以王道濟世，一邑之人，咸沾其惠。

邵顯士

按《新泰縣志》：邵顯士，其先濮州人，自幼居於此，熟諳方脈，所施多效。

柴時寧

按《新泰縣志》：柴時寧，其先江山人，幼而聰慧，酷嗜上池秘術，方脈精明，門庭若市。

陳得祥

按《章丘縣志》：陳得祥，東錦之普濟人。少好元學，嘗遇一黄冠雙鬟方瞳，傾蓋語合，得祥邀至家，因盡授《太素脈訣》，復語之曰：世所傳《脈經》、《脈訣》大謬，汝持此遊人世，可無兩手，後數十年當遇我。而里中人沿習高陽生説，不肯信，乃北走燕，始落落難合，後其醫益奇驗，名暴起，遂傾諸國手，縉紳迎之無虚日。

後歸里董復亨試其脈應如响，恨相遇之晚，顏其門曰長桑真脈。

胡　鋭

按《淄川縣志》：胡鋭，雅性恬曠，居恒恂恂若愚人，而胷次軒昂，棄名求閒，築圃豐水之陽，長溪静碧，遠野凝青，垣深一水，屋背萬竿，日徙倚其中，蕭然世外。時讀黄老耕樵，客至釣鮮烹葵，陶陶樂也。尤精岐黄術，藥臼自隨，諸以沉疴至者，輒以一匕起之。蓋四十餘稔，跡不至籬以外。九十八齡，無疾而卒。

錢　安

按《嘉善縣志》：錢安，字以寧，居西塘。世業醫，至安尤精，深究脈理，治病如脱，一時無出其右，舉任醫學正科。子雲，字時望，能傳其業，精於傷寒，御史春之父也。後有馮哲、潘元，亦與雲齊名。

馮　喆

按《嘉善縣志》：馮喆，字克順，質直嗜義，精於醫，病人遇之即愈，呼爲多吉先生。子愷，孫科，俱博覽醫籍，名與錢蕚并馳。

袁　澤 馬菊南

按《嘉善縣志》：袁澤，字世霑，祥姪孫，精痘疹。當痘時，每至一家或一村，集羣童閲之，與之期日，某當生，某當死，及出痘，靡一不驗，求者闐門。同時有馬菊南精痘疹，與澤齊名。馬氏子孫能傳其術。

蔡天奇

按《饒州府志》：蔡天奇，浮梁諸生，工醫，醫從《素問》、《本草》，而精以深思勝，亦不屑屑赴人之召。人有危病問天奇，天奇輒問他醫診狀，或取其方，增減一二而奇中。嘗示諸醫曰：人有重病，則我亦病病，窮日夜之思，僅可得起一人，汝輩慎之！天奇不受謝，其行誼又足多云。

洪魁八

按《饒州府志》：洪魁八，樂平人。世業岐黄，初得異授，精於太素脈，八法神針。邑人黎澄葉瑞，當未遇時，以疾延其診視，輒預定其科第，與歷任地方，卒之時日。斷休咎死生，百不失一。年八十餘，無疾而坐化，蓋神於醫者，時莫得而匹云。

徐啓元

按《高唐州志》：徐啓元，精於方脈。州當大亂之後，人多癘疫，用藥立效，救人無算而不索謝，有司扁曰善回疫運。

孫之普

按《高唐州志》：孫之普，用藥詳慎，能活人，州守扁其門曰一匕神樓。

高隱 卞模

按《嘉善縣志》：高隱，字果齋。少攻經史，金沙王肯堂自史館歸，精醫理，隱從遊，數年得其秘奥。《肯堂醫書六種》，皆參酌採輯。後與繆仲淳交善，療疾多奇效，一時推爲盧扁。年九十餘，如少壯云。同時卞模，字儀皇，亦工醫，能起危疾。

吴嘉言

按《嚴州府志》：吴嘉言，分水人，世以醫名，盡得《素》、《難》等書元妙，當道重之，授太醫院吏目，有當世名醫之譽。禮部尚書潘晟，祭酒余有丁，皆有贊贈。所著有《醫學統宗》、《針灸原樞》等書行於世。子學易，亦以醫知名，後任雷州吏目。

王禹道

按《分水縣志》：王禹道，字冰巖。事繼母以孝聞，幼好學，弱冠精舉子業，以及經史子集，無不通貫，都人士咸以大器期之。中年遘疾，遂究心岐黄家言，著《惠濟仙方》諸書，遠邇稱述，不啻沛相長桑也。訓鄉勇以拒鑛賊，讓功高尉，邑侯李深重之。都諫何春泉，欲以人才薦，會疾不果。前蔡邑侯集《分水先賢傳》，首稱焉。

張用謙 徐吾元

按《無錫縣志》：張用謙，深究朱、李，著有《醫方摘元》。同時有徐吾元，論運氣甚精搏，著有《醫經原旨》。

劉嘉謨

按《新城縣志》：劉嘉謨，號南川。十餘歲，方就塾讀書，不解；旋從事於岐黄，搜古今醫書尋繹之，終不解。一日遇雨，投古刹少休，出行笈内叔和《脈訣》朗誦之。忽一人衣冠甚偉，冒雨至，問所讀何書？答曰：《脈訣》。問：解否？曰：不解。曰：我正喜汝，不以不解爲解也。開陳指示，當下了然。雨止，其人亦不見。自是投劑，無弗愈者。

侯邦寧

按《禹州志》：侯邦寧，善醫，往往奏效，上臺奬扁盈門。太和君有疾，一藥而愈，君喜曰：急爲贈扁。左右請書何字？君寡學，曰：一服就效。或曰：弗文，易以一劑回生。且其人高雅，不治生産，但市園亭一區，種藥栽花，與相知圍棋飲酒，或焚香鼓琴。所得名人墨蹟，什襲珍藏，卷軸滿篋。

鄭鎰

按《祥符縣志》：鄭鎰，字尚宜，業醫，療病多神異，問奇探秘。年逾七十，著述不輟。有《續醫説》、《杏花春曉堂方》、《方法考》諸書行於世。子名河，號星源，亦以國手名。嵩渚、獻吉、川甫、中川諸人，悉傳贊之。

史仕

按《祥符縣志》：史仕，字君顯，周府良醫正。九世祖全，業幼科，居洛中。永樂初，任周府良醫，因徙汴。自全至仕凡十代，皆以醫顯名。仕精於《素問》、《難經》諸書，治病能察虚實，依病製方，無弗取驗。德清蔡中丞撫河南時，子方二歲，病痺發熱，諸醫皆用芩連，熱愈甚。或薦仕往。仕診脈法應補，蔡初難之。仕力主其方，陰用附子佐參、芪，一服即安寢思食，熱減大半；又數服而愈。蔡神其術，携至京，捐貲爲授周府良醫正。其他療病，全活者不能具悉。壽至八十七乃終。

李可全

按《祥符縣志》：李可全，精醫，能研素書，不計利，全活甚多，時號神醫。

李宏要

按《洛陽縣志》：李宏要，精通醫理，常以活人爲心，施藥五年，一文不取。年逾九十，無疾而逝。子漢能世其業。

顔守正

按《襄城縣志》：顔守正，邑人，儒醫，於小兒尤精。不甚計利，且善書，頗知吟咏。

鄭富

按《鄢陵縣志》：鄭富，字景豐，少攻岐黄業，精於診視，迎者無虚日。子詔評亦皆以醫名。

張琦

按《朔方志》：張琦，精太素脈，斷病，踰二十年，生死卒如所許。

董教清

按《河間府志》：董教清，號中壺，羽士也。初修煉於太和山之五龍宫，久之，欲遊覽諸名勝，遂涉荆襄，歷秦蜀晉趙間，得異人傳，以醫藥濟世。南皮有安姓者，助貲施藥，乃留居之。脈理通微，藥本王道，遠近咸稱國手。年九十餘終。

寧守道

按《扶溝縣志》：寧守道，明初人，精針灸法，應詔入京，針銅人中選，授太醫院大使。

能詩。

黄朴菴

按《無錫縣志》：黄朴菴，失其名，外科得異人秘方，其後叔洪師善者，兼通大方脈。師善子禄，工醫而能詩。

王德孚

按《邵武府志》：王德孚，字致和，邑人，最工於醫。每閲脈書，輒至丙夜，至其用藥，則胷中自有欛柄，不斤斤執古法。凡他人謝不能醫者，得致和立愈。所活常百十人。有如貧窘細民，絶不與較謝禮。

丘珏

按《邵武府志》：丘珏，字廷美，原習儒業，穎悟絶倫，而未用於世。旋業醫，精脈理，以濟人利物爲分内事。郡守吴南岳遘疾，羣醫罔效，召珏，珏診曰：是易療耳！乃進藥。公服畢，私語其僕曰：漏下二鼓，公渴，宜備湯；三鼓，公饑，宜備粥。吴如期索之，俱如意也。曰：爾何慧若是？僕曰：丘醫所諭耳。吴駭然，以爲秦越人隔垣之見癥瘕不啻也。進與語，談吐皆儒生，乃悦曰：非儒也，醫何能良？遂顔其廬曰儒醫云。郡有人中頭風，口已噤，將就木矣。珏適至，視之曰：是可治。治之以針，不踰刻，吐痰數升而愈。凡若此類，更僕未易數也。姪名希彭，字商臣，傳其術，醫多奇中，人稱其青出於藍云。凡《本草》、丹溪、叔和、傷寒諸書，多所發明，然於貧者不受值，人以此益德之。其後弟瑄，子希頤，孫九鳳，世習其業。

陳人

按《邵武府志》：陳人，號東野，邑人。精岐黄之術，善治疫痢，尤長内傷。視脈升叔和之堂，製方入仲景之室。且曠懷高誼，動足千秋，年九十餘，風流文雅，亦復不減，其殆醫而儒者。

饒士守

按《進賢縣志》：饒士守，字述泉，三十八都人。精於醫術，大行於南豐者四十年。六十後歸里，遠近賴以全活者無算。爲人孝友勤慎，鄉閭稱之。年八十八卒。

余國用

按《弋陽縣志》：余國用，號懷泉，四十七都人。力田養親，家稍贍，即從名醫習岐黄術，精其業者三十年，所救危疾，饒信之間，不下百餘人。壽九十。兩子皆七旬。孫塤璋、元孫大年，俱著名黌序。

黄旻曙 徐成吉

按《弋陽縣志》：黄旻曙，五十三都人；徐成吉，五十五都人，得十全之神痘法，以棉絮取痘漿之佳者，送入鼻内，及愈，有瘢如真，往往靈驗，遠近皆聞其風焉。

孫子奕

按《松江府志》：孫子奕，博學能詩，尤善脈藥，常舉爲本府醫學正科。

奚鳳鳴

按《松江府志》：奚鳳鳴，上海人。少業瘍醫，尤善治癰疽，能察人氣色，預卜病日。川沙帥蔣其仁，先嘗患背疽，至是復發，使鳳鳴視之，曰：此昔年蘊毒，故肌理墨臘也。治之月餘而瘳，虜加澤焉。一日，其仁弟在坐，鳳鳴謂曰：君不出三月，疽發背矣。及期果然。鳳鳴常言癰疽中潰，積腐四周，非吮之不得盡，故治病必募人以苦酒噀口而吮之。其貧者，鳳鳴即親爲吮癰。其治他瘍，亦多精思。有張姓者，左足拇指瘇，三年不能行，鳳鳴以刀破其患處，抉出一蜂，遽起徐步。其神異類此。

程式

按《建昌府志》：程式，字心源，南城人，名醫，著有《程氏醫彀》，研究《素問》，次及《難經》、《脈訣》，洎張、劉、李、朱四氏之書，故診治適宜。又搜其喫緊者，著之編帙，俾學者識經絡，明病機，若登軒岐之堂，入盧王之室，踵張劉李朱之門，而相質證焉。

朱廷臣

按《樂平縣志》：朱廷臣，字懋佐，坊人，性孝友，善岐黄。父柩在堂，適鄰火，廷臣他無所顧，倉皇扶柩出，仍負母逃，兩爲廬墓。知縣金忠士給扁旌之。

陶欽臣

按《彭澤縣志》：陶欽臣，天性孝友，綜極百家，尤精於醫，善八法針。四方高士，多游其門。

宋光紳

按《彭澤縣志》：宋光紳，號橫秋，業儒不遇。先世曰杏莊，善小兒痘證，遊四方，遇異人授以秘書，醫由是顯，其書具在，光紳習焉，亦擅長一時。人延之，風雨弗避，診視發藥，不計利也。一日暮歸，道拾遺金，啓視之，則某甲輸糧者。晨起詣故處，望其人踉蹌來，告曰：我拾得以候君耳。其人曰：我鬻業以償逋，微君長者，敲撲斃杖下矣。願分半爲長者壽！光紳笑而去之。

李　生 王生

按《撫州府志》：李生、王生，忘其名，并撫人，醫道并行，王亞於李。崇仁有大室邀李治病，約愈謝五百緡，李療之旬，不差，諭以更用王醫，乃留數藥而别。道遇王醫告之故，王曰：吾技出兄下，今往無益，不如俱歸。李曰：不然，吾得脈甚精，處藥甚愜，其不愈者，不當得謝耳，故辭。公往，以吾藥治之，必愈。王如其言，悉用李藥，微易湯使進，越三日疾瘳。富室如元約酬之。王歸，以半遺李，曰：公治疾，吾何功？必不可家，頤山曰：二人取予之義明矣，其精於藝也固宜。

王大國

按《江西通志》：王大國，字邑郊，南昌人。嘗患痰疾，得異人而愈，遂師事焉。授《素問》、《内經》等書，及秘藏諸方，無不殫心研究。一日，異人叩其所學，無不切中肯綮。異人驚之，會别而去，曰：勉之！不日當以醫聖名世。吾經行天下，未見有如子之警異絶人者。同里杜氏有子年幼，久患瘰癧，服藥無效。國至，投以二丸，即日平復，見者驚以爲神。南昌司理胡慎三左足患癰，直穿脚底，醫已數易，日甚一日，痛楚幾絶。國至，命急去敷藥，止服湯劑。司理曰：湯劑豈能生肌耶？國曰：願限半月全愈。服至三四日，瘡口漸合，司理大喜；才二十日，肌肉已滿，如其所言，給技超方外四字匾旌之。國仁心神術，一以濟人利物爲念，手中所活，何啻萬人。子開能世其學。

闞　仁

按《雲南通志》：闞仁，字静齋，通海人，幼業儒，旁通醫理。邑中有少年，持茶花行秀山中，本無他恙，仁遇之，令其速歸，歸果不起。彼父兄請其故？答曰：耳色青，小腸已斷。其奇驗類如此。

李德麟

按《雲南通志》：李德麟，鶴慶府人，精方脈，能治奇疾，遠近就醫者，屐滿户外。嘗洱河東有窶人求治，愈。一日，麟以他事過洱東，見渡口船將發，趨欲同舟，有婦傾水濕其衣，方怪之，夫出則前窶人也，驚曰：此再生我者也！叩首留宿。未幾前舟覆，麟獲免，人謂陰德所致。

鄒士錡

按《德興縣志》：鄒士錡，八都人，業儒不就，因習醫。精於方脈，兼施藥餌，多所全活。貧無所酬者，但以口謝。時稱爲春宇先生。

徐文相

按《弋陽縣志》：徐文相，東隅人，操履醇篤，樂善好施，尤精醫理。炮製催生丸及治痢之劑，所活不下百人。子步雲，孫卜歷，曾孫有度，相繼遊泮，至今族盛而殷，蓋有自云。

馮時近

按《弋陽縣志》：馮時近，三十六都人，急公守義，取與不苟，人有瑕慝，必面折之。少習醫及青烏之術，而延師教子，曲盡其禮。邑令王扁之曰善蓋一鄉。孫紹京，童年入泮，不愧家聲。

洪濤

按《弋陽縣志》：洪濤，少業儒，改學醫，每施藥濟人如神。授太醫院副。從征交趾，軍中大疫，濤以蒼朮、黄柏鍋煮之，遍飲皆愈。都憲毛公親書存仁堂旌之。改榮藩良醫正。王缺唇，濤搗藥補之如天成，奉旨褒賞，賜建國醫坊，號爲補唇先生。年九十致仕。

吴文朗

按《高安縣志》：吴文朗，字介夫，城南人。性孝友，少習儒業，屢試不售，紹父岐黄術，凡五經諸史、《性理大全》、《素問》、《靈樞》等書，無不淹貫博洽，遂以醫顯。常以濟人爲心，而道德淵懿，坐人於春風和氣中，一時諸當事，忘分折節，爭相敬禮，賜匾優異，曰理學名醫。然性介欲淡，遊貴人之幕，不爲干謁，終年坐一室，手不釋卷，交遊多名彦，稱爲觀瀾先生。年八十一終。

丘可封

按《貴溪縣志》：丘可封，字汝禮，由歲貢歷官國子監典簿，博覽羣書，通天文，尤精《黄帝素問》，與人切太素脈，談休咎，終身不爽。著有醫書及經驗奇方，多出自創。可封，三仕學官，皆砥節立名，有賢聲，遷國學，三疏致仕，以故未究其用。

車國瑞

按《進賢縣志》：車國瑞，字玉衡，以醫術選太醫院吏目。

李應龍

按《進賢縣志》：李應龍，字熙寰，太醫院吏目，以醫術馳名舒廬之間，爲人灑脱，肝膽真切。

支喬望

按《進賢縣志》：支喬望，字蘭嵎，以醫術著名，縣舉鄉飲。

章益振

按《進賢縣志》：章益振，字九河，以醫術馳名皖桐間，卿大夫士悉敬禮之。

唐貴卿

按《太平府志》：唐貴卿，以婦人科名，官王府醫副。

唐正卿

按《太平府志》：唐正卿，貴卿弟也，亦善醫，有奇效。環郡數百里宿舂就診，不計有無，人服其德。

周　簠

按《聊城縣志》：周簠，儒醫，順天人，居郡城，授太醫院御醫，所註有《素問》諸書。

王光隆

按《觀城縣志》：王光隆，鄉黨以仁厚稱。少業儒，見時證，邑無良醫，遂棄儒習醫，精究岐黄，救活甚衆，且不較酬，貧人感其施濟。

胡　忠

按《金華府志》：胡忠，字彦信，湯溪人。淹貫羣籍子史，尤精醫術，活人甚衆。嘗卻餽謝，出粟濟貧。晚號琳湖。

孫世贊

按《莘縣志》：孫世贊，字㦊環，庠生。七歲事孀母，晨昏定省，四十餘年無少懈。與兄同居，克盡友讓，庭訓子姪，日以天理二字，爲讀書根本，援古證今，語意悚切。生平氣度冲和，喜施予，周貧乏。辛巳瘟疫大行，傾囊施藥，全活不計其數。濟世之願，期終其身，邑里愛慕。年七旬餘，公舉鄉飲介賓。

楊名遠 楊淑楨

按《巢縣志》：楊名遠，號萬里，昭勇將軍義之後。相傳義晚年告老家居，留心仁術，有名醫以女科醫術謁，義因命其次子師之，遂精其術，大顯於時。由是傳其子孫，沿及名遠，爲第八代，專精致神，益光祖烈。凡楊氏之習醫者，以名遠爲重望。傳其子英山，籍廩生。淑楨爲第九代，幼年隨其從祖衡州遊南嶽山，又遇高僧，爲廣其醫理，授以内外名方，楊氏之傳，更增式廓焉。

王衎之

按《嘉興府志》：王衎之，字寧野。少失恃，事繼母至孝。居父喪，哀毁盡禮。博洽羣書，宏通仙釋。中歲精岐黄術，治人疾有奇效。尤善書法，凡名院扁，皆多手筆。天啓間，神解於武康山中。

姚　美

按《桐廬縣志》：姚美，坊郭人，天啓間，授太醫院吏目。

支喬楚

按《進賢縣志》：支喬楚，字寰衡，醫名甚著，天啓間授太醫院吏目。

熊元會

按《進賢縣志》：熊元會，字運隆，以醫術行邑里，聶尹贈扁回春妙手四字。

羅憲順

按《新城縣志》：羅憲順，字文溪，宜黄棠陰里人，以醫來新城，治病無不立效，新人士德之，不聽去，因留家焉。居東坊菜園巷，與涂冢宰國鼎家鄰，順與爲布衣交，既登第，爲授太醫院吏目。天啓丙寅冬，吴邑侯之屏，以鄉大賓禮之。順相貌魁偉，美鬚髯，與人交，温藹可掬。常遊湖廣，遇異人授以神仙之術，每對人言，確稱有接命法。晚嘗製藥施人。年八十二，寢疾三日而卒。

王思中

按《吴江縣志》：王思中，字建甫。少攻醫，精於切脈，洞見病源，恒出新意，製方投之輒效。海鹽彭氏，巨室也，其媳方婚而病煩懣欲絶，諸醫莫知所爲。思中診視，令盡去帷幔窗槅并房中什器，密求蟹臍炙脆，研入藥中服之，頓痊。詢其故？曰：此乃中漆氣毒耳。邑周氏患發熱欬嗽，以陰虚内傷治之，愈劇，經月不得眠。

思中診之曰：此謂懸飲，乃鬱氣所致，氣不升降，則湯液停積，漸成飲囊，法當開鬱行氣以消之。每劑，用荷葉蒂七枚，一服而鼾睡，數日平復。鹽院某行部，至常州，病膈證不起，諸太醫麕集，皆技窮。思中至，曰：此是關而非膈，可治也。乃以半夏麯一兩爲君，製劑與服，不半月，動履如常。又有人患瘡疹，陰囊腫脹如升，不能跬步。思中曰：此瘡蠱也。就外利劑中，加麥稈四十九莖，遂消。其奇驗皆此類。一時推爲和緩，三吴冠蓋，叩其門者，無虚日。諸名公多作醫效記贈之。萬歷中，授南京太醫院吏目。天啓中卒，年七十三。

程公禮 程邦賢 蔣氏 程相 方氏

按《幼幼全書》：程公禮，字耆祥，休寧豐大基人。幼有至性，事父雲端，母吴孝謹，晨昏不離。長娶吴氏，相敬如賓。恒念貧無以濟人，乃夙夜研究方書，遂博通《素》、《難》百家言，所經診治諸驗，詳醫學傳。著有《醫家正統》、《行仁輯要》、《保赤方略》藏於家。子邦賢，字君敬，少業儒，克禀庭訓，不苟訾笑，與人言，必慷慨語曰：爲臣必忠，爲子必孝。甲申乙酉間，遭父公禮喪，哀毁踰禮，幾於滅性。會聞京息，投繯赴溺者再，妻蔣氏救兔，日夜哭泣不絶聲，七日勺飲不入口，項下頓發大癭，自是甘廢棄，變服爲道士，專心内典，課三子業，父所遺方書，皆於幼科獨神。有溪南吴翁子七歲，病危時，季冬邦賢診之，亟命掘坑埋兒，僅露頭面，以涼水週身澆灌。其家素知其奇，從之，兒頓甦。其他神效多類此。撰有《醫集大成》，未竣而卒。人因其項有大癭，皆稱爲程大癭先生。蔣，歙邑篁墩女也，深得壺中秘妙。一日，邦賢他出，有村嫗抱初生七日兒至，糞門無孔，腹脹垂絶。蔣詢其出胎能飲，知非臟腑有隔，特穀道未分耳。暗袖刃，酌分毫刺之，胎矢隨出；仍用綿撚蘸蜜，令時通潤，以防復閉，兒得無恙。次子相，字子位，天性孝友，事父母先意承志，待昆弟推産讓財，醫術之精，診驗不可勝舉，其詳俱載家乘。爲人倜儻好義，稍有贏餘，即儲倉穀，以備族里緩急。他如修橋路，施棺笠，放生埋死，一切濟人利物事，每傾囊不惜。有族僕葉及胡姓僕俞，糞金跳梁，相以公憤，前後力陳於郡守朱，兩奴卒服其辜。慨鄉俗不古，設立條教，勤勤懇懇，一時鄉子弟咸知禮義。年五十九卒。里人赴弔者多行哭失聲。相妻方氏，明識人也，亦精幼科。相既讓財産於昆弟，孑居城南方，乃内操井臼，外診嬰兒，求治者日盈，坐計所全活，歲不下千人，遂致道路嘖嘖，有女先生勝男先生之稱。門以内，事無大小皆方獨任，以故相四十餘年，毫無内顧，得畢展其生平見義必爲之素志。性尤貞淑，視妾子與姪，一如己子，衣服飲食，無纖芥私。每朔望，戒諸子曰：汝父嘗憾命蹇，寡兄弟而分處。今汝等多人，若少懷貳，非父志也。子十人，孫二十餘，咸奉命唯謹，今有克家者。

魯　烈

按《平湖縣志》：魯烈，字懷陽，好讀太元，遂悟醫理，浮沉諸生間，後以貢授澧州學正。每於講業外，劇談長桑君術，起人膏肓，多奇中。百餘歲卒。

姚　井

按《平湖縣志》：姚井，精於醫，尤工針灸，活人甚衆。所得金，輒捐助戚里之不能婚葬者。

馮　煦

按《平湖縣志》：馮煦，號暘谷，少爲諸生，兼精上池術。邑宰顧廷對擢御史，出按江右，患蠱疾，諸醫罔效。廷對嘆曰：必馮生到，吾方有命耳。藩臬星夜檄迎，比至，不數劑而愈。一日，與里中張方伯宴，忽目一優曰：此不久活矣。越宿，嘔血死。以貢授羅山知縣。

陸　金

按《平湖縣志》：陸金，號雲峰，自華亭徙湖。每旦啓户，病者鳞集，以入門先後爲切脈叙。二子：道光，號明暘；道充，號賓暘。道光精幼科。一兒多食果腹脹，醫罔效。光取桂、麝、瑞香三味爲丸，服之立愈。一兒染奇證，四肢堅不可屈。光曰：此非藥可療。舉傘覆之，遶牀焚安息、沉、檀，兒即平復；少間，又發屑沉香飲之，遂瘳。道充，諸生，亦精醫，人稱二難。有《陸氏金鏡録》。光子從諭，進士。充子從誥，舉人。

唐守元

按《平湖縣志》：唐守元，號吾春，璜溪人，贅於陸，因傳其業。一婦人偶食羊，聞呼未及吞而應，逾月病發，淹及兩年。守元曰：此必胷有宿物。家人曰：兩年不食矣。曰：試以我藥投之。既而大吐，痰塊中裹羊肉一臠，遂愈。又祝氏兒患痘，遍身血迸無罅，守元搗藥塗其身，摻藥鋪裀褥上，卷起倒豎牀前。合家駭啼，叱曰：若輩勿啼，此名蛇殼痘，氣必用逆乃得脱。已而皮膚解裂如蛇脱然，遂愈。新帶顧氏男，痘後目瞽。守元曰：惜我見之晚，當先開一目，三年俱復明。果驗。《醫鑑》、《醫林繩墨》、《後金鏡録》，皆其手輯。

吴悦

按《平湖縣志》：吴悦，號三峯，少讀書明敏，遘危疾，遂精岐黄術，徵爲太醫院使，熹宗三賜金幣。

徐桂菴 徐光瑞

按《平湖縣志》：徐桂菴，以字行，華亭人，善養生，僑居當湖，以刀圭活人。子光瑞，號樂菴，以攻制藝，精易理，累試不售，乃出桂菴遺書讀之，所治多神驗。與沈司業楙孝爲世交。子孫皆能世其業。

張培

按《平湖縣志》：張培，字抱一，諸生，有文譽，性澹泊，中年無子，遂以醫自顯。精痘疹，雖貧苦者，不避風雨趨視也。善寫山水，時携好友往來天目笠澤間，自號曰畫禪。疾革，悉取平生名畫書籍古玩器，召諸好友分贈之。又罄槖中金，散諸蘭若，翛然而逝。

古今圖書集成醫部全録卷五百十七

醫術名流列傳

明

吴元溟

按《杭州府志》：吴元溟，字澄甫，自歙徙錢塘，先世精於醫。萬歷間，浙大疫，從父道川治療，日活數十百人。晚年述父意著書，曰《痘科切要》、《兒科方要》。事繼母以孝聞。女弟少寡，無所依，迎養於家，終身無間言。故人程生負課千金，久繫，元溟代償之。崇禎庚辰，歲大飢，元溟出槖金於江右，糴米五百斛，悉散與親故。年八十二而卒。子孫至八十餘人。

劉貴柄

按《旌德縣志》：劉貴柄，十二都人。資性明敏，得異人傳授，精岐黄之術，遵古方而不執，每治奇證輒效。崇禎六年，疫甚，施藥療病，施粥賑飢，活人無數。

查萬合

按《江南通志》：查萬合，號了吾，寧國府人。針術最精，人稱半仙。有陳貞一者，久以醫自負，及遇萬合，深悔所學，執弟子禮惟謹。或問萬合所活幾何？應曰：我非能生人，但不殺人耳。

鄺賢貞

按《臨武縣志》：鄺賢貞，字文寧。少嗜學，數奇不售，七困棘闈。崇禎戊辰，應貢選，入北雍，授江西定南令，居官四載，以治行卓異，晉雲南維摩知州。未幾，以母老乞終，遂絶意仕進。性嗜古，博覽羣書，尤精岐黄術，《脈訣》、《難經》，躬自繕寫，全活不可勝計。

陶養恒

按《天臺縣志》：陶養恒，諱茂術，精岐黄。崇禎間，時疾遍行，縣令設局施藥，命恒調劑，獲全萬餘人。各當道給扁旌獎，冠帶榮身。子端雍，號君巍，夙性至孝，年十三，即能刲股起母氏疴。業儒未就，亦踵其業，舉爲醫學訓科。

郭民安 郭民康

按《巢縣志》：郭民安，字華臺，訓導藩之子，望雲先生之後，爲邑庠生。精於醫學大小方脈，傾鄰邑就醫者填門，仍輕財好施，遇病者如痌瘝在己。崇禎八年，寇陷城，民安時同邑令及諸生巡城協守，被賊執，皆不屈，賊次第殺之。將及公，忽一賊奔救，曰：八十老翁，降之何用？殺之何爲？得不殺。後憶之，乃是上年過路病夫施藥愈之者也。弟民康，號平海，以醫聲聞遠邇，其爲人雅懷曠致，更出羣流，先民安卒。

徐宗彝

按《休寧縣志》：徐宗彝，字孝威，南街人，由國學授太醫院吏目歸，活人無算，不受資。從弟妻殉烈，以次子後之。

金有奇

按《休寧縣志》：金有奇，字養純，上溪口人，精岐黄術，授太醫院吏目。崇禎辛巳，山寇披猖，官兵駐勦，多嬰癘疫瀕危者，悉賴以生，裹糧踵謝，却弗受。家雖貧，事老母必供甘旨。凡所入，皆與弟共之。著有《杏春齋詩》、《孝悌歌》行世。

李光武

按《休寧縣志》：李光武，字祖巖，中市人。世習軒岐業，活人殊多。兄艱子，爲之買妾育後；及兄嫂歿，竭力殯葬，人稱其友。

鮑宗益

按《巢縣志》：鮑宗益，字若虞，爲邑廩生，聰敏絶倫，舉業之外，博通曲藝，凡星相卜筮之類，無不臻妙，而尤精於醫，雖專門名手，莫能過。晚年，頗歸宗門，學出世法，遂棄舉子業。以貧故，稍稍爲人理病，手輒奏效，大爲時推。素滑稽，善調笑。時邃左吴某求醫，疾愈，贈以匾，額曰超然古處。不得已往謝，途中口占詩二首，自嘲曰：超然何事見超然？贏得高題匾額懸。草屋獸頭無處放，虎皮羊質有何妍。豈知畏事偏多事，不道安禪轉累禪。美譽不虞殊自愧，老年無計閉門堅。古處寧輕談古處？枵腸空腹何須數。豈真有學下徐榻，只令非公入偃府。熱面不禁風雪寒，閒身無異利名苦。何如十五年前事，國手儒林猶小補。蓋前邑令，曾贈以儒林國手匾額也。公幼多病，以病精醫，由醫更進於坐功學道，大有造詣。年幾八十，無疾而終。

方鼎

按《合肥縣志》：方鼎，歙人，家於廬，工醫，能治異疾，屢試多效。公卿咸延致之。有貧不能具藥值者，施與無倦。廬稱名醫，必曰：前有李恆，後有方鼎。

蔚之瑚

按《合肥縣志》：蔚之瑚，合肥人，精岐黃。崇禎辛巳大疫，普施藥餌，全活甚多。

方　超

按《合肥縣志》：方超，歙縣人，游於廬，以善醫名。子仁，庠生，亦精其術。

李　潭

按《武城縣志》：李潭，善岐黃之學，晚年益精診視，定病者凶吉。崇禎十四年，瘟疫流行，潭施藥救貧，病者大半生，全縣申請給冠帶表閭。年八十，猶善飲，行步如飛。八十四，無疾而終。子八人，孫四十餘人。今其子廷機八十四，亦壯捷無比。

吴邦寧

按《休寧縣志》：吴邦寧，字惟和，黎陽人。本姓施，因紹吴雲川醫業，遂姓吴。性剛直豪爽，每與人論説，善解人頤，士大夫無不羨其有仙風道骨。以醫濟世五十年，臨危救活者甚衆。尤精幼科，有《痘疹心法》一書。教子以聖賢之學，嘗曰：世事變幻如浮雲，惟讀書明理，修身克己爲究竟。令長子璜復姓，故璜勉承父志，以學見重於有道先生云。

汪汝桂

按《休寧縣志》：汪汝桂，字景南，渠口人。幼體羸，學醫，遊姑熟，得名師傳，兼綜東垣、丹溪諸法，遠至黟、祁，所在奏奇功。爲人言不妄發，渾涵長厚，羣以有道歸之。

畢蓋臣

按《新城縣志》：畢蓋臣，字致吾，贈副都御史理五世孫，霍州知州成元孫也。渾厚有古君子風，少喜讀書，家貧不能俱脡脯，乃去而學岐黃，从遊名醫劉南川之門。久之，名噪遠近，授太醫院吏目冠帶。其於病也，辨南北，審强弱，察四時陰陽氣候，投一二劑無不霍然。其最精者，尤在傷寒痘疹，診視立辨生死，百不爽一，全活無算。晨起，雖車騎盈門，必次第而至，不先富貴，不遺貧賤，時時懸藥施人，不索其直。益都王太僕瀠性嚴重，蓋臣至，躬自執爨進食，儼如大賓。青城令某病脹，絶粒數日，蓋臣至，一匕而愈。邑王大司馬建牙宣大，每病數千里迎迓，非蓋臣不他任也。一日遠出，父病亟，家人環泣。蓋臣急診脈曰：無慮也。才一劑，血出數升，病良已。其術奇妙類如此。崇禎壬午，城陷殉難，年四十八。蓋臣殁，靈爽如在。子元宰及其妻女病痢瘧，或病癰瘻，或痘疔，屢夢蓋臣投以藥，且示以某日當痊，皆如言嚮應，異哉！知府李鴻霔撰傳。

侯周臣

按《蘇州府志》：侯周臣，字崑璧，先世嘉定人，性孝友，篤學好修。因讀《素問》、《靈樞》諸篇，謂《内經》一書，與《周易》相表裏，天人性命之理，盡在是矣。遂棄帖括，專精醫術。後徙居長洲，投藥輒效，賴以全活者無算。凡有所得，悉以賑貧。崇禎癸酉，巡按祁彪佳親訪耆碩，首舉周臣，輯其善事，嘉奬德行，有逸民古君子之稱。卒年七十九。子秉忠，字受璧，克繩其業，尤敦節義。孫曰欽，字心翼，幼穎敏，讀書數行俱下，爲舉子業，稍暇即習岐黄諸書，窺其堂奥，督學奇其文，拔置第二，有聲黌序。後以詿誤，仍理舊業，竟成名醫，更字心璧。士大夫咸禮重之。

吴義坤

按《蘇州府志》：吴義坤，字太元，吴縣人，精於治疫。崇禎末，多所全活。

雷時震

按《進賢縣志》：雷時震，字普春，以醫名，選爲太醫院吏目，陞御醫光禄寺丞。厥子應運世其官。震尤善外科。爲人縝密謙謹，歷事神光熹愍四廟，不分外干澤。

趙　律

按《畿輔通志》：趙律，雄縣人。性恬靜慈愛，居家孝友，幼嗜問學，長厭舉子業，遂精詩學，前後有司校，咸以隱君子禮遇之。後感母疾，乃學醫術，洞究軒岐之秘，以濟人爲念，略不責報。尤精太素脈，易州守某註誤失官，屬診其脈，律曰：來春可辨明。後如其言得白，除上蔡令。過雄，復請診之，律驚惶不敢對，陰謂其子曰：此斬首分骸脈也，凶莫甚焉！後遭流賊之變，夫與婦俱死節。

姜　岀戊

按《儀真縣志》：姜岀戊，字如岡，太醫院判端九世孫。幼治舉子業弗就，改習家藏《素問》、《靈樞》諸書，考究精博，得源匯流，於傷寒尤工。萬歷甲辰癸卯間，疫氣傳染，人多不保其生，岀戊以家學治之，皆觸手驗。遇貧乏一無所取，間出所有贈之，以資調攝。生平不多言笑，而性尤謙和。崇禎間，三舉賓筵，一獎善人。巡按御史暨郡縣給有旌扁。子振齊，邑庠生，今世其業。

來師會

按《桐廬縣志》：來師會，字成谿，崇禎年間，授太醫院吏目。

林時

按《合肥縣志》：林時，字惟中，精太素脈，活人甚衆。有方氏婦求治疾，診其脈，不藥，語其家人曰：速爲治殮具！夏得秋脈必死，死在庚申辛酉日。後果於庚申日死。他皆類此。

劉一誠

按《濟南府志》：劉一誠，江西南昌人，明末寄籍霑化。精醫術，審脈理，洞人生死，方藥多所全活。

周理卿

按《鄞縣志》：周理卿，字玉芝。繼父母以攻儒不售，責其改業，因刻志岐黄。時巡海使者向鼎有奇疾，一匕輒瘥，遂以此馳名。每當春夏時，凡閩甌之漁捕者，皆踵其門，隨證用藥，無不見驗。遇貧者不取一文。崇禎末年，立局散藥，全活者多。生平聞人爲不善，輒愀然不樂，洵有德而隱於醫者也。

朱天璧 酆氏

按《海寧縣志》：朱天璧，字蘧菴，仁和人，明崇禎壬午孝廉也。謝公車貧無舊業，以素工青囊術，因賣藥海上，時兵荒薦瘥，璧行藥濟之，全活者萬人，不計值，人到於今稱之。館於烏鵲橋酆氏，亦長者，所著《醫準》數十卷，傳新安程氏、吴氏云。

謝以聞

按《於潛縣志》：謝以聞，字克菴，邑庠生，安貧篤學，守志不阿，尤精於醫。崇禎乙亥年，八十餘，猶手不釋卷。所著有《醫學要義》，未行世。

方模

按《新城縣志》：方模，字廷瑞，幼失慈母，能自振植，弱冠即力任家事，贍二兄，俾專志於學。父卒於官，訃至即徒跣奔赴。事繼母克孝，養性高朗好義，樂於施與。祖傳醫術，攻治尤精，以疾赴者，一一診視，不以貴賤分詳略，不計利之有無，惟心於濟人而已。鄉人名其堂曰存仁，又著其名於旌善亭，使邑里式之。卒以子貴，贈左副都御史。

姚應鳳

按《錢塘縣志》：姚應鳳，字繼元，錢塘籍。少孤，隨姑適姚，遂氏姚。以瘍醫知名，能隔垣見肺腑，其法不盡本方書類，有異授，割皮刮骨，一見洞然知表裏。疲癃委頓，呼號欲絶，旁觀股慄者，應鳳入視，病即已，人皆以爲神。

按《杭州府志》：姚應鳳，仁和人。年十三，入山採藥，遇老嫗，指青精子謂之曰：此可食也，服之精神倍焉。未幾詣齊雲山，有老人臥大雪中，氣薩薩如蒸釜狀，應鳳再拜求教。老人曰：若有緣，當授爾丹藥之秘。應鳳由是術大進，以瘍醫顯。崇禎時，撫軍喻思恂駐温州，拒海賊劉香，毒發背間，劇甚，召應鳳至，封腐肉二大器，敷以丹藥，越二日，癰平，開轅門坐受香降，撫軍深德之。嚴州施盛宇頭痛不可忍，應鳳乃割額探首骨，出瘀血數升，頓除。鄭孝廉尚友痛流注，應鳳視之曰：氣從下泄。乃取藥作糜，周身封以敗楮，隙肩井穴治之，遂愈。某叟患脹滿，諸醫多云膈證，應鳳曰：此肺癰耳。取一大盂水，向病者頂上傾之，病者陡驚，急舉刀直刺心，瀉膿出數碗而愈。人問之，應鳳曰：人心下垂，水潑而驚，驚則心系提，我刀可入也。沈氏嗽不休，應鳳曰：肺潰至第二葉，然尚可生。先投洗肺湯已，令食猪肺數十片，遂愈。嘗有人患發背，視之曰：可無恙矣。旁有人左唇有紅痣，其人無他病苦，謂之曰：此齒蓋也，三年必死。其人怒，不應。三年齒潰，詣求救，謝曰：君，天譴也，不能過期矣。有人身患痛，左臂似有繫之者，應鳳曰：君食肉中鼠毒，左臂生鼠，懸刀擬之，有鼠墜地而逸。又一人項生瘡求應鳳治，應鳳曰：是天斫頭瘡也。三年，頭當自落而斃。竟如其言。一人年六十許，遍體發小疥如粟，應鳳曰：是名淨海瘡，甲子將周，海上神仙考核，實生此瘡，不治則生，治則死。其人未之信也，治瘡，瘡愈而死。應鳳療毒奇中多類此。一日，忽端坐召子孫環列，謂曰：我後當再來。言畢，趺跏而逝。鼻柱下墜二尺餘。時年七十有七。官太醫院院判，崇祀鄉賢。

任二琦

按《浙江通志》：任二琦，字瑞菴，宋韓忠獻公之裔也。扈高宗蹕來杭州。先世受兒醫於任氏，遂爲任姓。至二琦業益精。兒科世號啞科，而二琦臆度之巧發中微，觀其啼呼，即知其痛苦之何在，投劑輒效，名遂大振。或憐求藥者，貧則却其金錢，予兒藥。常有富家請二琦視病，一人徬徨立其側，二琦察之，問所欲，曰：某家在鄰近，兒患痘，欲邀公一視，以不能具酬，故不敢啓齒耳。二琦即往視，兒痘甚險，視畢與藥，加參不吝。後過其門，仍入視兒，兒差乃已。以故人飲食必祝，至繪像於家拜之。二琦早失母，事後母謹，婚嫁弟妹，皆如父母意所欲行。城中火兩近其廬，俱返風撲滅，比鄰賴之，咸以爲孝友及濟施之報也。長子允謙，字谷菴，爲諸生有名。次子懋謙，字汝和，貢生，皆善醫，亦承父志篤於行誼云。

按《杭州府志》：任二琦醫嬰兒，藥濡口即瘥，名振郡中。二琦早失恃，事後母張惟謹，嫁三妹，婚一弟，皆成禮。

江道源

按《寶慶府志》：江道源，字仲長，金溪人，授武岡岷府良醫。著有《尊生世業》一書。工詩詞，愛威溪山水，遂高尚卜隱焉。詩酒自怡，好行其德。子文熼，中湖廣鄉試。

費啓泰

按《烏程縣志》：費啓泰，字建中，博通經史，尤精岐黄術，志活萬人。著《救偏瑣言》、《一見能醫》二書行世。年八十有七。

陳治

按《烏程縣志》：陳治，字以求。精岐黄術，能救莫挽奇證，傾囊濟貧。更得鍊神養氣之法，童顔不老。

李臺春

按《寶慶府志》：李臺春，字懷川，邵陽人。世精醫理，中無城府，與人藥，不問其值，窮民日填户無倦容。途遠莫繼者，即斟酌其時日，增減予以方藥，無不驗。與人交，傾誠無所忌諱。赴人之急，不計利害。至於緩急，阿堵無所計。尤極孝友，延師訓其仲弟藻春，餼於庠，悉以父産讓之諸弟，而弟凡有所須，尚取給焉。歲給棺木若干。賢士大夫樂與之深交，中丞張興載以從。壽八十餘卒。以樂施鮮積，遺其子以貧云。

康瀜

按《濟南府志》：康瀜，字孔昭，陵縣人。自幼聰頴，十二補博士弟子員，試輒前列。因明末大亂，日賦考槃，於天文地理陰陽術數諸書，無不通曉，醫卜尤精。一日，決王生於七月七日應卒，至期無恙，王生曰：先生得無遺算乎？及暮，生與弟果俱斃於賊。又素善張季相病，輒求治隨痊。後病甚，遣迎，季相見有二豎語之曰：寄語康某，爾魂魄已散，彼至豈能治我乎？徒犯造物之忌耳。後遂不事醫卜，杜門訓子。而壽七十二，無疾而終。

閔自成

按《錢塘縣志》：閔自成，字思樓，豐寧坊人。性孝友，幼失所恃，父喪明，出入扶掖，舉步不離，撫孤姪二人如己子。精内外醫，名播郡城，求治者日不暇給。遇貧乏，概不受值，直指使楊旬瑛聞而旌之。後年七十，以無病終。

按《浙江通志》：閔自成，錢塘人，善内外科。初術精内外科者，推姚應鳳；自成後起，遂與相埒。仁而好施，見貧乏者不受直，且診視必先之曰：倘後彼，恐其慚愠，不亟來必殆矣。丐者盈門，一一應之不厭，故遠近翕然稱長者。年七十一，夢吏持牒迎主老鹽倉社，至期坐逝。其里人與祠僧亦同夢，於是改塑其像焉。

張介賓

按《會稽縣志》：張介賓，號景岳，素性端静，易事難悦。年十三，隨父至京，學醫於金英，盡得其傳。暇即研窮書史，醫法東垣、立齋，喜用熟地黄，人呼爲張熟地。越人柔脆而幼即戕削，熟地專補腎，輒效。病未極，人多不敢邀，危甚乃始求救，已無及矣。然亦有死中得活者。著有《類經》一書，爲葉寅陽嘆賞。卒年七十八。醫術中杰士也。

按《浙江通志》：張介賓，字景岳，山陰人。從父之京師，金夢石授以醫術，以扶元氣爲主，謂河間、丹溪立論稍偏，後世寒涼之弊，多減元氣，故其註本草獨詳參、附之用。所著《類經》，綜覈百家，剖悉微義，凡數十萬言，歷四十年而成，西安葉秉敬謂之海内奇書。又作《古方八陣》、《新方八陣》，醫學至介賓而無餘藴。

吴嘉善

按《合肥縣志》：吴嘉善，號恒春。事母以孝聞，通岐黄術。崇禎十三四年大疫，及他疾，飲善方藥輒愈。有司禮請鄉飲。年九十三始卒。

胡啓宗

按《池州府志》：胡啓宗，號明暘，本棠溪柯氏子，以醫名於時。尤精長桑君小兒術，五色診視多奇驗，户外屨爲常滿。子必元世其業。

馬蒔

按《浙江通志》：馬蒔，字元臺，會稽人，註《靈樞》、《素問》，爲醫家之津梁。

許學文

按《合肥縣志》：許學文，少習儒，長精於醫，尤善痘科，多所全活。所著有《痘科約言》、《保赤正脈》二書，刻孫真人寶訓以勸醫者。

王元標

按《江寧府志》：王元標，字赤霞，上元人，宋文安公堯臣後。少業儒，兼精《素》、《難》諸書，遂以醫名。崇禎己卯大疫，標携藥囊，過貧乏家，診視周給，全活多人。甲申之季，大宗伯薦爲太醫丞，標不應，逃於赤山，尋葛稚川舊居卜筑焉。著有《紫虛脈訣啓微》，又著《醫藥正言》，未及就而卒。子諸生軺及次子穉續成之。穉字東皐，尤精世業，羣重推焉。

翟良

按《益都縣志》：翟良，字玉華，弱冠聰悟，有思理。從父宦遊武昌，嬰弱疾劇甚，會遇明醫，數月得差。從此刻意方書，窮治冥邈，如是七年，轉得統緒，既盡發古人之奥府，又能以意參互用之。及歸爲諸生，其好方書日益甚。凡有病者，一投藥餌，小試小效，大試大效。輪蹄童叟，日集門庭，所活不可量數，聲蜚海岱間。自撫軍下，罔不欽奉，名日益彰，遂數被召。年八十四歲，著書數編，曰《脈訣彙編》、《經絡彙編》、《藥性對答》、《本草古方講意》、《痘科類編》刊行於世。

按《山東通志》：翟良，益都人，精於醫，所著有《醫學啓蒙》、《痘疹全書》、《藥性對答》、《古方講意》，皆爲世所珍。

韓應魁

按《山東通志》：韓應魁，益都人，精醫術，宗《東垣十書》，得其肯綮，所至奏效。

石震

按《武進縣志》：石震，字瑞章，得名醫周慎齋之傳，嘗云：治病必先固其元氣，而後伐其病根，不可以欲速計功利。刻有《慎柔五書》、《慎齋三書》、《脈學正傳》、《運氣化機》及《醫案》諸書行世。

童鏊

按《金華府志》：童鏊，字原武，號介菴，香溪人。讀書好學，而尤精於醫，擅名一時，活人甚多，絶不計人之酬德也。所交多賢大夫，喜成人之美，有何遯山風。族子知趙州俊，狀其善行甚悉。

湯啓暘

按《武進縣志》：湯啓暘，字及泉，世爲婦人醫。性和易，與物無忤，里中耆英，共爲方外之社，逍遥自適。壽九十七，舉鄉飲賓。

許成仁

按《處州府志》：許成仁，麗水人，字子美。業儒不就，因精岐黄術以濟世救人，不計利，其貧而疾者，即自賫藥炭，親爲煎服。凡經調治，無不愈。郡縣皆給匾奬。家無餘蓄。子二：長王聘，次登瀛，俱列庠序有聲。孫超越，咸補弟子員，人以爲積德所致云。

黄俊

按《朔方志》：黄俊治病以脈，不執方書，尤精藥性，世稱良醫，今絶其傳。

張景皐

按《朔方志》：張景皐，精太素脈，可生則藥，不可生斷以日時，百無一失。窮通壽夭，以脈推之，亦無不驗。所著有《難經直解》。

方熂　方策

按《朔方志》：方熂，精醫道，尤善於傷寒，所著有《瘡瘍論》。策，熂之子，傳父業，求治者其門如市。卒贈指揮。

吴通

按《朔方志》：吴通，精《脈經》、《本草》、《素問》三世之書，尤妙針法，治病克效，時稱儒醫。

徐恭

按《朔方志》：徐恭，精小兒科，藥效如神。

胡傑 胡瑾

按《朔方志》：胡傑，精外科，善識瘡善惡之形，尤能治療無名毒，其瘥立效。瑾，傑之子，而業益精於父。

徐英

按《朔方志》：徐英，中屯衞指揮僉事，歷官清慎，制行端潔。以家傳醫術，能起死回生，不擇貧薄，深夜風雨必往，人甚德之，迄今猶然稱頌。

芮經

按《朔方志》：芮經，通脈理，修治丸散尤精，往往有奇效，一時重之。

宣士能

按《朔方志》：宣士能，以瘍醫稱良於時。

濮恩

按《朔方志》：濮恩，識方書，療疾不擇貧富，尤精傷寒。

蘇庶

按《朔方志》：蘇庶，精外科，常治人所不敢治者，累有奇效。

姜調鼎

按《儀真縣志》：姜調鼎，字玉鉉，太醫院判端之六世孫也。刻苦問學，又性嗜岐黄，精於《素》、《難》諸書。因讀書未遂，遂托於醫。凡一切疑難之證，人不克治者，能一匕立起，其全活者甚衆。且貧不受禮，聞請，雖食不待畢，寢必亟起，恒以濟世爲心，名傳遠近。子以寧亦以醫著。

許夢熊

按《儀真縣志》：許夢熊，號環山。其先金陵人，祖父官太醫院。熊徙居於真，以方脈著名，而診視之法，迥與人異。嘗曰：藥有味有性，調味辨性，須按治五行而相證投之。一日，有病者患火證，諸醫誤飲以凉藥，狂躁異常。熊過診曰：當急以參、附、薑、桂投服。或曰：狂躁若此，再用熱劑，噴血奈何？熊曰：不難，藥用井水浸冷服之，當立效。如法治之，一服躁稍定，再服而病者帖然臥矣。未數日，病果愈。於是有詰之者曰：子何見及此？熊曰：此證陰虚陽浮，寒凉激之，故發狂。我以煖補，使其水生，而火方不上炎，水火既濟，心神自寧。其用藥入神，大類如此。其醫業傳姪嘉慶，號春環。

王佑賢

按《錢塘縣志》：王佑賢，字聖翼，孝友天性。甫九齡，七日中父母相繼歿，哀毁踰成人禮。孤貧勵學，旁通醫術，急人病，不以門第爲等差，所全活人無算。家居力行，皆盛德事，尤好刊格言，以訓後學。

應克信

按《永康縣志》：應克信，精於醫，扣門者無虚日，未嘗責報。

賈以德

按《永康縣志》：賈以德，精岐黄，鄉邑之貧而疾者，咸倚之。

徐應顯

按《永康縣志》：徐應顯，精醫術，多所全活，御史牟公表其廬曰儒修相業。八十餘卒。

盧君鎔

按《永康縣志》：盧君鎔，貫徹《内經》，所活多人。子源，潛心窮理，善承父業。

盧　潛

按《永康縣志》：盧潛，字奂若，邑庠生，精醫理，手到病除，無德色，無倦容，道氣盈襟。

曹秉鉉

按《武進縣志》：曹秉鉉，字公輔。喜讀書，有濟世之志。因父病，遂學醫，曰：我姑壽此一方民，以延親壽。庚申、辛酉兩年大疫，秉鉉不避危險治之，不取其值，所到處賴全活。著《杏園醫案》行世。

靳鴻緒

按《仁和縣志》：靳鴻緒，字若霖。讀書工文章，内行尤摯，篤於孝友。先世以兒醫顯，而鴻緒術尤精，著《内經纂要》，闡發精微。其次子吉，字允菴，復得其傳。

吴邦憲

按《仁和縣志》：吴邦憲，字君佐，天醫吴真人四十一世孫，得乃祖遺方，盡究其術，時以濟人利物爲心，治疾多奇驗，人稱長眉老人。今其子紹裕，字益之，世其業。

張遂辰

按《仁和縣志》：張遂辰，字卿子。少羸弱，醫不獲治，乃自檢方書，上自岐鵲，下至近代劉、張、朱、李諸大家，皆務窮其旨，病遂已。世延之治，輒愈。塘棲婦人傷寒，十日熱不得汗，或欲以錦黄下之，主人懼，延遂辰脈之，曰：脈强舌黑而有光，投錦黄爲宜。此人舌黑而潤不渴，此附子證也。不汗者氣弱耳，非參、芪助之不可。一劑而汗。月塘沈文學咯血，遂辰處一方，退謂其友曰：當小愈，再發則不可治矣。易他醫果愈，閱數月死。友駭之，請其故，曰：一日咯血，遂臥牀蓐，此不獨心肺傷，五臟皆損矣。得稍延者，年壯參力勝也。其弟子張開之、沈亮辰最著。遂辰善詩古文，詩有《湖上白下集》，學者多稱道之。

陳應熊

按《金華縣志》：陳應熊，號明川，深通義理，精明方脈，救人不計利。

邵　達

按《江南通志》：邵達，蘇州人，北虞之後人也。喜讀司馬遷書，手不釋卷，精於傷寒，手到病立起。有鄰人以乏食病，瀕死，達於藥囊中裹金餉之，遂霍然，人號爲仁山先生。

馬兆聖

按《江南通志》：馬兆聖，字無競，常熟人，初以詩名。兆聖善病，遇異人授方藥，得不死，遂通醫，活人無算。以子夢桂、應桂貴受封。

張涵高 黄五芝　伍承橘

按《江南通志》：張涵高，名靖，横渠後裔。治痘童子病，一望即知其生死。同時黄五芝、伍承橘者，與之齊名，神異聞於海内。

朱正誼

按《濟南府志》：朱正誼，爲諸生，兼治岐黄，診治多奇效，人咸德之。

劉　默

按《蘇州府志》：劉默，字默生，錢塘人。僑居郡城之專諸里，以醫名。遇危證能取奇效。所著有《證治石鏡録》、《本草發明纂要》。

李維麟

按《蘇州府志》：李維麟，字石浮，常熟人。精於察脈，決人生死，多奇中。所著有《内經摘粹補註》、《醫宗要略》等書。

戚秉恒　沈綬　黄五辰　陳明祈　陳應塤　戚宗揚

按《江陰縣志》：戚秉恒、沈綬、黄五辰、陳明祈俱能醫。沈著《山林相業》十卷藏於家，黄有《醫家正旨》六卷行世。陳應塤亦以醫名。戚宗揚，宏治朝名醫。秉恒等子孫克纘、祖緒，咸稱世醫云。

沈時譽

按《蘇州府志》：沈時譽，字時生，華亭人，工醫徙吴，居桃花塢唐寅別業。切脈若神，投劑輒起。晚年，築室山中，著《醫衡》、《病議治驗》諸書。

陳驥

按《蘇州府志》：陳驥，字千里，常熟人，治病多奇驗。先世居於慈谿，驥以懷越名其堂。好藏法書名畫，蒔花種竹。花時置酒召客，皆一時名流，人尤欽其風度云。

胡相明

按《太平府志》：胡相明，字調宇，溧水縣人。家世醫，日診數百，皆奇效。年八十，數縣之内病者，望其一診而甘心焉，其門如市。所著《醫案》，皆有神悟。得金盡以濟人，博學能詩，歿無餘貲。

陳鳴佐

按《魚臺縣志》：陳鳴佐，性至孝，因早失怙，母劉氏寡育之，供事菽水，甚竭子力。年既壯，思有益於世，乃潛心醫理，垂四十餘年，術甚精，活人甚衆，亦不計利，貧者以藥濟之，人稱德焉。

吴吕渭

按《吴縣志》：吴吕渭，字雨公，幼得三山鄭欽諭之傳，凡有劇證，投劑輒愈，全活甚衆。子錢枚，字曰調，克紹前業，起沉疴，遐邇賴之，稱爲後先濟美焉。

芮養仁

按《太平府志》：芮養仁，字六吉，醫有别解。爲人悃愊，廣聞見，士大夫多與之游。著《醫經原始》、《五方宜範》等書十餘卷，行於世。

陳于玉

按《戈陽縣志》：陳于玉，北隅人，魯國後裔。少習舉業，不售，徙術刀圭，精專脈理，用藥如神，日以救人爲事，貧者不受一錢，人賴之以活者無算。邑令劉表其堂曰飲取上池，陶扁之曰隔垣神識。有子三皆能世其祖業，孫十餘人。

周之藩

按《揚州府志》：周之藩，字介卿，江都人，精於醫。父病劇，藥劑罔效，藩刲股救之，立愈。之藩慈和長厚，以救人爲急，貧窶就醫，悉爲診治，不以貧賤富貴二視之。年六十卒。

劉邦永

按《廣東通志》：劉邦永，從化水東人，宋翰林權直劉裒然之後。生有異質，少孤貧，樵於山中，遇異人呼與俱去，授以岐黄之術，及上池刀圭之法，久之盡其秘，歸遂以醫行世，一時號稱國手。視病多望形察色，或以一指按脈即知吉凶，可治者輒喜用藥，不問資財；不治者不與藥，泣問之，則以指數示曰某日去矣，無不如言。其用藥不拘古方，率以己意變通，人多莫測。尤精太素脈，以斷修短，無不中者，人皆以爲神。迎治殆無虚日。嘗爲一陳嫗治病，嫗請其數，永以竹爲籌，封置缶中，與之曰：歲取一籌，盡之年某月某日，是其數也。已而果然。又爲當道某愈危疾，謝以百金，辭不受，因問之，永曰：予未有子，見公侍女，意欲得之。公笑曰：君何不早言？即與二婢。後邑令王嘉猷得痰證，永診脈視色，危之，欲就醫於廣，永勸弗行，令怒，囚之，曰：返時治汝罪。既而卒於舟中。乃遺命釋永。永哭曰：我固憂其不返也。永雖以術名，然爲人狂脱，恒垢衣敝履，笑謔自喜，或側弁蓬首，袒裼捫虱，見尊貴人弗恤。尤好談仙家上昇事，人以爲顛廢，因自號廢翁。卒著藥方甚富，人得其方者輒取效。今所傳《惠濟方》四卷。

洗嘉徵

按《廣東通志》：洗嘉徵，南海人。少事帖括，教授童蒙，遇異人授以岐黄之術，診脈若神，用藥百發百應。晨起，堂以内户以外，屨常滿，日發百劑，不問藥金之多寡，一以利濟爲心。間有不治之證，一診視之，即知必死。一時酬扁褒贈，盈於閭左。有王將軍得奇疾，延治，一劑立愈。將渡嶺，恐嵐瘴疾作，携嘉徵偕行，至凌江，厚贈而還。既歸，隱於禪山，杜門謝客。攻舉子業，藏匿贈匾以自韜晦。奈延請者，就醫者，充塞里門不已，復出應，世人以爲華扁復生。後補弟子員。五十未嗣，一夕，夢上帝曰：汝活人甚衆，賜汝令子。晚年連産寧馨，人皆以爲積德之報云。

馬應勳

按《廣東通志》：馬應勳，字啓明，原女直人。祖某，後總督韓雍征九藤峽有功，安插廣州後衛，遂入籍焉。勳少穎悟，承祖岐黄之術，後遇高僧秘授方書，居城北，以醫道濟人，大有奇驗，延之者日百餘人，多不暇就。重建育嬰所，存活嬰兒無數。御史柳寅東屢入薦剡，後由廩生拔貢。壽八十三，無病卒。

尚絅

按《仁和縣志》：尚絅，字御公，補郡庠生。婦翁吴毓昌中書舍人，以醫顯，絅得其傳，故其療人也，幾於洞垣，隨手輒效。性又好義，健行無宿留者。閩疆之變，婦女多被難，入營伍，絅心傷之。謀於素交郭宗臣者，亦倜儻好義人也，千金之家，傾橐爲之。不足，兩人造請諸公，不避風雨寒暑，遠至他郡募金，思贖之。婦女粗惡者，贖以金；其稍有姿色者，率閉留不所贖。兩人夜篝燈，相對太息，或躇堦走，謀得數奇士，分行方略，其設心甚苦，履危蹈險，若用兵然。及其人先後出營，母以授子，婦以授夫，姐以授弟；至於道遠者，夫與弟皆未至，則延於家，布帷藜榻，空兩楹，横門楯，甚至移寢室以處之。其救全者不下千人，而兩人之經營亦瘁矣。己未，絅卒；後三年，宗臣亦歿。

程元煜

按《儀真縣志》：程元煜，字丹衷，性聰敏，能日記萬言。祖念初以地理名世，煜幼時，祖深奇之，曰：吾孫有經世才，但恐氣弱不能勝劇任，遂命改儒習醫。黄帝、岐伯諸書無所不讀，遇艱難之病，人不能醫者，經手輒效。未幾，祖父母繼逝，煜竭貲盡喪祭禮，卜地殯葬，身任其事，不諉伯叔昆弟，其孝友如此。後復修儒業，由太學生考授州同，世之延請活命，日夜無寧晷。遇貧乏，即施濟醫治，一時傾動名公大人，幣聘旌獎。前任兩淮鹽漕左副都御史郝浴以扁旌曰：以慎以誠。監院舒書旌曰：壽世鴻儒。陶式玉旌曰：仁心儒術。縣令馬章玉旌曰：濟世鴻才。藩臬道府縣學，俱各有旌獎。

姚起鳳

按《儀真縣志》：姚起鳳，真之世醫也。父芳林，以醫名振江淮。好善樂施，濟人利物。起鳳幼攻舉子業，未售，家中落，遂啓先人之秘書，伏而誦之。凡《素》、《難》以及張、劉、朱、李之學，莫不詳究。其治病處方，不邀名，不計利，不妒人長，不以駕馭爲術，不以貧富異懷，一時名公鉅卿，多有旌贊。舉子二，長驊次騮，皆攻父業。

陳鳳典

按《雲南通志》：陳鳳典，河南新野人，受異人傳，有接骨神術，流寇携入滇，呼爲老神仙。凡腸出骨折，苟存餘息，皆能醫治。甚至易骨縫腸，割肌取鏃，皆人所驚見者。後卒於騰越。

祝堯民

按《虞初新志》：薛衣道人祝巢夫堯民，洛陽諸生也，少以文名。崇禎甲申，遂棄製藝爲醫，自號薛衣道人。得仙傳瘍醫，凡諸惡瘡，敷其藥少許即愈。人或有斷脛折臂者，請治之，無不完。若刳腹洗腸，破腦濯髓，則如華佗之神。里有被賊斷頭者，頭已殊，其子知其神，謂家人曰：祝巢夫，仙人也，速爲我請來！家人曰：郎君何妄也？頸不連項矣，彼即有返魂丹，烏能合既離之形骸哉？其子固强之而後行。既至，堯民撫其胷曰：頭虽斷，身尚有煖氣，煖氣者生氣也，有生氣則尚可以治。急以銀針紉其頭於項，既合，塗以末藥一刀圭，熨以炭火；少頃，煎人參湯，雜他藥，啓其齒灌之，須臾則鼻微有息矣；復以熱酒灌之，逾一晝夜則出聲矣；又一晝夜，則呼其子而語矣，乃進以糜粥；又一晝夜，則可舉手足矣。七日而創合，半月而如故。舉家拜謝，願以産之半酬之，堯民不受。後入終南山修道，不知所終。無子，其術不傳。外史氏曰：世稱華佗爲神醫，能破腦剜臂，然未聞其能活既殺之人也，乃堯民能之，不幾遠過於佗耶？孰謂後世無奇人哉？

江承儁

按《甌寧縣志》：江承儁，字懷玉，精岐黄術。丙戌丁亥間，嘗以藥侍總督李率泰營。戊子克城，承儁爲兵俘，李熟儁面，曰：汝江大夫耶？儁曰：然。公憐之，解其縛，併活其家，命給事營中，屢療奇疾，李旌之曰國手。

張惟一 王名高

按《高苑縣志》：張惟一，字貫之。學道勞山，遇異人，遂得丹書，精於醫，能療奇疾。同時王名高亦隱於方術，與惟一相埒云。

張約

按《句容縣志》：張約，字孟節，坊郭人，精通醫術，存心濟世。祖在中，父與敬，子世累，世業醫。約享壽八十，榮膺冠帶。

張鸞

按《六合縣志》：張鸞，善外科，所投輒效，不以歉豐易情，飽韜孟梓之心，湯有德之術，蓋彷彿乎鸞者。

馮纘聖

按《定遠縣志》：馮纘聖，字述岐。精醫理，濟物爲心，尤加意貧乏，多書方與人，病無大小，應手而除，不受謝也。性至孝，有僕盜父金，恐父懊惱致疾，即私補之，謂已取原金歸也。己巳年，疫癘盛行，敦請如流，不避風雨，反以勞苦染疾而卒，邑人深惜之。生有遺腹子，僉謂其能濟物順親之報云。

田養德

按《桃源縣志》：田養德，號仁濟，讀書於大聖橋，除夕遇異人，授以修煉之法，併海外奇方，因精於醫，起死回生，大江南北所活幾萬人。

劉孔熠

按《棲霞縣志》：劉孔熠，字春域，邑良醫也。早孤，事母克孝，養生送終，盡心盡禮。師事醫人林東岡，大闡岐黄之奥，決生死，起沉痾。行醫六十年，多所拯濟，求者踵至，稱曰神醫。其師老，迎養於家，及卒，與營葬事不吝財資。養兄撫姪，克敦友愛。年登八十餘，稱耆壽焉。

霍應兆

按《武進縣志》：霍應兆，字漢明，丹徒人，寓居武進。精岐黄術，天性孝友，事八十歲老母，愛敬不衰。爲人正直，與人論古今節義事，輒慷慨奮發。陰行善，不求人知。業其道四十年，所著有《傷寒要訣》、《雜證全書》。

鄭汝煒

按《武進縣志》：鄭汝煒，字明甫，宛陵世胄，徙居武進。精岐黄，尤以刀圭擅長，每遇危險諸證，汝煒至立起，有華元化之風。前授太醫院官，後隱跡懸壺，垂六十年，全活甚衆，人皆德之。年八十卒。所著有《外科宗要》，授子文起續纂行世。

祝道行

按《江陰縣志》：祝道行，精習岐黄，康熙二十年大疫，奉文施藥，加意問切，對證投劑，存活疫民無算。

劉新國

按《濟南府志》：劉新國，字師文，陽信人。父夢松，爲德府良醫生。新國於稷下盡得所學，而不以醫名。博極羣書，由貢授陝西鎮安縣令，僑寓三水，數載歸里，求醫者接踵户外，應手輒效。間有所酬，正色謝之，蓋其志在活人，非以醫爲市也。安貧樂道二十餘年。自識長逝月日於壁後，果不爽。時年八十二歲。病者夢之輒愈。

凌鳳儀

按《吴縣志》：凌鳳儀，字學川，原籍虞山。攻醫，尤善針灸。丁卯歲病疫，江蘇藩司劉鼎設局延鳳儀療治，民多全活。劉因給匾奬之曰儒望醫宗。子珮，字玉聲，習父業，爲時所重。

張璐

按《吴縣志》：張璐，字路玉，吴之明醫也。能審虚實，決死生。又所著《傷寒大成》、《診宗三昧》、《醫通》、《衍義》諸書，梓行於世。

王宏翰

按《吴縣志》：王宏翰，字惠源，原籍華亭，徙吴西城。博通儒理性學天文。因母病，精醫，救沉疴，善著述，有《醫學原始》、《四診脈鑑》、《性原廣嗣》、《古今醫史》、《古今醫籍志》、《傷寒纂讀》、《病機洞垣》、《女科機要》、《幼科機要》、《本草性能》、《綱目刊補》、《明醫指掌》諸書。

俞同琇

按《吴縣志》：俞同琇，字紳公，太保士悦裔孫。博通古今，通《靈》、《素》，治病輒痊，稱儒醫焉。

汪光爵

按《吴縣志》：汪光爵，字纘功，精於別脈，不拘古方，得以意爲醫之術。

潘時

按《吴縣志》：潘時，字爾因，嗜古學，精醫理，診治輒效。《至講司天傷寒》等書，皆有補於學者。

陸承宣

按《吴縣志》：陸承宣，字鳳山，嘉興人，陸忠宣贄後裔，有才力，居武職，後隱吴，精刀圭術，著《濟人説》行世。子拱臺，字明三，繼業焉。

劉維祥

按《吴縣志》：劉維祥，字麟儀，庠生，居吴，精於幼科。識見卓越，投劑輒效，保嬰甚衆，民賴以多。嗣子嘉孫，字應泉，道亦大行。

吴天爵

按《吴縣志》：吴天爵，字修能，潛心醫理，以實學濟世，人咸賴以生全焉。

余正宗

按《休寧縣志》：余正宗，字秉赤，西門人。隱於醫，殫精天人性命之旨，嘗貯参附金石之餌，以雜藥與人，不令知，以是活人者無算。又輸田以助講院，咸高其德。

周　英

按《休寧縣志》：周英，字育之，臨溪人。世業醫，英尤專精，每診視輒洞病源，投劑立效，多所全活。故雖寒家子，縉紳咸重之。

程伯益

按《休寧縣志》：程伯益，字長裕，北村人。精幼科，小兒就視填門，一睇目，即決受病淺深，一匕奏功，以神醫著者七十年。

余紹甯

按《新城縣志》：余紹寧，字義周，祖籍南城，移居新城南機坳。幼讀書，二十學醫術，遍訪明師，得異授，精通唐宋朱劉各家及《素問》、《針經》諸書，能預決人生死，往往奇中。其用藥不循舊方，但對證發單，邑紳士咸服其小心精篤。又賦性慈愛，尤肯賑恤貧民，常製萬病無憂丸施布，賴全活者甚衆。各上臺嘉其精篤，給送官帶。巡道莫可期，服藥得效，亦賜旌表。著醫書二十卷，名《元宗司命》。其傷寒男婦内外針灸及小兒諸方，皆精備無遺。又著《道書全集》、《金丹秘旨》、《天時運氣》諸書。及門二十餘人。男景湯、景立俱能世其業。

何明鼎

按《處州府志》：何明鼎，麗水人，字丹泉。居心慈祥，秉性狷介。業醫，精方脈，嘗備藥濟世，不分貧富，遇孤苦，自携鑪炭煎煮活人。居常尤勤課子讀書。長子遠，飹邑庠；季子達，邑庠生，并著聲名。仲子逵，復克接武世業。牟巡按給匾褆躬啓後。

燕士俊

按《仁和縣志》：燕士俊，家貧力學。乙酉，江南兵敗入浙，俊奉母避梁渚，母驚憂成疾，禱天剪股肉，母病得痊。後山寇肆掠，母病不起，哀毁幾於滅性，終身布衣蔬食，其至孝性成如此。祖志學向以醫名世，俊發其秘笈，潛心默識，治病每多奇效，所得即周貧乏。著有《保嬰集》，未成而卒。其子喜時、來時，皆善成父志。

羅慕菴

按《江南通志》：羅慕菴，徽籍，移家泰州。醫不取利，其持論先調理而後湯藥，災疫流行，施藥救人，全活無算。所著有《醫宗粹言》四十卷行世。

李熙春

按《蘇州府志》：李熙春，字含章，郡人。精於治痘，有貴戚出鎮浙江，舟至金昌，適諸公子痘發，勅府召醫，知府武宏祖親詣其居，延往鎮所，調治月餘，奏功告歸。貴介出兼金以贈，命將領出郭送行。抵家，知府復踵門慰勞。先是巡撫周國佐諸孫病痘甚劇，熙春療治之，巡撫給額奬曰一經獨聖。

黄　鉉

按《休寧縣志》：黄鉉，字公鼎。倜儻有氣節，居鄉黨，紛難片言立解。曾登壬午武榜。其先世歷以醫博顯，至鉉而聲望尤爲所邑推重。

徐成章

按《休寧縣志》：徐成章，字紹雲，屯溪人。幼穎悟，潛心《内經》、《素問》，精於醫，而瘍醫尤稱最，所全活者甚衆。

張　靖

按《蘇州府志》：張靖，字涵高，横渠後。少習舉子業，既而棄去，謂人當以利濟爲事，然窮達有命，必俟顯達而後云利濟，徒虚語耳。因究心岐黄家言，尤精痧痘，視有神識。親故貧交餽遺必却，即富室所贈，仍以飼飢絮寒。晚年，修輯譜牒，自宋迄今凡十八世，尤見敦本睦族之意云。

王一鳳

按《休寧縣志》：王一鳳，號繹州，白觀人，太醫院吏目。祖陽明，眼科獨步，所濟甚衆。鳳傳其業，所療立效。

黄嘉章

按《休寧縣志》：黄嘉章，號景文，居安人。自宋祥符間，御賜醫博，世傳醫學，章精其術，著效馳名。

曹　建

按《江陰縣志》：曹建，字心起，博學鴻儒，鼎革後業醫，盛德慈和，人稱國手。著刻醫書行世，兩舉飲賓。撫外孫曹璋爲嗣。

古今圖書集成醫部全録卷五百十八

藝　文

扁鵲倉公傳贊　漢·司馬遷

太史公曰：女無美惡，居宫見妒；士無賢不肖，入朝見疑。故扁鵲以其伎見殃，倉公乃匿迹自隱而當刑，緹縈通尺牘，父得以復寧。故老子曰：美好者不祥之器，豈謂扁鵲等邪？若倉公者，可謂近之矣。

漢書藝文誌序　漢·班固

醫經者，原人血脈經絡骨髓，陰陽表裏，以起百病之本，死生之分，而用度針石湯火所施，調百藥齊和之所宜。至齊之得，猶慈石取鐵，以物相使。拙者失理，以瘉爲劇，以生爲死。經方者，本草石之寒温，量疾病之淺深，假藥味之滋，因氣感之宜，辨五苦六辛，致水火之齊，以通閉解結，反之於平。及失其宜者，以熱益熱，以寒增寒，精氣内傷，不見於外，是所獨失也。故諺曰：有病不治，常得中醫。

又　前人

方技者，皆生生之具，王官之一守也。太古有岐伯、俞跗，中世有扁鵲、秦和。蓋論病以及國，原診以知政。漢興有倉公，今其技術晻昧，故論其書以序方技。

勸醫論　梁·簡文帝

勸醫曰：天地之中，惟人最靈。人之所重，莫過於命。雖修短有分，夭壽懸天，然而寒暑反常，嗜欲乖節，故瘧寒痟暑，致斃不同；伐性爛腸，摧年匪一。拯斯之要，實在良方。故只域醫王明於釋典，如大師乃以醫王爲號，以如來能煩惱病，只能治四大乖爲故。亦有騷人之詠彭城，秦國之稱和緩，季梁之遇盧氏，虢子之值越人。爰至久視飛仙，長生妙道，猶變六一於金液，改三七於銀丸。蓄玉匣之秘，研紫書之奧。桃膠何是，北斗靡遯其形。金漿非遠，明珠還恥其價。能使業門之下，鼓響獨傳；雍祀之傍，簫聲猶在。周禮疾醫掌萬民之疾，凡民之有病者，分而治之。歲終則各書其所治，而入於醫師，知其愈與不愈，以爲後之法戒也。至如研精元理，考覈儒宗，晝日清談，終夜講習。始學則負墟尚謏，積功則爲師乃著。日就月將，方稱碩學；專經之後，猶須劇談。網羅愈廣，鉤深理見；厭飫不瘖，惟日不足。又若爲詩，則多須見意，或古或今，或雅或俗，皆須寓目，詳其去取，然後麗辭方吐，逸韻乃生。豈有秉筆不訊而能善詩，塞兑不談而能善易？揚子雲言：讀賦千首，則能爲賦。况醫之爲道，九部之診甚精，百藥之品難究。察色辨聲，其功甚秘；秋辛夏苦，幾微難識。而比之術者，未嘗稽合，曾無討論，多以少壯之時，涉獵方疏，略知甘草爲甜，桂心爲辣，便是宴馭自足；經方泯棄，同庚戩之讀《莊子》，異孔丘之好《周易》。然而疾者求我，又不能盡意攻治，假使不能爲地，自可即爲己益。所以然者，若無隔貴賤，精加消息，以前驗後，自可解之。日知所亡，坐成妙術，而又告以不能也。治疾者衆，必以孟浪酬塞，悞人者多，愛人者鮮。是則日處百方，月爲千軸，未嘗不輕其藥性，任其死生，浮華之功，於何而得？及其愛深親屬，情切支肌，患起膏肓，痾興府俞，雖欲盡其治功，思無所出。何以故然？本不素習，卒難改變故也。胡麻鹿藿，才救頭痛之痾；麥麯芎藭，反止河魚之疾。思不出位，事局轅下，欲求反死者於元都，揚己名於緑帙，其可得乎？術道困窮，於斯實至。誠當善思此意，更興其美，非直傳名於後，亦是功德甚深，比夫脱一鴿於權衡，活萬魚於池水，不可同日而論焉。

言醫　唐·李華

晉侯方圖秦，既而有疾，秦伯使醫和視之，將行，戒之曰：鄰國相病，大夫何以爲行？對曰：臣不發藥石，請以詞痊晉侯而國無害。秦伯悅，以卿禮遣之。和至於晉，晉君幄銅鞮之宮，憑豐肥，倚柔容，更衣被珠玉者百許人，膳夫列鼎於庭而後延客。客辭曰：始受命於寡君，以除君疾爲役。今大國反以色與食病臣，非臣所及也。中軍師對曰：此寡君待先生之禮也，不意爲過，敬惟所擇。客曰：臣轡而馳千里，形甚勞而氣不足，所欲者，酒一盛，果一器，腒鱐佐飯而已，其餘不敢煩大國。再拜受賜而診之，曰：君聲流而陽，氣濁而浮，色寒而容壯，與楚王相若，亦可爲也，亦不可爲也。晉侯曰：楚子何如而方寡人？客曰：臣嘗聘楚，楚境大而富，山川林藪之盛，踰淮而竟南海，晉與齊秦不敵也。晉侯曰：寡人未嘗涉楚，且置楚王，願聞其國之說。客曰：君不念，臣亦未究楚封疆之事，直以所見言之。楚也，近郊去郢，尚三百里。引車登岡，平視諸宮；丹素燭天，仰不見空。如水漂浮，半在其中；滄波動摇，低昂隨風。藹藹南極，山松不盡；乍伏乍起，參差高卑。流雲重輕，或滅或明；道路綿綿，縈山繞川。車蓋如軒，稍覺登原；赤霄冒頂，舉手摩天。向之高者，乃在車下；陰壑冥冥，投石無聲。狀其乳苑之内，則連山黯以當户，容杳杳而嶪嶪，若堅刃與幔塗，呀將拆而復合。露封隙之嵌空，聲小往而大答。聳崖峴以日爌，穿偃仆而雲罯。濱江臯衍，百里芳草，往往白沙，日炙晶漾；緑野芊綿，走舉蒼連；箘簬楩梓，橘柚之林；密孕元氣，寒暑若一；翳不流風，幽不漏日；猨狙飛走，經息百態；啾啾互號，終昕竟晦；墜英紛目，如雪蔽路；四望無人，移足沒屨；黄鳥時鳴，白鷳飛度；臨險瞯江，江隈爲潭；淩淩不動，常有神怪；龜魚涵泳，露鱗出介；纖草以飆，風颭波起；崩濤迸沫，勢不得止。精怖魂怕，毛骨洗然；攀木瞑眸，猶懼踣泉；頹麓疏穴，繁源鼻歕；支流瀠瀠，合注湯湯；晝夜有聲，當暑清涼；透崖撲湍，躍而後逝；初疑可及，忽似無際；旋眩迴滑，溯泊兑宕；輥石敵砦，火發川上；才夷又亞，傾沙委浪；白烟微蒼，通波滿望；澹澹艷艷，久而生垠；淅淅飛雨，冥冥起雲；沅湘春生，蒼梧日晚；聲與聽盡，色隨望遠；芊苻荷華，組繡一川。愕羽族之多名，紛合散於水間；泛隨流而將下，時逆浪而復還。喧呼雷駭，沉起雲翻；兩不相傷，貌豫禮閑；緣涯疊觀，照江成霞；碧水漣漪，深淺見沙；旁經闤闠，溢浸欄檻；上有嬪嬙，綿音入雲。侵杳眇而將絶，隨隤風而復聞。齊宋鄭衛之樂，張於宮中；撞金擊石，草木競發；堅城雉坼，崇山峯墜；鳥獸狂悸，淮湖皆沸。首飾戴千金，一膳傾千家。恥不相及，人以粒計，倉禄之衆，半於平人，秣馬之費，倍於租入。其餘綺麗之富，奉養之侈，率與是侔。楚王甚泰而楚人甚病，申叔請老而不與政。言未畢，晉侯舒氣而伸幹，曰：向先生言亦可爲也，何哉？客曰：此未足累楚，故曰可爲也。若張而無厭，則不可爲也。晉侯色生力起，斥御者撤膳羞而請曰：先生終説寡人病，幸聞矣。客乘時而動之曰：楚使令尹司馬理兵於北疆，以臨敝邑。敝邑大夫，少者則請開關以戰，老者則曰君務息人。楚恃其富强，因侈生欲，未足畏也。寡君乃發府，將賙而四境，寡小君以四時之用爲請，寡君曰：是出於人而歸於人，無人則無是矣，夫何愛焉！申命上大夫布幣於人而謝之，曰：孤不德，使爾父子兄弟，不自保於楚師，故罄以相勞。秦人感君皆泣，婦人處子亦請執報楚，楚朝聞而夕卷師。君臣震伏而受職於秦，此先王不戰之術也。晉侯恍以楚事而照於晉，遂輟謀秦。由是大國修好，小國來朝，天下皆服。客果以詞痊晉，故曰言醫。

述醫

宋·龔鼎臣

《周官》載醫掌養萬民之疾病。蓋凡受疾者，舉可治也。唯久之不治，遂革以死。未見其有治疾而不可治者也。巴楚之地，俗言巫鬼，實自古而然。當五氣相沴，或致癘疫之苦，率以謂天時被是疾，非醫藥所能攻，故請禱鬼神無少暇，鷄豚鴨羊之薦，唯恐不豐。迨其不能，則莫不自咎事鬼神之未至；或幸而愈，乃曰：由禱之勤也，薦之數也。不然，烏能與天時抗乎？又有治之不早，其疾之毒日相熏灼，一家之人皆至乎病。故雖親友之厚，百步之外，不敢望其門廬，以至得病之家，懼相遷染，子畏其父，婦避其夫。若富財之人，尚得一巫覡守之；其窮匱者，獨僵臥呻吟一室而已。如是則不特絶醫藥之饋，其飲食之給亦絶矣。如是以死者，未嘗不十八九，而民終不悟。余嘗訪於人，其患非他，繇覡師之勝醫師耳。嗚呼！覡者其能必勝諸醫哉！其所勝之者，蓋世俗之人易以邪惑也。夫疾病干諸内，鬼神冥諸外。良藥，所以治内也。今不務除疾於内，而專求外福之來，及其甚也，其存郵訊問之宜，不復相通，不其謬歟？夫稼茂田疇爲螟蜮所害，唯能悉除螟蜮，則稼之秀可實也。家蓄高貨而盜入其門，主人操刃持梃，或殺或捕，則貲之厚可全也。人之身亦然。冒陰陽之氣，輒遇癘疫，當得醫者察聲視色，按脈授藥，使離諸腹心肝膈，然後其體可平。若不醫之用，曷異不除螟蟘而望稼穡之實，不驅盜賊而求家貲之全，決不可得。矧惟國家重醫藥之書，最爲事要。先朝編輯名方，頒布天下郡國，其間述時疫之狀，實爲纖悉。及慶歷中范文正公建言，俾自京師以逮四方學醫之人，皆聚而講習，以精其術，其黜庸謬，救生靈，倬然爲治道之助。而世俗罔識朝廷仁愛之意如此，而徒惑邪誕而夭性命，愚實憫之。今已戒醫博士日與醫之徒，考神農子儀扁鵲秦和之術，一會於岐伯俞柎之道，以正黜邪，以誠消妄，使可治之疾，不終害人，亦濟民之一事也。而慮巴賓之俗，尚安故態，不知醫效之神，倍禱淫祀之鬼，故刻詞以告。

醫銘 宋·吕誨

晉人武泰，通醫術，守臣獻狀，補太醫正，還鄉里，創起應聖侯廟。藝既成，歸善於師，又將廣懋來學，其志有足稱者。予謫官於是，還守蒲中，既行，丐文以顯於廟，因作醫銘，嘉乃意勤，遂成其志。知予言有以滋其善也。銘曰：

六氣五行，人稟而生，三部九候，納諸和平。昔稱絶技，湔腸滌胃，輔以砭石，因之決潰。察脈之原，當於未然，不攻而勝，庶幾十全。愈世之病，如持國柄，常使衆邪，不得干正。能盡己意，膏肓必起，苟利於藝，毫釐千里。泰也有爲，心不忘師，義利之重，慎乎所治。

翰林醫官尚藥奉御王永可依前尚藥奉御直翰林醫官 宋·李清臣

凡方技有益於人者，皆以備王官之一守，而爾原診察色，稱爲明習，稽勤序課，遷爾之秩，其益勉哉！

蓋公堂記 宋·蘇軾

始吾居鄉，有病寒而欬者問諸醫，醫以爲蠱，不治且殺人，取其百金而治之。飲以蠱藥，攻伐其胃腸，燒灼其體膚，禁切其飲食之美者，期月而百疾作，内熱惡寒而欬不已，纍然真蠱者也。又求於醫，醫以爲熱，授之以寒藥，旦朝吐之，暮夜下之，於是始不能食；懼而反之，則鍾乳烏喙，雜然幷進，而漂疽癰疥眩瞀之狀，無所不至，三易醫而疾愈甚。里老父教之曰：是醫之罪，藥之過也！子何疾之有？人之生也，以氣爲主，食爲輔。今子終日藥不釋口，臭味亂於外，而百毒戰於内，勞其主，隔其輔，是以病也。子退而休之，謝醫却藥而進所嗜，氣完而食美矣！則夫藥之良者，可以一飲而效。從之，期月而病良已。

藥誦　前人

嵇中散作幽憤詩，知不免矣，而卒章乃曰：採薇山阿，散髮巖岫，永嘯長吟，頤性養壽者，悼此志之不遂也。司馬景王既殺中散而悔，使悔於未殺之前，中散得免於死者，吾知其掃迹滅景於人間，如脱兎之投林也。採薇散髮，豈其所難哉？孫真人著大風惡疾論曰：神仙傳數十人，皆因惡疾而得仙道。何者？割棄塵累，懷頴陽之風，所以因禍而取福也。吾始得罪遷嶺表，不自意全，既逾年無後命，知不死矣。然舊苦痔，至是大作，呻呼幾百日。地無醫藥，有亦不效。道士教吾去滋味，絶羶血，以清淨勝之。痔有蟲，舘於吾後，滋味羶血，既以自養，亦以養蟲。自今日以往，旦夕食淡麪四兩，猶復念食則以胡麻、茯苓麨足之，飲食之外，不啖一物。主人枯槁則客自棄去。尚恐習性易流，故取中散真人之言，對病爲藥，使人誦之日三，曰：東坡居士！汝忘逾年之憂，百日之苦乎？使汝不幸而有中散之禍，伯牛之疾，雖欲採薇散髮，豈可得哉？今食麻麥、茯苓多矣。居士則歌以答之曰：事無事之事，百事治兮；味無味之味，五味備兮。茯苓麻麥，有時而匱兮，有則食，無則已者，與我無既兮。嗚呼噫嘻！館客不終，以是爲愧兮。

送夏醫序　宋·朱熹

予嘗病世之爲論者，皆以爲天下之事，宜於今者不必根於古，諧於俗者不必本於經。及觀夏君之醫，而又有以知其決不然也。蓋夏君之醫，處方用藥，奇怪絶出，有若不近人情者，而其卒多驗。及問其所以然者，則皆據經考古，而未嘗無所自也。予於是竊有感焉。因書遺之，以信其術於當世，又以風吾黨之不師古而自用者云。

與楊元甫論梁寬甫病證書 元·許衡

梁寬甫候：右脅，肺部也；嗽而唾血，舉動喘促者，肺脈也；發熱脈數不能食者，火來刑金，肺與脾俱虛也。肺與脾俱虛而火乘之，其病爲逆如此者，例不可補瀉。蓋補金則慮金與火持，而喘咳益增；瀉火則慮火不退位，而痃癖反盛。正宜補中益氣湯先扶元氣，少以活病藥加之。聞已用此藥而不獲效，意必病勢苦逆而藥力未到也。當與寬甫熟論，遠期秋涼，庶就平復。蓋脈病惡春夏火氣，至秋冬則退也。止宜於益氣湯中，隨四時陰陽，升降浮沉，温凉寒熱，及見有證增損服之。升降浮沉則順之，温凉寒熱則反之。順其順，和其和，爲治之大方也。或覺氣壅，間服加減枳朮丸；或有飲食，間服局方枳朮湯。數月後，庶逆氣少回，逆氣回則治法可施。但恐今日以至色青色赤，及脈弦脈洪，則無及矣。近世論醫，有主河間劉氏者，有主易州張氏者。張氏用藥，依準四時陰陽而增損之，正《内經》四氣調神之義。醫而不知此，妄行也。劉氏用藥，務在推陳致新，不使少有怫鬱，正造化新新不傷之義。醫而不知此，無術也。然而主張氏者，或未盡張氏之奥，則瞑眩之劑，終莫敢投，至失機後時而不救者多矣。主劉氏者，或未悉劉氏之藴，則劫效目前，陰損正氣，遺禍於後日者多矣。能用二家之長，而無二家之弊，則治庶幾乎！寬甫病候，初感必深，所傷物當時消導不盡，停滯淹延，變生他證，以至於今。恐亦宜倣劉氏推陳致新之意，少加消導藥於益氣湯中，庶有漸緩之期也。鄙見如此，未敢以爲必然，惟吾才卿元甫子益共商論之。

讀藥書漫記 元·劉因

人秉是氣，以爲五臟百骸之身者，形實相乎而氣亦流通。其聲色氣味之接乎人之口鼻耳目者，雖若泛然，然其在我而同其類者，固已腷然而相合，異其類者，固已佛然而相戾，雖其人之身，亦不得而自知也。如飲藥者，以枯木腐骨蕩爲虀粉，相錯合以飲之，而亦各隨其氣類而之焉，蓋其原一也。故先儒謂：木味酸，木之根立地中似骨，故骨以酸養之。金味辛，金之纏合異物似筋，故筋以辛養之。鹹，水也，似脈；苦，火也，似氣；甘，土也，似肉。其形固已與類矣，而其氣安得不與之流通也！推而言之，其吉凶之於善惡亦類也。

又 前　人

天生此一世人，而一世事固能辦也，蓋亦足乎已而無待於外也。嶺南多毒，而有金蛇白藥以治毒；湖南多氣，而有薑橘茱萸以治氣。魚鼈螺蜆，治濕氣而生於水；麝香羚羊，治石毒而生於山。蓋不能有以勝彼之氣，則不能生於其氣之中。而物之與是氣俱生者，夫固必使有用於是氣也。猶朱子謂天將降亂，必生弭亂之人以擬其後。以此觀之，世固無無用之人，人固無不可處之世也。

丹溪翁傳贊 元·戴　良

論曰：昔漢嚴君平博學無不通，賣卜成都，人有邪惡非正之問，則依蓍龜爲陳其利害，與人子言依於孝，與人弟言依於順，與人臣言依於忠。史稱其風聲氣節，足以激貪而厲俗。翁在婺得道學之源委，而混迹於醫，或以醫來見者，未嘗不以葆精毓神開其心。至於一語一默，一出一處，凡有關於倫理者，尤諄諄訓誨，使人奮迅感慨激厲之不暇。左丘明有云：仁人之言，其利溥哉！信矣！若翁者，殆古所謂直諒多聞之益友，又可以醫師少之哉。

贈賈思誠序 明·宋　濂

同里張君，以書來謂濂曰：壬辰之秋，兵發中原，大江之南，所在皆繹騷。時惟伯嘉納公持部使者節來蒞浙東，慎簡羣材，官而任之，以保障乎一方。余雖不敏，公不以爲無似，俾攝録事判官。判官職在撫治一城生聚，凡其捍禦綏輯之策，不憚晝夜而勤行之，以酬公知遇之萬一。然節宣之功不加，日積月深，以勞而致疾。疾之初作，大熱發四體中，繼之以昏仆；迨其甦也，雙目運眩，耳中作秋蟬鳴，神思恍惚，若孑孑然離羣而獨立，若御驚飆而遊行太空，若乘不繫之舟以簸蕩於三峽四溟之間，殊不能自禁。聞丹溪朱先生彦修者，名傳四方，亟延治之。先生至，既脈曰：内摇其真，外勞其形，以虧其陰，以耗其生，宜收視返聽於太虚之庭，不可專借藥而已之也。因屬其高弟子賈君思誠，留以護治之。賈君即視余如手足之親，無所不至其意。慮余怒之過也，則治之以悲；悲之過也，則治之以喜；喜之過也，則治之以恐；恐之過也，則治之以思；思之過也，則治之以怒。左之右之，扶之掖之，又從而調柔之。不特此也，其逆厥也，則藥其涌泉以寤之；其怔忡也，則按其心俞而定之。如是者數年，不可一朝夕離去。寧食不鮮羞，衣不裼裘，何可一日以無賈君？寧士不魯鄒，客不公侯，何可一日以無賈君？余疾於是乎告瘳，而賈君有功於余者甚大矣。子幸賜之一言，多賈君之善，而昭余之不敢忘德於賈君，不識可不可乎？余發張君之書，重有感焉。世之爲民宰者，恒飽食以嬉。其視吾民之顛連漠然，若秦越肥瘠之不相維繫；非惟不相維繫，又鹽其髓，刳其膏而不知止。孰有如張君勤民之疾者乎？世之醫者，酬接之繁，不暇雍容，未信宿輒謝去；至有視不暇脈，脈不暇方，而不可挽留者。孰有如賈君調護數年之久而不生厭者乎？是皆可書。余方執筆以從文章家之後，此而不書，烏乎書！雖然，今之官政苛虐，敲撲椎擊，惟日不足，我民病此久矣！我瞻四方，何林林乎？州邑之間，其有賢牧宰能施刀圭之劑，以振起之者乎？設有是，余雖不敏，猶能研墨濡毫，大書而不一書。是爲序。

贈醫師葛某序　前　人

古之醫師必通於三世之書。所謂三世者，一曰《針灸》，二曰《神農本草》，三曰《太素脈訣》。脈訣所以察證，本草所以辨藥，針灸所以去疾。非是三者，不可以言醫。故記禮者有云：醫不三世，不服其藥也。傳經者，明載其説，復斥其非，而以父子相承三世爲言，何其惑歟？夫醫之爲道，必志慮淵微，機穎明發，然後可與於斯，雖其父不能傳其子也。吾鄉有嚴生者，三世業醫矣。其爲醫，專事乎大觀之方，他皆憒憒，絶弗之省。又有朱聘君，家世習儒，至聘君始以醫鳴，醫家諸書，則無不精覽。一少年病肺氣上，喀喀鳴喉中，急則唾，唾血成縷。嚴曰：此瘵也，後三月死。聘君曰：非也。氣升而腴，中失其樞，火官司令，爍金於爐，是之謂肺痿，治之生。已而果生。一六十翁患寒熱，初毛灑淅，齒擊下上，熱繼之，盛如蒸甑。嚴曰：此痎也，不治將差。聘君曰：非也。脈浧以芤，數復亂息，外彊中乾，禍作福極，是之謂解㑊。藥之則瘳，不藥則劇。已而果劇，治乃愈。一婦女有巇疾，每吐涎數升，腥觸人，人近亦巇。嚴曰：此寒巇也，法宜溫。聘君曰：非也。陰陽未平，氣苞血聚，其勢方格，靡有攸處，是之謂惡阻。在法不當治，久則自寧，且生男。言後輒驗。夫嚴生之醫三世矣，聘君則始習爲之，而優劣若是者，醫其可以世論否耶？嗟夫！昔之名醫衆矣，未暇多論。若華元化，若張嗣伯，若許智藏，其治證皆入神，初不聞其父子相傳也。自傳經惑於是非，使《禮經》之意，晦而不白三千年矣。世之索醫者，不問其通書與否，見久於其業者，則瞀瞀焉從之。人問其故，則曰是記禮者云爾也，其可乎哉？葛生某，淮之鉅族也，明於醫，三世之書，皆嘗習而通之，出而治疾，決死生，驗差劇，若獨照而龜卜無爽也者。士或不能具藥，輒注之不索其償，士君子翕然稱譽之，名上丞相府，賜七品服，俾提舉諸醫官，有疾者，遂倚之以爲命。嗚呼！若葛生者，其無愧古之醫師者歟！

贈醫師賈某序　前　人

醫之爲道，難言久矣。然必審診以起度量，立規矩，稱權衡，合色脈，表裏有餘不足順逆之法，復參其人之動靜，與其息之相應，然後從而治之，則其事爲甚不輕矣。非洞明應世羣書之得失，尚可與於斯乎？《黄帝内經》，雖疑先秦之士依倣而託之，其言深，其旨邃以宏，其考辨信而有徵，是當爲醫家之宗。下此則秦越人和緩，無書可傳。越人所著《八十一難經》，則皆舉《内經》之要而推言者也。又下此則淳于意、華佗之熊經鴟顧，固亦導引家之一術，至於刳腹背湔腸胃而去疾，則涉於神怪矣。意之醫狀，司馬遷備志之。其所謂迴風沓風者，今人絶不知爲何證，况復求於治療之深旨乎？又下則張機。機之《金匱玉函經》及傷寒諸論，誠千古不刊之典。第詳於六氣所傷，而情欲食飲罷勞之所致者，略而弗議，兼之文字錯簡，亦未易以序次求之也。又下此則王叔和。叔和纂岐伯、華佗等書爲《脈經》，叙陰陽内外，辨三部九候，分人迎氣口，條陳十二經絡，洎夫三焦五臟六腑之病，最爲著明。惜乎爲妄男子括以膚陋之脈歌，遂使其本書不盛布於世也。又下此則巢元方。其《病源候論》似不爲無所見者，但言風寒二濕，而不著濕熱之文，乃其失也。又下此則王冰。冰推五運六氣之變，撰爲《天元玉策》，周詳切密，亦人之所難，苟泥之則局滯而不通矣。又下此則王燾、孫思邈。思邈以絶人之識，操慈仁惻厚之心，其列《千金方》、《翼》及工害人之禍，至爲憤切，後人稍闖其藩垣，亦足以其術鳴，但不知傷寒之數，或弗能無遺憾也。燾雖闇劣，《外臺秘要》所言方證符禁灼灸之詳，頗有所祖述，然謂針能殺生人而不能起死人者，則一偏之見也。又下此則錢乙、龐安時、許叔微。叔微在準繩尺寸之中而無所發明，安時雖能出奇應變而終未離於範圍，二人皆得機之粗者也。惟乙深造機之閫奥，而擷其精華，建爲五臟之方，各隨所宜。肝有相火則有瀉而無補，腎爲真水則有補而無瀉，皆啓《内經》之秘，尤知者之所取法。世概以嬰孺醫目之，何其知乙之淺哉？其遺書散亡，出於閻孝忠所集者，多孝忠之意，初非乙之本真也。又下此則上谷張元素、河間劉完素、睢水張從正。元素之與完素，雖設爲奇夢異人以神其授受，實聞乙之風而興起然者。若從正則又宗夫完素者也。元素以古方新病，决不能相值，治疾一切不以方，故其書亦不傳。其存於今者，皆後來之所傳會。其學則東垣、李杲深得之。杲推明内外二傷，而多注意於補脾土之説。蓋以土爲一身之主，土平則諸臟平矣。從正以吐汗下三法，風寒暑濕火燥六門，爲醫之關鍵，其治多攻，其劑多峻厲，不善學者殺人。完素論風火之病，以《内經》病機氣宜十九條，著爲《原病式》，簡奥粹微，有非大觀局諸醫所可彷彿。究其設施，則亦不越補攻二者之間也。嗟乎！自有《内經》以來，醫書之藏有司者，凡一百七十九家，二百九部，一千二百五十九卷，亦不爲不多也。他未遑深論，即今所論者言之，世之醫師，果能盡心於斯否乎？脱或未盡心於斯，則夫起度量、立規矩、稱權衡、合色脈之屬，焉能察而行之？不至以人命爲戲也幾希矣。雖然，亦有要焉，逆與順之謂也。曰升降、曰浮沉，吾則順之；曰温凉、曰寒熱，吾則逆之。果能此道矣，則去夫先醫之所治，雖不中，不遠矣。然又未易以一蹴至也。非求之極博而觀其會通，安可遽反於至約之域乎？醫之道所以難言者，蓋若此而已。烏傷？賈思誠，濂外弟也，性醇介，有君子之行，嘗同濂師事城南聞先生，學治經。久之，思誠復去受醫説於彦修朱先生之門。諸儒家所著，無所不窺，出而治疾，往往有奇驗。薦紳間多爲賦詩，而屬濂以序。濂非知醫者，將何以爲思誠告哉？而思誠請之不倦，因爲直疏歷世羣書之得失，而勖思誠以學者如此。初不暇，如他日作者簸弄筆舌，交錯以成文也。

論醫　明·王褘

予觀近時言醫者，莫盛於吴中。而吴中世業醫者，莫盛於葛氏。葛氏之醫，其術善於推五運六氣之盛衰，以審病證而定治法。此仲正之術，所以異於人人也。蓋仲正之諸父曰恒齊者，嘗自著書，其説以謂醫當視時之盛衰而爲損益。劉守真、張子和輩，值金人强盛，民悍氣剛，故多用宣泄之法。及其衰也，兵革之餘，飢饉相仍，民勞志困，故張潔古、李明之輩，多加補益之功。至宋之紀年，醫者大抵務守護氣元而不知攻伐之機，能養病而不能治病，失在不知通其變也。其説如此，可謂能明夫氣運之變，而通於陰陽之化者矣。

明醫箴　明·龔信

今之明醫，心存仁義。博覽羣書，精通道藝。洞曉陰陽，明知運氣。藥辨温凉，脈分表裏。治用補瀉，病審虚實。因病製方，對證投劑。妙法在心，活變不滯。不衒虚名，惟期博濟。不計其功，不謀其利。不論貧富，藥施一例。起死回生，恩同天地。如此明醫，芳垂萬世。

庸醫箴 前人

今之庸醫，衒奇立異。不學經書，不通字義。妄自矜誇，以欺當世。爭趨人門，不速自至。時獻苞苴，問病爲意。自逞以能，百般貢諛。病家不審，模糊處治。不察病源，不分虚實。不畏生死，孟浪一時。忽然病變，急自散去。悮人性命，希圖微利。如此庸醫，可恥可忌。

病家箴 前人

今之病家，多惜所費。不肯急醫，待至自愈。不求高明，希圖容易。不察病情，輕投妄試。或禱鬼神，諸般不啻。履霜不謹，堅冰即至。及請明醫，病已將劇。縱有靈丹，難以救治。懵然不悟，遲悮所致。惟説命盡，作福未至。這般糊塗，良可歎息。如此病家，當革斯弊。

警醫箴 前人

至重惟人命，最難却是醫。病源須洞察，藥餌要詳施。當奏萬全效，莫趁十年時。死生關係大，惟有上天知。叮寧同志者，濟世務加思。

原道統説 明·李梴

大哉醫乎！其來遠矣！粤自混沌既判，洪荒始分。陽之輕清者，以氣而上浮爲天；陰之重濁者，以形而下凝爲地。天隆然而位乎上，地隤然而位乎下。於是陽之精者爲日，東升而西墜；陰之精者爲月，夜見而晝隱。兩儀立矣，二曜行焉。於是元氣凝空，水始生也；赤氣炫空，火始生也；蒼氣浮空，木始生也；素氣橫空，金始生也；黅氣際空，土始生也。五行備，萬物生，三才之道著矣。是以惟人之生，得天地之正氣。頭圓象天，足方象地。天有陰陽，人有氣血。天有五行，人有五臓。葛天氏之民，巢居穴處，茹毛飲血。動作以避其寒，陰居以避其暑。大樸未開，何病之有？迨夫伏羲氏占天望氣而畫卦，後世有《天元玉册》，目爲伏羲之書者，乃鬼臾區十世口誦而傳之也。神農氏嚐百草，一日而七十毒，厥後本草興焉。黄帝垂衣裳而天下治，與岐伯天師更相問難，上推天文，下窮地理，中拯民瘼，《内經》自此而作矣。此經既作，民之有疾，必假砭針以治其外，湯液以療其内。厥後大樸散而風化開，民務繁而慾心縱，災沴多端，非大毒、小毒、常毒、無毒之藥，弗能蠲矣。醫之大原，《素問》一書而已矣。二十四卷，八十一篇，其間推原運氣之加臨，闡明經絡之標本，論病必歸其要，處治各得其宜，井然而有條，燦然而不紊。若天元紀大論、六元正紀大論、五常政大論、氣交變大論、至真要大論數篇，乃至精至微之妙道，誠萬世釋縛脱難，全真導氣，拯黎元於仁壽，濟羸劣以獲安者之大典也。軒岐以下，代不乏人。扁鵲得其一二，演而述《難經》；皇甫士安次而爲《甲乙》；楊上善纂而爲《太素》。如全元起之解，啓元子之註，所謂源潔則流清，表端則影正，歷代之明醫也。獨有漢長沙太守張仲景者，揣本求源，探微索隱，取其大小奇偶之製，定君臣佐使之法，而作醫方，表裏虚實，真千載不傳之秘，乃大賢亞聖之資，有繼往開來之功也。漢唐以下，學者豈不欲涉其淵微之旨？矧《内經》之理深幽，無徑可入。如巢元方之作《病源》書，孫思邈之作《千金方》，辭益繁而理愈昧，方彌廣而法失真。《内經》之書，施用者鮮矣。及朱奉議宗長沙太守之論，編南陽活人之書，仲景訓陰陽爲表裏，奉議解陰陽爲寒熱，差之毫釐，謬以千里，其活人也固多，其死人也不寡矣。幸而守真劉子《要旨論》、《原病式》二書既作，則《内經》之理，昭如日月之明；《直格書》、《宣明論》二書既作，則長沙之法，約如樞機之要。如改桂枝麻黄各半湯爲雙解散，變十棗湯爲三花神佑丸，其有功於聖門也不淺矣。同時有張子和者，出明《内經》之大道，續河間之正源，與麻知幾講學，而作《儒門事親》之書，乃曰：吐中有汗，瀉中有補，聖人止有三法，無第四法，乃不易之確論，至精之格言。於是有劉張之泒矣。若東垣老人，明《素問》之理，宗仲景之法，作《濟生拔萃十書》以傳於世，明脈取權衡規矩，用藥體升降浮沉，是以有王道霸道譬焉。至於丹溪朱氏，傷寒内傷雜病無不精研，痰火奥義，尤其獨得。宋太史濂謂其集醫家之大成，誠哉是言也。迨及我朝，修《大觀本草》，製《銅人俞穴針灸經》、《御賜醫方》等書，設太醫以輔聖躬，立良醫以佐王府，惠民藥局以濟民間夭札，其仁天下之心，宛如軒岐一揆而遠邁漢唐，是以明醫迭出。如陶節菴之傷寒，發仲景之所未發；薛己之外科，補東垣之未備；葛可久之内傷，錢瑛之小兒，亦無忝於丹溪。昭代作人之功，其盛矣乎！後學知道統之自，則門徑不差，而醫道亦可近矣。故曰：知其要者，一言而終。

古今圖書集成醫部全録卷五百十九

藝文

詩

旋風吟 宋·邵雍

近日衰軀有病侵，如何醫藥不求尋？軒前密葉自成幄，砌下黄花空散金。閒看蜜蜂收蜜意，静觀巢燕壘巢心。非關天下知音少，自是堯夫不善琴。自是堯夫不善琴，非關天下少知音。老年難做少年事，年少不知年老心。將養精神便静坐，調停意思喜清吟。如何醫藥不尋訪？近日衰軀有病侵。

臂痛吟 前人

先苦頭風已病軀，新添臂痛又何如？無妨把盞只妨拜，雖廢梳頭未廢書。不向醫方求效驗，唯將談笑且消除。大凡物老須生病，人老何由不病乎？

有病吟 前人

身之有病，當求藥醫；藥之非良，其身必虧。國之有病，當求人醫；人之非良，其國必危。事之未急，當速改爲；事之既急，雖悔難追。

又 前人

一身如一國，有病當求醫。病愈藥便止，節宣良得宜。

傷杜嬰 宋·王安石

蕭瑟野衣巾，能忘至老貧。避囂依市井，蒙垢出埃塵。接物躬。齊物，勞身耻爲身。傷心宿昔地，不復見斯人。

其 二 前 人

叔度醫家子，君平卜市翁。蕭條昨日事，髣髴古人風。舊宅雨生菌，新遷寒轉蓬。存亡誰一問，嗟我亦窮空。

贈醫者鄧獻臣 宋·楊 時

天地一氣猶冶甄，埏埴萬彙隨方圓。神形九藏通九野，八風中物如戈鋋。天元寶册有遺義，探索始自三皇前。桑君越人不世出，鑱石針灸誰能傳？賤工增餘損不足，往往横夭殘天年。羡君妙齡踵其學，至理隱賾常精研。聞陰得陽以神遇，反視方術猶蹄筌。道隅蓱虀即爲餌，車上已有長蛇懸。嗟予羸茶苦多病，維摩丈室方蕭然。願君速已天下疾，爲予一洗沉痾痊。

和朱松坡 宋·文天祥

學醫未至大醫王，笑殺年年折臂傷。屏裏江山如出色，亭皐松菊已成行。細參不語禪三昧，静對無絃琴一張。多謝嶺頭詩寄我，滿園梅意弄春光。

贈蜀醫鍾正甫 前 人

炎皇覽衆草，異種多西州。爲君望峨岷，使我淚雙流。向來秦越人，朝洛夕邯鄲。子持鵲經來，自西亦徂南。江南有羈羽，豈不懷故營？何當同皇風，六氣和且平。

彭通伯衛和堂　前　人

理身如理國，用藥如用兵。人能保天和，於身爲太平。外邪奸其間，甚於寇搶攘。守護一不謹，乘間敵益勍。古有黄帝書，猶今六韜經。悍夫命雄喙，仁將資參苓。羽衣爲其徒，識破陰陽爭。指授别生死，錚然震能名。道家攝鉛汞，膚腠如重扃。到頭關鍵密，六氣無敢攖。君方建旗鼓，不敢走且驚。他時櫜吾弓，閉門讀黄庭。

贈攖寧生　明·宋　禧

滑公江海客，頻到賀家溪。採藥行雲際，吟詩過水西。

贈楊醫官　明·陳　琛

春風挾煖到桐城，習習令人病體輕。笑我生平空有志，如君可使不知名。炎回大暑鑪專美，冷入新秋鴈寄聲。附子大黄斟酌用，險中始信藥通靈。

贈殷桀　明·趙　鶴

鑾江醫客飄長髯，人人呼是殷神仙。囊貧每怯賣藥錢，陰功香案家家懸。

題萱壽太醫邢生母　明·王世貞

橘井汲後緑，杏林種時紅。此蘐復何憂？年年領春風。珊瑚作枝葉作玉，海人添籌出海屋。八千遐算應已知，生兒自是邢和璞。

將赴青州道別醫友王昌年 前　人

荒城不忍别，濁酒暫相親。病骨真須汝，離顔轉向人。雖無郭太楫，尚有吕安輪。寄語雲門勝，應催發興新。

卽事呈邢邵二醫 前　人

春朝視膳罷，次第檢方書。薄宦人皆有，窮愁老自如。枕移啼鳥後，杯到落花初。况是談詩懶，無勞客起予。

其　二 前　人

麥雨冷將熱，庭花朝自昏。漁樵初入耳，鳥雀已窺門。不論宦情薄，只言醫道尊。年來秫田歉，爲爾罄芳樽。

濟川篇爲太醫邢先生題 前　人

在佛説法時，藥王爲導師。太乙操蓮葉，下救人阽危。儒用久寂寞，其功或明醫。邢子利涉才，托跡在黄岐。朝飲蘇橘井，夕飲長桑池。江陰十萬家，家家春風吹。餘波來惠吴，起我北堂慈。傅楫吾所難，清泌可樂飢。彼哉問津人，愧汝濟川辭。

贈義興宣瘍醫 明·張　羽

長橋下壓蛟龍宫，岸上人家如鏡中。道人賣藥臨溪水，醫得青蛇是龍子。報恩不受千金珠，龍伯親傳海藏書。門前扶杖人如市，妙術何愁三折臂？燕支山前白草秋，冷入金瘡淚欲流。安得金丹從爾乞，提携玉龍還向敵。

送名醫凌漢章還苕三首 明·秦康王

微恙年來不易攻，遠煩千里到關中。尋常藥餌何曾效？分寸針芒却奏功。縶馬未能留信信，趣裝無奈去忽忽。一尊酒盡傷離思，目斷南鴻灞水東。

術傳盧扁字鍾王，底事來遊便趣裝。熟路也知車載穩，清時何用劍生鉎。鷄鳴函谷三更月，楓落吴江兩岸霜。歸到苕溪尋舊侶，畫船詩酒水雲鄉。

束書孤劍別西秦，紅樹青山潑眼新。千里風塵雙短鬢，五湖煙水一閒身。夢回孤館寒砧急，望入遥空候鴈賓。料得紀行多賦咏，雲箋無惜寄陽春。

紀事

《帝王世紀》：伏羲氏仰觀象於天，俯觀法於地，觀鳥獸之文與地之宜，近取諸身，遠取諸物，於是造書契以代結繩之政，畫八卦以通神明之德，以類萬物之情。所以六氣六腑，五臟五行，陰陽四時，水火升降，得以有象，百病之理，得以類推，乃嘗味百草而製九針，以拯夭枉焉。

《路史》：伏羲氏察六氣，審陰陽，以賚之身，而四時水火升降，得以有象，百病之理，得以有類。於是嘗草治砭，以制民疾，而人滋信。註古者以砭，後代以針。高氏之山多此砭也。

《史記》三皇本紀補：神農氏以赭鞭鞭草木，始嘗百草，始有醫藥。《帝王世紀》：炎帝神農氏長於江水，始教天下耕種五穀而食之，以省殺生，嘗味草木，宣藥療疾，救夭傷人命，百姓日用而不知。著《本草》四卷。

《搜神記》：神農以赭鞭鞭百草，盡知其平毒寒温之性，臭味所生，以播百穀，故號神農皇帝。

《外紀》：古者民有疾病，未知藥石，炎帝始味草木之滋，察其寒温平熱之性，辨其君臣佐使之義，嘗一日而遇七十毒，神而化之，遂作方書以療民疾，而醫道自此始矣。復察水泉甘苦，令人知所避就，由是斯民居安食力，而無夭札之患，天下宜之。

《路史》：神農間於太乙小子曰：上古之人，壽過百歲，後世不究天年，而有殂落之咎，獨何氣使然耶？小子曰：天有九門，中道最良。乃稽太始，説玉册，磨蜃鞭茇，察色腥，嘗草木而正名之。審其平毒，旌其燥寒，察其畏惡，辨其臣使，釐而正之，以養其性命而治病，一日之間而七十毒，極含氣也。病正四百，藥三百六十有五，著其《本草》，過數乃亂。命僦貸季理色脈，對察和齊，摩踵告，以利天下，而人得以繕其生。註任述意云：太原有神釜岡，有神農嘗藥鼎。又成陽山中有神農鞭藥處。一曰神農原亦名藥草，山中有紫陽觀，云帝於此辨藥。

《通志》三皇紀：炎帝神農嘗百藥之時，一日百死百生，其所得三百六十物，以應周天之數，後世取傳爲書，謂之《神農本草》。又作方書以療時疾。

《帝王世紀》：黄帝有熊氏命雷公岐伯論經脈，傍通問難八十一，爲《難經》。教製九針，著《内外術經》十八卷。

《路史》：黄帝有熊氏謂：人之生也，負陰而抱陽，食味而被色，寒暑盪之外，喜怒攻之内，夭昏凶札，君民代有。乃上窮下際，察五氣，立五運，洞性命，紀陰陽，極咨於岐雷而《内經》作，謹候其時，著之玉版，以藏靈蘭之室。演倉穀，推賊曹，命俞跗岐伯雷公察明堂，究息脈，謹候其時，則可萬全。命巫彭桐君處方盄餌，湔澣刺治，而人得以盡年。註《道基經》云：倉穀者，名之穀仙，行之不休可長久。王莽篡位，種五粱禾於殿中，各順色置其方面，云此黄帝穀仙之術。《靈樞》亦有説。《黄帝元辰經》云：血忌陰陽精氣之辰，天上中節之位，亦名天之賊曹，尤忌針灸。《素問》：謹候其時，氣乃與期，能合色脈，可以萬全矣。胃瘧以下五十九刺，詳《素問》刺瘧。及黄帝中誥世紀云，帝使岐伯嘗味百藥，主典醫藥，今經方本草之書咸出焉。故《家語》云：黄帝嘗味草木。

《通志》三皇紀：黄帝軒轅氏察五運六氣，乃著岐伯之問，是爲《内經》。或言《内經》後人所作，而本於黄帝。

《左傳》：襄公二十一年夏，楚子使薳子馮爲令尹，訪於申叔豫。叔豫曰：國多寵而王弱，國不可爲也。遂以疾辭。方暑，闕地下冰而牀焉。重繭衣裘，鮮食而寢。楚子使醫視之，復曰：瘠則甚矣，而血氣未動。乃使子南爲令尹。

《國語》：温之會，晉人執衛成公，歸之於周，使醫酖之，不死，醫亦不誅。註 成公恃楚而不事晉，又殺弟叔武，其臣元咺訴之晉，故文公執之。鴆鳥有毒，酒而飲立死。寧俞貨醫，使薄其酖，得不死。不誅醫者，諱以私行毒也。

《列子》周穆王篇：宋陽里華子中年病忘，朝取而夕忘，夕與而朝忘，在塗則忘行，在室則忘坐，今不識先，後不識今，闔室毒之。謁史而卜之，弗占；謁巫而禱之，弗禁；謁醫而攻之，弗已。魯有儒生，自媒能治之。華子之妻子，以居産之半請其方。儒生曰：此固非卦兆之所占，非祈請之所禱，非藥石之所攻，吾試化其心，變其慮，庶幾有瘳乎？於是試露之而求衣，飢之而求食，幽之而求明。儒生欣然告其子曰：疾可已也。然吾之於密傳不以告人，試屏左右，獨與居室七日。從之，莫知其所施爲也。而積年之疾，一朝都除。華子既悟，乃大怒，黜妻，罰子，操戈逐儒生。宋人執而問其以，華子曰：曩吾忘也，蕩蕩然不知天地之有無，今頓識既往，數十年來存亡得失，哀樂好惡，擾擾萬緒起矣。吾恐將來之有亡得失哀樂好惡之亂，吾心如此也。須臾之忘，可復得乎？子貢聞而怪之，以告孔子。孔子曰：此非汝所及乎？顧謂顏回記之。

《公孫》尼子：孔子有疾，哀公使醫視之。醫曰：居處飲食何如？子曰：丘春之居葛籠，夏居密陽，秋不風，冬不煬，飲食不遺，飲酒不勸。醫曰：是良醫也。

《戰國策》：衛靈公近癰疽彌子瑕，二人者，專君之勢以蔽左右。復塗偵謂君曰：昔日臣夢見君。君曰：子何夢？對曰：夢見竈君。君忿然作色曰：吾聞夢見人君者，夢見日。今子曰夢見竈君而言君也，有說則可，無說則死。對曰：日并燭天下者也，一物不能蔽也。若竈則不然，前之人煬，則後之人無從見也。今臣疑人之有煬於君者也，是以夢見竈君。君曰：善。於是因廢癰疽彌子瑕，而立司空徇。

《鶡冠子》：扁鵲兄弟三人，并善醫。魏文侯問曰：子昆弟三人孰最善？對曰：長兄視色，故名不出家；仲兄視毫毛，故名不出門；鵲針人血脈，投人毒藥，故名聞諸侯。

《吴越春秋》：勾踐十五年謀伐吴，乃葬死問傷，弔有憂，賀有喜，約父兄昆弟而誓之曰：令將免者，以告於孤，令醫守之。

《戰國策》：荆軻至秦，獻督亢之地圖，圖窮而匕首見。因左手把秦王之袖，而右手持匕首揕之。未至身，秦王驚，自引而起，袖絶；拔劍，劍長操其室，時惶急，劍堅故不可立拔。荆軻逐秦王，秦王環柱而走。羣臣驚愕，卒起不意，盡失其度。而秦法羣臣侍殿上者，不得持尺寸之兵；諸郎中執兵，皆陳於殿下，非有詔不得上。方急時，不及召下兵，以故荆軻逐秦王，而卒惶急無以擊軻，而乃以手共搏之。是時侍醫夏無且，以其所奉藥囊提荆軻。秦王方環柱走，卒惶急不知所爲。左右乃曰：王負劍！王負劍！遂拔以擊荆軻，斷其左股。荆軻廢，乃引其匕首以提秦王，不中，中柱。秦王復擊軻，軻被八創。軻自知事不就，倚柱而笑，箕倨以罵曰：事所以不成者，乃欲以生劫之，必得約契以報太子也。左右既前，斬荆軻。秦王目眩良久，已而論功賞羣臣及當坐者，各有差，而賜夏無且黄金二百鎰。曰：無且愛我，乃以藥囊提荆軻也。

《史記》高祖本紀：高祖擊鯨布時，爲流矢所中，行道病。病甚，吕后迎良醫。醫入見，高祖問醫，醫曰：病可治。於是高祖嫚罵之曰：吾以布衣提三尺劍取天下，此非天命乎？命乃在天，雖扁鵲何益？遂不使治疾，賜金五十斤罷之。

酷吏列傳：義縱者，河東人也。爲少年時，嘗與張次公俱攻剽爲羣盜。縱有姊姁，以醫幸王太后。王太后問：有子兄弟爲官者乎？姊曰：有弟無行，不可。太后乃告上，拜義姁弟縱爲中郎，補上黨郡中令。

萬石張叔列傳：郎中令周文者，名仁，其先故任城人也，以醫見，景帝爲太子時，拜爲舍人。

《漢書》許皇后傳：霍光夫人顯，欲貴其小女，道無從。明年，許皇后當娠病，女醫淳于衍者，霍氏所愛，嘗入宫侍皇后疾。衍夫嘗爲掖庭户衛，謂衍可過辭霍夫人行，爲我求安池監。衍如言報顯。顯因生心，辟左右，字謂衍：少夫幸報我以事，我亦欲報少夫可乎？衍曰：夫人所言，何等不可者？顯曰：將軍素愛小女成君，欲奇貴之，願以累少夫。衍曰：何謂邪？顯曰：婦人免乳大故，十死一生。今皇后當免身，可因投毒藥去也，成君即得爲皇后矣。如蒙力事成，富貴與少夫共之。衍曰：藥雜治，當先嘗，安可？顯曰：在少夫爲之耳。將軍領天下，誰敢言者！緩急相護，但恐少夫無意耳。衍良久曰：願盡力。即擣附子齎入長定宫。皇后免身後，衍取附子并合大醫大丸，以飲皇后。有頃曰：我頭岑岑也，藥中得無有毒？對曰：無有。遂加煩懣，崩。衍出，過見顯，相勞問，亦未敢重謝衍。後人有上書告諸醫侍疾無狀者，皆收繫詔獄，劾不道。顯恐事急，即以狀俱語光。因曰：既失計爲之，無令吏急衍。光驚鄂，默然不應。其後奏上，署衍勿論。

《西京雜記》：霍光妻遺淳于衍蒲桃錦二十四匹，散花綾二十五匹。綾出鉅鹿陳寶光家。寶光妻傳其法，霍顯召入其第，使作之機，用一百二十鑷，六十日成一匹，匹值万錢。又與走珠一琲，緑綾百端，錢百萬，黄金百兩，爲起第宅，奴婢不可勝數。衍猶怨曰：吾爲爾成何功而報我若是哉？

《鍾離意别傳》：黄讜爲會稽太守。建武十四年，吴大疾疫，署意中部尉督郵，意乃露車不冠，身循行病者門家，至賜與醫藥；諸神廟爲民禱祭，召録醫師百人，合和草藥。恐醫小子或不良，毒藥劑賊害民命，先自吞，先後施行。其所臨護四千餘人，并得差愈。後日府君出行，災害百姓，攀車涕泣曰：府君不須出也，但得鍾督郵，民皆活也。

《通志》許楊傳：楊字偉君，汝南平輿人也，少好術數。王莽輔政，召爲郎，稍遷酒泉都尉。及莽篡位，楊乃變姓名爲巫醫，逃匿他界。莽敗，方還鄉里。

《東觀漢記》：鄧訓謙恕下士無貴賤，見之如舊，朋友往來門内，視之如子，有過加鞭撲教之。太醫皮巡從獵上林還，暮宿殿門下，寒疝病發。時訓直事，聞巡聲，起往問之。巡曰：冀得火以熨背。訓身至大宫門爲求火不得，乃以口噓其背；復呼同輩，即共更噓，至朝遂愈。

《拾遺記》：孫和悦鄧夫人，常置膝上，於月下舞水精如意，誤傷夫人頰，血流污袴，嬌姹彌苦。和自舐其瘡，命太醫合藥。醫曰：得白獺髓、雜玉與琥珀屑，當滅此痕。即百金購致，和乃命合此膏。醫誤琥珀太多，及差而有赤點如朱，逼而視之，更益其妍。

《晉中興書》：程據爲太醫令，武帝初受魏禪，改元爲太始，而據貢雉頭裘，帝以奇伎異服，典禮所禁，焚之於殿前。據以醫術承恩，出入禁闥，因爲賈后合巴豆杏仁丸，害愍懷太子，遂就戮焉。

《王通元經》：元康九年冬十二月壬戌，賈庶人殺太子。薛傳太子名遹，初賈後令太醫程據合巴豆丸，使黄門孫慮與太子服之而死。

《晉書》齊武閔王冏傳：冏字景治，獻王攸之子也。少稱仁惠，好賑施，有父風。初攸有疾，武帝不信，遣太醫診候，皆言無病。及攸薨，帝往臨喪，冏號踊訴父病爲醫所誣，詔即誅醫。

顔含傳：含兄畿咸寧中得疾，就醫自療，遂死於醫家。家人迎喪，旐每繞樹而不可解，引喪者顛仆，稱畿言曰：我壽命未死，但服藥太多，傷我五臟耳。今當復活，慎無葬也。父母從之，乃共發棺，果有生驗，以手刮棺，指爪盡傷，然氣息甚微，存亡不分。飲哺將護，累月猶不能語，飲食所須，託之以夢者，十有三年，竟不起。

《宋書》王微傳：微字景元，琅琊臨沂人也。少好學，無不通覽。弟僧謙遇疾，微躬自處治，而僧謙服藥失度，遂卒。微深自咎恨，發病不復自治。哀痛謙不能已，以書告靈曰：方欲共營林澤以送餘年，念茲有何罪戾，見此夭酷，没於吾手，觸事痛恨。吾素好醫術，不使弟子得全；又尋思不精，致有枉過。念此一條，特復痛酷。痛酷奈何！吾罪奈何！僧謙卒後四旬而微終。

劉懷慎傳：上寵殷貴妃，薨，葬畢，數與羣臣至殷墓號慟；又令醫術人羊志哭殷氏，志亦嗚咽。他日有問：志卿那得此副急淚？志時新喪愛姬，答曰：我爾時自哭亡妾耳。志滑稽善爲諧謔，上愛狎之。

《梁書》世祖本紀：世祖諱繹，高祖第七子也。初生患眼，高祖自下意治之，遂盲一目。

《魏書》西域傳：悦般國真君，九年遣使朝獻，并送幻人，稱能割人喉脈令斷，擊人頭令骨陷，皆血出，或數升，或盈斗，以草藥内其口中，令嚼咽之，須臾血止，養瘡一月復常，又無痕瘢。世祖疑其虚，乃取死罪囚試之，皆驗。云：中國諸名山皆有此草。乃使人受其術而厚遇之。

《獨異志》：隋末，高開道被箭鏃入骨，命一醫工拔之不得。開道問之，云：畏王痛。開道斬之，更命一醫，云：我能拔之。以一小斧子當刺下瘡際，用小棒打入骨二寸，以鉗拔之。開道飲啗自若。賜醫工絹三百匹，後爲其將張金樹所殺。

《因話録》：韓僕射皐，病小瘡，令醫敷膏藥，藥不濡。公問之，醫云：天寒膏硬。

《玉堂閒話》：長安完盛日，有一家於西市賣飲子，用尋常之藥，不過數味，亦不閑方脈，無問是何疾苦，百文售一服，千種之疾，入口而愈。常於寬宅中置大鍋鑊，日夜剉研煎煮，給之不暇。人無遠近，皆來取之，門市駢羅，喧闐京國，至有齎金守門，五七日間，未獲給付者。獲利甚富。時田令孜有疾，海内醫工召遍，至於國師待詔，了無其徵。忽有親知白田曰：西市飲子，何妨試之！令孜曰：可。遂遣僕人馳乘往取之。僕人得藥，鞭馬而迴，將及近坊，馬蹶而覆之。僕既懼其嚴，難以復取，遂詣一染坊，丐得池脚一瓶，以給其主。既服之，其病立愈。田亦只知病愈，不知藥之所來，遂償藥家甚厚，飲子之家聲轉高，此蓋福醫也。近年鄴都有張福醫者亦然，積貨甚廣，以此有名，爲蕃王挐歸塞外。

《東觀奏記》：畢諴本估客之子，連昇甲乙科。杜琮爲淮南節度使，置幕中，始落鹽籍，文學優贍，遇事無滯。在翰林，上恩顧特異，許用爲相，深爲丞相令狐綯所忌。自邠寧連移鳳翔、昭義、北門三鎮，皆綯緩其入相之謀也。諴思有以結綯，在北門求得絶色，非人世所易有，盛飾朱翠，專使獻綯。綯一見之心動，謂其子曰：尤物必害人。畢太原於吾無好，今以是餌吾，將以吾家族也。一見返之。專人不敢將迴，驛候諴意。諴又瀝血輸啓事於綯，綯終不納，乃命郡吏貨之。東頭醫官李元伯，上所狎昵者，以錢七十萬致於家，乃舍之正堂，元伯夫妻，執賤役以事焉。踰月盡得其歡心矣，乃進於上。上一見惑之，寵冠六宮。元伯燒伏火丹砂進之，以市恩澤，致上瘡疾，皆元伯之罪也。懿宗即位，元伯與山人王岳、道士虞紫芝俱棄市。

《書蕉》：唐李伯珍與醫帖云：白金一鋌，奉備橘黄之需。始不曉所謂，及觀《續世説》有：枇杷黄，醫者忙；橘子黄，醫者藏。乃知時使然耳。

《國史補》：白岑曾遇異人傳發背方，其驗十全。岑賣弄以求利，後爲淮南小將。節度高適脅取其方，然不甚效。岑至九江，爲虎所食，驛吏於囊中，乃得真本，太原王昇之，寫以傳布。

《野航史話》：五代時，朱瑾事楊行密，嘗病疽，醫視之，色懼。瑾曰：但理之，我非以病死者。及徐温父子專政，瑾謀誅之，被殺，瘞廣陵北門。是時民多病瘧，取瑾墓上土，以水服之，病輒愈。身知不以病死，死後墓土尚能已病，真快士也。

《遼史》耶律庶成傳：初，契丹醫人鮮知切脈審藥，上命庶成譯方脈書行之，自是人皆通習，雖諸部族亦知醫事。

《宋史》孝宗二女傳：長嘉國公主，紹興二十四年封碩人，進永嘉郡主，三十二年卒，詔以醫官李師克等屬吏，孝宗時居東宮，奏臣女幼而多疾，不宜罪醫，遂寢。

《澠水燕談録》：祥符中諸王，有以患使醫有效，乞除遥郡。真宗曰：醫之爲郡，非治朝美事，厚賜之可也。仍令宰相諭此意。

《談苑》：京師語曰：宣醫喪命，勑葬破家。蓋所遣醫官云，某奉勑來，須奏服藥，加減次第，往往必令餌其藥，至死而後已。勑葬之家，使副洗手帨巾，每人白羅三匹，他物可知也。元祐中，韓康公病革，宣醫視之，進金液丹，雖暫能飲食，然公老年真氣衰，不能制客陽，竟以背薨。朝廷遣使問後事，病亂中誤諾勑葬，其後子姪辭焉。

滕元發云：一善醫者云，取本草白字藥，服之多驗。蘇子容云：黑字是後人益之。

《談圃》：徐君平，金陵人，親見荆公病革時，獨與一醫者對牀而寢，荆公矍然起，云：適夢與王禹玉露髻不巾，同立一壇上。已而遂薨，此可怪也。

《畫墁録》：州東王文公寢疾，真廟屢訪醫者視之，仍不得，輒歸，如是半年。一日，王氏以訃聞，而醫者語人曰：半年斷繫絆，與一服藥，且大家斷離。

《夢溪筆談》：國子博士李餘慶知常州，强於政事，果於去惡，凶人惡吏，畏之如神。末年得疾甚困，有州醫博士多過惡，常恐爲餘慶所發，因其困，進利藥以毒之，洞泄不已，勢已危。餘慶察其奸，使人扶舁坐聽事，召醫博士杖殺之，然後歸臥，未及席而死，葬於横山。人至今畏之，過墓者皆下。有病瘧者，取墓土著牀席間輒差，其敬憚之如此。

《避暑録話》：蘇子瞻喜言神仙，晚得姚丹元者，奇之，直以爲李太白復作，贈詩數十篇。姚本京師富人王氏子，不肖，爲父所逐，事建隆觀一道士。天資聰慧，因取道藏遍讀，咸能成誦，又多得其方術丹藥，大抵好大言，作詩間有放蕩奇譎語，故能成其説。浮沉淮南，屢易姓名，子瞻初不能辨也。後復其姓，名王穉。崇寧間，余在京師，則已用技術進爲醫官矣。出入蔡魯公門下，醫多奇中。余猶及見其與魯公言從子瞻事，且云：海上神仙宫闕，吾皆能以説致之，可使空中立見。蔡公亦微信之。坐事編置楚州，梁師成從求子瞻書帖，且薦其有術。宣和末，復爲道士，名元成。力詆林靈素，爲所毒，嘔血死。

《東坡志林》：龐安常爲醫，不志於利，得法書古畫，喜輒不自勝。九江胡道士頗得其術，與余用藥，無以酬之，爲作行草數紙而已。且告之曰：此安常故事，不可廢也。參寥子病，求醫於胡，自度無錢，且不善書畫，求余甚急，余戲之曰：子粲可皎徹之徒，何不下轉語作兩首詩乎？龐胡二君與吾輩遊，不日索我於枯魚之肆矣。

《墨庄漫録》：段承務者，醫術甚精，貴人奏以不理選受恩澤。居宜興，非有勢力者不能屈致。翟公巽參政居常熟，欲見之，託平江守梁仲謨尚書邀之，始來。乃日，平江一富人病求段醫，段曰：此病不過湯劑數服可愈，然非五百千爲酬不可。其家始許其半，段拂衣而去。竟從其請，復以五十星爲藥資。段復求益，增至百星，始肯出藥。果如其説而差。段載其所獲而歸，中途夜夢一朱衣曰：上帝以爾爲醫，而厚取賄賂，殊無濟物之心。命杖脊二十，勑左右牽而鞭之。既寤，猶覺脊痛，令人視之，有捶痕，歸家未幾而死。

《清波雜志》：煇嘗見父友許志康宦論太素脈，謂可卜人之休咎。因及治平中，京師醫僧智緣爲王荆公診脈，言當有子登科甲之喜。時王禹玉在坐，深不然之。明年，雱果登第。緣自矜語驗，詣公乞文以爲寵。公爲書曰：妙應太師智緣診父之脈，而知其子有成名之喜，翰林王承旨疑古無此，緣曰：昔秦醫和診晉侯之脈，知其良臣將死。夫良臣之命，尚於晉侯脈息見之，因父知子，又何怪乎？所書大略如此。許云：非荆公之文，特其徒假公重名，矜衒以售其術耳。

《桯史》：宇文忠惠紹節在樞府，余間見焉。因及五行之理，相與縱譚，有客在坐，偶曰：黥醫王涇者，昨鞭背都市，流遠方，及平原用事，始得歸，稍叙故秩。自言元不曾受杖，嘗袒而示某以背，完瑩無疵。初不解其如何也，後見他醫，言杖皆有瘢，惟噬膚之初，敷以金箔，則瘢立消，意金木之性相制耳。忠惠笑曰：昔人有以胝足之藥售於市者，輒揭扁於門曰：供御。或笑其不根，聞於上，召而罪之，既而宥其愚。及出，乃復增四字曰：曾經宣喚。今此方無乃其比耶？子將誰售！客亦笑不敢應。時忠惠未識涇也。其二年，余在里下，聞忠惠不起，爲位以哭。及都人來，乃云：涇實用蠲毒瀉足疾，以致大故。朝廷知之，再命追涇所復官，免杖，流永興。余因憶在京華時，傳著作行簡、姚胄丞師皐皆甘涇餌，目擊其殞。著作未啓手足，猶進一刀圭，不脱口而逝。余一日，隨班景靈，見胄丞殿門下，云：痰癖新愈。因相勞苦。則曰：王御醫實生我，癖去矣，痰下者數斗。今顧疲茶，他則無恙。余聞而私憂之，謂未必能勝，未旬果卒。嗟夫！醫之害如此哉！追思疇昔之言，爲之流涕，并志顛末，以悼其庸。

余稚年入閩，過福，聞有黑虎王醫師者，富甲一郡。問之，則繼先之別名也。繼先世業醫，其大父居京師，以黑虎丹自名，因號黑虎王家。及繼先，幸於高宗，積官留後，通國稱爲醫師，雖貶猶得麗於稱謂焉。初，秦檜擅權而未張，頗賂上左右以固寵，繼先實表裏之。當其盛時，勢焰與檜絜，大張去爲，而下不論也。諸大帥率相與父事王，勝在偏校，因韓蘄王以求見，首願爲養子，遂帥金陵軍，聞者爭傚，不以爲怪。檜欲貴其媢族，不自言，每請進繼先之黨與宮。繼先亦乘間爲檜請，諸子至列延閣，金紫盈門，掉顧賕謝，攘市便腴，抑民子女爲妾侍，罪不可勝紀，而依憑城社，中外不敢議者三十年。紹興辛巳六月，蜀人杜莘老爲南臺，擬擊之而未發。會邊衅，繼先首輦重寶爲南遁計，都城爲之騷然。上聞之，不樂。劉武忠錡帥京口，請以先發制人之策，決用兵。上意猶隱忍不決，亶欲以兵應。繼先素怯，猶幸和議之堅以竊安，因間言於上曰：邊鄙本無事，蓋新進用主兵官，好作弗靖，欲邀功耳。各斬一二人，和可復固。上不答，徐謂侍貂曰：是欲我斬劉錡耶？於是素軋其下而不得逞者，頗浸潤及之矣。金亮索我大臣，廷遣徐嘉、張掄往聘。亮以非指，使諫議大夫韓汝嘉至盱眙止之，更令遺所索。奏至，上適在劉婕妤閣，當饋輟食，婕妤怪之，問諸侍貂而得其由，進説寬譬，頗與繼先之言符。上大驚，問曰：汝安得此？婕妤不能隱，具以所聞對，遂益怒。丁未，詔婕妤歸别第。莘老遂上疏列其十罪。初進讀，玉色猶怫然。莘老扣榻曰：臣以執法事陛下，不能去一醫，死不敢退。猶未許。因密言外議，謂繼先以左道幸，恐謗議叢起，臣且不忍聽。上始變色首肯。罷朝，使宣旨曰：朕以顯仁餌汝藥，故假爾寵。今言者如此，當不復有面目見朕。期三日有施行，其自圖之！辛亥，遂詔繼先居於福，子孫勒停，都城田宅皆没官，"奴婢之强，鬻者從便。令下，中外大悦。繼先以先事聞詔，多藏遠徙，故雖籍不害其富也。迄今其故居，華棟雕甍，猶號巨室。一傳而子弟蕩析，至不能家。或者謂其致不以道，宜於厚亡。趙性之作《中興遺史》，載繼先始末極詳，參以所聞而著其事。

《癸辛雜識》：王醫師有二：王繼先，高宗朝國醫，後以德壽宫進藥罔效，安置福州。王涇亦繼先同時，相先後應奉，後以德壽疾，進涼藥大漸，杖脊黥海上，後得歸。所謂御診王承宣者是也。

《金史》程輝傳：輝拜參知政事，性喜雜學，尤好論醫。從河間劉守真説，率用涼藥。神童嘗添壽者方數歲，輝召之，因書醫非細事四字。添壽塗細字，改書作相。輝頗慙。人亦以此爲中其病云。

《翦勝野聞》：徐魏國公達病疽疾篤，帝數往視之。大集醫徒，治療且久，病少差。帝忽賜膳，魏公對使者流涕而食之，密令醫人逃去。未幾告薨，亟報帝。帝蓬跣擔紙錢，道哭至第，命收斬醫徒。夫人大哭，出拜帝，帝慰之曰：嫂勿爲後慮，有朕存焉。因爲周其後事而去。

《金臺紀聞》：金華戴原禮，國初名醫。常被召至南京，見一醫家，迎求溢户，酬應不閒，原禮意必深於術者，因注目焉。按方發劑，皆無他異，退而怪之，日往觀焉。偶一人求藥者，既去，追而告之曰：臨煎時，下錫一塊。麾之去。原禮始大異之。念無以錫入煎劑法，叩之，答曰：是古方耳。原禮求得其書，乃餳字耳。原禮急爲正之。嗚呼！不辨餳錫而醫者，世胡可以弗謹哉？

《長安客話》：太醫院例，於端陽日差官至南海子捕蝦蟆擠酥以合藥，製紫金錠。某張大其事，備鼓吹旗旛，喧闐以往。有嘲以詩曰：抖擻威風出鳳城，喧喧鼓吹擁霓旌。入林披莽如虓虎，捉得蝦蟆剜眼睛。

古今圖書集成醫部全録卷五百二十

雜録

古諺語：有病不治，常得中醫。

《戰國策》：張丑謂韓相國曰：人之所以善扁鵲者，爲有擁腫也。使善扁鵲而無擁腫也，則人莫之爲之也。今君以所事善平原君者，爲惡於秦也；而善平原君，乃所以惡於秦也。願公之熟計之也！

《尸子》：有醫竘者，秦之良醫也。爲宣王割痤，爲惠王療痔，皆愈。張子之背腫，命竘治之，謂醫竘曰：背非吾背也，任之制焉。治之遂愈。竘誠善治疾也，張子委制焉。夫身爲國亦猶此，必有所委制然後治。

《韓子》：醫善吮人瘍，含人血，非有肌骨之親也，利之所在也。

《莊子》天地篇：有虞氏之藥瘍也，禿而施髢，病而求醫，孝子操藥以修慈父，其色燋然，聖人羞之。

庚桑楚篇：南榮趎曰：里人有病，里人問之，病者能言其病，然其病，病者猶未病也。若趎之聞大道，譬猶飲藥以加病也，趎願聞衛生之經而已矣。老子曰：衛生之經，能抱一乎？能勿失乎？能無卜筮而知吉凶乎？能止乎？能已乎？能舍諸人而求諸己乎？能翛然乎？能侗然乎？能兒子乎？兒子終日嗥而嗌不嗄，和之至也；終日握而手不掜，共其德也；終日視而目不瞚偏，不在外也。行不知所之，居不知所爲，與物委蛇而同其波，是衛生之經已。南榮趎曰：然則是至人之德已乎？曰：非也。是乃所謂冰解凍釋。夫至人者，相與交食乎地而交藥乎天，不以人物利害相攖，不相與爲怪，不相與爲謀，不相與爲事，翛然而往，侗然而來，是謂衛生之經已。

《墨子》貴義篇：子墨子曰：惟其可行，譬若藥然，草之本，天子食之以順其疾，豈曰一草之本而不食哉？今農夫入其稅於大人，大人爲酒醴粢盛，以祭上帝鬼神，豈曰賤人之所爲而不享哉？故雖賤人也，上比之農，下比之藥，曾不若一草之本乎？且主君亦嘗聞湯之説乎？昔者，湯將往見伊尹，令彭氏之子御。彭氏之子半道民間婦有精通方脈者，由各衙門選取，以至司禮監御醫。會選中者，著名籍以侍詔，婦女多榮之，名曰醫婆。

《塵餘》：有名醫將入蜀，見負薪者，猛汗於河中浴。醫曰：此人必死，隨而救之。其人入店中，取大蒜細切，熱面澆之，食之，汗出如雨。醫曰：貧下人且知藥，況富貴乎？遂不入蜀。

《霏雪録》：木鼈不可服。蘇門一人生二子，皆切愛之，恣其食啖，遂成痞疾。其父得一方，以木鼈煮猪肉食之。其次者當夜死，明日長者死。愚人不謹，輕信妄爲，至殺其二子，悲哉！友人馬君文誠得方書一帙，亦載此方，故爲註其事於左以爲戒。此仁之一端也。

一童子頭有瘍，遇人以藥敷之，童子頭癢不可忍，爬搔見血，至以頭觸柱，至夕竟死。蓋其藥有砒，見血即害人矣。吾聞之文誠云。

《澗泉日記》：李生者，居餘干門外，善貨殖，日賣養脾丸於市，嘗揭巨榜於前曰：不使丁香木香合，則天誅地滅。家畜二婢，以事炮製。李一旦飲醉，而溺死於河，其家弗知也，但惟連日弗歸，遣親信四方尋求，略無蹤跡。洎官驗視，或有報其家者，亟前詣之，已腐敗，僅能辨認，欲求免洗滌，已不及矣。遂藁葬於藁塚間，立木牌於墳，云：賣藥李郎中之墓。或有題於牌後曰：賣藥李郎中，昂藏辨不窮。一朝天賜報，溺死運河東。未幾，家計蕭然，其妻遣去二婢，尋棄所居，携二子以事人。或有問於妻曰：爾夫修合不苟，天當祐之，何返報之酷耶？他日，後夫醉之以酒，扣之，妻云：向所遣去二婢，先夫專委之修合，一名曰木香，一名曰丁香，其實不用二藥也。故受斯報云。

而問曰：君將何之？湯曰：將往見伊尹。彭氏之子曰：伊尹，天下之賤人也。君若欲見之，亦令召問焉，彼受賜矣。湯曰：非女所知也。今有藥於此，食之則耳加聰，目加明，則吾必説而强食之。今夫伊尹之於吾國也，譬之良醫善藥也，而子不欲吾見伊尹，是子不欲吾善也。因下彭氏之子，不使御。

《列子》周穆王篇：秦人逢氏有子少而惠，及壯而有迷罔之疾，聞歌以爲哭，視白以爲黑，饗香以爲朽，嘗甘以爲苦，行非以爲是。意之所之，天地四方，水火寒暑，無不倒錯者焉。楊氏告其父曰：魯之君子多術藝，將能已乎？汝奚不訪焉？其父之魯過陳，遇老聃，因告其子之證。老聃曰：汝庸知汝子之迷乎？今天下之人，皆惑於是非，昏於利害，同疾者多，固莫有覺者。且一身之迷，不足傾一家；一家之迷，不足傾一鄉；一鄉之迷，不足傾一國；一國之迷，不足傾天下。天下盡迷，孰傾之哉！向使天下之人，其心盡如汝子，汝則反迷矣。哀樂聲色，臭味是非，孰能正之？且吾之言未必非迷，况魯之君子，迷之郵者，焉能解人之迷哉？榮汝之糧，不若遄歸也。

《韓詩外傳》：傳曰：太平之時，無瘖聾跛眇尪蹇侏儒折短，父不哭子，兄不哭弟，道無襁負之遺育，然各以其序終者，賢醫之用也，故安止平正。除疾之道無他焉，用賢而已矣。詩曰：有瞽有瞽，在周之庭。紂之餘民也。人主之疾，十有二發，非有賢醫，莫能治也。何謂十二發？痿蹶逆脹，滿支膈盲，煩喘痹風，此之曰十二發。賢醫治之何？曰：省事輕刑則痿不作，無使小民飢寒則蹶不作，無令財貨上流則逆不作，無令倉廩積腐則脹不作，無使府庫充實則滿不作，無使羣臣縱恣則支不作，無使下情不上通則膈不作，上材恤下則盲不作，法令奉行則煩不作，無使下怨則喘不作，無使賢伏匿則痹不作，無使百姓歌吟誹謗則風不作。夫重臣羣下者，人主之心腹肢體也。心腹肢體無疾，則人主無疾矣。故非有賢醫，莫能治也。人皆有此十二疾而不用賢醫，則國非其國矣。詩曰：多將熇熇，不可救藥。終亦必亡而已矣。故賢醫用則衆庶無疾，况人主乎！

《李氏春秋》：魯有公孫綽者，告人曰：我能治偏枯。今吾俗爲偏枯，藥之則可以起死人矣。

《孔叢子》：宰我使齊，反見夫子曰：梁丘據遇虺毒，三旬而後瘳。朝於君，君大夫衆賓而慶焉。弟子與在賓列，大夫衆賓，并復獻攻療之方。弟子謂之曰：夫所以獻方，將爲病也。今梁丘子已瘳，而諸夫子乃復獻方，意欲梁丘大夫復有虺害，當用之乎？衆坐默然無辭。弟子此言何如？孔子曰：女説非也。夫三折股而後爲良醫。梁丘子遇虺毒而獲瘳，慮有與同疾者，必問所以已之方焉。衆人爲此之故，各言其方，欲售之以已人疾也。凡言其方者，稱其良也，且以參據所以已之之方之優劣也。

《新語》：昔扁鵲居宋，得罪於宋君，出亡之衛，衛人有病將死者，扁鵲至其家，欲爲治之。病者之父，謂扁鵲曰：吾子病甚篤，將爲迎良醫治，非子所能治也。退而不用。乃使靈巫求福請命，對扁鵲而呪。病者卒死。靈巫不能治也。夫扁鵲，天下之良醫，而不能與靈巫爭，用者知與不知也。故事求遠而失近，廣藏而狹棄，斯之謂也！

《淮南子》主術訓：天下之物，莫凶於鷄毒。然而良醫橐而藏之，有所用也。註：鷄毒，烏頭也

繆稱訓：物莫無所不用。天雄、烏喙，藥之凶毒也，良醫以活人。

良工漸乎矩鑿之中，矩鑿之中，固無物而不周。聖王以治民，造父以治馬，醫駱以治病，同材而各自取焉。註：醫駱，越醫

説山訓：病者寢疾，醫之用針石，巫之用糈借，所救均也。

爲醫之不能自治其病，病而不就藥則悖。

説林訓：與死者同病，難爲良醫。

憂父之疾者子，治之者醫。

人間訓：患至而後憂之，是猶病者已倦而索良醫也。雖有扁鵲俞跗之巧，猶不能生也。

泰族訓：所以貴扁鵲者，非貴其隨病而調藥，貴其摩息脈血，知病之所從生也。

《史記》日者傳：賈誼曰：吾聞古之聖人，不居朝廷，必在醫卜之中。

《釋名》釋姿容：脈摘，猶譎摘也。如醫别人脈，知疾之意，見事者之稱也。

釋疾病：疹，診也。有結氣，可得診見也。

《越絶書》：身死不爲醫，邦亡不爲謀，還自遺災。

《鹽鐵論》：扁鵲不能肉白骨，微箕不能存亡國。

扁鵲不能治不受針藥之疾，賢聖不能正不食諫諍之君。

所貴良醫者，貴其審消息而退邪氣也，非貴其下針石而鑽肌膚也。

吏不以多斷爲良，醫不以多刺爲工。

扁鵲撫息脈而知疾所由生，陽氣盛則損乏而調陰，寒氣盛則損乏而調陽，是以氣脈調和，而邪氣無所留矣。夫拙醫不知脈理之腠，血氣之分，妄刺而無益於疾，傷肌膚而已矣。今欲損有餘，補不足，富者益貧矣。嚴法任刑，欲以禁暴止姦，而姦猶不止，意者非扁鵲之用針石，故衆人未得其職也。

《潛夫論》思賢篇：夫與死人同病者不可生也，與亡國同行者不可存也，豈虚言哉！何以知人且病也？以其不嗜食也。何以知國之將亂也？以其不嗜賢也。是故病家之廚，非無嘉饌也，乃其人弗之能食，故遂於死也。亂國之官，非無賢人也，其君弗之能任，故遂於亡也。夫生餎秔粱，旨酒甘醪，所以養生也。而病人惡之，以爲不若菽麥糟糠飲清者，此其將死之候也。尊賢任能，信忠納諫，所以爲安也。而闇君惡之，以爲不若姦佞闒茸讒諛者，此其將亡之徵也。老子曰：夫唯病病，是以不病。《易》稱，其亡其亡，繫於苞桑。是故養壽之士，先病服藥；養世之君，先亂任賢，是以身常安而國脈永也。上醫醫國，其次下醫醫疾。夫人治國如治身之象，疾者身之病，亂者國之病也。身之病，待醫而愈；國之亂，待賢而治。治身有黄帝之術，治世有孔子之經。然病不愈而亂不治者，非針石之法誤而五經之言誣也，乃用之者非其人。苟非其人，則規不圓而矩不方，繩不直而準不平，鑽燧不得火，鼓石不下金，金馬不可以追速，土舟不可以涉水也。凡此八者，天之張道，有形見物，苟非其人，猶尚無功，則又況乎懷道術以撫民氓，乘六龍以御天心者哉？夫治世不得真賢，譬猶治病不得良醫也。治病當得人參，反得支羅服，當得麥門冬，反蒸横麥，已而不識真，合而服之，病以浸劇，不自知爲人所欺也。乃反謂方不誠而藥皆無益於病，因棄後藥而弗敢飲，而惟求巫覡者，雖死可也。人君求賢下應，以鄙與真，不以枉已，不引真受猥官之，國以侵亂，不自知爲下所欺也。乃反謂經不信而賢皆無益於救亂，因廢真言，不復求進，更任俗吏，雖滅亡可也。三代以下，皆以支羅服蒸横麥合藥，病日痁而遂死也。

述赦篇：凡治病者，必先知脈之虚實，氣之所結，然後爲之方，故疾可愈而壽可長也。爲國者，必先知民之所苦，禍之所起，然後設之以禁，故姦可塞，國可安矣。

叙録篇：買藥得鴈，難以爲醫。

《法言》重黎篇：扁鵲，盧人也，而醫多盧。

《説苑》：三折肱而成良醫。

《申鑒》：藥者療也，所以治疾也，無疾則勿藥可也。肉不勝食氣，况於藥乎？寒斯熱，熱則致滯陰。藥之用也，惟適其宜則不爲害。若已氣平也，則必有傷。惟針火亦如之。故養性者不多服也，惟在乎節之而已矣。

《外史》：士不輔而求霸，猶病者不用醫而求愈也。

張裘之行也，問臨民之道於子。子告之曰：汝盍醫乎？曰：何謂也？曰：世將無道，則天子有虚眩之疾，諸侯有怠荒之疾，百姓有飢餒之疾，大臣有貪蔽之疾，有司有夤緣侵漁之疾，受黜之臣有要君附權沽舉之疾。夫國家如寄也，而有上下之險疾，擾而攻之，國焉不危？子欲臨民，醫是而已矣。曰：何以醫也？曰：子能以仁義爲藥，以政教爲湯，先瘳乎主疾，而後瘳乎諸侯臣庶，不亦善乎？曰：此夫子之醫也，弟子何敢！逮曰：畏黨將醫諸侯，若諸侯瘳，國亦不危；諸侯不瘳，豈惟藩籬之禍，亦國之災也。由此觀之，士之交乎諸侯，猶醫者之交乎疾，不能離也。而夫子云云，無欲以晉人之故而自釋與？曰：子何以爲士交於諸侯乎？昔鄭人有膏肓之疾，三年而不出户。或告之曰：子之疾危矣，求良醫以瘳之可乎？曰：市無良醫，何以求爲？曰：有良醫者在於楚，子以百金致之，彼必不遠千里而赴。鄭人果得楚之良醫以瘳其疾。是醫者未嘗求疾而治也，醫在而疾者求之耳。然則爲士者，亦諸侯之求之也，豈求諸侯而交歟？吾受晉王之聘，猶楚醫受鄭人之金也。鄭人得之而瘳疾，晉王得之而不瘳，吾豈不若楚人之醫乎？亦信與不信也。今黨錮又告難於朝，王室之疾，殆甚於晉，吾已矣哉！

蜀王得徵君而喜，聞有疾，忽焉而蹙，乃以單車造其門。徵君知蜀王至，掩帷而臥，命李元候於階。蜀王見李元而問曰：徵君不能出歟？曰：不能。曰：寡人入以見可乎？曰：既臥矣，俟寤，然後請入。曰：徵君得無瘠乎？曰：瘠不爲疾也。曰：然則何爲？曰：元聞之，天以薄蝕爲疾，地以崩溢爲疾。天子以幽厲爲疾，王侯以驕泰爲疾，士以貧蹇爲疾，大夫以酷佞爲疾，庶人以飢寒爲疾。今徵君之疾蹇也。國不舉賢，使士有蹇疾，羇於道路，軒冕者多豺狼之羣，膏粱者多犬豕之輩，由此觀之，士安得而無疾也？夫疾以薄蝕崩溢，故天地以聖人爲醫；疾以幽厲驕泰，故天子王侯以賢士爲醫；疾以貧蹇，故士以蓍卜爲醫；疾以酷佞，故大夫以明主爲醫；疾以飢寒，故庶人以循吏爲醫。然則徵君之疾，藥石有所不制，鬼神有所不虐，寒暑有所不侵，徵於色而不見其槁，動於聲而不見其戚，歌於鼓琴而不見其樂，歎於臨川而不見其憂，此徵君之所以爲疾也。

《梁劉孝綽謝給藥啓》：一物之微，遂留停育。名醫上藥，爰自城府。雖巫咸視診，岐伯下針，松子玉漿，衛卿雲液，比妙衆珍，寳雲多愧。

《顔氏家訓》：醫方之事，取妙極難，不勸汝曹以自命也。微解藥性，小小和合，居家得以救急，亦爲勝事，皇甫謐、殷仲堪則其人也。

《中論》：懷疾者人不使爲醫，行穢者人不使畫法，以無驗也。

《中説》：内關之疾也，非有痛癢煩苛於身，情志慧然，不覺疾之已深也。然而期日既至，則血氣暴竭，故内關之疾，疾之中夭，而扁鵲之所甚惡也。以盧醫不能别，而遘之者不能攻也。

《朝野僉載》：各醫言虎中藥箭，食清泥而解；野猪中藥箭，啄薺苨而食。物猶知解毒之藥，何况人乎？薺苨即沙參也，《爾雅》謂之莀苨。

《李氏刊誤》：夫醫切脈指下能知生死者，非天授其性，則因積學而致。然始或著能，末而寡效，論者以始能命通也，末繆數窮也。余曰：不然。其初屢中，喜於積財，記憶未衰，診理方鋭。及其久也，筋力已疲，志怠心勞，獲效遂鮮。則始能末繆，於斯見矣。若以數之通塞，豈曰知理哉？

《韓愈雜説》：善醫者不視人之瘠肥，察其脈之病否而已矣。善計天下者，不視天下之安危，察其紀綱之理亂而已矣。天下者，人也。安危者，肥瘠也。紀綱者，脈也。脈不病，雖瘠不害。脈病而肥者死矣。通於此説者，其知所以爲天下乎？夏殷周之衰也，諸侯作而戰伐日行矣。傳數十王而天下不傾者，紀綱存焉耳。秦之王天下也，無分勢於諸侯，聚兵而焚之。傳二世而天下傾者，紀綱亡焉耳。是故四肢雖無故，不足恃也，脈而已矣。四海雖無事，不足矜也，紀綱而已矣。憂其所可恃，懼其所可矜，善醫善計者謂之天扶與之。《易》曰：視履考祥。善醫善計者爲之。

《松窗寤言》：人食五味以養五氣，疾則扞味而氣消，藥以去之，凡使味之得暢也。人之道也，君臣父子以相生，桑麻穀粟以相養，有暴民生焉，侵弱犯尊，反厥民常，故刑以正之。甚者合黨盛與，逆厥上罰，故兵以克之，暴者服而人道通矣。無疾則藥不可試也，暴者泯則省刑戢兵可也。夫甘味肥膏，過食之且傷氣，况於藥乎。而况於舛施者乎。

《東谷所見》：方今藥材，鄙賤者且數十倍於前，貴細者又數十倍於前，至携金遶市鋪，求之不獲者，人孰不知真藥之難得如此。凡設鋪而招人贖僞藥者，愚也。贖僞藥而願療病者，愚亦甚矣。吾輩宜何策？且宜於飮食衣服而加謹。古人首重食醫，春多酸，夏多苦，秋多辛，冬多鹹，調以滑甘，平居必節飮食，飯後行三十步，不用開藥鋪，飮食之加謹者此也。急脱急著，勝如服藥。衣服之加謹者此也。或有疢疾，奉行不服藥得中醫之説，藥石雖貴未害也。最是孝子慈孫，侍奉親庭，豈忍坐視其病而不救？家有餘蓄，尚可得良劑，貧寠所迫，將若之何？貧者固難得良劑，富者縱得良劑，又未必有良醫。余用念及此，仰天而祝曰：願天下人安樂！

《省心録》：欲去病則正本，本固則病可攻，藥石可以效。欲齊家則正身，身端則家可理，號令可以行。固其本，端其身，非一朝一夕之事也。

《艾子雜説》：艾子事齊王，一日朝而有憂色，宣王怪而問之。對曰：臣不幸，稚子屬疾，欲謁告，念王無與圖事者，雖朝然心實係焉。王曰：盍早言乎？寡人有良藥，稚子頓服，其愈矣。遂索以賜。艾子拜受而歸，飲其子，辰服而巳卒。他日，艾子甚憂戚，王問之故，慼然曰：卿喪子可傷！賜黄金以助葬。艾子曰：殤子不足以受君賜，然臣將有所求。王曰：何求？曰：只求前日小兒得效方。

《演繁露》：醫有按摩法，按者以手捻捺病處也，摩者挼搓之也。字當從手，則其書當爲按矣。《玉篇》手部無按字。《廣韻》有按字，却從才别出，案字從木，注曰：几屬也。

《欒城遺言箴》：眼醫王彦若，在張文定公門下，坡公於文定坐上贈之詩，引喻證據，博辨詳切高深，後學讀之茫然。坡公敏於著述如此。

《老學庵筆記》：陳亞詩云：陳亞今年新及第，滿城人賀李衙推。李乃亞之舅，爲醫者也。今北人謂卜相之士爲巡官。巡官，唐五代郡僚之名，或謂以其巡遊賣術，故有此稱。然北方人市醫，皆稱衙推，又不知何謂。

石藏用，名用之，高醫也。嘗言今人稟賦怯薄，故按古方用藥，多不能愈病。非獨人也，金石草木之藥亦皆比古力弱，非倍用之，不能取效，故藏用以喜用熱藥得謗。羣醫至爲謡言曰：藏用檐頭三斗火。人或畏之，惟鼂以道大喜其説，每見親友蓄丹，無多寡盡取食之，或不待告主人。主人驚駭，急告以不宜多服，以道大笑不顧，然亦不爲害。此蓋稟賦之偏，他人不可效也。晚乃以盛冬伏石上書丹，爲石冷所逼，得陰毒傷寒而死。

《泊宅編》：蜀人石藏用，以醫術游都城，其名甚著。餘杭人陳承亦以醫顯。然石好用煖藥，陳好用凉藥。古之良醫，必量人之虚實，察病之陰陽，而後投之湯劑，或補或瀉，各隨其證。二子乃執偏見，一概於冷煖，而皆有稱於一時，何也？俗語云：藏用檐頭三斗火，陳承篋裏一盤冰。服金石藥者，潛假藥力以濟其欲，然多諱而不肯言，一日疾作，雖欲諱不可得也。吴興吴景淵刑部服硫黄，人罕有知者，其後二十年，子橐爲華亭市易官，發背而卒，乃知流毒傳氣，尚及其子，可不戒哉！

《墐户録》：許引寄醫，常云：病與藥值，惟用一物攻之，氣純而愈速。今之人不善爲脈，以情度病，多其物以幸有功，譬之獵不知兎，廣絡原野，冀一人獲之，術亦疎矣。一藥偶得他味相制，勿能專力，此難愈之驗也。

《雲麓漫抄》：醫書論人脈有寸關尺三部，手掌後高骨下爲寸，寸下爲關，關下爲尺。自高骨下至切寸脈指盡處，得寸爲寸，則自切尺脈指盡處上至中指尖，豈非尺乎？古人以身爲度，故寓於脈以言之。今醫家但屈中指，以兩紋盡處爲寸，或側手論夫長短，雖不相遠，至問寸尺何以名脈，則不能答。

《病榻寤言》：楊朱之友季梁有疾，其子三致醫：其一矯氏之醫曰：病在有生之後，欲攻其漸。季梁曰：衆醫也。其一俞氏之醫曰：病在未生之前，其甚弗可已也。季梁曰：良醫也。其一爲盧氏之醫曰：病出於稟生未形之先，齊生死而一之也。季梁曰：神醫也。遣之而疾瘳。夫季梁之疾，三致醫而疾瘳。余也齊居三月，内達於生死而疾自愈。若季梁則猶有外之心也。

《羣碎録》：孔子主癰疽，趙岐以爲癰疽之醫。按《説苑》：雍睢，人姓名，趙岐傳之誤。

《寒檠膚見》：昔者秦緩死，其長子得其術，而醫之名齊於秦緩，其二三子者，不勝其忌，於是各爲新奇而託之於父，以求勝其兄。非不愛其兄也，以爲不有以異於兄，則不得以同於父。天下未有以决也，他日，其東鄰之父，得緩枕中之書而出以證焉，然後長子之術，始窮於天下。少史子曰：有所訟者，必有所質也。苟不稽實，訟可聽虖？是以爭鷄之訟，有菽粟之證；爭牛之訟，有放歸之證；辨賊之訟，有摸鐘之證。否則鼠牙雀角，穿屋穿墉者，誰能勝其辨耶？豈惟辨醫緩三子之術而已哉？故曰：簡不聽。又曰：閱實其罪。

《比事摘録》：物有效吾所用而不能無弊者。病齒之人，服苦參，齒愈矣，而腰重不舉。世不有類是者耶？藍蛇有毒，尾却解毒；當歸生血，鬚却破血；麻黄發汗，根節復止汗；酸棗醒睡，仁復令人貪睡；螻蛄腰以前治大小便之過滑者，腰以後治閉結者，一物也，爲用不同如此。又鹽以浸魚肉，則能經久不敗，以沾布帛，則易朽爛，一物也，所施處各有所宜。惟醫亦然。阿魏性極臭，用以入食餌，乃能去臭；葫氣極葷，然置臭肉中能掩臭氣，葷臭非所常宜也。君子醫國，有興廢除害之責，人才用舍，可不審其所處者哉？

《兼明書》：世上醫人，見人病不能飲食，即云脾不磨者。明曰：按鳬鷖鵝鷄之類，口無牙齒，不能噍嚼，須脾磨然後能消，故其脾皮悉皆堅厚。若人則異畜獸，既有牙齒能嚼食物，故脾皆虚軟，惟氣用化耳。病人脾胃氣弱，即不能化食，非不磨也。家語云：齕吞者八竅而卵生，齟齬者九竅而胎生。胎卵既殊，脾胃亦别。而醫人不喻斯理，一概而言，歷代雖多，曾無悟者。

《玉笑零音》：昔文公二豎入於膏肓，扁鵲識之；秦孝崔妃入靈府，許智藏識之。非察其疾也，乃診其心也。

《三餘贅筆》：世言老醫少卜，則醫者以年老爲貴，卜者以年少爲貴。老醫人皆知之，問之少卜，不知何謂？按王彦輔《麈史》云：老取其閲，少取其決。乃知俗語，其來久矣。

《長安客話》：太醫院署有古銅人，虚中注水，關竅畢通，古色蒼碧，瑩然射目，相傳海潮中出者。

《清異録》：凡病膏肓之際，匕藥難效，此針灸之所以用也。針長於宣壅滯，灸長於達氣血。古人謂之延年火，又曰火輪三昧。

《雪濤小説》：蓋聞里中有病脚瘡者，痛不可忍，謂家人曰：爾爲我鑿壁爲穴。穴成，伸脚穴中，入鄰家尺許。家人曰：此何意？答曰：憑他去鄰家痛，無與我事。又有醫者，稱善外科。一裨將陣回，中流矢，深入膜内，延使治，乃持并州剪，剪去矢管，跪而請謝。裨將曰：鏃在膜内者，須急治。醫曰：此内科事，不意并責我。噫！脚入鄰家，然猶我之脚也；鏃在膜内，然亦醫者之事也。乃隔一壁輒思委脚，隔一膜輒欲分科，然則痛安能已？責安能諉乎？

昔有醫人自媒能治背駝，曰：如弓者，如蝦者，如曲環者，延吾治，可朝治而夕如矢。一人信焉，而使治駝。乃索板二片，以一置地下，臥駝者其上，又以一壓焉，而即躧焉。駝者隨直亦復隨死。其子欲鳴諸官，醫人曰：我業治駝，但管人直，那管人死？嗚呼！世之爲令，但管錢糧完，不管百姓死，何以異於此醫也哉。雖然，非仗明君躬節損之政，下寬恤之詔，即欲有司不爲駝醫可得耶？

《遒徇篇》：用藥治病，病好後便須抛藥，猶復服藥不已，必且積藥成病。

《求志編》：爲政莫大於兵刑，民生莫重於醫。是以周官有詢聽宥赦之詳，無濫刑矣；田氏講武之預，無敗兵矣；十全十失之察，無庸醫矣。今大理刑部都察審録重囚，用一己之見，都督都司揮户戰敵，乏多算之謀，惠民藥局廢而不講，奈何能興親民之治也。

外編

《芸窻私志》：神農時，白民進藥獸。人有疾病則拊其獸，授之語。語如白民所傳，不知何語。語已，獸輒如野外，嗡一草歸，搗汁服之即愈。後黄帝命風后紀其何草起何疾，久之，如方悉驗。古傳黄帝嘗百草，非也。故虞卿曰：黄帝師藥獸而知醫。

《列子》湯問篇：魯公扈、趙齊嬰二人有疾，同請扁鵲求治。扁鵲治既，同愈，謂公扈、齊嬰曰：汝曩之所疾自外而干腑臟者，固藥石之所已，今有偕生之疾，與體偕長，今爲汝攻之何如？二人曰：願先聞其驗。扁鵲謂公扈曰：汝志强而氣弱，故足於謀而寡於斷；齊嬰志弱而氣强，故少於慮而傷於專。若换汝之心，則均於善矣。扁鵲遂飲二人毒酒，迷死三日，剖胷探心，易而置之，投以神藥。既悟如初，二人辭歸。於是公扈反齊嬰之室而有其妻子，妻子弗識；齊嬰亦反公扈之室而有其妻子，妻子亦弗識。二室因相與訟，求辨於扁鵲。扁鵲辨其所由，訟乃已。

《齊諧記》：錢塘徐秋夫善治病，宅在湖溝橋東，夜聞空中呻吟聲甚苦。秋夫起，至呻吟處問曰：汝是鬼耶？何爲如此？飢寒須衣食耶？抱病須治疗耶？鬼曰：我是東陽人，姓斯名僧平，昔爲樂遊吏，患腰痛死，今在湖北雖爲鬼，苦亦如生，爲君善醫，故來相告。秋夫曰：但汝無形，何由治？鬼曰：但縛茅作人，按穴針之訖，棄流水中可也。秋夫作茅人，爲針腰目二處，并復薄祭，遣人送後河中。及暝，夢鬼曰：已差。并承惠食，感君厚意。秋夫宋元嘉爲奉朝請。

《朝野僉載》：久視年中，襄州人楊元亮，年二十餘，於虔州汶山觀傭力，晝夢見天尊云：我堂舍破壞，汝爲我修造，遣汝能醫一切病。悟而説之，試療無不愈者。贛縣里正背有腫，大如拳，亮以刀割之，數日平復。

療病日獲十千。造天尊堂成，療病漸漸無效。如意年中，洛州人趙元景病，卒五日而蘇，云：見一僧與一木，長尺餘，教曰：人有病者，汝以此木拄之即愈。元景得見機上尺，乃是僧所與者，試將療病，拄之立差。門庭每日數百人。御史馬知己以其聚衆，追禁左臺，病者滿於臺門。則天聞之，追入内，宫人病，拄之即愈。放出任救病百姓，數月以後，得錢七百餘貫。後漸無驗，遂絶。

《稽神録》：陳寨，泉州晉江巫也。善禁祝之術，爲人治疾多愈者。有漳州逆旅蘇猛，其子病狂，人莫能療，乃往請陳。陳至，蘇氏子見之，戟手大罵，寨曰：此疾入心矣。乃立壇於堂中，戒人無得竊視。至夜，乃取蘇氏子劈爲兩片，懸堂之東壁，其心懸北簷下。寨方在堂中作法，所懸之心，遂爲犬食。寨求之不得，驚懼，乃持刀宛轉於地，出門而去。主人弗知，謂其作法耳。食頃，乃持心而入，内於病者之腹，被髮連叱，其腹遂合。蘇氏子既悟，但連呼遞鋪遞鋪。家人莫之測。乃其日去家數里，有驛吏手持官文書，死於道傍。初南中驛路二十里置一遞鋪，驛吏持符牒以次傳授，欲近前鋪，輒連呼以警之。乃寨取驛吏心而活蘇氏子，遂愈如故。

《東坡雜記》：王斿元龍言：錢子飛有治大風方極驗，常以施人。一日，夢人云：天使已以此病人，君違天怒，若施不已，君當得此病，藥不能救。子飛懼，遂不施。僕以爲天之所病不可療耶？則藥不應復有效。藥有效者，則是天不能病。當是病之祟畏是藥，假天以禁人耳。晉侯之病爲二豎子，李子豫赤丸亦先見於夢，蓋有或使之者。子飛不察，爲鬼所脅。若余則不然，苟病者得愈，願代受其苦。家有一方，以傅皮膚，能下腹中穢惡，在黄州試之，病良已，今當常以施人。

《聞見近録》：張文定守蜀，重九藥市，拂晨驟雨，隨行醫官張子陽避雨玉局觀，須臾晴霽，樹上白衣翁竚立，顧視子陽曰：我有一事，要爾通意主人。子陽唯唯。即出藥二粒如粟米大，使遺文定。子陽曰：嘗識尹否？翁姓何氏？翁曰：我姓葛，侍郎已兩守蜀，我嘗見之。子陽曰：止此一來耳。翁曰：説與主人，他日再來此相尋。子陽持藥，具白文定。以汞一兩，置藥一粒煆之，須臾有聲，如遠磬然，清越非常，諦聽間，忽有圓光出合内，焕耀滿室，驚而取之，汞成黄金。文定乃餌其餘藥一粒。使再訪之，不復見矣。

《龍川别志》：張安道知成都，日以醫官自隨，重九請出觀藥市。五更，市方合而雨作，入玉局觀避之。至殿上，醫見一道人臨階而坐，往就之，相問勞已。道人曰：張端明入蜀，今已再矣。醫曰：始一至蜀耳。曰：子不知也。凡人元氣十六兩，漸老而耗，張公所耗過半矣。吾與之夙相好，今見子，非偶然也。解衣裙出藥兩圓，曰：一圓可補一兩氣。醫曰：張公雖好道，然性重慎，恐未信也。道人曰：所以二圓，正爲爾也。取一圓并水銀一兩納銚中，以盞蓋之，燒之良久，札札有聲，揭盞以松脂木投之，覺有異，三投而藥成，當知此非凡藥也。醫徑歸，白公試之如其言，每投松脂，燄起照所坐小亭，至三投，燄如金色，傾出則紫金也。乃服其一圓，而使醫遍遊成都，冀復遇焉。後見之孔明廟前，復得一圓藥，然服之亦無他異。

《稽神録》：江南吉州刺史張耀卿，有傔力者陶俊，性謹直，嘗從軍征江西，爲飛石所中，因有腰足之疾，恆扶杖而行。張命守舟於廣陵江口，至白沙市避雨酒肆，同立者甚衆，有二書生過於前，獨顧俊相與言曰：此人好心，宜爲療其疾。即呼俊，與藥二丸曰：服此即愈。乃去。俊歸舟吞之，良久，覺腹中痛楚甚，頃之痛止，疾亦多差，操篙理纜，尤覺輕健。白沙去城八十里，一日往復，不以爲勞。後訪二書生，竟不復見，人疑爲神。

江南刑部郎中張易少居菑川，病熱困惙，且甚恍惚，見一神人長可數寸，立於枕前，持藥三丸，曰：吞此可愈。易受而亟吞之二丸，嗛之一丸，落席有聲，因自起求之不得。家人驚問何爲？真述所見，病因即愈。即日出入里巷，了無所苦。

《曹州志》：嘉靖初，郡人吴侍御楷，年方數歲，感痞疾，煩悶困殆，自擬莫救。一日夜半，忽夢黄冠者，就榻呼之起，以刀抉其脅，出腸胃，刮摩洗滌訖，復納之，外敷以膏。楷醒，頓覺胷膈冰冷，寬爽異常，因以夢語其父。其父引手摸其腹，積塊已消大半矣。驚喜，沉思曰：必神醫示靈活汝也。次早抱楷，詣三皇祠，遍認配享諸名醫，至孫真人象，遂躍然指之曰：此即夢中醫我疾者也。其父因設祭，并新其祠，楷自是脱然。登第後，每宦遊旋里，必詣祠祭享，視棟楹瓴甋，加葺飾以終其身焉。

《平陽府志》：楊棟，字世資，蒲州人。聰敏博覽，尤精醫。靈寶何御史以童子致幃帳中，以爲女之有疾者，令診之，察脈曰：乃童男無病者。因大奇之。歿後，行醫於河東運司，識其面者，訝曰：此莫非蒲州之楊世資也邪？遂不復見。芮城水門村翟炳，一日詣蒲，向藥室詢姓名，子叙曰：乃故父也，何以問及？炳曰：我與爾父，今月九日，言別有約相訪。時有郭惟良輩詰其故，炳曰：某乃老醫，在我村治病。衆因驚，疑其爲神矣。

《虞初新志》：劉雲山，萬歷間醫也。然當時其術未行，身死三十七年而名始著。陳子聞之曰：異哉！理可信哉？客曰：杭州巨室某者，子患惡疾垂斃，其家已環而哭之，有一醫突至，曰：我劉雲山也。視畢而病者愈，贈以金不受，去曰：他日晤我毘陵城司徒廟巷。踰月，巨室子果至覓雲山，巷之老人曰：子謬矣！雲山死且三十七年矣。然雲山生時信鬼神，曾夢授斯廟之神，募錢尚書地以廣祠宇，因自爲像於神傍，其形容尚可識也。巨室子躍入，驚顧駭愕，抱其像哭泣而去。由是吾郡之人，觀者拜者祭禱者，奔走無虛日，亦復有驗。陳子聞之曰：異哉！理可信哉！雖然，使雲山之術得展於生時，我固知雲山之志可畢也。乃負其術而不遇其時，此雲山之所以至死而猶不肯泯没者乎？雖其事近於荒唐怪異，君子亦當憫其志而姑信之也。

蜀中劉文季爲余言，昔獻賊中有所謂老神仙者，事甚怪，能生已死之人，續已斷之肢與骨，賊衆敬如神明焉。其初被擄時將殺之。賊擄人不即殺，審其人凡一技一藝者皆得免。神仙比能以泥塑像獲免，賊中遂以塑匠呼之。一日，塑匠滌大釜，沃水拆屋，爲薪燎之，水沸，沸凡數，以一棒右左攪成膏。賊衆駭，爭相傳。獻賊聞謂妖人，又將殺之。塑匠曰：願一言以死。王不欲成大事耶？何故殺異士？獻賊異而問之，曰：臣有異術，能生人。此膏乃仙授，或刀斧，或搒掠，受重創者，臣能頃刻完好。獻賊即搒一人試之，立驗。獻賊殘忍，日殺人劓刵人，至笞掠無算。笞凡數百，血肉糜潰，氣息僅屬者，付塑匠，以白水膏敷之，無不生，且立刻杖而行。軍中爭趨之，餽遺飲食無虛日，以是衣食囊橐漸充矣。獻賊有愛將某者，攻城爲飛砲所中，去其頦，奄奄一息矣。塑匠曰：易與耳。即生割一人頦按之，敷以膏，一日而甦，飲啖如未創也。時孫可望在賊爲監軍，夜被酒，殺一嬖妾，旦行二十里，醒而悔之，道遇塑匠，笑問曰：監軍夜來未醉耶？何有不豫色然？可望告以故，塑匠曰：監軍果念其人乎？吾當回馬覓之。可望曰：唉！起營時尸不知何在，想爲犬豕啖矣。何從覓？塑匠曰：監軍若命我覓，何物犬豕，敢啖貴人乎？可望曰：鼠子紿我！汝欲逃耶？我當遣介士押汝覓。塑匠笑曰：何處覓？覓何能得？可望怒曰：汝何戲我！塑匠指道傍舁一氈槖曰：何需覓，即此是也。可望曰：已朽之骨，何舁之？塑匠笑謂：監軍曷啓之？可望下馬解氈，則星眸宛轉，厭厭如帶雨梨花，帳中之魂已反矣。可望喜噪，一軍皆驚，聞於獻賊。獻賊曰：此神仙也！當封之。口封恐衆未知，時營大澤中，下令軍中，人備一几，以次日集廣原。是時賊數十萬，令以數十萬几累之，最高者謂拜仙臺。於是衣塑匠以深衣，巾以綸巾，方履絲絛。塑匠身長六尺，廣顙闊面，有鬚，望之如世所繪社神者。然命之升臺，臺高且危，塑匠怯，不欲登。獻賊令軍士各持弓矢引滿以向之，曰：不登即射！塑匠不得已，及其半，惴慄惶懼，而萬矢擬之如的，不敢止，勉登其上。獻賊令三軍釋弓矢，羅拜其下，呼老神仙者三。於時聲震天地，自此不復呼塑匠，而皆曰老神仙矣。老神仙亦自此不輕試其術。有渠賊某者，戰敗傷足，脛骨已折，所不斷者，皮僅寸耳。求老神仙治，辭以不易。某哀號宛轉，盛陳金帛以請，老神仙揮之曰：此身外物，吾無需，雖然，吾不忍將軍之創也。吾無子，將軍能養我乎？某指天而誓，願終身父事之。老神仙從容解所佩囊，出小鋸鋸斷其足上下各寸許，取生人脛，度其分寸以接之，敷藥，不數日而愈。自此賊中凡求其藥者，皆不敢侈餽遺，爭投身爲養子矣。獻賊有幸婢日老脚者，美而慧，善書畫，脚不甚纖，因名。凡賊中移會偵發文字，皆所掌，獻賊嬖之。燕處有所思，老脚見其獨坐，私往侍之，賊不知爲老脚，疑旁人伺，以所佩刀反手擊之，中其腰，折骨剸腹出腸而死。獻賊省之，悔恨惋痛，急召老神仙。老神仙曰：已死不能救。獻賊罵曰：老狡，監軍妾，不亦已死者乎？汝不能救，當殺汝以殉。老神仙逡巡曰：需時日乃可。獻賊急欲其生，限三日。老神仙請期三七。比以酒合藥灌之，一匕喉間格格有聲，老神仙賀曰：可救矣！七日當復。因取水潤其腸，納腹中，引針縫之，敷以藥，夾以木板，均以繩，果七日而老脚走履如常時。及獻賊死，賊衆潰，從蜀奔滇，生平素德於老神仙者，衞之來滇。永歷至，賊衆多爲僞王侯，老神仙嘯傲王侯間，擁厚貲，辟室城東隅，累石成山，鑿井爲池，旁植花木，蓄朱魚數百頭，客至浮白，呼魚出水以娛，醉則高歌而臥，不顧也。迄永歷奔緬甸，老神仙從之。行及騰越，居常向空咄咄，若有所訴。一日，謂文季云：吾老矣！將奈何？文季曰：等死耳，公何惜。但公之異術，素靳不與人，致絶其傳，是可惜。老神仙曰：吾非靳也。吾師授我時有戒也。因訊其所授之由，曰：某陳姓，河南鄧州人，名家子。少嘗入鄉塾，性不樂章句，塾側有塑神佛者，時就與嬉，塾師時撲責之，歸而父母復責以不學，不能耐，遂出亡，倀倀無所适，因禱於關帝，得一籤云：他日王侯却并肩。自顧一喪家子，何得并肩王侯哉？然神不誣我，與王侯并肩者惟仙人。素聞終南山多隱仙，願往從之。窮登涉，忍饑寒，遍訪無可從者。一日至山後，遥望絶壁上有洞，人出入。因披荆棘，踞巉巖，達於洞，見一道者坐石上，翛然異凡人。余幸曰：此吾師也！因長跪以請。道者不顧，拂袖歸洞。余不敢入，即洞口稽首而已。如是者三日，忽一童子，持一物示余云：師食爾。狀如糕，色白，方僅二寸，味甘如飴，食之，遂不復饑。余竊喜，益信拜求。至七日，道者忽出問余曰：癡子！汝欲何爲？余告以求仙。道者哂曰：去！汝非此中人，何自苦爲？余自念無所歸，惟投崖死耳，涕泣以求。道者已而曰：吾念汝誠，有書一卷授汝，資一生食。好爲之，勿輕泄，泄則雷擊也。速去，毋久留，徒飽虎狼耳。余得書驚喜，倉皇下山，省之皆禁方也，可三十頁。道延安，人爭傳某巡撫者，有愛女戲鞦韆，傷足骨出於外，醫莫能療，募能療者，金二百，騾一匹。余往應募，依方試之，果瘥。余於是囊金乘騾歸。吾父怒出亡，且疑多金。是時賊已起，謂余必從不義，首於官，將置之法。余族兄孝廉某白無辜，出獄，訊其故，因出書。余父聞余出，持大杖奔族兄家。余族兄反復解喻，不信，并陳書以實。余父愈怒，裂書火之。族兄從火中奪得僅四頁，余急懷而逃。今之所用者，皆燼餘之頁耳。年久，其四頁者亦不知往矣。其自述如此。居無何，以疾死。嗚呼！不龜手藥一也，一以封侯，一不免於洪澼絖，顧所用異耳。向使老神仙能體父志，不陷於賊，挾此術遊當世，盧扁華佗不得專於前矣。惜其狃於貨利，遂安神仙之名，而終以賊死。雖然人之遇仙與不遇仙，惟視福德之厚薄，老神仙得其書而不能全其福可知矣。嘗見稗官所誌，侯元者，樵山，遇老人授兵法，卒以作賊，戮其身，事頗類此。常怪仙人不得其人，即秘其傳可也，何往往傳非其人，以致戕害？仙亦何忍哉！且終南道者，亦未必真仙。聞其膏乃以處子陰户油煉之，火光滿室，燄升屋梁，光息而膏成，此豈仙人救人之方乎？本草以多用蟲魚，致遲上昇十年，況殺人以救人，不獨一人，且數十百人，是老神仙者，則亦始終一賊而已。